# 临床肾病诊断思维与实践

Diagnostic Thinking and Practice of Clinical Nephropathy

主编　徐海红　赵　佳　刘　迅　王　玮
　　　齐娟娟　熊　文　刘振明　贾慧芬

中国海洋大学出版社
·青岛·

**图书在版编目（CIP）数据**

临床肾病诊断思维与实践 / 徐海红等主编. —青岛：
中国海洋大学出版社，2023.8

ISBN 978-7-5670-3672-7

Ⅰ．①临…　Ⅱ．①徐…　Ⅲ．①肾疾病－诊疗　Ⅳ.
①R692

中国国家版本馆CIP数据核字（2023）第201427号

| | | | |
|---|---|---|---|
| 出版发行 | 中国海洋大学出版社 | | |
| 社　　　址 | 青岛市香港东路23号 | 邮政编码 | 266071 |
| 出 版 人 | 刘文菁 | | |
| 网　　　址 | http://pub.ouc.edu.cn | | |
| 电子信箱 | 369839221@qq.com | | |
| 订购电话 | 0532-82032573（传真） | | |
| 责任编辑 | 韩玉堂 | 电　　话 | 0532-85902349 |
| 印　　　制 | 日照报业印刷有限公司 | | |
| 版　　　次 | 2023年8月第1版 | | |
| 印　　　次 | 2023年8月第1次印刷 | | |
| 成品尺寸 | 185 mm×260 mm | | |
| 印　　　张 | 27.75 | | |
| 字　　　数 | 704千 | | |
| 印　　　数 | 1～1000 | | |
| 定　　　价 | 198.00元 | | |

发现印装质量问题，请致电0633-8221365，由印刷厂负责调换。

# 编委会

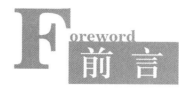

前 言

　　肾脏既是排泄器官，又是内分泌器官，对维持机体内环境稳定起着非常重要的作用。近年来，肾脏疾病发病率越来越高，已经成为一种威胁全世界公共健康的主要疾病，防治肾脏疾病已经成为人们的共识。随着现代医学技术的快速发展，人们对肾脏疾病发病机制和新型临床诊疗技术的研究取得了很大进展，同时涌现出许多新技术、新方法和新思路。为了使临床医师紧跟时代发展的前沿，不断提高对肾脏疾病的诊断、治疗和预防的技术水平，提高患者生活质量，我们特邀请了一批经验丰富的肾脏疾病诊疗专家精心撰写了《临床肾病诊断思维与实践》一书。

　　本书首先简要介绍了肾脏疾病的基础知识；然后对肾小管疾病、肾间质疾病、原发性肾小球疾病、继发性肾小球疾病等肾脏疾病的病因、发病机制、临床表现、辅助检查、诊断、鉴别诊断和治疗进行了重点介绍；最后简要叙述了肾脏疾病的血液净化治疗和肾脏疾病的中医治疗。本书在编写过程中融入了当前国内外肾脏疾病诊疗的新理论、新方法和新技术，吸收了临床医师宝贵的工作经验，突出科学性和临床实用性，内容丰富、语言简练、结构严谨、层次分明，既可作为肾内科医师解决临床实际问题的参考用书，也可供各基层医师、进修医师和医学院校师生阅读使用。

　　由于参编人员较多，风格不尽一致，加上编者水平有限，书中不足之处在所难免，恳请广大读者批评指正，以便再版时修正。

《临床肾病诊断思维与实践》编委会

2023 年 5 月

# C目录
ontents

# 第一章　概　述

## 第一节　肾脏的解剖

### 一、肾脏的解剖结构

肾脏是人体重要的器官,左、右两个肾脏基本对称性位于脊柱两侧的腹膜后间隙,内贴于腹后壁。左肾长轴向左下倾斜,左肾上极平第 11 胸椎下缘,下极平第 2 腰椎下缘;右肾上极平第 12 胸椎,下极平第 3 腰椎。以肾门为准,左肾门约平第 1 腰椎,右肾门平第 2 腰椎,距正中线 5 cm。肾脏外形如蚕豆、呈红褐色,肾长 10～12 cm、宽 5～6 cm、厚 3～4 cm,重量 130～150 g。女性肾脏的体积和重量略小于男性。

肾脏的外缘向外凸出,内缘向内凹陷,是血管、神经、淋巴管和输尿管进出的部位,称为肾门。这些出入肾门的结构总称为肾蒂,肾蒂的主要结构有肾动脉、肾静脉和输尿管。肾门向内连续为一较大的腔,称为肾窦,肾窦为肾血管、淋巴管、神经、肾小盏、肾大盏、肾盂、脂肪和结缔组织所填充。肾动脉由腹主动脉分出,肾静脉汇入下腔静脉。输尿管由肾门处开始,在脊柱两侧下行,与膀胱相连,膀胱再与尿道相连。肾脏的大体解剖图见图 1-1。肾脏、输尿管、膀胱和尿道共同组成泌尿系统。

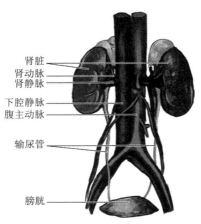

肾脏
肾动脉
肾静脉
下腔静脉
腹主动脉
输尿管
膀胱

图 1-1　肾脏的大体解剖图

1

在肾脏的冠状面可以将肾实质分为肾皮质和肾髓质两部分。肾皮质位于肾被膜下的外 1/3，厚约 1 cm，肉眼可见粉红色的肾小体；肾髓质位于深部 2/3，主要由肾小管组成。肾髓质的管状结构向内集合组成肾锥体，锥体尖端圆钝朝向肾窦，称为肾乳头。肾乳头顶端有许多小孔，称乳头孔，尿液从肾乳头孔流入肾小盏。2～3 个漏斗状的肾小盏合成 1 个肾大盏，2～3 个肾大盏集合成肾盂。肾盂与输尿管相连。肾脏冠状面的结构见图 1-2。

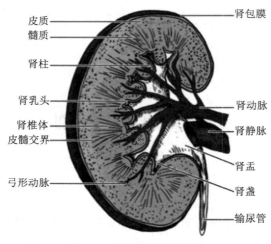

图 1-2　肾脏冠状面的结构

## 二、肾脏的毗邻结构

右肾的前面上 2/3 为肝，下 1/3 为结肠右曲，内缘为十二指肠；左肾的内侧上 1/3 为胃，中 1/3 为胰腺，下 1/3 为空肠，外侧上 1/2 为脾脏，外下 1/2 为结肠左曲。肾活检穿刺一般选择在右肾下极，从背后进针，邻近的重要器官较少。

（徐海红）

# 第二节　肾脏的组织结构

肾脏的基本结构和功能单位是肾单位。每个肾脏约有 100 万个肾单位，每一个肾单位是由肾小体和肾小管所组成。肾小体由肾小球和肾小囊组成。肾小管包括近曲小管、髓襻和远曲小管。远曲小管通过连接小管与集合管相连，集合管汇集在肾乳头。从肾脏的冠状面看，肾脏分为皮质和髓质，髓质又分为外髓和内髓，外髓还分为外带和内带。肾小体只存在于肾皮质。肾髓质有肾小管、集合管、肾间质和肾血管。这里主要介绍肾小体和肾小管。

## 一、肾小体

肾单位包括肾小体和肾小管（图 1-3），肾小体包括肾小球和肾小囊。肾小体有两个极，小动脉入出肾小体的区域称血管极，另一端是肾小囊与近曲小管相连的尿极。肾小球是位于肾小囊内的一团襻状毛细血管网，由入球小动脉从血管极处入肾小囊内，先分为数条主支，每条主支又分发出若干个分支,相互形成毛细血管襻,继而再汇合成出球小动脉,从血管极离开肾小体。入球小动脉相对较粗,出球小动脉相对较细,从而构成了入球小动脉和出球小动脉之间的压力差。

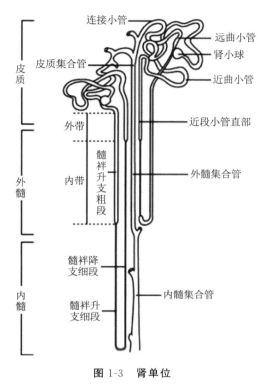

图 1-3 肾单位

## (一)肾小球

肾小球的固有细胞包括系膜细胞、内皮细胞和足细胞,三者相互影响(图 1-4)。

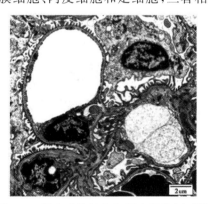

**图 1-4 肾小球的结构与固有细胞(电镜)**

正常肾小球的固有细胞包括系膜区的系膜细胞、毛细血管
腔内的内皮细胞和附着于肾小球基底膜外侧的足细胞

肾小球的主要功能是滤过,肾小球滤过屏障包括机械屏障和电荷屏障。肾小球滤过膜的机械屏障由内皮细胞、基底膜和足细胞(即脏层上皮细胞)构成(图 1-5)。肾小球滤过膜的电荷屏障,主要是分布在内皮细胞管腔侧表面、基底膜内和足细胞足突的顶面区带阴电荷的物质,主要

成分为糖胺聚糖、糖胺聚糖和蛋白质组成的蛋白聚糖。不同部位带阴电荷物质的主要成分不同，如肝素和硫酸肝素是基底膜中糖胺聚糖的主要成分;糖胺聚糖和含有唾液酸的涎蛋白是足细胞足突顶面区主要的带阴电荷的物质。带阴电荷的物质除了电荷屏障的作用外,对保持机械屏障的完整性也具有重要的作用。

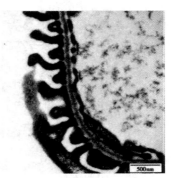

**图 1-5 肾小球滤过膜的结构**

电镜显示肾小球滤过膜由内皮细胞、基底膜和足细胞构成

1.系膜细胞

肾小球系膜细胞(图 1-6)位于肾小球毛细血管襻的中央部位,系膜细胞与其周围的系膜基质共同组成了系膜区。在光镜下可见系膜细胞的核小而圆,染色极深,细胞质与系膜基质融合在一起不易区分。电镜下系膜细胞呈星形,表面有多数长短不一的突起,较长的突起可伸到内皮下,甚至深入毛细血管腔。系膜细胞表面突起可与系膜基质及肾小球基底膜相接,这些突起使系膜细胞能够调节与控制毛细血管管径大小。正常情况下,肾小球系膜细胞的数量较少,在常规 $2\sim3~\mu m$ 厚的组织切片中,光镜下可见每个系膜区不超过 3 个系膜细胞。系膜细胞具有调节肾小球毛细血管襻收缩或舒张的作用,还可改变肾小球毛细血管的滤过面积及压力通透性,从而局部调节肾小球的血流动力学改变。系膜细胞还有吞噬或清洁功能、参与免疫反应或对肾小球局部损伤的反应,以及迁移功能。系膜细胞产生的系膜基质包括 IV 型胶原、纤连蛋白、层粘连蛋白和蛋白多糖等,对肾小球毛细血管襻有支持和保护作用。

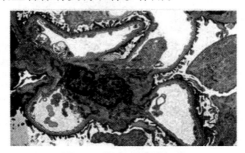

**图 1-6 肾小球系膜细胞**

系膜细胞与其周围的系膜基质共同组成了系膜区(图中可见 2 个系膜细胞,EM×4 800)

2.内皮细胞

肾小球内皮细胞(图 1-7)为衬贴于肾小球毛细血管腔的单层扁平上皮细胞,表面光滑,细胞核居中,核所在部位略隆起,不含核部分很薄。电镜观察可见肾小球内皮细胞表面覆以厚 $30\sim60~nm$ 的细胞衣,是一层带负电荷的富含唾液酸的糖蛋白,对血液中的物质有选择性通透作用。

相邻内皮细胞间有紧密连接和缝隙连接。肾小球毛细血管为有孔型毛细血管,内皮细胞有许多贯穿细胞的窗孔,孔径一般为50～100 nm。肾小球内皮细胞表面大都有基膜,但在面向系膜一侧的内皮细胞表面则无基膜,此处的内皮细胞与系膜直接接触。

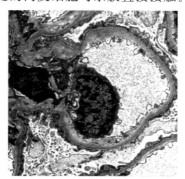

**图 1-7　肾小球内皮细胞**

电镜下显示毛细血管襻与系膜区,内皮细胞与系膜区直接接触(EM×6 800)

3.足细胞

足细胞是肾小球脏层上皮细胞,是肾小球中体积最大的终末分化细胞。足细胞贴伏于肾小球基底膜外侧,由结构和功能不同的细胞体、主突和足突三部分组成,细胞体和主突均悬浮于肾小囊中。足突通过 $\alpha_3\beta_1$ 整合素复合体和 $\alpha,\beta$ 蛋白聚糖复合体连接于肾小球基底膜上(图 1-8)。足细胞表面被覆一层厚为 20～60 nm,主要由唾液酸蛋白构成的带负电荷的物质。

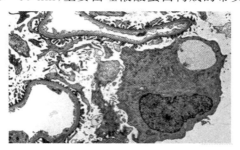

**图 1-8　肾小球足细胞**

电镜下显示足细胞与足突(EM×6 800)

光镜下足细胞核较大,着色较浅,并凸向肾小囊腔。电镜下可见足细胞首先从细胞体伸出几个大的突起,再依次分出次级突起,有的还分出三级突起;扫描电镜观察,不同细胞间的足突可以相嵌交叉形成裂隙,裂隙之间形成的一层薄膜样结构称为裂孔隔膜(图 1-9),是由多种分子组成的复合体样结构,直径为 40 nm 左右,是肾小球滤过膜的重要组成部分。

裂孔隔膜上有很多蛋白分子,与足细胞相关性疾病有紧密联系,目前已认识的裂孔隔膜分子有 nephrin、podocin、CD2AP、ZO-1、P-cadherin 等。nephrin 是一个跨膜蛋白,只表达在肾小球足细胞裂孔隔膜上,*nephrin* 基因失活或者在动物体内注射抗 nephrin 抗体都可引起大量蛋白尿。podocin 表达在足细胞的足突膜上,其羧基端可特异结合 nephrin 形成聚合物,促进 nephrin 的信号传导。CD2AP 作为一种连接跨膜蛋白和细胞骨架肌动蛋白的胞浆蛋白可直接与该聚合物作用,锚定 nephrin 胞浆区域到足细胞的细胞骨架。ZO-1 主要表达在足突上,ZO-1 通过 PDZ 结构域将裂孔膜蛋白连接至肌动蛋白细胞骨架上,对足突的稳定非常重要。

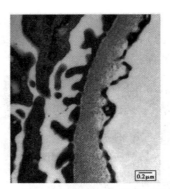

**图 1-9　肾小球足细胞足突间的裂孔隔膜**

足细胞的另一个重要结构就是足细胞骨架,支撑足细胞的细胞体、主突和足突,在维持足细胞正常形态和功能上起重要作用。骨架蛋白主要有肌动蛋白 actin、synaptopodin、α-actinin-1、α-actinin-2、α-actinin-3、α-actinin-4、nestin、talin、vinculin、肌球蛋白等。synaptopodin 常被认为是足细胞特异分化成熟的标志物,它是一种肌动蛋白结合蛋白,一般表达在细胞突触上,正向调节 α-actinin 的表达并且与其共同维持细胞骨架的稳定。actin、α-actinin-4 和 synaptopodin 之间在结构和功能上是相互支撑、相互影响的。F-actin 是一种有极性的结构,这种结构使主突迅速的分支、延伸和解体。α-actinin-4 分子是一种 actin 微丝交联蛋白,可以将松散的肌动蛋白交联形成具有收缩能力的纤维束,对于锚定纤维束至胞浆膜有辅助作用。nestin 通常只表达于肾小球,与另两种细胞骨架蛋白波形蛋白和 α-internexin 相互作用,并与足细胞中其他细胞骨架蛋白相互作用,共同维持其正常形态和功能。

足细胞具有多重功能。它是肾小球滤过屏障的重要组成部分;合成肾小球基底膜基质成分,产生Ⅳ型胶原和氨基多糖,对基底膜合成与修复有重要作用;合成内皮细胞需要的血管内皮细胞生长因子,是调节肾小球通透性的重要因子;合成前列腺素 $E_2$、前列环素及血栓素;有很强的吞饮功能,可清除肾小囊腔的免疫复合物及其他大分子物质。

4.基底膜

肾小球基底膜是肾小球毛细血管壁内皮细胞与足细胞之间的一层细胞外结构,成人肾小球基底膜厚 310～370 nm,儿童较薄,随增龄而增厚。电镜下肾小球基底膜分为 3 层,内层较透亮,称为内疏松层,电子密度低,厚 20～40 nm;中层较致密,称为致密层,电子密度高,厚 200～240 nm;外层较透亮,称为外疏松层,电子密度低,厚 40～50 nm。

肾小球基底膜主要由三类物质组成:①Ⅳ型、Ⅴ型、Ⅵ型胶原,相互形成网状结构;②层粘连蛋白、纤连蛋白等糖蛋白;③硫酸肝素等蛋白聚糖。基底膜可以作为细胞附着的支架,维持细胞群正常的形态,同时与邻近细胞相互作用,影响细胞的增殖、分化、黏附、迁移及分子滤过。Ⅳ型胶原是形成肾小球基底膜网状结构的主要成分。人的Ⅳ型胶原包括 6 种 α 链,即 $α_1$～$α_6$,分别由 *COL4A1*～*COL4A6* 基因编码。3 条 α 链之间相互缠绕,形成三螺旋结构,有 3 种存在形式,即 $α_1$、$α_1$、$α_2$(Ⅳ型),$α_3$、$α_4$、$α_5$(Ⅳ型)和 $α_5$、$α_5$、$α_6$(Ⅳ型)。肾小球基底膜的Ⅳ型胶原包括 $α_1$～$α_5$,没有 $α_6$ 链。

5.内皮细胞-系膜细胞-足细胞之间的相互关系

内皮细胞与系膜细胞在空间维度上相邻,可以直接接触、相互作用。内皮细胞与足细胞,虽然中间有基底膜,但两者关系密切,足细胞产生的血管内皮生长因子 A 和血管生成素是内皮细胞得以维持活性和功能的重要因子。内皮细胞与系膜细胞及足细胞相互作用,在调节血管紧张度和肾小球滤过率、氧化应激、平衡促凝和抗凝因子及抗纤维化过程中均起重要作用。

**(二)肾小囊**

肾小囊又称为鲍曼囊,是肾小管盲端扩大并内陷所构成的双层球状囊,囊的外层称为壁层,内层称为脏层,两层之间的裂隙称肾小囊腔。脏层即肾小球的脏层上皮细胞(足细胞),壁层由肾小囊基底膜和壁层上皮细胞组成。肾小囊基底膜厚 1 200～1 500 nm,在肾小体的尿极移行为近端肾小管基底膜;壁层上皮细胞为扁平多边形,排列成薄层。病理状态下,壁层上皮细胞可明显增生,可能是一种有分化潜能的干细胞。

## 二、肾小管

肾小管是肾单位的另一个重要组成部分,通常分为三段:第一段与肾小囊相连,称近曲小管;第二段称为髓襻(又称亨利襻),呈"U"字形,包括髓襻降支粗段(又称近端小管直部)、髓襻降支细段、髓襻升支细段、髓襻升支粗段(又称远端小管直部);第三段称远曲小管,经过连接小管与集合管相连。肾小管的主要功能是重吸收、分泌和排泄。原尿经过肾小管与集合管的选择性重吸收,大约 99% 的水分及一些对机体有用的物质(如钠、钾、葡萄糖、蛋白质等)重吸收到上皮细胞内继而回到血液中,只有 1% 的水分和多余的无机盐、代谢废物、可滴定酸等成为终尿,而排出体外。

**(一)近曲小管**

近曲小管起始于肾小体尿极的鲍曼囊,位于肾小体的周围,是肾小管最粗的一段,近曲小管上皮细胞呈柱状,细胞核较大,呈圆形、靠近基底侧,细胞质嗜酸性,细胞管腔侧有丰富的刷状缘,基底侧可见纵纹。光镜下的刷状缘,在电镜下为大量密集的凸向管腔的指状细长突起,称为微绒毛(图 1-10)。微绒毛排列紧密、规则,大大增加了近曲小管的重吸收面积。每根微绒毛中含有数根微丝,微丝中含有肌动蛋白,与微绒毛的收缩、摆动及物质的重吸收转运有关。上皮细胞的侧面伸出许多突起,称为侧突,相邻细胞的侧突呈指状交叉。上皮细胞的基底侧细胞膜向内凹陷,形成细胞膜内褶,褶间有许多纵向排列的线粒体。细胞与细胞之间有许多相互连接的结构,如细胞顶部的紧密连接、紧密连接下方的中间连接、中间连接深部的桥粒及缝隙连接,借以维持细胞的紧密关系。近曲小管上皮细胞是有极性的细胞,在细胞的顶端(管腔侧)含有许多与蛋白质吞饮和重吸收有关的分子;在侧面和基底侧存在许多与离子转运有关的酶(如 $Na^+/K^+$-ATP酶);在管腔侧、侧面和基底侧都有水通道蛋白 AQP-1。

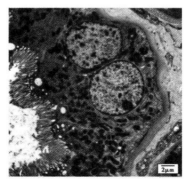

**图 1-10 近曲小管**

电镜下为大量密集的凸向管腔的指状细长突起,称为微绒毛。胞浆内可见大量线粒体

**（二）髓襻**

髓襻又称 Henle 襻，包括髓襻降支粗段（近端小管直部）、降支细段、升支细段和升支粗段（远端小管直部）。髓襻降支粗段为近端小管自髓放线垂直进入髓质的部分，与髓襻降支细段相连，管壁结构与近曲小管基本相似，但上皮细胞较矮，刷状缘不如近曲小管丰富，侧突和细胞膜的内褶也不如近曲小管明显，线粒体、吞噬体、溶酶体也较少，提示近端小管直部的重吸收作用不如近曲小管强。髓襻细段呈"U"字形，包括降支细段和升支细段。皮质肾单位髓襻细段较短，仅达髓质内带；近髓肾单位髓襻细段较长，可达内髓。髓襻细段管腔直径约为 $15~\mu m$，管壁为单层扁平上皮，细胞核圆形、突向管腔（图 1-11），表达高浓度的水通道蛋白及 A 型尿素转运子。髓襻升支粗段为远端小管的起始部，管腔直径约为 $35~\mu m$，经髓质和髓放线直行又返回所属肾小体附件的皮质内，移行于远曲小管。髓襻升支粗段，管壁为单层矮立方形细胞，细胞界线不明显，细胞核圆形、靠近管腔面，细胞管腔侧无刷状缘，基底侧有纵纹，产生并分泌 Tamm-Horsfall 糖蛋白。

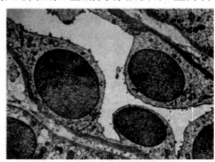

**图 1-11　髓襻细段**
管壁为单层扁平上皮，细胞核圆形、突向管腔（EM×6 000）

**（三）远曲小管**

远曲小管又称远端小管曲部，与近曲小管一起位于皮质迷路内，盘曲在所属肾小体附近，除致密斑外细胞结构与远端小管直部相似，管腔侧没有刷状缘，基底侧有纵纹，管腔直径 $20\sim50~\mu m$。远曲小管有丰富的 $Na^+/K^+$-ATP 酶和 $Ca^{2+}/mg^{2+}$-ATP 酶，参与 $Na^+$、$Cl^-$ 和 $Ca^{2+}$ 的重吸收（图 1-12）。

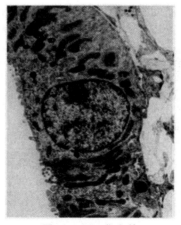

**图 1-12　远曲小管**
电镜下无微绒毛（EM×10 000）

**（四）连接小管和集合管**

**1.连接小管**

连接小管为远曲小管和集合管之间的过渡小管，呈弓形，在皮质区开始上升，然后下行进入髓放线，最后汇入集合管的起始端。连接小管由多种细胞组成，包括形态位于远曲小管和集合管之间的连接小管细胞、混杂的远曲小管细胞和集合管细胞。连接小管具有明显的分泌 $K^+$ 和排泄 $H^+$ 的功能。

**2.集合管**

集合管的胚胎发生来自输尿管芽，几个肾单位的连接小管共同汇入一个集合管，因此，集合管不是肾单位的组成部分。根据其所在的位置，分为皮质集合管、髓质外带集合管、髓质内带集合管。髓质内带集合管行至锥体乳头，称为乳头管，并开口于肾乳头形成筛状区。集合管上皮细胞由主细胞（又称亮细胞）和嵌入的闰细胞（又称暗细胞）组成（图1-13）。

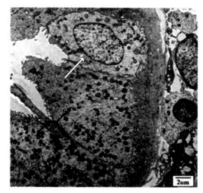

**图 1-13 集合管**

集合管上皮细胞由主细胞（白色箭头）和嵌入的闰细胞（黑色箭头）组成

**（五）肾小球旁器**

肾小球旁器是远端肾小管与肾小体血管极相接触部位的一个具有内分泌功能的特殊结构，位于入球小动脉、出球小动脉及远端肾小管之间的区域，包括球旁细胞、致密斑、球外系膜细胞和极周细胞。目前已知，球旁细胞和球外系膜细胞均有分泌肾素的功能，而致密斑可以感受尿液内的钠离子浓度，进而调节肾素的分泌。

**（六）肾间质**

肾间质是位于肾单位与集合管之间的间叶组织，由间质细胞、少量纤维和基质组成。皮质间质细胞产生促红细胞生成素，髓质肾间质细胞产生糖胺多糖、前列腺素及降压物质；纤维主要包括Ⅰ、Ⅲ和Ⅳ型胶原蛋白；基质主要由糖胺多糖和组织液组成。肾间质由皮质向髓质逐渐增加，尤其以肾乳头间含量较多。

**（七）肾脏血管**

肾脏的血液供应非常丰富，静息状态下，肾血流量占心排血量的20%。肾脏具有两级毛细血管网，与肾脏的超滤和重吸收作用有关。肾脏的血流经过肾动脉（分前后2支）、肾段动脉（前支分4段）、叶间动脉、弓状动脉、小叶间动脉、入球小动脉、肾小球内毛细血管、出球小动脉、直小血管（皮层肾单位的出球小动脉管壁薄，不形成直小血管；髓旁肾单位的出球小动脉管壁厚，形成与髓襻伴行的"U"形直小血管）、管周毛细血管、小叶间静脉、弓形静脉，回到肾静脉。与动脉不同的是肾内静脉不分段,而且肾内静脉在不同分支上有吻合现象,当某一静脉阻塞时血液可向其他分支静脉分流。

**(八)肾脏淋巴管**

肾脏淋巴管分为肾内淋巴管和肾周淋巴管。肾内淋巴管与肾内静脉伴行,毛细淋巴管位于被膜下和肾小管周围。肾周淋巴管主要分布在肾周脂肪层内,与肾内淋巴管有丰富的吻合支,在肾门处与肾内淋巴管汇合,最终引流入主动脉旁淋巴结。

(赵环环)

# 第三节 肾脏的生理功能

肾脏是人体的重要器官,主要功能包括:①通过肾小球的滤过,形成尿液,排出机体的代谢废物;②通过肾小管的选择性重吸收、分泌与排泄,调节水、电解质和酸碱平衡,维持机体内环境的稳定;③通过产生肾素、缓激肽、促红细胞生成素、活化维生素 $D_3$,调控血压、促进血红蛋白生成和调节骨质代谢等。

## 一、滤过及排泄代谢废物

肾脏是结构复杂的废物处理器,每天要滤过约 180 L 的血液,分离出 1.8 L 的尿(代谢废物和多余的水),通过输尿管进入膀胱后排出体外。血液中的废物来自细胞的代谢及食物的消化。肾脏的滤过功能主要由肾小球完成,当血液流经肾小球时,血浆中的水、葡萄糖、无机盐、氨基酸、尿酸等小分子物质过滤到肾小囊内,然后在肾小管进行选择性重吸收。滤液中的葡萄糖、氨基酸被全部重吸收,钠、氯、钾、碳酸氢根等离子大部分被肾小管重吸收,尿素、磷酸盐、尿酸等被部分重吸收。而肾小管和集合管还可通过分泌方式排出氢离子、铵离子、肌酐等代谢废物。肾小球滤过受神经、体液的调节,影响肾小球滤过的重要因素,除肾小球滤过膜外,主要是跨毛细血管滤过压和肾血流量的变化,此外还有肾小管、肾小球反馈机制和许多激素及血管活性物质的影响。

## 二、调节水、电解质和酸碱平衡

正常人体组织细胞必须在内环境相对稳定的状态下才能进行正常的生命活动。所谓内环境相对稳定状态主要是指机体水、电解质及酸碱平衡都处于相对稳定的状态,它是维持正常生命活动的基本条件。这种状态主要是通过肾小管对水、电解质及酸碱离子选择性重吸收和排泌来实现的,即肾小管的重吸收和排泌功能是维持机体水、电解质和酸碱平衡的基础。

肾小管和集合管的重吸收方式有两种,即被动重吸收和主动重吸收。被动重吸收为小管液中的溶质顺着浓度差和电位差(电化学梯度),通过扩散作用或渗透作用经过肾小管上皮细胞进入管周间质内,此过程不需耗能。如 $Na^+$ 重吸收时,由于渗透压的变化,水就被动扩散进入管周间质内。主动重吸收为溶质逆电化学梯度的耗能过程,如葡萄糖、氨基酸和 $Na^+$ 的重吸收。目前已明确在肾小管的细胞膜上有多种与重吸收有关的蛋白转运通道,如水通道、钠通道、钾通道、氯通道、钙通道,以及葡萄糖、氨基酸载体等。肾小管上皮细胞具有两种不同特性的细胞膜,位于管腔侧的管腔膜和位于细胞基底部和侧面的底侧膜。管腔膜和底侧膜上含有的转运通道存在明显差别。如钠通道只存在于管腔膜,而 $Na^+$-$K^+$-ATP 酶只存在于底侧膜。这是与肾小管对不同物质的重吸收功能相适应的。重吸收到肾小管管周间质的水和溶质进一步进入管周的毛细血管而进入血液循环。

**(一)水的重吸收**

滤液中的水 65%～70%在近端小管、10%在髓襻、10%在远曲小管、10%～20%在集合管重吸收。水的重吸收是一被动过程,在近端小管内随着 $Na^+$、$Cl^-$ 等溶质的重吸收,小管液的渗透压下降,水在渗透压梯度的作用下被吸收。另一部分在远曲小管和集合管被重吸收并受抗利尿激素的调节,这一部分的调节在尿液的浓缩稀释机制中起重要作用。

**(二)钠的重吸收**

肾小球滤液中的 $Na^+$ 有 99%被肾小管和集合管重吸收,这对机体维持细胞外液中 $Na^+$ 的浓度和渗透压的恒定起重要作用。$Na^+$ 由管腔液进入上皮细胞为顺电化学梯度的被动转运,而由细胞内转运到管周间质为主动转运,需要由 $Na^+$-$K^+$-ATP 酶主动泵出。各段肾小管对 $Na^+$ 的重吸收率存在很大差别:近端肾小管为 65%～70%;远曲小管约为 10%,其余的分别在髓襻升支细段和集合管被重吸收。随着近端小管对 $Na^+$ 的主动重吸收,在肾小管内外形成电位差,管腔内为负电压,另外小管内的浓度高于管周组织,此时 $Cl^-$ 顺电位差和浓度差而被动重吸收。

**(三)钾的重吸收**

每天从肾小球滤出的钾约为 35 g,尿中排出的钾为 2～4 g。钾可以自由通过肾小球滤过膜进入肾小管,滤出的钾约 90%在经过近端肾小管和髓襻升支粗段时被重吸收,剩余的约 10%在远端肾单位被重吸收。远端肾小管具有分泌钾的功能,是肾脏调节钾平衡的主要机制。参与钾分泌的结构包括远曲小管、连接小管和皮质集合管,远曲小管和连接小管是泌钾的主要部位。影响肾小管 $K^+$ 转运的主要因素有盐皮质激素、$Na^+$ 的运输和重吸收、肾小管中尿液流速、$K^+$ 的摄入、酸碱平衡及抗利尿激素等。

**(四)钙的重吸收**

正常人体内含钙(Ca)量 1～2 g/kg 体重,其中 98%分布在骨骼,仅少数骨骼表面的钙盐(约0.5%)可以与细胞外液相交换。成人正常血钙水平为 2.25～2.65 mmol/L(9.0～10.6 mg/dL)。正常状态下,肾脏可以将血中非结合钙从肾小球滤过,每天总量可达 108 mg 左右。肾小球滤出的钙 60%在近端肾小管以被动转运方式重吸收,与钠、水重吸收比例相似。20%～30%滤过的钙可在髓襻的粗段被重吸收。远端小管和集合管只负责最后 15%滤过钙的重吸收,但此处肾小管对钙的重吸收可以与钠、水完全分开,同时受许多激素和利尿剂的影响,对机体钙平衡起很大的调节作用,其转运机制较为复杂。钙的肾脏排泄受肾小球滤过率、利尿剂及甲状旁腺素、活性维生素 $D_3$、降钙素等内分泌因素的调节。

**(五)磷的重吸收**

正常身体含磷总量为 10 g/kg 体重,其中绝大多数(85%)与钙结合在骨骼,14%在细胞内,1%在细胞外,极少量(约占总体重 0.03%)存在于血浆。血磷绝大部分以无机盐形式存在,浓度为 0.9～1.3 mmol/L(2.8～4.0 mg/dL)。其中 85%以游离磷酸盐形式存在,仅 15%的磷酸盐与蛋白相结合,故血浆蛋白水平对血磷影响不大。肾脏对调节细胞外磷平衡具有非常重要的作用。正常情况下每天尿磷排泄量与肠道磷吸收量相同,通常占肾小球滤过磷酸盐的 5%～20%。肾脏滤过的 $PO_4^{3-}$ 80%～90%在肾小管重吸收,其中绝大部分(80%)在近端小管重吸收,多为跨细胞途径转运。髓襻升支及降支对 $PO_4^{3-}$ 重吸收很少。在远曲小管及连接小管处仍有相当一部分

$PO_4^{3-}$ 重吸收,而且能被 PTH 所抑制。在集合管系统 $PO_4^{3-}$ 几乎不被重吸收。

**(六) $HCO_3^-$ 的重吸收**

正常人每天经肾小球滤过的 $HCO_3^-$ 4 000～4 500 mmol,通过肾小管后约 99.9% 以上被重吸收。其中近端小管重吸收 $HCO_3^-$ 约 80%,髓襻重吸收约 10%,余下 10% 在远端小管被重吸收。近端小管 $HCO_3^-$ 的重吸收与 $H^+$ 的分泌相关联,近端小管上皮细胞内 $H^+$ 通过管腔侧的 $Na^+-H^+$ 交换子,将 $Na^+$ 转运入细胞内,$H^+$ 排泌至管腔。分泌入管腔内的 $H^+$ 在细胞膜上的 Ⅳ 型碳酸酐酶催化作用下,与 $HCO_3^-$ 结合生成 $H_2CO_3$,并进一步分解成 $CO_2$ 和 $H_2O$。生成的 $H_2O$ 几乎全部可以通过细胞膜上的水通道蛋白进入细胞。$CO_2$ 进入细胞后,在细胞内的 Ⅱ 型碳酸酐酶作用下与 $H_2O$ 结合形成 $H_2CO_3$,进而解离成 $H^+$ 和 $HCO_3^-$。$HCO_3^-$ 通过基侧膜上的 $Na^+-HCO_3^-$ 协同转运子转运至间质,随血循环至全身。髓襻 $HCO_3^-$ 重吸收主要在升支粗段,该处也有碳酸酐酶,其吸收方式与在近端小管相似。由于远端小管管腔侧无碳酸酐酶存在,对 $HCO_3^-$ 的重吸收主要由皮质集合管、内髓集合管和外髓集合管细胞向管腔泌 $H^+$ 的作用而完成。

**(七) $NH_4^+$ 的重吸收**

$NH_4^+$ 是一种弱酸,生理 pH 下,$NH_4^+$ 和 $NH_3$ 主要是以 $NH_4^+$ 形式存在。$NH_4^+$ 的排泄占肾脏净排酸的 2/3,$NH_4^+$ 的排泄量可以随生理情况改变而非常灵活地变动,在酸负荷时 $NH_4^+$ 的排泄可明显增加。另外,许多不可挥发性酸根也可以通过与 $NH_4^+$ 结合的方式而排泄。绝大多数 $NH_4^+$ 在近端小管合成。在近端小管上皮细胞内,谷氨酰胺分解产生 $NH_4^+$,并分泌入管腔。$NH_4^+$ 在髓襻升支粗段被重吸收,并分解成 $H^+$ 和 $NH_3$,产生髓质高 $NH_3$ 环境。髓质内高 $NH_3$ 不断向集合管管腔内弥散,并与 $H^+$ 结合,以铵盐形式随尿排出。肾髓间质的 $NH_4^+$ 有三种去向:部分可分解成 $NH_3$ 和 $H^+$,$NH_3$ 可弥散入近曲小管和髓襻,再形成 $NH_4^+$,从而在髓襻、近曲小管和髓襻之间进行再循环;小部分 $NH_4^+$ 进入循环血液中在肝进行最终的解毒过程;还有部分进入皮质和髓质集合管。

**(八) $HPO_4^{2-}$ 的重吸收**

可滴定酸是指可以被氢氧化钠(NaOH)所中和的酸,主要是 $HPO_4^{2-}$,其他较少的还有肌酐和尿酸。正常情况下尿液中的磷酸盐有 $HPO_4^{2-}$ 和 $HPO_4^-$ 两种形式。当 $H^+$ 分泌增加时,$HPO_4^-$ 产生增加,尿液 pH 下降。若尿 pH 继续下降,更多的 $HPO_4^{2-}$ 可转变为 $HPO_4^-$。实际上当尿液 pH 为 5.5 时,几乎所有的 $HPO_4^{2-}$ 都已转变为 $HPO_4^-$。因此,可滴定酸的形成在缓冲过程中起一定作用,但作用有限。但在糖尿病酮症酸中毒时例外,此时尿中排出大量的 β-羟丁酸,这些酮症阴离子也可参与尿液的缓冲作用,每天可增加尿可滴定酸排泄约 50 mmol。

**(九) 葡萄糖的重吸收**

此外,肾小管还对很多物质具有重吸收的功能,如对葡萄糖和氨基酸的重吸收。肾小球滤液中的葡萄糖浓度与血糖浓度相同,并在近端肾小管(主要是近曲小管)被全部重吸收。葡萄糖的重吸收是主动转运过程,并与 $Na^+$ 的重吸收密切相关。在近曲小管的刷状缘上存在 $Na^+/$葡萄糖协同载体蛋白,$Na^+$、葡萄糖与之结合后形成复合体,将 $Na^+$ 和葡萄糖转运到细胞内。当细胞内葡萄糖浓度增高后,葡萄糖顺浓度梯度透过底侧膜进入组织间隙。肾小管对葡萄糖的重吸收能力有一定限度,当血液中的葡萄糖浓度超过 180 mg/dL 时达到吸收极限,此时尿中可出现葡萄糖,称为肾性糖尿。氨基酸的转运机制与葡萄糖相似。

### 三、内分泌功能

肾脏能分泌激素类活性物质,如肾素、缓激肽、前列腺素,通过肾素-血管紧张素系统来调节血压。肾脏分泌促红细胞生成素,促使骨髓网织红细胞成熟、释放,进入血循环,促进红细胞生成。肾脏活化维生素 $D_3$,促进肠道对钙、磷吸收和骨中钙、磷吸收及骨盐沉积。

缓激肽是一种在局部起作用的多肽类组织激素,由激肽释放酶作用于血浆 α 球蛋白而生成,激肽释放酶 90% 由远端小管细胞产生,主要作用包括:①对抗交感神经及血管紧张素,扩张小动脉;②抑制抗利尿激素;③促进远端小管水、钠排出,使血压下降。激肽释放酶的产生、分泌受细胞外容量、体内钠量、醛固酮、肾血流量调节。醛固酮最重要,促进缓激肽分泌;低血钾抑制醛固酮分泌,减少缓激肽释放;高血钾时则相反。激肽由激肽酶灭活。

花生四烯酸在前列腺素合成酶作用下生成前列腺素,由肝、肺、肾皮质内前列腺素分解酶灭活。前列腺素有很强的扩血管作用,对血压、体液起调节作用。前列腺素可刺激环磷酸腺苷生成,对抗抗利尿激素,利钠、排水,使血压下降。

#### (一)肾素-血管紧张素系统

肾素主要由肾脏入球小动脉的球旁细胞合成和分泌,是一种水解蛋白酶,可催化肝脏产生的血管紧张素原转化为血管紧张素-Ⅰ(angiotensin-Ⅰ,AT-Ⅰ),AT-Ⅰ 在肺脏循环中被来自肺上皮细胞的血管紧张素转换酶(angiotensin converting enzyme,ACE)降解为血管紧张素-Ⅱ(AT-Ⅱ),AT-Ⅱ 在血浆和组织中的血管紧张素酶 A 的作用下,再失去一个氨基酸,成为七肽 AT-Ⅲ。AT-Ⅱ 及其产物还可刺激肾上腺皮质球状带合成并分泌醛固酮。当体内失血或血压下降时,肾素-血管紧张素系统(renin angiotensin system,RAS)被启动,以协助稳定血压,维持细胞外液量与体液平衡。除循环中的 RAS 外,还存在局部组织的 RAS,在心脏、血管、脑、肾等组织中也发现有肾素、血管紧张素。局部组织的 RAS 可通过自分泌、旁分泌或胞内分泌等方式,对组织的生理功能及其结构起重要调节作用。

血管紧张素原是一种糖基化的球蛋白,主要由肝脏合成。糖皮质激素、雌激素和甲状腺素等可增加血管紧张素原;AT-Ⅱ 对血管紧张素原基因表达也有正反馈作用,胰岛素则起抑制作用。AT-Ⅱ 是 RAS 的主要成分,在循环血液中主要由 AT-Ⅰ 降解而来,在组织中除了肾素和血管紧张素转换酶,还可在另外一些酶的作用下,由血管紧张素原直接转变为 AT-Ⅱ。血管紧张素Ⅱ的主要生理作用:①具有强力的缩血管作用,收缩全身微动脉,使外周阻力增大、血压升高;也可收缩静脉,使回心血量增多。②作用于交感神经末梢上的血管紧张素受体,促使交感神经末梢释放去甲肾上腺素;还可作用于中枢神经系统内一些神经元的血管紧张素受体,使交感缩血管作用加强;通过中枢和外周机制,使外周阻力增大,血压升高。③强烈刺激肾上腺皮质球状带细胞合成和释放醛固酮,促进肾小管和集合管对 $Na^+$ 和水的重吸收,并使细胞外液量增加,升高血压。

AT-Ⅱ 的作用是通过 AT-Ⅱ1 型受体(AT-1 受体)而实现的。AT-1 受体又可分为 AT-1A 和 AT-1B 两个亚型,AT-1A 受体主要存在于血管,也可在心、肝、肺等组织表达;而 AT-1B 受体主要存在于肾上腺,也可在垂体和肾脏表达,可见 AT-Ⅱ 在不同靶组织可发挥不同的作用。近年来,又陆续发现 AT-2、AT-3、AT-4 受体,但其具体功能尚不清楚。

除了 AT-Ⅱ 以外,最近还发现 AT(1-7) 也是 RAS 新成员,它有独立的转换酶系统,而且与 AT-Ⅱ 作用不同,可引起血压的下降。AT(1-7) 作为 AT-Ⅱ 升压作用的一种拮抗因子,来调节血压的相对恒定。AT-Ⅰ 不具有血管收缩性,AT-Ⅲ 的缩血管效应仅为 AT-Ⅱ 的 10%~20%,但刺激肾上腺皮质合成释放醛固酮的作用较强。在正常生理情况下,血循环中血管紧张素浓度较低,因此,对正常血压的维持作用不大。在某些病理情况下,如失血、失水时,RAS的活性加强,对循环功能的调节起重要作用。

RAS不只是一种经典的肾脏内分泌系统,也是一种组织和局部激素,广泛存在于心、脑、肝、肾、血管、脂肪、骨髓、生殖和胚胎等几乎所有的细胞或组织中,参与体内炎症、免疫、凋亡、生长、老化、营养代谢、组织修复、生殖发育、神经传导、学习记忆等各种生理活动调节,是人体作用最广泛的一个调节系统。RAS不仅在高血压、心肌肥厚和肾脏疾病中发挥重要作用,几乎在所有心脑血管病中都具有重要病理生理作用,在糖尿病、代谢综合征、肥胖症、帕金森病、阿尔茨海默病、癫痫、多发硬化、肝硬化、炎症免疫性疾病、呼吸性疾病和肿瘤的发病中亦具有重要意义。它是人体内多种疾病发病和防治的调节系统和分子作用靶点。过度激活的RAS是产生高血压的原因之一。下面几类药物可用于抑制RAS:①血管紧张素转换酶抑制剂(angiotensin converting enzyme inhibitor,ACEI),其作用是抑制血管紧张素转换酶的活性,从而减少AT-II的生成。②AT-II受体拮抗剂,通过阻断AT-II与AT-1受体结合而起作用。③肾素抑制剂,通过抑制肾素的合成和释放,从而阻止RAS的启动。

### (二)促红细胞生成素

促红细胞生成素(erythropoietin,EPO)是调节红细胞生成的糖蛋白激素,90%由肾脏产生,10%由肝、脾产生。肾远曲小管、肾皮质和外髓部分小管周围毛细血管内皮细胞、肾皮质和外髓部分小管周围的成纤维细胞产生EPO。天然存在的EPO分为α型和β型。人类EPO基因位于7号染色体长臂22区,其cDNA被成功克隆后,利用基因重组技术已可大批量生产重组人促红细胞生成素(recombinant human erythropoietin,rHuEPO),现已广泛用于临床。

EPO主要作用于骨髓造血细胞,促进红系祖细胞增生、分化和成熟,对造血干细胞分化为红系祖细胞、前成红细胞、成红血细胞、网织红细胞、成熟红细胞,均有促进作用。EPO还能增强NO的扩血管作用,明显缓解血管痉挛,并能直接作用于血管内皮细胞,促进血管新生,在缺血部位建立侧支循环。EPO还能快速启动原癌基因c-myc表达,发挥抗凋亡并维持细胞存活的作用,所以,有学者认为与其说EPO的作用是促进了红细胞前体的增殖和分化,不如说是EPO强大的抗凋亡作用,使红系祖细胞得以存活并最终向成熟红细胞分化。

EPO已广泛应用于各种贫血的治疗。其中最有效的是肾性贫血,对肿瘤相关性贫血、早产儿和孕产妇贫血、围术期减少异源性输血等方面也有良好的疗效。当前使用的rHuEPO都是单体EPO,慢性贫血患者常需要大剂量长期应用。利用基因重组技术可合成二聚体EPO,它与单体EPO在药代动力学方面性质类似,但二聚体EPO促红细胞再生能力远高于单体。新型红细胞生成刺激蛋白已开始投入临床。其半衰期延长了2倍,有利于简化给药方案。在慢性肾性贫血的治疗指南中推荐使用EPO纠正贫血使血红蛋白浓度维持于$110\sim130$ g/L,高于130 g/L反而增加心血管事件的风险。长期大量使用EPO会产生一些不良反应,如血管反应性下降、血压升高、血黏度增加、血栓形成等。

### (三)活化维生素$D_3$

维生素D是一种脂溶性维生素,是固醇类衍生物,可由维生素D原经紫外线激活而成。皮肤内的7-脱氢胆固醇经光照紫外线作用后进行光化学反应,转变成维生素$D_3$,但它的活性不高。体内生成或摄入的维生素$D_3$,经肝脏25-羟化酶催化形成25-羟维生素$D_3$。后者再经肾脏1-羟化酶催化形成具有生物活性的$1,25(OH)_2D_3$,这是维生素D的主要生物活性形式。

活性维生素 $D_3$ 的生理作用：①与甲状旁腺素协同，动员骨钙入血；促进钙在小肠的吸收；促进钙在肾小管重吸收，维持血清钙磷浓度的稳定。肾脏、骨骼、小肠三条途径使血钙恢复到正常水平后，反馈抑制甲状旁腺素进一步分泌及合成 $1,25(OH)_2D_3$。②在妊娠期间 $1,25(OH)_2D_3$ 血浆浓度上升，哺乳期继续上升，促进妊娠及哺乳期母体输送钙到胎儿，维持胎儿和婴儿正常生长。而停经后的妇女 $1,25(OH)_2D_3$ 浓度减低，易出现骨质疏松等症状。

维生素 D 主要用于构成和维持骨骼的强壮，可用来防治儿童的佝偻病和成人的软骨症、关节痛等。患有骨质疏松症的人通过添加合适的维生素 D 和镁可以有效提高钙离子吸收度。此外，维生素 D 还可改善神经肌肉功能、减轻炎症反应、影响某些控制细胞增殖分化凋亡的基因活动。$1,25(OH)_2D_3$ 在临床上可用于：①肾性骨病，肾功能不全缺少 1 位羟基化酶，体内不能合成 $1,25(OH)_2D_3$，必须从体外摄取；②难治性抗维生素 $D_3$ 佝偻病，由于遗传因素，磷从肾排出过多；③甲状旁腺素缺少症，患者不能在低血钙时产生 $1,25(OH)_2D_3$；④抗维生素 D 的佝偻病，正常服用维生素 D 但仍有佝偻病，是由于代谢上的缺陷，维生素 D 不能 1 位羟基化；⑤癫痫患者使用苯巴比妥导致的骨病。

最典型的缺乏维生素 D 会引起少儿佝偻病和成人软骨病。其他的典型症状还包括肌肉萎缩、痢疾样腹泻、失眠、紧张等。皮质类固醇对维生素 D 的作用也有抵消作用。过量、长期服用维生素 D 可导致血钙过高，早期征兆主要包括便秘、头痛、食欲下降、头昏眼花、走路困难、肌痛骨痛及心律不齐等。晚期症状包括瘙痒、肾功能下降、骨质疏松症、体重下降、肌肉和软组织钙化等。

除了活化维生素 $D_3$ 外，肾脏还通过调节钙磷稳态、产生 Klotho 和 BMP7 等，调节骨的发育、损伤修复和组织重构。

（刘　迅）

# 第二章 肾脏疾病的常用检查方法

## 第一节 体 格 检 查

### 一、腹部体表标志及分区

为了准确描述和记录脏器及其病变的位置,熟悉腹部体表标志和分区及其内在脏器十分必要。现将常用分区及标志介绍如下。

#### (一)腹部体表标志

1.胸骨剑突

剑突位于胸骨体的下端,上端与胸骨体相连,下端游离,约平对 $T_9$。

2.肋弓下缘

肋弓由第 8~10 肋软骨构成,其下缘为体表腹部上界,常用于腹部分区及肝脾测量。

3.腹上角

腹上角为两侧肋弓的交角,剑突根部,用于判断体型及肝测量。

4.脐

脐为腹部中心,位于 $L_{3~4}$ 之间,为腹部四区分法及腰椎穿刺的标志。

5.髂前上棘

髂嵴前方突出点,为九区分法标志及常用骨髓穿刺部位。

6.腹直肌外缘

相当于锁骨中线的延续,常用做手术切口位置,右侧腹直肌外缘与肋弓下缘交界处为胆囊点。

7.腹中线(腹白线)

前腹壁上两腹直肌间的腱性正中线,由三种扁平腹肌腱膜的交叉纤维构成。为前正中线的延续,为四区分法的垂直线,此处易有白线疝。

8.腹股沟韧带

两侧腹股沟韧带与耻骨联合上缘共同构成腹部体表的下界,此处为寻找股动、静脉标志,并为腹股沟疝的通过部位(腹股沟管或腹股沟三角)。

9.脊肋角

背部两侧第12肋骨与脊柱的交角,为肾叩痛位置。

10.腹直肌腱划

在腹直肌表面可见到数条横沟即为腱划的体表投影有3条:脐部正中线两侧、剑突与脐之间正中线之两侧、与剑突尖平齐的正中线两侧。

**(二)腹部分区**

依据腹部自然标志及若干人为画线将腹部分为几个区域。常用的是九区法和四区法。

1.九区法

由两条水平线和两条垂直线将腹部分为"井"字形的九区,上面的水平线为两侧肋弓下缘连线,下面的水平线为左右髂前上棘连线,两条垂直线是左右髂前上棘至腹中线连线的中点,四线相交将腹部分为左右上腹部(季肋部),左右侧腹部(腰部),左右下腹部(髂窝部)及上腹部、中腹部和下腹部。

各区的脏器分布情况如下。

(1)右上腹部(右季肋部):肝右叶、胆囊、结肠右曲、右肾、右肾上腺。

(2)左上腹部(左季肋部):胃、脾、结肠左曲、胰尾、左肾、左肾上腺。

(3)上腹部:胃、肝左叶、十二指肠、胰头和胰体、横结肠、腹主动脉、大网膜。

(4)右侧腹部(右腰部):升结肠、空肠、右肾。

(5)左侧腹部(左腰部):降结肠、空肠或回肠,左肾。

(6)中腹部(脐部):十二指肠下部、空肠及回肠、下垂的胃或横结肠、输尿管、腹主动脉、肠系膜及其淋巴结、大网膜。

(7)右下腹部(右髂部):盲肠、阑尾、回肠下端、淋巴结、女性右侧卵巢及输卵管、男性右侧精索。

(8)左下腹部(左髂部):乙状结肠、女性左侧卵巢及输卵管、男性左侧精索及淋巴结。

(9)下腹部:回肠、乙状结肠、输尿管、胀大的膀胱或增大的子宫。

2.四区法

通过脐分别划一水平线与一垂直线,两线相交,将腹部分为四个区,即右上腹、右下腹、左上腹和左下腹。

各区所包含的主要脏器如下。

(1)右上腹:肝、胆囊、幽门、十二指肠、小肠、胰头、右肾上腺、右肾、结肠肝曲、部分横结肠、腹主动脉。

(2)右下腹:盲肠、阑尾、部分升结肠、小肠、膨胀的膀胱、增大的子宫、女性的右侧输卵管、男性的右侧精索、右输尿管。

(3)左上腹:肝左叶、脾、胃、小肠、胰体、胰尾、左肾上腺、左肾、结肠脾曲、部分横结肠、腹主动脉。

(4)左下腹:乙状结肠、部分降结肠、小肠、膨胀的膀胱、增大的子宫、女性的左侧卵巢和输卵管、男性的左侧精索、左输尿管。

3.七区法

七区法与九区法相近,即在九区法的基础上,将两侧腹部的三区改为通过脐的水平线分成上下两区。计为左上腹部、左下腹部、上腹部、脐部、下腹部、右上腹部、右下腹部七区。各区的主要脏器分布情况如下。

(1)左上腹部:脾、胃、左肾、左肾上腺、胰尾、结肠脾曲、降结肠。

(2)左下腹部:降结肠、乙状结肠、左输尿管、女性左侧卵巢及输卵管、男性左侧精索。

(3)上腹部:胃、肝左叶、十二指肠、胰头和胰体、横结肠、腹主动脉。

(4)脐部:十二指肠下部、空肠及回肠、下垂的胃或横结肠、腹主动脉、肠系膜及其淋巴结、大网膜。

(5)下腹部:回肠、乙状结肠及直肠、输尿管、胀大的膀胱和增大的子宫。

(6)右上腹部:肝右叶、胆囊、右肾、右肾上腺、结肠肝曲。

(7)右下腹部:回盲部、阑尾、右输尿管、女性右侧卵巢及输卵管、男性右侧精索。

## 二、腹部视诊

### (一)腹部视诊要点

(1)嘱患者解小便以排空膀胱。

(2)保持室温,光线宜充足而柔和,最好与腹部表面形成切线角度,这样有利于观察腹部较小的隆起。当患者仰卧位时,光源最好放在头部;如患者取坐位或直立位时,光源不宜放在患者的对面,最好放在腹部的一侧。

(3)被检查者取仰卧位,两下肢伸直,充分暴露腹部。检查者立于其右侧,正面观察其整个腹部,可大致了解其全貌。然后检查者下蹲,双眼与患者腹前壁平齐或稍高,从切线上观察腹部呼吸运动、异常搏动、腹部膨隆与凹陷、胃肠型及蠕动波等。然后检查者可从患者足前向上观察,可对比其腹前壁左右两侧对称部位有何不同。

(4)必要时可嘱患者取鞠躬位或站立位,以利于观察其腹部膨隆、内脏下垂、腹壁与腹股沟疝肿块出现部位及转移方向、腹壁静脉曲张等。并可与仰卧位做对比。

### (二)腹部视诊的内容

主要有腹部外形、呼吸运动、腹部皮肤及腹壁静脉等。

1.腹部外形

(1)正常腹部外形:①腹部平坦是指仰卧位时前腹壁与肋缘至耻骨联合大致位于同一平面或略低凹,见于健康正力型成年人。②腹部饱满是指仰卧位时腹部外形较圆,可高于肋缘及耻骨平面,坐起时脐以下部分稍前凸,见于肥胖者及小儿(尤其餐后)。③腹部低平是指皮下脂肪少,腹部下凹,可见于消瘦者。另外,老年人腹肌松弛,但皮下脂肪较多,腹形略大或呈宽扁。这些都属于正常范围。

(2)腹部外形的异常改变:分为腹部膨隆和腹部凹陷。

1)腹部膨隆:平卧时前腹壁显著高于肋缘至耻骨联合平面,外观呈凸起状。

全腹膨隆:全腹膨隆的腹部外形多呈球形或扁圆形,常见于下列情况。①腹水:当腹腔内有大量积液时,平卧位时腹壁松弛,液体沉于腹腔两侧,致腹部呈蛙状,称为蛙腹。侧卧或坐位时,因液体流动而使下腹部膨出。临床上多见于肝硬化门脉高压症、心力衰竭、缩窄性心包炎、肾病综合征、胰原性腹水、结核性腹膜炎及肝吸虫病的肝大与腹水等。②胃肠积气:胃肠内大量积气可引起全腹膨隆,使腹部呈球形,两侧腰部膨出不明显,其外形多不随体位改变而改变。多见于肠梗阻或肠麻痹。积气亦可在腹腔内,见于胃肠穿孔或治疗性人工气腹时。③腹内巨大包块:见于巨大卵巢囊肿、畸胎瘤、腹膜假性黏液瘤、特大肝海绵状血管瘤等。④其他:妊娠晚期、肥胖、疝疾等,腹部外形亦为球状全腹膨隆。为详细观察全腹膨隆的程度和变化,常需测量腹围。方法:让患者排尿后平卧,用软尺经脐和第四腰椎棘突绕腹一周,测得的周长即为腹围(脐周腹围),通常以厘米为单位,还可以测其腹部最大周长(最大腹围),同时记录。定期在同样条件下测量比较,观察其变化。

局部膨隆:腹部的局限性膨隆常见于脏器肿大、肿瘤或炎症性包块、腹壁上的肿物和疝等。观察时应注意膨隆的部位、大小、外形,是否随呼吸或随体位而改变,有无搏动等。①上腹中部膨隆:常见于肝左叶肿大、胃癌、胃扩张(如幽门梗阻、胃扭转)、胰腺肿瘤或囊肿等。②右上腹膨隆:常见于肝大,胆囊肿大及结肠肝区肿瘤。③左上腹膨隆:常见于脾大、结肠脾区肿瘤或巨结肠。④腰部膨隆:见于多囊肾,巨大肾上腺瘤,巨大肾盂积水或积脓。⑤脐部膨隆:常由脐疝、腹部炎症性包块(如结核性腹膜炎致肠粘连)引起。⑥下腹膨隆:常见于子宫增大(妊娠、肌瘤等),膀胱胀大,后者在排尿后可以消失。⑦右下腹膨隆:见于回盲部结核或肿瘤,克罗恩病及阑尾周围脓肿等。⑧左下腹膨隆:见于降结肠及乙状结肠肿瘤,亦可由干结粪块所致。此外,还可因肿大而下垂的肾或卵巢癌或囊肿而致下腹部膨隆。腹壁包块和腹内包块均可引起局部膨隆,两者的鉴别方法:嘱患者仰卧抬头,使腹壁肌肉紧张,如肿块更加明显,说明是在腹壁上;若不明显或消失,则提示肿块在腹腔内。

膨隆的外形:局部膨隆似圆形者,多为囊肿、肿瘤或炎性包块;呈长形者,多为肠管病变如肠梗阻、肠扭转、肠套叠或巨结肠症等。

膨隆有无搏动:膨隆有搏动者可能是动脉瘤,或是动脉瘤上面的脏器或肿物。

膨隆与体位:腹壁或腹膜后肿物一般不随体位变更而移位。膨隆随体位变化而明显移动者,可能为游走的肾、脾,带蒂卵巢囊肿等,或大网膜、肠系膜上的肿块。

膨隆与呼吸:随呼吸移动的局部膨隆多为膈下脏器或其肿块。

2)腹部凹陷:仰卧时前腹壁明显低于肋缘至耻骨的水平面,称腹部凹陷。①全腹凹陷:仰卧时前腹壁水平明显低下,见于显著消瘦和重度脱水者。严重时前腹壁凹陷,腹如舟状,称舟状腹,常见于慢性消耗性疾病晚期,如结核病、败血症、恶性肿瘤等,也见于垂体前叶功能减退(Sheehan病)、晚期甲状腺功能亢进患者。若吸气时出现腹凹陷见于膈麻痹或上呼吸道梗阻。②局部凹陷:多见于手术后腹壁瘢痕收缩、白线疝(腹直肌分裂)、切口疝等。当患者由卧位改为立位或加大腹压时,前者凹陷可更明显,而后二者的局部反而向外膨出,可予鉴别。

2.呼吸运动

正常人可以见到呼吸时腹壁上下起伏,即为呼吸运动。在男性和儿童,以腹式呼吸为主,在成年女性则以胸式呼吸为主。常见的呼吸运动异常有以下几点。

(1)腹式呼吸减弱:常因腹膜炎症、腹水、急性腹痛、腹腔内巨大肿物或妊娠所致。

(2)腹式呼吸消失:常见于胃肠穿孔所致急性腹膜炎或膈麻痹等。

(3)腹式呼吸增强:较少见,可见于癔症性呼吸或胸腔疾病(积液等)。

3.腹部皮肤

此处仅介绍腹部皮肤检查的注意事项。

(1)皮疹:不同种类的皮疹提示不同疾病。①充血性或出血性皮疹:常出现于发疹性高热疾病或某些传染病(如麻疹、猩红热、斑疹伤寒)及药物过敏等。②紫癜或荨麻疹:可能是腹痛的病因。③疱疹:一侧腹部或腰部的疱疹(沿脊神经走行分布)提示带状疱疹的诊断,易误诊为急腹症,应引起注意。

（2）色素：正常情况下，腹部皮肤颜色较暴露部位稍淡。常见的异常情况有以下 3 种。①褐色素沉着：散在点状深褐色色素沉着常为血色病。皮肤皱褶处（如腹股沟及系腰带部位）有褐色素沉着，可见于肾上腺皮质功能减退（Addison 病）。妇女妊娠时，在脐与耻骨之间的中线上有褐色素沉着，常持续至分娩后才逐渐消退。②库伦（Cullen）与特纳征：脐部周围皮下迁移性瘀斑，皮肤呈蓝色，称库伦征，见于急性出血性胰腺炎或宫外孕破裂等。此征有时可出现在左腰部，使该部位皮肤呈蓝色，为血液自腹膜后间隙渗到侧腹壁的皮下所致，称为特纳征。③腹部和腰部不规则的斑片状色素沉着：见于多发性神经纤维瘤。

此外，长久的热敷腹部可留下红褐色环状或地图样痕迹，类似皮疹，需注意辨别。

（3）腹纹：包括白纹、紫纹和妊娠纹，多分布于下腹部。①白纹：由于肥胖致腹壁真皮裂开而呈银白色条纹。②妊娠纹：出现于下腹部和髂部，下腹部者以耻骨为中心略成放射状。条纹处皮肤较薄，在妊娠期呈淡蓝色或粉红色，产后则转为白色而长期存在，其成因为真皮层的结缔组织因张力而断裂所致。③紫纹：出现部位除下腹部和臀部外，还可见于股外侧和肩背部，是皮质醇增多症的常见征象。由于皮质激素引起蛋白分解增强和被迅速沉积的皮下脂肪膨胀，以致紫纹处的真皮萎缩变薄，上面覆盖一层薄薄表皮，而此症的皮下毛细血管网丰富，红细胞偏多，故条纹呈紫色。

（4）瘢痕：腹部瘢痕多为外伤、手术或皮肤感染的遗迹，有时对诊断和鉴别很有帮助，特别是某些特定部位的手术瘢痕，常提示患者的手术史。如右下腹 McBurney 切口瘢痕标志阑尾手术，右上腹直肌旁切口瘢痕标志胆囊手术，左上腹弧形切口瘢痕标志脾切除术等。

（5）疝：腹部疝为腹腔内容物经腹壁或骨盆壁的间隙或薄弱部分向体表突出而形成。腹壁可见的疝多为腹外疝。常见的有：①脐疝多见于婴幼儿，成人则可见于经产妇或有大量腹水的患者。②白线疝可见于先天性两侧腹直肌闭合不良者。③切口疝见于手术瘢痕愈合不良处。④股疝位于腹股沟韧带中部，多见于女性。⑤腹股沟斜疝偏于腹股沟韧带内侧，男性腹股沟斜疝可下降至阴囊。该疝多在直立位或咳嗽用力时明显，卧位时可缩小或消失，亦可以手法还纳，如有嵌顿则引起急性腹痛。

（6）脐：①正常情况下脐与腹壁相平或稍凹陷，儿童或腹壁薄者脐可稍突出。若脐部向外明显突出，见于腹内压力增高，如腹水或妊娠时。肥胖时虽腹部膨隆，但脐部凹陷。此点有助于鉴别肥胖与腹内压增高。②脐凹分泌物呈浆液性或脓性，有臭味，多为炎症所致。分泌物呈水样，有尿臊味，为脐尿管未闭的征象。③脐部溃烂可能为化脓性或结核性炎症；如溃疡坚硬、固定而突出，多为癌性。

（7）腹部体毛：男性胸骨前的体毛可向下延伸达脐部。男性阴毛的分布多呈菱形，尖端向上，可沿前正中线直达脐部；女性阴毛为倒三角形，上缘为一水平线，止于耻骨联合上缘处，界限清楚。异常改变有：①腹部体毛增多或女性阴毛呈男性型分布，见于皮质醇增多症和肾上腺性变态综合征；②腹部体毛稀少：见于垂体前叶功能减退症、黏液性水肿和性腺功能减退症。

4.腹壁静脉

正常情况下腹壁静脉一般不显露，在较瘦或皮肤白皙的人才隐约可见，明显消瘦和腹壁松弛的老年人可见静脉暴露于皮肤，但较直，并不迂曲、怒张。若腹壁静脉明显且有曲张现象，表示已有侧支循环建立，多见于门静脉、上腔静脉及下腔静脉三大静脉阻塞引起。腹压增加的情况如腹水、腹腔巨大肿物、妊娠等也可见静脉暴露。

为辨别腹壁静脉曲张的来源需检查其血流方向。

（1）检查方法：①选择一段没有分支的腹壁静脉，检查者将手示指和中指并拢压在静脉上，然后示指固定原位阻断血流；中指挤出该段静脉内血液至一定距离，不超过静脉分支点。②中指放开。若此段静脉迅速又被充盈，说明此静脉血流流向为从中指向示指方向；如不充盈，则血流方向相反。③中指仍压原处，为阻断血流，以示指挤出一段静脉血后放开，若此段静脉迅速又被充盈，说明静脉血流方向为从示指向中指方向。

（2）结果判定：①肝门静脉阻塞有门脉高压时，腹壁曲张静脉常以脐为中心向四周伸展。典型的可呈"海蛇神头"样扩张现象，但罕见。静脉血流方向与正常人相同，即脐以上者向上流，脐以下者向下流。②下腔静脉阻塞时，腹部两侧浅静脉皆见扩张或曲张，有时延及胸壁两侧，脐上下的静脉血流方向皆向上。③上腔静脉阻塞时，上腹壁或胸壁的浅静脉曲张，血流均转向下方。

5.胃肠型和蠕动波

正常成年人腹部一般看不到胃和肠的轮廓及蠕动波，在小儿、腹壁菲薄或松弛的老年人、经产妇或极度消瘦者可能见到。病理情况下可见于胃肠道梗阻者。

（1）胃肠型：胃肠道发生梗阻时，梗阻近端的胃或肠段饱满而隆起，可显出各自的轮廓，称为胃型或肠型。

（2）蠕动波：指幽门梗阻或肠梗阻时，可分别见到胃肠的蠕动。若胃蠕动波自左肋缘下开始，缓慢地向右推进，到达右腹直肌下（幽门区）消失，此为正蠕动波。若见到胃蠕动波自右向左推进则为逆蠕动波。肠梗阻时亦可看到肠蠕动波，小肠阻塞所致的蠕动波多见于脐部。如发生肠麻痹，则蠕动波消失。在观察蠕动波时，常需采取适当角度（如改俯视为从侧方观察）方可察见。亦可用手轻拍腹壁而诱发之。

6.上腹部搏动

上腹部搏动大多数是由腹主动脉搏动传导所致，可见于正常较瘦者。病理情况下常见的有以下两种。

（1）腹主动脉瘤或肝血管瘤时在上腹部可见明显搏动。

（2）二尖瓣狭窄或三尖瓣关闭不全引起右心室增大，于吸气时可在上腹部见到明显搏动。两者鉴别的方法：用示指及中指指腹贴于剑突下部，于吸气时指尖部感到搏动为右心室增大，若于呼气时指腹感到搏动明显，则为腹主动脉搏动。

## 三、肾脏叩诊

肾区叩诊主要检查肾有无叩击痛。

**（一）检查方法**

患者采取立位、坐位或侧卧位，医师用左手掌平放在患者的肾区，右手握拳用由轻到中等强度的力量向左手背进行叩击。

**（二）结果判定**

正常时肾区无叩击痛。当有肾炎、肾盂肾炎、肾结石及肾周围炎时，肾区有不同程度的叩击痛。

## 四、肾脏触诊

正常情况下，肾脏一般不易触及，有时可触到右肾下极。身材瘦长者，肾下垂、游走肾或肾代偿性增大时,肾较易触到。

**（一）触诊方法**

肾脏触诊一般采用双手触诊法,其他方法尚有反击触诊法、侧卧位触诊法、坐位触诊法及浮沉触诊法等。

1.双手触诊法

如触诊右肾时,患者仰卧,两腿稍屈起,医师位于患者右侧,右手掌放在患者右季肋部肋弓的下方,左手掌顶住患者右后腰部。随着患者呼吸运动将右手逐渐压向腹腔深部,同时用左手将后腹壁顶向前方,当两手相互配合触诊时即可触及肾脏。如未触到,让患者深吸气,使肾脏下降,如果肾脏大部分能被触知,则可以将其在两手间夹住,有时仅能触及肾脏下极。

2.反击触诊法

用双手触诊时,腹部上的手深按住肿块不动,在后腰部的手有节律地向前冲击,则在腹部的手可有硬而有弹性的肾脏冲动的感觉。

3.侧卧位触诊法

患者侧卧,上面的腿屈曲,下面的腿伸直,检查者触诊手法同上,当患者深吸气时,两手相对触诊。

4.坐位触诊法

患者坐在靠背椅上,腹肌放松,双手抱肩。检查者一手握住腰部,以拇指顶住下垂肾的上极,另一手进行触诊。

5.浮沉触诊法

患者站立位或坐位。检查者一手置于其腹部,另一手置于腰部,当腰部之手突然上抬时,腹部之手感觉有肿块冲动。此法适用于未发生粘连的肾盂积脓性肿块。

**（二）肾脏触诊内容**

如能触及肾脏,要注意其大小、形态、硬度、表面状态、敏感性和移动性等。

**（三）触及肾脏时的可能病变**

正常肾不易触及;能触及的肾可能为肾下垂、游走肾、肾肿大或肿块。

1.肾下垂及游走肾

在深吸气时能触到1/2以上的肾即为肾下垂。有时右侧肾下垂易误认为肝大,左侧肾下垂易误认为脾大,应注意鉴别。如肾下垂明显并能在腹腔各个方向移动时称为游走肾。

2.肾肿大

见于肾盂积水或积脓、肾肿瘤、多囊肾等。当肾盂积水或积脓时,肾的质地柔软而富有弹性,有时有波动感。多囊肾时为不规则形增大,有囊性感。肾肿瘤则表面不平,质地坚硬。肾肿大的特征如下。

（1）肾肿大的外形仍保持肾形,即驼背的外缘和钝圆的上下极。既无脾切迹,也无锐利的舌形边缘。

（2）肾前方皆为肠管,故其前方叩诊为鼓音。肝、胆囊及脾表面与腹壁间无肠管,故表面叩诊为浊音。

（3）在腰背部,肾浊音区向内延及脊柱浊音区;肾浊音区向外,与脾或卵巢囊肿浊音区间,隔有一条纵行的狭长的结肠鼓音区。

（4）肾肿大除向前向下发展外,特点是向外侧即腰部发展,使正常人所具有的腰部凹陷曲线消失或外突。其他脏器肿块都少有此特点。

（5）右肾肿大有时可向上发展,顶向右膈穹隆,引起肝脏旋转,即肝后缘上升,肝前下缘下降,而覆盖于右肾的前方。

（6）肿大的肾能随呼吸运动而上下移动,也可稍被推动,除非因炎症等浸润而固定。在腹前部,右肾浊音区与肝浊音区间隔以结肠鼓音区。

（7）肿大的肾及盆腔内来的肿块,与季肋之间的空隙仍存在且可伸入手指。而肝、胆囊、脾之肿大或肿块,与季肋间无间隙存在。

（8）肾肿大多为向下发展,但罕见达髂窝(除非巨大肾盂积水和包虫囊肿),更不会伸入盆内。相反,盆内肿块为自盆内向上发展,在肛门或阴道指诊时,仍可触及其盆内部分。

**(四)压痛点**

当肾和尿路有炎症或其他疾病时,可在一些部位出现压痛点。常用的有以下几点。

1.季肋点(前肾点)

季肋点在两侧腹直肌外缘与肋弓交点处,右侧位置稍低,相当于肾盂位置。

2.上输尿管点

上输尿管点在脐水平线上腹直肌外缘。

3.中输尿管点

中输尿管点在髂前上棘水平腹直肌外缘,相当于输尿管第二狭窄处。

4.肋脊点

肋脊点背部第 12 肋骨与脊柱的夹角(肋脊角)的顶点。

5.肋腰点

肋腰点第 12 肋骨与腰肌外缘的夹角(肋腰角)顶点;当肾或输尿管发生病变时,上述压痛点常出现不同程度的压痛。如肋脊点和肋腰点是肾脏一些炎症性疾病,如肾盂肾炎、肾脓肿和肾结核等常出现的压痛部位。如炎症深隐于肾实质内,可无压痛而仅有叩击痛。

上输尿管点或中输尿管点出现压痛,提示输尿管结石、结核或化脓性炎症。

（熊　文）


# 第二节　尿液检查


## 一、尿标本的收集与储存

清晨首次尿液较浓,不受运动和食物影响,是收集尿液送检的理想时间。也可随时留新鲜尿做尿常规检查。留尿前应清洗尿道口及外阴,留中段尿尽快送检,储尿容器应清洁。

若需做代谢及内分泌等检查,则需留 24 h 尿,并记录总量,摇匀后取其中一部分尿液送检。尿液需留于干燥清洁容器中,容器应加盖置于 4 ℃冰箱内保存。如在室温下储存,需加防腐剂,目前甲醛和盐酸防腐效果较好。

## 二、尿常规检查

尿常规检查包括物理检查、化学检查及显微镜检查。

### (一)物理检查

物理检查包括尿色、量、比重、透明度。正常尿液淡黄、透明,每天尿量为 1 000～2 000 mL,比重 1.010～1.015。尿呈红色者,除血尿外,利福平、苯妥英钠、酚磺酞等药物均可使尿呈红色,并注意与血红蛋白尿、肌红蛋白尿鉴别。乳糜尿为乳白色,脓尿、结晶尿则呈现混浊。

### (二)化学检查

1.pH

正常尿 pH 为 4.5～8。尿 pH 在 4.5～5.5 为酸性尿;6.5～8 则为碱性尿。一般情况下,尿 pH 反映了血清 pH,在代谢性酸中毒或呼吸性酸中毒时,尿呈酸性;在代谢性碱中毒或呼吸性碱中毒时尿呈碱性。另外,酸性尿见于食肉后及糖尿病、尿酸结石、结核患者;碱性尿除久置外可见于感染尿、食用大量蔬菜及草酸钙结石合并肾小管性酸中毒者。餐后尿 pH 变化是由于进食后大量胃酸分泌造成体液偏碱,形成所谓"碱潮"。而通常尿 pH 随细胞外液 pH 的改变而改变,尤其是午餐后改变较明显,尿 pH 可达8.0。若酸血症患者出现碱性尿,常提示肾小管性酸中毒;碱血症患者出现酸性尿往往提示低钾。临床上常通过调节尿 pH 来预防结石、增加某些抗菌药物疗效和促进药物排泄以减轻药物的肾毒性作用。

2.尿蛋白

正常人尿中含微量蛋白,24 h 尿蛋白排出量＜150 mg。尿蛋白定性为阴性。尿蛋白定性检查常用＋/－表示,±表示蛋白含量＜0.1 g/L,＋为 0.1～0.5 g/L,2＋为 0.5～2.0 g/L,3＋为 2.0～5.0 g/L,4＋为＞5.0 g/L。泛影葡胺造影剂、大量尿酸盐、青霉素、阿司匹林等会使蛋白定性出现假阳性。出现蛋白尿原因为肾小球性、肾小管性和过剩性。最常见的为肾小球性疾病,是由于肾小球毛细血管对蛋白的通透性增加,特别是清蛋白,24 h 尿蛋白＞1 g 应怀疑肾小球疾病,＞3 g 时可确诊。肾小管性蛋白尿是由于肾小管不能重吸收正常滤过的低分子蛋白,一般肾小管性蛋白尿很少超过 3 g/24 h,且常伴有近端肾小管的其他功能障碍而产生糖尿、氨基酸尿、磷酸盐尿和尿酸尿。过剩性蛋白尿是由于血浆异常免疫球蛋白和其他低分子量蛋白浓度增加,导致肾小球的蛋白滤过量大于肾小管重吸收量,骨髓瘤常产生大量的免疫球蛋白,引起过剩性蛋白尿。短暂性蛋白尿可因高热、剧烈运动等引起,多见于儿童,休息几天后可恢复;在老人可由于充血性心力衰竭所致,常见心力衰竭纠正后尿蛋白检查转为阴性。间歇性蛋白尿通常与体位改变有关,如长期站立可产生轻微蛋白尿,每天尿蛋白量很少超过 1 g,平卧休息后恢复正常,其原因为站立时肾静脉压力增高,大多可自行恢复。对持续性蛋白尿患者应做进一步检查。

3.尿糖

通常几乎所有从肾小球滤过的糖均在近曲小管被重吸收,故正常人空腹尿糖为阴性。尿中出现葡萄糖称为糖尿,常见于糖尿病。当滤过的糖超过肾小管重吸收能力时(血清糖的肾阈值大约是10 mmol/L),亦可出现尿糖阳性,尿中含大量的维生素 C、对氨水杨酸、萘啶酸等可引起假阳性。

4.酮体

正常尿中无酮体出现,当糖尿病酮症酸中毒、孕妇和过度饥饿的患者由于异常的脂肪分解时尿酮体可出现阳性。

5.胆红素和尿胆原

正常人尿中无胆红素,只有非常少量的尿胆原。胆红素分直接胆红素和间接胆红素。直接胆红素是由胆红素与葡萄糖醛酸在肝细胞内结合形成,正常情况下经胆管进入小肠,并转化成尿胆原。所以直接胆红素不出现在尿中,除非有肝内疾病和胆管梗阻。尿胆原是直接胆红素的终末代谢产物,通常 50% 由粪便排出,50% 再吸收进入肠肝循环,每天 1~4 mg 的尿胆原分泌在尿中。溶血性疾病和肝细胞疾病可引起尿胆原增加;相反,胆管梗阻和抗生素的使用改变肠内菌群而影响直接胆红素转变成尿胆原,使尿胆原的浓度降低,血清中直接胆红素的浓度升高。

（三）显微镜检查

通常取新鲜尿 10 mL,离心 5 min 后弃去上清液,取尿沉渣进行显微镜检查,正常人尿红细胞 0~3 个/HP,>3 个/HP 为血尿;白细胞正常为 0~5 个/HP,>5 个/HP 提示有炎症。少量上皮细胞无临床意义。正常人尿中无管型。管型是尿蛋白质在肾小管腔内形成的凝块,黏蛋白是所有管型的基本物质。当管型仅由黏蛋白组成则称为透明管型,多见于高热或剧烈活动后,也可见于肾脏本身病变。红细胞管型是肾小球出血的依据,多见于急性肾小球肾炎。白细胞管型多见于急性肾盂肾炎。颗粒管型、上皮细胞管型、蜡样管型均反映肾实质损害。尿中有结晶,通常意义不大,但如新鲜尿中有多量尿酸结晶和草酸钙结晶且有红细胞存在,应考虑有结石可能。服用某些药物(如磺胺类药物),尿中也可出现这些药物的结晶。如发现胱氨酸结晶可确诊为胱氨酸尿。在酸性尿中结晶包括草酸钙、尿酸和胱氨酸;在碱性尿中结晶为磷酸钙和三磷酸盐结晶。

## 三、尿三杯试验

血尿、脓尿时,可通过尿三杯试验帮助初步定位。方法:清洗外阴及尿道口后,将一次尿不中断地排入三个清洁容器内,将最初的 10~20 mL 尿留于第一杯中,中段尿留 30~40 mL 于第二杯中,终末 5~10 mL 留于第三杯中,分别送化验。若第一杯尿液异常且程度最重,提示病变可能在前尿道;若第三杯异常且程度最重,则病变可能在后尿道或膀胱颈;若三杯均异常,病变可能在膀胱颈以上。

## 四、乳糜尿

将尿液加入等量乙醚中,震荡后取乙醚层(上层)液体一滴放于玻璃片上,加入苏丹Ⅲ染液,镜下观察。如为乳糜尿可见红色脂滴,并可见下层尿液由浊变清。此时应再吸取乳糜尿沉渣寻找微丝蚴。

## 五、尿细菌学检查

应在用药前或停药 2 天后,清洗外阴及尿道口,留中段尿于无菌瓶中,加盖后立即送检,置于 4 ℃保存不能超过 8 h。

细菌培养:常用中段尿行定量培养并作药敏试验。若培养出细菌数 >$10^5$/mL 为感染,<$10^3$/mL 则多为污染,如为 $10^3$/mL~$10^5$/mL,则不能排除感染的可能性,必要时需复查。对细菌数 >$10^5$/mL 者应常规做药物敏感试验。真菌、衣原体、淋病奈瑟菌、伤寒沙门菌、结核分枝杆菌及厌氧菌等需作特殊培养。

### 六、尿脱落细胞检查

尿脱落细胞检查可帮助评价肾实质和尿路疾病,特别是对尿路上皮肿瘤的早期诊断、疗效观察和癌症普查有重要意义。对尿路上皮的原位癌和细胞分化较差的肿瘤有特殊的诊断价值,阳性率有报道达 70% 以上。

要求尿液新鲜,尿量不少于 50 mL,最好为早晨第一次尿的中后段尿液。收集尿应及时离心,沉淀物涂片必须在尿液排出后经 1~2 h 完成。若不能及时完成涂片,可在尿液中加入1/10 尿量的浓甲醛溶液或 95% 乙醇固定,以防尿液腐败,细胞自溶。

恶性肿瘤细胞的形态特征:细胞核大,核直径>1/2 细胞直径,核/浆比例增大,可出现多核,染色质颗粒粗糙,核仁增多增大,核膜明显。细胞质变化,见分化不良细胞的胞质量少,细胞总体积增加,呈多形性。临床上还用荧光素吖啶橙染色法来判断细胞形态及核酸代谢等变化,肿瘤细胞胞质呈橘红荧光,核呈黄绿色或黄色荧光,荧光强度取决于胞质 RNA 和 DNA 含量,因此增生活跃的细胞其细胞质和细胞核荧光强度增强。

### 七、尿液的生化检查

尿液的生化检查应收集 24 h 尿。即从第一天确定的某一时间将尿排尽并弃去,然后将所有的尿液排入容器内,直至第二天的同一时间排尿并收入容器中。计算 24 h 尿量,混匀后留取 50 mL送检,留尿期间标本宜保存于冰箱内或加入防腐剂。作 24 h 尿尿素氮、肌酐、肌酸、尿酸、氯化物、钾、钠、钙、磷等物质的测定以甲醛为宜,17-羟皮质类固醇、17-酮皮质类固醇、儿茶酚胺、3-甲氧基-4-羟基苦杏仁酸(VMA)、醛固酮等物质的测定以盐酸为宜。

**(一)尿肌酐**

正常值为 0.7~1.5 g/24 h。在急性肾炎或肾功能不全时,尿肌酐排出量降低。

**(二)尿素氮**

正常值为 9.5 g/24 h。增高时表示体内组织分解代谢增加;降低见于肾功能不全、肝实质性病变。

**(三)尿酸**

正常值为 0.4~1.0 g/24 h。增高见于痛风,降低见于肾炎。

**(四)尿钾**

正常值为 2~4 g/24 h。增高见于肾上腺皮质功能亢进、肾移植术后利尿;降低见于严重失水、失钠而有肾前性氮质血症及失盐综合征、尿毒症及肾上腺皮质功能减退等。

**(五)尿钠**

正常值为 3~6 g/24 h。增高见于肾上腺皮质功能减退、急性肾衰竭(ARF)及肾移植术后利尿期;降低见于长期禁食钠盐、肾上腺皮质功能亢进等。

**(六)尿钙、尿磷**

尿钙正常值为 0.1~0.3 g/24 h,尿磷正常值为 1.1~1.7 g/24 h。尿钙、尿磷排出量增高见于甲状旁腺功能亢进症、特发性高尿钙。

### 八、尿的激素及代谢产物检查

**(一)尿 17-羟皮质类固醇**(17-OHCS)

为肾上腺皮质类固醇的代谢产物,正常值男性为 8~12 mg/24 h,女性为 6~10 mg/24 h。

增高多见于肾上腺皮质功能亢进,如皮质醇增多症等;降低见于肾上腺皮质功能减退。

**（二）尿 17-酮皮质类固醇(17-KS)**

正常值男性为 $10\sim20$ mg/24 h,女性比男性低 $2\sim3$ mg/24 h。17-KS 在女性主要来自肾上腺,在男性则 2/3 来自肾上腺,1/3 来自睾丸,所以此检查在男性反映肾上腺皮质与睾丸功能,在女性反映肾上腺皮质功能。增高见于皮质醇增多症、肾上腺性征异常综合征、睾丸间质细胞瘤、多毛症、肢端肥大症、男性性早熟、内分泌雄激素治疗后。减少见于 Addison 病、垂体功能减退、睾丸发育不全、睾丸切除后、甲状腺功能减退及某些慢性病如肝炎、结核、糖尿病等。

**（三）尿儿茶酚胺(CA)**

尿儿茶酚胺包括去甲肾上腺素（80%）、肾上腺素、多巴胺三种物质。正常值为 $9\sim108$ $\mu$g/24 h。增高见于嗜铬细胞瘤、肾上腺髓质增生、副神经节瘤等;降低见于营养不良、高位截瘫、家族性脑神经功能异常和帕金森病等。

**（四）3-甲氧基-4-羟基苦杏仁酸(VMA)**

3-甲氧基-4-羟基苦杏仁酸(VMA)是儿茶酚胺代谢产物,增高见于儿茶酚胺增多症。化验前数天应停止食用香蕉、咖啡、茶、巧克力等含香草的食品,可避免部分假阳性;停服苯胺氧化酶抑制药及甲基多巴可避免假阴性。

**（五）尿醛固酮**

尿醛固酮是肾上腺皮质球状带分泌的一种盐皮质激素,调节 $K^+$、$Na^+$ 及水的平衡。正常值 $<10$ $\mu$g/24 h。增多见于原发性醛固酮增多症、继发性醛固酮增多症、甲状腺功能亢进症、部分高血压、低血钾等;减少见于肾上腺皮质功能减退、糖尿病、Turner 综合征、18-羟化酶缺乏、垂体功能减退等。

（熊　文）

# 第三节　肾功能检查

肾功能包括肾小球滤过功能、肾小管重吸收及酸化功能、肾血流量等。肾功能检查是判断肾脏疾病严重程度和预测预后、确定疗效、调整某些药物剂量的重要依据,但尚无早期诊断价值。

## 一、肾小球滤过功能

肾小球的功能主要是滤过,评估滤过功能最重要的参数是肾小球滤过率（Glomerular Filtration Rate,GFR）,即单位时间（分钟）内经肾小球滤出的血浆液体量。正常成人每分钟流经肾脏的血液量为 $1\,200\sim1\,400$ mL。清除率是指肾在单位时间内能将多少毫升血浆中所含的某些物质完全清除出去,公式为:$C=U\times V/P$。

式中,$C$ 为清除率(mL/min);$U$ 为尿中某物质的浓度;$V$ 为每分钟尿量(mL/min);$P$ 为血浆中某物质的浓度。

利用清除率可分别测定肾小球滤过率、肾血流量、肾小管对各种物质的重吸收和分泌作用。

**（一）肾小球滤过率(GFR)测定**

$^{99m}$Tc-二乙三胺五醋酸($^{99m}$Tc-DTPA)几乎完全经肾小球滤过而清除,其最大清除率即为

GFR。参考值:GFR(100±20)mL/min。GFR 的临床意义如下。

**1.GFR 影响因素**

GFR 与年龄、性别、体重有关。30 岁后每 10 年 GFR 就下降 10 mL/(min·1.73 m²),男性比女性 GFR 高约 10 mL/min,妊娠时 GFR 明显增加,第 3 个月增加 50%,产后降至正常。

**2.GFR 降低**

GFR 降低常见于急慢性肾衰竭、肾小球功能不全、肾动脉硬化、肾盂肾炎(晚期)、糖尿病(晚期)、高血压(晚期)、甲状腺功能减退、肾上腺皮质功能不全、糖皮质激素缺乏。

**3.GFR 升高**

GFR 升高见于肢端肥大症和巨人症、糖尿病肾病早期。

**4.判断肾血管栓塞**

可同时观察左、右肾的位置、形态和大小,也可结合临床初步提示肾血管有无栓塞。

**(二)内生肌酐清除率(Ccr)测定**

人体血液中肌酐的生成可有内、外源性两种。在严格控制饮食条件和肌肉活动相对稳定的情况,血肌酐的生成量和尿的排出量较恒定,其含量的变化主要受内源性肌酐的影响,肾单位时间内把若干毫升血液中的内在肌酐全部清除出去,称为内生肌酐清除率(Endogenous Creatinine Clearance Rate,Ccr)。参考值成人为 80～120 mL/min,老年人随年龄增长,有自然下降趋势。Ccr 的临床意义有以下几点。

**1.判断肾小球损害的敏感指标**

当 GFR 低到正常值的 50%,Ccr 测定值可低至 50 mL/min,但血肌酐、尿素氮测定仍可在正常范围,因肾有强大的储备能力,故 Ccr 是较早反映 GFR 的敏感指标。

**2.评估肾功能损害程度**

第 1 期(肾衰竭代偿期)Ccr 51～80 mL/min;第 2 期(肾衰竭失代偿期)Ccr 20～50 mL/min;第 3 期(肾衰竭期)Ccr 10～19 mL/min;第 4 期(尿毒症期或终末期肾衰竭)Ccr＜10 mL/min。

**3.指导治疗**

慢性肾衰竭 Ccr＜40 mL/min,开始限制蛋白质摄入;Ccr＜30 mL/min,氢氯噻嗪等利尿治疗常无效,不宜使用;Ccr＜10 mL/min,结合临床进行肾替代治疗。

**(三)血清肌酐(Serum creatinine,Scr)测定**

血中肌酐主要由肾小球滤过排出体外,肾小管基本不重吸收且排泌量也较少,在外源性肌酐摄入量稳定的情况下,血中的浓度取决于肾小球滤过能力。当肾实质损害,GFR 肾小球滤过率降低到临界点后(GFR 下降至正常人的 1/3 时),血肌酐浓度就会明显上升,因此测定血肌酐浓度可作为肾小管功能受损的指标。全血肌酐为 88.4～176.8 μmol/L;血清或血浆肌酐,健康成年男性为 53～106 μmol/L,成年女性为 44～97 μmol/L。测定 Scr 的临床意义如下。

**1.血肌酐增高**

血肌酐增高见于各种原因引起的肾小球滤过功能减退。

(1)急性肾衰竭:血肌酐明显的进行性的升高为器质性损害的指标,可伴少尿或非少尿。

(2)慢性肾衰竭:血肌酐升高程度与病变严重性一致。肾衰竭代偿期:血肌酐＜178 μmol/L;肾衰竭失代偿期:血肌酐＞178 μmol/L;肾衰竭期:血肌酐明显升高＞445 μmol/L。

2.鉴别肾前性和肾实质性少尿

（1）器质性肾衰竭血肌酐常超过 200 $\mu$mol/L。

（2）肾前性少尿，如心力衰竭、脱水、肝肾病综合征、肾病综合征等所致的有效血容量下降，使肾血流量减少，血肌酐浓度上升多不超过 200 $\mu$mol/L。

**（四）血 $\beta_2$-微球蛋白的测定**

血 $\beta_2$-微球蛋白（$\beta_2$-MG）是体内有核细胞包括淋巴细胞、血小板、多形核白细胞产生的一种小分子球蛋白，广泛存在于血浆、尿、脑脊液、唾液及初乳中。正常人血中 $\beta_2$-MG 浓度很低，可自由通过肾小球，然后在近端肾小管内几乎全部被重吸收。正常人血中 $\beta_2$-MG 平均约为 1.5 mg/L。

当肾小球滤过功能下降时，血 $\beta_2$-MG 水平上升，故血 $\beta_2$-MG 测定为肾小球滤过功能减退的一个标志。与年龄、性别、肌肉组织的多少等均无关。当体内有炎症或肿瘤时，血中 $\beta_2$-MG 增高。

**（五）血尿素氮测定**

血尿素氮（blood urea nitrogen，BUN）是蛋白质代谢的终末产物，尿素主要经肾小球滤过随尿排出，正常情况下，30％～40％被肾小管重吸收，当肾实质受损害时，肾小球滤过率降低，致使血浓度增加。目前临床上测定 BUN 用以来粗略观察肾小球的滤过功能。血尿素氮的正常值为：成人 3.2～7.1 mmol/L；婴儿、儿童 1.8～6.5 mmol/L。血中尿素氮增高常见于以下几种情况。

1.器质性肾功能损害

（1）各种原发性肾炎综合征、肾盂肾炎、间质性肾炎、肾肿瘤、多囊肾等所致的慢性肾衰竭。

（2）慢性肾衰竭：对慢性肾衰竭，尤其是尿毒症 BUN 增高的程度一般与病情严重性一致。肾衰竭代偿期：GFR 下降至 50 mL/min，血 BUN＜9 mmol/L；肾衰竭失代偿期：血 BUN＞9 mmol/L；肾衰竭期：血 BUN＞20 mmol/L。

2.肾前性少尿

如严重脱水、大量腹水、心脏循环功能衰竭、肝肾病综合征等所致的血容量不足、肾血流量减少灌注不足致少尿。此时 BUN 升高，但肌酐升高不明显，BUN/Cr＞10∶1，称为肾前性氮质血症。

## 二、肾小管功能检测

**（一）肾脏浓缩和稀释功能**

肾病变导致远端小管和集合管受损，对水、钠、氯的重吸收改变，破坏髓质部的渗透压梯度，影响尿的浓缩稀释功能。正常人 24 h 尿量为 1 000～2 000 mL；昼尿量与夜尿量之比为（3～4）∶1；12 h 夜尿量不应超过 750 mL；尿液最高比重应在 1.020 以上；最高比重与最低比重之差，不应少于 0.009。

**（二）尿渗量（尿渗透压）测定**

尿渗量是指尿内全部溶质的微粒总数量，目前检验尿液及血浆渗量一般采用冰点渗透压计进行。正常人禁饮后尿渗量为 600～1 000 mOsm/kg·$H_2O$，平均为 800 mOsm/kg·$H_2O$；血浆渗量为 275～305 mOsm/kg·$H_2O$，平均为 300 mOsm/kg·$H_2O$。尿/血浆渗量比值为（3～4.5）∶1。

一次性尿渗量检测用于鉴别肾前性、肾性少尿。肾前性少尿时，肾小管浓缩功能完好，尿渗量较高,常＞450 mOsm/kg·$H_2O$;肾小管坏死致肾性少尿时,尿渗量降低,常＜350 mOsm/kg·$H_2O$。

### (三)急性少尿的鉴别诊断指标

急性少尿时鉴别肾前性及肾性少尿对指导治疗和改变预后极为重要。尿浓缩功能和对$Na^+$重吸收功能等有关指标是重要参数,见表2-1。

表 2-1　急性少尿实验诊断指标

| 性质 | 尿量 | 尿比重 | 尿 $Na^+$(mmol/L) | 钠滤过分数 | BUN/Cr |
|------|------|--------|------------------|-----------|--------|
| 肾前性 | ＞500 | ＞1.016 | ＜20 | ＜1 | ＞10：1 |
| 肾性 | ＜350 | ＞1.014 | ＞40 | ＞1 | ＜10：1 |

### (四)肾小管葡萄糖最大重吸收量(TmG)

原尿中葡萄糖浓度超过近端肾小管对葡萄糖的最大重吸收极限时,尿中将有葡萄糖排出。检测方法比较繁琐,需静脉输注葡萄糖,临床多不采用。正常人的 TmG 为(340±18.2)mg/min。

## 三、有效肾血浆流量测定

在一定时间内流经双肾的血流量称肾血流量。若假设血浆中某物质经过肾循环 1 min 内后可完全被消除,则该物质的血浆清除率等于肾 1 min 内的血流量,即为流经肾的有效血浆流量(Effective Renal Plasma Flows,ERPF)。酚红、马尿酸盐在随血流经肾循环时,其肾的最大清除率即相当于肾有效血浆流量。但酚红排泌试验误差较大,临床已少用。目前临床上广泛采用放射性核素或其标记物的肾清除能力反映 ERPF 和 GFR。正常人的 ERPF 参考值为 600～800 mL/min。

ERPF 可以反映血流动力学的改变,用于诊断肾血管性疾病如肾动脉狭窄、肾静脉血栓、慢性肾炎综合征及高血压病早期等;还可以协助诊断肾小管病变如慢性肾盂肾炎。

(汤　娜)

# 第三章  肾小管疾病

## 第一节  肾小管性酸中毒

肾小管性酸中毒(RTA)是由于近端和/或远端肾小管功能障碍所致的代谢性酸中毒,而肾小球功能正常或损害轻微。临床多见于20～40岁女性,一般依据病变部位及发病机制的不同,肾小管性酸中毒可分为Ⅰ型、Ⅱ型、Ⅲ型、Ⅳ型等4型。

### 一、远端肾小管性酸中毒(Ⅰ型)

**(一)概述**

本型 RTA 是由于远端肾小管酸化功能障碍引起,主要表现为管腔液与管周液间无法形成高 $H^+$ 梯度,因而不能正常地酸化尿液,尿铵及可滴定酸排出减少,产生代谢性酸中毒。

**(二)临床表现**

1.高血氯性代谢性酸中毒

由于肾小管上皮细胞泌 $H^+$ 入管腔障碍,$H^+$ 扩散返回管周,故患者尿中可滴定酸及铵离子($NH_4^+$)减少,尿液不能酸化至 pH<5.5,血 pH 下降,血清氯离子($Cl^-$)增高。但是,阴离子间隙(AG)正常,此与其他代谢性酸中毒不同。

2.低血钾症

管腔内 $H^+$ 减少,而钾离子($K^+$)代替 $H^+$ 与钠离子($Na^+$)交换,使 $K^+$ 从尿中大量排出,导致低血钾症。重症可引起低钾性瘫痪、心律失常及低钾性肾病(呈现多尿及尿浓缩功能障碍)。

3.钙磷代谢障碍

酸中毒能抑制肾小管对钙的重吸收,并使 $1,25-(OH)_2D_3$ 生成减少,因此患者会出现高尿钙、低血钙,进而继发甲状旁腺功能亢进,导致高尿磷、低血磷。严重的钙磷代谢紊乱常引起骨病(骨痛、骨质疏松及骨畸形)、肾结石及肾钙化。

**(三)诊断要点**

(1)出现 AG:正常的高血氯性代谢性酸中毒、低钾血症,尿中可滴定酸或 $NH_4^+$ 减少,尿 pH>6.0,远端肾小管性酸中毒诊断即成立。

(2)对不完全性远端肾小管性酸中毒患者可进行氯化铵负荷试验(有肝病者可用氯化钙代替),若尿 pH 不能降至 5.5 以下则本病诊断可成立。

**(四)治疗**

1.一般治疗

患者如有代谢性酸中毒,应减少食物固定酸摄入量,采用低盐饮食减少氯离子摄入量。对继发性患者应控制或去除病因。

2.药物治疗

(1)纠正代谢性酸中毒:碱性药物的剂量需个体化,可根据血 pH、二氧化碳结合力及尿钙排量加以调整,其中 24 h 尿钙排量(小于 2 mg/kg)是指导治疗的敏感指标。有高氯性代谢性酸中毒者,可用碳酸氢钠 2.0 g,3 次/天,口服;或用 5%碳酸氢钠 125 mL,静脉滴注。

(2)纠正电解质紊乱:目前认为纠正酸中毒开始即应予补钾;重症低钾患者,在纠酸前就应补钾。一般补钾应从小剂量开始,尽量避免使用氯化钾,以免加重高氯血症。补钾时应监测血钾或行心电监护,以防止高血钾,可用 10%枸橼酸钾 10 mL,3 次/天,口服;严重低钾时(血钾 <2.5 mmol/L),则可用 10%氯化钾 15 mL 加入 10%葡萄糖注射液 500 mL 中静脉滴注。存在骨病或缺钙严重者,可给钙剂与维生素 $D_3$(一般不使用维生素 $D_2$),用维生素 $D_3$ 滴丸 5 万~10 万 U,1 次/天,口服;或用骨化三醇(罗钙全)0.25 μg,1 次/天,口服;有肾结石、肾钙化时不宜使用维生素 D 和钙剂。当血磷、碱性磷酸酶降至正常时可减量或停用。

## 二、近端肾小管性酸中毒(Ⅱ型)

**(一)概述**

Ⅱ型肾小管性酸中毒是由近端肾小管酸化功能障碍引起的,主要表现为 $HCO_3^-$ 重吸收障碍,常见于婴幼儿及儿童。

**(二)临床表现**

与远端 RTA 比较,它有以下特点。①虽均为 AG 正常的高血氯性代谢性酸中毒,但是化验尿液可滴定酸及 $NH_4^+$ 正常,$HCO_3^-$ 增多。而且,由于尿液仍能在远端肾小管酸化,故尿 pH 常在 5.5 以下。②低钾血症常较明显,但是,低钙血症及低磷血症远比远端 RTA 轻,极少出现肾结石及肾钙化。

**(三)诊断要点**

(1)患者有阴离子间隙(AG)正常的高血氯性代谢性酸中毒、低钾血症。

(2)尿中 $HCO_3^-$ 增加,近端肾小管性酸中毒诊断成立。

(3)如疑诊本病,可做碳酸氢盐重吸收试验,患者口服或静脉滴注碳酸氢钠后,肾 $HCO_3^-$ 排泄分数>15%即可确诊本病。

**(四)治疗**

1.一般治疗

有病因者应注意去除病因。

2.药物治疗

(1)纠正代谢性酸中毒:碳酸氢钠 2~4 g,3 次/天,口服;对不能耐受大剂量碳酸氢钠的患者,氢氯噻嗪 25 mg,3 次/天,口服。一般酸中毒纠正后应减量,氢氯噻嗪 50 mg/d,口服。

(2)纠正电解质紊乱:对有低血钾者,应予 10%枸橼酸钾 10 mL,3 次/天,口服;严重低钾时(血钾<2.5 mmol/L),则用 10%氯化钾 15 mL 加入 10%葡萄糖注射液 500 mL 中静脉滴注,应注意监测血钾或心电监护,以防止高血钾。若血磷低,可用磷酸盐合剂 20 mL,3 次/天,口服,长

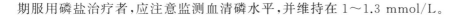

期服用磷盐治疗者,应注意监测血清磷水平,并维持在 $1\sim1.3$ mmol/L。

### 三、混合肾小管性酸中毒(Ⅲ型)

此型患者远端和近端 RTA 表现均存在,尿中可滴酸及 $NH_4^+$ 减少,伴 $HCO_3^-$ 增多,临床症状常较重,治疗与前两者相同。可视为Ⅱ型的一个亚型。

### 四、高血钾型肾小管性酸中毒(Ⅳ型)

**(一)概述**

此型 RTA 较少见,又称Ⅳ型 RTA。

病因及发病机制:本病发病机制尚未完全清楚。醛固酮分泌减少(部分患者可能与肾实质病变致肾素合成障碍有关)或远端肾小管对醛固酮反应减弱,可能起重要致病作用,为此肾小管 $Na^+$ 重吸收及 $H^+$、$K^+$ 排泌受损,而导致酸中毒及高血钾症。

本型 RTA 虽可见于先天遗传性肾小管功能缺陷,但是主要由后天获得性疾病导致,包括肾上腺皮质疾病和/或肾小管-间质疾病。

**(二)临床表现**

本型 RTA 多见于某些轻、中度肾功能不全的肾脏患者(以糖尿病肾病、梗阻性肾病及慢性间质性肾炎最常见)。临床上本病以 AG 正常的高血氯性代谢性酸中毒及高钾血症为主要特征,其酸中毒及高血钾严重度与肾功能不全严重度不成比例。由于远端肾小管泌 $H^+$ 障碍,故尿 $NH_4^+$ 减少,尿 $pH>5.5$。

**(三)诊断要点**

符合以下 3 点即可确诊本病。

(1)存在高血氯性代谢性酸中毒(AG 正常)。

(2)确诊有高钾血症。

(3)酸中毒、高血钾与肾功能不全程度不成比例。

**(四)治疗**

1.一般治疗

治疗上除病因治疗外,还应纠正酸中毒、降低高血钾,以及给予肾上腺盐皮质激素治疗。

2.药物治疗

(1)纠正酸中毒:有高氯性代谢性酸中毒者,可用碳酸氢钠 2.0 g,3 次/天,口服;或 5%碳酸氢钠125 mL,静脉滴注。

(2)糖皮质激素治疗:有低醛固酮血症者,氟氢可的松 0.1 mg,1 次/天,口服。

(3)纠正高血钾:有高血钾者,应限制钾摄入,并可用呋塞米(速尿)20 mg,3 次/天,口服;或聚苯乙聚磺苯乙烯 $15\sim30$ g,3 次/天,口服。血钾$>5.5$ mmol/L 应紧急处理,可用 10%葡萄糖酸钙 20 mL 加入 10%葡萄糖注射液 20 mL 中,静脉缓慢推注,并用 5%碳酸氢钠 125 mL,静脉滴注,以及普通胰岛素6 U加入 50%葡萄糖注射液 50 mL 中静脉滴注;若经以上处理无效,血钾$>6.5$ mmol/L 时,则应住院行血液透析治疗。

(刘　迅)

# 第二节　肾小管性佝偻病

佝偻病是一组以骨钙化不全为特征的疾病(儿童期发病称佝偻病,成人期称骨质软化症或软骨病)。近年来,随着对维生素 D 代谢的深入研究和对肾小管钙磷转运机制的了解,我们在佝偻病病因和发病机制方面取得了很大的进展。目前佝偻病主要分为两大类。①低钙型:始发因素为低钙,常与维生素 D 代谢失常有关,可伴继发性甲旁亢。②低磷型:常与肾小管磷转运障碍或缺磷有关。现将佝偻病分类列表如下(表 3-1)。

表 3-1　佝偻病分类

| 分类 | | 低钙性 | 低磷性 | 其他 |
| --- | --- | --- | --- | --- |
| 肾性 | 肾小管 | 维生素 D 依赖症 I 型 | 性连锁低磷性佝偻病 | |
| | | 维生素 D 依赖症 II 型 | 性连锁低磷性骨病 | |
| | | | 常染色体显性低磷性佝偻病 | |
| | | | 常染色体隐性低磷性佝偻病 | |
| | | | 肾小管性酸中毒 | |
| | | | Fanconi 综合征 | |
| | 肾小球 | 肾性骨营养不良 | 肾移植 | 透析性骨病 |
| 肝性 | | 肝脏病(肝 25-羟化酶缺乏) | | |
| 营养性(胃肠型) | | 摄入不足或吸收障碍 | 药物性(磷结合剂)影响、磷缺乏性 | 缺镁性、缺铜性 |
| 其他 | | (维生素 D 缺乏、缺钙) | 外分泌性肿瘤伴发佝偻病 | 低磷酸酶血症 |

肾小管性佝偻病是因肾小管功能异常而导致以骨钙化不全为特征的一组疾病。本病大多数属遗传性佝偻病,常见类型有家族性抗维生素 D 性佝偻病、遗传性低血磷性骨病、维生素 D 依赖性佝偻病 I 型及 II 型等。

## 一、家族性抗维生素 D 性佝偻病

家族性抗维生素 D 性佝偻病是最常见的肾小管性佝偻病。其主要特征为:低血磷伴尿磷增加,血中 $1,25\text{-}(OH)_2D_3$ 降低,血钙和血 PTH 正常。

### (一)病因和发病机制

家族性抗维生素 D 性佝偻病是一种 X 连锁显性遗传病,致病基因定位于 X 染色体长臂,故男性患者不传给儿子,而女性患者可传给儿子或女儿。由于男性仅一个 X 染色体,肾小管功能障碍为完全性而病情较重,女性有两个染色体,功能障碍为不完全性而病情较轻。少数病例呈常染色体隐性遗传,也有散发病例报道。本病是由肾小管自身功能缺陷所致,由于近端肾小管上皮细胞刷状缘上的 II 型 $Na^+/Pi$ 转运蛋白功能异常,导致小管对磷再吸收障碍,尿磷排出增加,血磷减少,继发骨病。

近年发现,患者骨钙化异常除上述因素引起之外,还与其自身成骨细胞功能缺陷有关。成骨细胞膜上有一种Ⅱ型跨膜糖蛋白PHEX,具有中性肽链内切酶的活性。$PHEX$基因位于人类染色体Xp22.1 p22.2区,该基因突变引起PHEX内切酶活性改变,通过降解循环中某种物质,产生一种体液因子。这种体液因子随血液循环运行到肾脏,与刷状缘上的受体结合,激活小管上皮细胞内的蛋白激酶C(PKC),使$Na^+$/Pi转运蛋白对磷转运降低,进而影响磷的再吸收。同时,PKC激活,还使细胞内1α-羟化酶活性降低,$1,25-(OH)_2D_3$合成减少,进一步加重磷和骨质代谢异常,诱发本病。目前,PHEX作用底物及其相应受体是什么尚不清楚。由于在抗维生素D性佝偻病患者家族中发现多种$PHEX$基因突变,所以何种突变属致病性热点突变尚未确定。

### (二)临床表现与诊断

抗维生素D性佝偻病的主要临床特点和诊断依据如下。

(1)血磷很低,常为0.32~0.78 mmol/L(10~24 mg/L);肾小管对磷回吸收降低致使尿磷大量丢失,尿磷增多,TmP/GFR常低于0.56 mmol/L。血钙磷乘积降低,常小于30;血清碱性磷酸酶正常或稍高(决定于骨病的严重程度);血清$1,25-(OH)_2D_3$正常或降低,血PTH正常或稍高。患者无糖尿及氨基酸尿等。

(2)发病早,出生不久即有低血磷,1周岁开始会走路时出现骨病变。"O"形腿常为引起注意的最早症状,病轻者多被忽视,身高多正常,严重者常有骨痛、骨畸形和生长发育停滞。成人发病者表现为软骨病。骨骼病变仅在部分患者中出现,肌无力明显,无手足搐搦症。

(3)男性患者临床症状较女性重。

(4)维生素D疗效差或无效。如充分补充磷酸盐可以奏效,静脉注射钙剂可有一过性效果。

### (三)治疗

1.补充磷酸盐

每天1~3 g元素磷,分次口服,每4~6 h 1次,可使日夜间血磷维持在近正常值(1.29 mmol/L或40 mg/L),能使骨骼病变迅速愈合,促进生长。

常用中性磷酸盐合剂配方如下(1 mL供30 mg元素磷)。①$Na_2HPO_4$:130 g;②$H_3PO_4$:5.85 g;③$H_2O$:1 000 mL。每次5 mL,每天3~5次,逐渐增至每次15 mL,每天3~5次。

大量磷摄入可影响钙吸收而使血钙降低,甚至引起低钙性佝偻病和继发性甲旁亢,应同时合用维生素D,长期口服$1,25-(OH)_2D_3$(0.5~1 μg/d)对以上并发症有效。此外,大剂量磷摄入(每天>3 g)可引起腹泻、呕吐,应从小剂量开始,逐渐增加,可改善症状。

2.大剂量维生素D

$1,25-(OH)_2D_3$从0.5~0.75 μg/d开始,逐渐增加到2.0~3.0 μg/d;或维生素D 5万~20万U/d。维生素D能增加肾小管及肠道对磷的吸收,并从已矿化的骨质中动用磷和钙,提高血磷水平。单用维生素D需要很大剂量,不同于缺乏维生素D引起的软骨病,生理小剂量即生效,其有效剂量和中毒量很接近。必须警惕高血钙、高尿钙及肾钙化,因此治疗期间应随访血钙、尿钙,保持尿钙<4 mg/(kg·24 h)较为安全。

3.其他治疗

给予维生素C(降低尿pH)和加强肾小管对磷的再吸收。有学者认为,给予重组人类生长激素也可增加患者血磷水平,改善骨骼病变。

4.外科治疗

明显骨骼畸形可行矫正手术。为减少复发,手术时机不宜过早,于12岁以后手术为妥。术

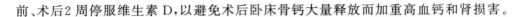

前、术后2周停服维生素D,以避免术后卧床骨钙大量释放而加重高血钙和肾损害。

## 二、其他几种肾小管性佝偻病

### (一)遗传性低血磷性佝偻病

本病是一种罕见的常染色体隐性遗传病,最先发现于近亲结婚的Bedouin家族中。患者近端肾小管对磷重吸收减少,引起尿磷排泄增加,导致低磷血症。低血磷刺激$1,25-(OH)_2D_3$合成增加,促进肠道钙磷吸收,使血钙升高,反馈抑制PTH分泌,继发高尿钙。慢性低血磷及血PTH下降,使患者发生骨矿化障碍,并影响其生长发育。

主要临床表现为佝偻病,身材矮小。实验室检查示:肾磷清除率增加,血磷降低;高尿钙,血钙正常;血清$1,25-(OH)_2D_3$升高,血PTH降低。

口服磷酸盐治疗可纠正上述生化异常,并能促进生长,改善佝偻病或骨软化症状。无须应用维生素D。

### (二)维生素D依赖性佝偻病Ⅰ型

本病属常染色体隐性遗传病,是由于近端肾小管上皮细胞合成$1\alpha$-羟化酶功能障碍所致,病变基因定位于人类染色体12q14区。肾脏缺乏$1\alpha$-羟化酶,使肝脏来源的$1,25-(OH)D_3$不能进一步被活化,引起$1,25-(OH)_2D_3$合成减少,导致钙磷代谢紊乱,继发低血钙性佝偻病。

患儿出生时尚正常,但2个月后逐渐出现肌无力、手足搐搦、惊厥和佝偻病。血钙降低,血PTH升高,血中检测不到$1,25-(OH)_2D_3$,血清$25(OH)D_3$正常或轻度升高。

生理剂量的$1,25-(OH)_2D_3$(0.5 μg/d)或$1-\alpha(OH)D_3$(0.5 μg/d)可纠正钙磷代谢紊乱,使佝偻病明显改善。

### (三)维生素D依赖性佝偻病Ⅱ型

本病也是一种常染色体隐性遗传性低钙性佝偻病。由于编码维生素D受体的基因突变,使该受体蛋白缺乏配体结合域,导致肾小管对$1,25-(OH)_2D_3$失敏,引起低血钙、低血磷,从而继发骨病。

患儿多在1岁以内发病,骨病严重时常有畸形和侏儒,半数患者有脱发。血钙低,血$25(OH)D_3$正常(区别于肝性与营养不良性),血$1,25-(OH)_2D_3$显著升高(区别于维生素D依赖性佝偻病Ⅰ型)。即使是应用大剂量$1,25-(OH)_2D_3$或$1-\alpha(OH)D_3$也常无效。

### (四)成人散发性低血磷性软骨病

本病发生于青少年或成人,可由儿童患低磷血症未经很好治疗演变而来,仅是童年疾病的延续。但亦有成年发病者,往往无家族史,称非家族性成人型。严重骨痛,椎体压缩性骨折,使身长缩短,并有假性骨折线。

口服磷酸盐溶液和维生素D可改善肌无力、骨痛和X线软骨病表现。

### (五)肿瘤引起的磷尿

间质性肿瘤,如硬化性血管瘤、巨细胞瘤、海绵腔血管瘤和骨化间叶瘤等,都是一些良性的软组织瘤。肿瘤产生一种排磷物质,促进肾磷廓清,发生磷尿,低血磷引起软骨病,血$1,25-(OH)_2D_3$水平降低。可伴有神经纤维瘤,多发性骨纤维生成不良。切除肿瘤即可痊愈,无须补充磷和维生素D。因此对低血磷性软骨病患者应进行全面检查,包括各种造影检查,寻找有无肿瘤。

(刘　迅)

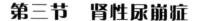

# 第三节　肾性尿崩症

肾性尿崩症又称抗利尿激素不敏感综合征,特征是肾小球滤过率和溶质排泄正常,血浆升压素(AVP)水平正常甚至升高,外源性 AVP 治疗无效或疗效很差。肾性尿崩症的基本缺陷在于肾脏对 AVP 的敏感性下降。有些肾脏疾病既损伤肾脏对尿液的浓缩功能,又削弱稀释功能,肾脏持续排泄等渗尿,尿量亦可增多,这种状态不属于肾性尿崩症的范畴。不过,若合并有肾脏对 AVP 的敏感性下降,则应归入肾性尿崩症的范畴。

## 一、病因、分类与发病机制

### (一)病因分类

肾性尿崩症可分为家族性和获得性两大类。家族性肾性尿崩症少见,按遗传方式分为 X-连锁隐性和常染色体隐性两种,前者较后者常见。获得性肾性尿崩症也称继发性肾性尿崩症,远较家族性肾性尿崩症多见,可由小管间质性肾病、电解质紊乱、药物和妊娠而引起。有些获得性肾性尿崩症无明显原因可查,称为特发性肾性尿崩症。

根据患者对 AVP 的反应可将家族性肾性尿崩症分为 Ⅰ 及 Ⅱ 两型:注射 AVP 后尿 cAMP 排泄不增加的为 Ⅰ 型,增加的为 Ⅱ 型。X-连锁隐性肾性尿崩症属 Ⅰ 型,常染色体隐性肾性尿崩症属 Ⅱ 型。

### (二)发病机制

1.小管间质性肾病

获得性肾性尿崩症的发病机制:小管间质性肾病是引起获得性肾性尿崩症最常见的原因。小管间质性肾病包括一组疾病,这些疾病可损害肾小管,致使 $V_2$ 受体水平降低和/或活性下降,于是 AVP 的作用减弱,从而产生尿崩症。

2.低钾和高钙

低钾和高钙亦可引起获得性肾性尿崩症。

(1)低钾引起肾性尿崩症的机制如下。①钾的缺乏可通过某种机制增加肾脏 $PGE_2$ 的产生,而 $PGE_2$ 可拮抗 AVP 对集合管的作用。②缺钾可刺激渴感中枢,引起口渴;③缺钾可使内髓间质的 NaCl 浓度降低,从而削弱内髓间质的高渗状态。

(2)高钙引起肾性尿崩症的机制如下。①$Ca^{2+}$ 可抑制 AVP 对腺苷酸环化酶的激活作用,从而拮抗 AVP 对集合管的效应。②高钙可通过某种机制使内髓间质的溶质浓度降低,从而削弱内髓间质的高渗状态。

3.药物

某些药物亦可诱发肾性尿崩症。地美环素主要通过抑制 AVP 对腺苷酸环化酶的刺激作用而致病,它还可直接抑制蛋白激酶 A 的活性。地美环素诱发的肾性尿崩症是可逆的,停药后可恢复。甲氧氟烷在体内可代谢为草酸和氟化物,二者对肾脏皆有毒性作用,不过,肾性尿崩症系无机氟化物所致,与草酸无关。锂盐主要通过抑制集合管 cAMP 的产生而诱发肾性尿崩症,锂盐发挥这一效应的机制较为复杂。有资料显示,锂盐短期内主要通过抑制集合管刺激性 G 蛋白

(Gs)的活性发挥作用,长期则通过激活抑制性 G 蛋白(Gi)的活性而发挥作用。此外,锂还可抑制水通道蛋白 2(AQP2)的表达,从而降低集合管对水的通透性。据报道,血清锂浓度在 $0.5\sim1.5$ mmol/L 时 $12\%\sim30\%$ 的患者出现肾性尿崩症。锂诱发的肾性尿崩症亦是可逆的,停药后于数月内恢复。

4.特殊的生理状态

某些特殊的生理状态可引起肾脏对 AVP 的敏感性下降。如极少数妊娠妇女肾脏对 AVP 的反应降低。此外,居住在高原的人对 AVP 的反应低于正常(这可能是一种适应性反应)。

## 二、病理生理

肾性尿崩症患者因集合管对 AVP 敏感性下降,远曲小管和集合管对水的通透性降低,致使大量游离水从终尿中排出,从而形成低渗性多尿。由于肾脏排泄游离水过多,故血浆渗透压升高,使 AVP 分泌增加,同时患者出现烦渴多饮。如患者能得到足量的饮水,其血浆渗透压一般不会显著升高甚至正常。但若因某种原因得不到足够的饮水,或因昏迷而不能饮水,则血浆渗透压可明显升高。若肾脏对 AVP 完全没有反应,则理论上流到集合管的尿液将完全被排出(实际上仍然有一部分水被吸收到内髓间质),每天尿量可多至 18 L。久病者可损害内髓高渗状态。

## 三、临床表现

肾性尿崩症的临床表现与中枢性尿崩症极为相似,烦渴、多饮、多尿为最主要的症状。家族性肾性尿崩症的症状较获得性肾性尿崩症为重,常有显著的低渗性多尿。患儿多于生后数月出现症状,重症者可出现生长障碍和智力低下。如饮水受限,患者可出现严重的高张综合征。对 AVP 抵抗是肾性尿崩症最突出的特征,机体对 AVP 的抵抗只限于 $V_2$ 受体,$V_1$ 受体介导的效应(如血管收缩、促进 ACTH 分泌)则不受影响。给患者输注 AVP,并不能提升尿液渗透压,但可引起腹部绞痛和皮肤苍白。同中枢性尿崩症一样,肾性尿崩症病程较久者也可出现泌尿道扩张,有些患者的膀胱容量可达 1 L。严重者可出现输尿管积水和肾盂积水。

根据症状的轻重,肾性尿崩症亦可分为完全性和部分性两种。完全性肾性尿崩症患者对 AVP 几乎无反应,症状严重。部分性肾性尿崩症患者对 AVP 尚有一定的反应。家族性肾性尿崩症男性患者一般表现为完全性肾性尿崩症,女性患者如发病,多表现为部分性肾性尿崩症。继发性肾性尿崩症多表现为部分性,但也可为完全性。

同中枢性尿崩症一样,肾性尿崩症的夜尿也增多,严重者可因夜间频繁排尿而影响睡眠。不过,夜间症状通常较白天为轻。完全性肾性尿崩症患者症状的昼夜变化可不甚明显,部分性肾性尿崩症则较明显。患者夜间的饮水量和单位时间的尿量均低于白天,夜尿的渗透压和溶质排泄率则较昼尿为高。获得性肾性尿崩症者除上述症状外,还有原发肾脏疾病的表现。

## 四、实验室检查

### (一)实验室检查

尿比重和渗透压降低为尿崩症最显著的实验室检查特点,患者的尿比重一般为 $1.001\sim1.005$;尿渗透压一般为 $50\sim200$ mmol/L,低于血浆渗透压。尿钠、尿钾、尿钙浓度降低,但 24 h 总量一般正常。血钠和血浆渗透压一般在正常高限或轻度升高,但如果患者饮水受限则血钠和血浆渗透压可显著升高。血肌酐和尿素氮一般正常,但伴有严重高张综合征者可因肾小球滤过率显著降低而致血肌酐和尿素氮升高。

血浆 AVP 测定对肾性尿崩症的诊断具有重要意义。正常人血浆 AVP 的基础值为 1～5 ng/L,肾性尿崩症者显著升高,且完全性者较部分性者更高。

**(二)诊断性试验**

1.禁水试验

完全性肾性尿崩症患者因对 AVP 显著抵抗,故于禁水后尿液仍不能充分浓缩,尿量无明显减少,尿比重在 1.010 以内,尿渗透压和血浆渗透压之比仍小于 1。部分性肾性尿崩症患者对AVP 仍有一定的反应,禁水后尿量减少、尿渗透压和尿比重升高,尿渗透压可超过血浆渗透压但低于 750 mmol/L(多为400～500 mmol/L),尿比重低于 1.020。

2.禁水-AVP 试验

完全性肾性尿崩症患者在充分禁水后,注射 5 U AVP 并不能使尿渗透压和尿比重升高。部分性肾性尿崩症患者在充分禁水后,注射 5 U AVP 一般也不能使尿渗透压和尿比重进一步升高,但有些患者可有轻微的升高。

3.高渗盐水试验

正常人在滴注高渗盐水后,血浆 AVP 水平显著升高,肾脏对游离水的重吸收增加,尿量较滴注前减少 70％以上,同时尿比重和尿渗透压升高。高渗盐水试验中,肾性尿崩症患者血浆AVP 的反应基本正常,但因肾脏对 AVP 敏感性下降,故没有上述尿量骤减、尿比重和尿渗透压升高的反应。

## 五、诊断

对于排泄大量低渗尿液的患者应想到肾性尿崩症的可能,通过测定血浆 AVP 及禁水-AVP试验可确立诊断。

遗传性肾性尿崩症已可进行基因诊断,以脐血提取的 DNA 为材料,可在出生后 48 h 作出诊断,这样就可对患儿早期治疗,避免出现体格和智力障碍。

## 六、治疗

同中枢性尿崩症一样,只要有足够的水摄入,患者无生命危险。因此,对肾性尿崩症应给予足够的饮水,以避免体液渗透压过高及体液缩减。幼儿不能饮水,可由父母喂给水分,但量应适当。如果因某种原因摄入不足,造成高张综合征和休克,应给予相应的处理。遗传性肾性尿崩症目前尚无病因治疗,只能对症地减轻口渴、多尿症状,对继发性肾性尿崩症应查明病因并给予相应的治疗。药物所致者应停用引起尿崩症的药物,电解质紊乱所致者应尽快纠正电解质紊乱。

使用噻嗪类利尿药并减少钠的摄入可造成一定程度的容量不足和钠缺乏,近端肾小管的重吸收比例增加,到达远端肾小管的溶质量和液体量相应下降,终尿量遂减少。噻嗪类利尿药可使患者尿量减少一半,尿渗透压升高 1 倍以上。噻嗪类利尿药中以双氢克尿噻(氢氯噻嗪)最为常用,成人剂量为 50～150 mg/d,分 2～3 次口服;小儿剂量为 2 mg/kg。在使用噻嗪类利尿药时,如果不减少钠的摄入量,则效果甚微。螺内酯(安体舒通)也有一定的作用,不过作用较弱,但它对锂盐诱导的肾性尿崩症则效果明显。完全性肾性尿崩症对 AVP 制剂无反应,部分性肾性尿崩症对 AVP 制剂有一定的反应。大剂量去氨加压素(如 200～400 µg,每 8 h 鼻喷 1 次)可改善部分性肾性尿崩症患者的症状,但这种治疗花费太大。刺激 AVP 释放的药物如氯贝丁酯、氯磺丙脲对完全性肾性尿崩症无效,对部分性肾性尿崩症有微弱疗效。非甾体抗炎药可抑制肾前列腺素的合成,使到达远端肾小管的溶质量减少,从而降低尿量。最常使用的是吲哚美辛(消炎痛)。异丁苯丙酸(布洛芬)亦常使用,其疗效较吲哚美辛略差。舒林酸也是一种前列腺素合成抑制药,但它不能抑制肾脏前列腺素的合成,故对肾性尿崩症无效。

单一药物不能完全控制肾性尿崩症的症状,近年主张联合用药。常见的联合用药方案:噻嗪类利尿药加螺内酯、噻嗪类利尿药加前列腺素合成抑制药、前列腺素合成抑制药加去氨加压素等。联合用药不仅可增强疗效,还可避免某些不良反应,如联合应用噻嗪类利尿药和螺内酯可避免噻嗪类利尿药的低血钾不良反应。

(刘　迅)

# 第四节　特发性高钙尿症

## 一、概述

1953 年,Albright 首先报道了一组原因不明的肾结石伴血钙正常而尿钙排泄增加的一种疾病,被命名为特发性高钙尿症(idiopathic hypercalciuria,IH)。

## 二、病因和发病机制

本病是一种 X 连锁隐性遗传病伴原发性 Fanconi 综合征,主要是由编码氯离子通道的 *CLCN*5 基因突变引起。*CLCN*5 基因位于人类染色体 Xp11,22 区,编码肾小管上皮细胞膜的氯离子通道蛋白 CLC-5。CLC-5 与细胞重吸收小分子量蛋白质形成内吞囊泡有关。*CLCN*5 基因突变,使氯离子通道CLC-5结构异常,$Cl^-$ 跨囊泡膜内流受阻,囊泡酸化障碍,影响蛋白质重吸收,出现小分子量蛋白尿。同时,囊泡不能酸化也影响细胞膜表面受体再循环,进而引起多种物质转运异常。本病患者高尿钙产生的原因可能是以下几个方面。

(1)空肠转运吸收钙增加,抑制甲状旁腺分泌功能,使肾小球超滤负荷增加,而肾小管重吸收钙减少,引起尿钙增多。吸收增加的钙由尿中排出,所以血钙不升高。此外,肠道钙吸收增加尚可见于乳类食品和钙摄入过多,以及维生素 D 过多等。

(2)由肾小管重吸收钙缺陷引起。管腔膜上参与钙离子转运的蛋白通道再循环障碍或肾小管对某种调节蛋白重吸收减少,使原尿中钙重吸收降低,引起尿钙增加,血钙减少。血钙降低刺激甲状旁腺分泌 PTH 增加,同时维生素 D 活性产物合成增多,均可使血钙保持正常水平。

肾小管对磷重吸收减少,肾性失磷引起继发性低血磷,反馈作用使血 $1,25\text{-}(OH)_2D_3$ 增加,使空肠对钙吸收增加,可滤过钙增多,进一步加重了尿钙排泄。

肾小管钙重吸收减少和肠道钙再吸收增加导致高尿钙发生机制如图 3-1 所示。

## 三、临床表现

目前认为,Dent 病、特发性高钙尿症、X 连锁隐性遗传性低血磷性佝偻病和 X 连锁隐性肾钙化都是疾病的不同表现形式,即 X 连锁原发性 Fanconi 综合征。本病多见于中年女性,男性患者病情重,女性患者较轻。发病年龄为 35～60 岁,轻者可无症状。约有 50% 的患者发生肾结石、血尿,甚至肾绞痛。平日尿中可见大量钙结晶,尿蛋白电泳示不同程度的低分子量蛋白尿。晚期可有烦渴、多饮、多尿、肾钙化及进行性肾衰竭。由于长期负钙平衡及继发性甲旁亢,可发生关节痛、骨质疏松、骨折、畸形和佝偻病等。

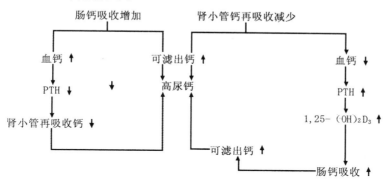

图 3-1　高尿钙发生机制

## 四、诊断

尿钙高而血钙正常是本病诊断的重要依据。凡原因不明的钙结石、骨质疏松或软骨病患者均应排除本病。

(1)尿 Ca/Cr 比值≥0.18(正常<0.12)。

(2)24 h 尿钙定量>0.1 mmol/kg 或女性≥250 mg、男性≥300 mg(正常<4 mg/kg)。

(3)尿中出现低分子量蛋白质如清蛋白、$\beta_2$ 微球蛋白和 $\alpha_1$ 微球蛋白等。24 h 尿蛋白定量在 0.5～2.0 g(儿童患者≤1 g/d)。

(4)低钙饮食试验:限制钙摄入量 300 mg/d,3 d 后 24 h 尿钙定量仍高于正常者为阳性。

(5)钙耐量试验:低钙低磷饮食 3 d 后,第 4 d 静脉滴注钙剂 15 mg/kg,置于 1 000 mL 生理盐水中,5 h 内滴完。滴完后开始留 24 h 尿,3 h 后取血,查血、尿钙和磷浓度。如果尿钙排出量减去基础尿钙后,仍超过滴入钙量 50% 者,给钙后 4～12 h 尿磷排出量较 0～4 h 降低 20%,则为阳性。

## 五、鉴别诊断

### (一)伴血钙升高

维生素 D 中毒、钙制剂治疗、甲状旁腺功能亢进、婴儿特发性高钙血症(Williams 综合征)、结节病、恶性肿瘤如骨髓瘤等应与本病鉴别。

### (二)伴血钙正常

其他原因所致 Fanconi 综合征、抗 ADH 综合征、肾小管性酸中毒和髓质海绵肾等应与本病鉴别。

## 六、治疗

### (一)低钙饮食

每天钙摄入量应小于 400 mg,多饮水以稀释尿液,减少结石发生。

**(二)磷酸纤维素钠**

磷酸纤维素钠能与肠内钙结合,减少钙吸收,对肠道吸收钙增加而引起的高尿钙更有效。用量:每次 5 g,每天 3 次。

**(三)噻嗪类利尿药**

氢氯噻嗪从小剂量开始,25～75 mg/d。该药可能与肾小管上皮细胞钙钠转运存在相互竞争和制约关系,同时可激活 $Ca^{2+}$-ATP 酶,增加钾离子重吸收,使尿钙排泄减少。用药期间应监测 24 h 尿钙排量,注意药物不良反应。

**(四)前列腺素抑制剂**

吲哚美辛、对氨基乙酰水杨酸和舒林酸等。这类药物通过减少 PG 合成,减低 1,25-$(OH)_2D_3$ 活性,使尿钙排出减少。

**(五)二磷酸盐**

羟乙膦酸钠和阿仑膦酸钠等可减少肠道中钙吸收。

（刘　迅）

# 第四章

# 肾间质疾病

## 第一节 急性间质性肾炎

间质性肾炎指肾脏间质有炎症细胞浸润和水肿或纤维化,因常伴有不同程度的肾小管损伤,故又有肾小管-间质性肾炎之称。急性间质性肾炎(acute interstitial nephritis,AIN)原指各种感染引起的肾脏的形态学特征,现指各种原因引起的一种临床病理综合征,特征是临床急性起病,肾功能急剧恶化,在 GFR 下降同时常有肾小管功能不全;病理以肾间质炎性细胞浸润、水肿伴有小管上皮细胞退行性变、坏死为病理特征。AIN 是急性肾衰竭(ARF)的重要原因之一,占 ARF 的 10%~15%。

### 一、病因

#### (一)感染

甲组链球菌、金黄色葡萄球菌、白喉杆菌、布氏杆菌、钩端螺旋体菌、军团菌,弓形体、EB 病毒及肺炎支原体、大肠埃希菌、流行性出血热病毒、麻疹病毒等,都可引起急性间质性肾炎。

感染引起间质性肾炎的机制尚不完全清楚,其中有些病原体可直接侵入肾脏,参与间质炎症反应的细胞由产生抗侵入病原体抗体的细胞和参与吞噬有关的细胞组成。侵入肾脏的细菌释放内毒素或外毒素,直接损伤组织,通常为微生物直接侵袭肾脏并在肾脏内繁殖所引起的肾间质化脓性炎症,即肾盂肾炎等。

由系统感染(多为肾外感染)引起的变态反应所致的急性间质性肾炎,其病原体包括细菌、病毒、螺旋体、支原体、原虫及蠕虫等。如由汉坦病毒引起的肾出血热综合征、由黄疸出血型钩端螺旋体引起的钩端螺旋体病等。

#### (二)药物

药物变态反应引起的急性间质性肾炎是目前临床上最常见的类型。与急性间质性肾炎强相关的药物有甲氧西林、青霉素类、头孢菌素Ⅰ、非甾体抗炎药和西咪替丁;可能相关的药物有羧苄西林、头孢菌素类、苯唑西林、磺胺类、利福平、噻嗪类、呋塞米、白细胞介素、苯茚二酮;弱相关的药物有:苯妥英钠、四环素、丙磺舒、卡托普利、别嘌醇、红霉素、氯霉素和氯贝丁酯。其中由抗生素引起的急性间质性肾炎占大多数。

药物性急性间质性肾炎一般是由变态反应引起的,与直接毒性作用关系不大,因急性间质性肾炎仅在用药的少数患者中发生,与用药剂量无关,肾脏损伤常伴有过敏的全身表现(发热、皮疹、嗜酸性粒细胞计数增多、关节痛),再次接触同一药物或同类药物时仍可再发生反应,循环中有某些致病药物的抗体,同时有一些体液或细胞免疫介导反应的证据。

**(三)代谢性原因**

严重的代谢失调,如高血钙、高尿酸血症和低血钾等可导致急性间质性肾炎。

**(四)其他原因**

其他原因有继发于肾小球肾炎、继发于 SLE、继发于肾移植、代谢性原因、特发性急性间质性肾炎等。在各种免疫复合物型疾病中,SLE 最常见在肾小管基膜和肾小管周围毛细血管壁有免疫复合物沉积(50%)。60% 的患者有单核细胞引起的局灶性或弥漫性间质浸润,伴或不伴中性粒细胞和浆细胞,肾小管有不同程度的损伤。弥漫增生性较膜性或局灶增生性狼疮肾炎常见肾小球外免疫沉积物,肾小管间质性肾炎也较为常见。人们早已注意到肾小球肾炎可伴有间质炎症反应,但只是在近几年才重视其机制的研究。继发于肾移植,肾小球外免疫球蛋白的沉积只是促发间质反应诸因素之一。沿肾小管基膜线状和颗粒状沉积物均有报告,多数都能洗脱出抗-TBM 抗体。

**(五)特发性急性间质性肾炎**

另有一些患者找不到任何致病因素称为特发性 AIN,这类患者唯一共有的特征是可逆的急性肾衰竭、肾间质水肿和单核细胞浸润。

## 二、发病机制

感染的病毒、细菌及其毒素可直接侵袭肾脏引起间质损伤,一些药物、毒物、物理因素及代谢紊乱亦可直接导致 AIN。但是产生 AIN 的主要原因是免疫反应,包括抗原特异性和非抗原特异性所致的肾间质损伤。研究证实,由细胞介导的免疫反应途径在 AIN 的发病中起了重要作用。运用单抗免疫组化进行研究,发现肾间质中参与炎症反应的浸润细胞大多为 T 细胞,以 CD4 细胞占多数;但在由非甾体抗炎药(NSAIDs)、西咪替丁、抗生素类药物引起的病例中,则以 CD8 细胞略占多数。

经典抗原介导的免疫性间质性肾炎是抗肾小管基膜抗体性间质性肾炎,循环血中可测得抗原特异性 IgG。肾小管基膜上可见 IgG 呈线性沉淀,或颗粒状沉积于某些系统性红斑狼疮和干燥综合征患者的肾小管基膜上,这种表现在其他 AIN 病例中极为罕见。间质内浸润细胞发病初多为中性粒细胞,2 周后转为单核细胞。

## 三、临床表现

**(一)全身过敏表现**

常见药疹、药物热及处周血嗜酸性粒细胞增多,有时还可见关节痛及淋巴结肿大。但是由非甾体抗炎药引起者常无全身过敏表现。过敏症状可先于肾衰竭 1 周前发生,也可同时发生。大多数患者(60%～100%)有发热,30%～40% 的患者有红斑或斑丘疹样皮损、瘙痒,但关节痛无特异性,较其他症状少见。偶有腰痛,可能与肾被膜紧张有关。约 1/3 的患者有肉眼血尿。

**(二)急性感染的症状**

感染引起的急性间质性肾炎主要见于严重感染和有脓毒血症的患者,症状有发热、恶寒、腰痛、虚弱等,血中多形核白细胞计数增高。急性肾盂肾炎为其典型的表现。

**（三）尿化验异常**

患者常出现无菌性白细胞尿、血尿及蛋白尿。蛋白尿多呈轻度，但当非甾体抗炎药引起肾小球微小病变型肾病时却常见大量蛋白尿，并可由此引起肾病综合征。

感染性急性间质性肾炎患者尿中以多形核白细胞为主，可见白细胞管型，并有少量红细胞和尿蛋白。过敏性急性间质性肾炎患者 80% 以上有血尿、蛋白尿和脓尿，90% 有镜下血尿，发现嗜酸性粒细胞尿强烈提示药物过敏引起的急性间质性肾炎。

蛋白尿一般是肾小管性的，很少达肾病综合征的程度，多在 1.2 g/d 以下，但非甾体抗炎药引起的急性间质性肾炎，尿蛋白可达肾病范围，嗜酸性粒细胞尿不如其他常见。

依据临床和无红细胞管型除外急性肾小球肾炎和血管炎后，尿中嗜酸性粒细胞有助于急性肾小管坏死与过敏性间质性肾炎的鉴别，但无嗜酸性粒细胞不具鉴别价值，这是因为许多急性间质性肾炎患者无嗜酸性粒细胞尿，并且嗜酸性粒细胞尿随时间而异。特发性急性间质性肾炎患者尿中嗜酸性粒细胞不增加，伴有眼葡萄膜炎的患者有嗜酸性细胞尿。

**（四）肾功能损害**

1.肾小管功能不全

间质损伤的基本表现即肾小管功能不全。由于肾小管各段的功能不同，肾小管功能不全的类型与损伤部位有关，而损伤的程度决定功能不全的严重性。皮质部位的肾小管间质损伤主要影响近端肾小管或远端小管，髓质部位的损伤影响髓襻和集合管，从而决定了各自的表现。影响近端肾小管的病变导致 $HCO_3^-$ 尿（Ⅱ型 RTA）、肾性糖尿、氨基酸尿、磷酸盐尿和尿酸尿。肾功能不全患者若见血磷和尿酸盐水平降低应怀疑有肾小管间质疾病。远端小管受损出现Ⅰ型 RTA、高血 $K^+$ 和失盐。影响髓质和乳头的病变累及髓襻、集合管和产生及维持髓质高渗所必需的其他髓质结构，导致肾性尿崩症、多尿和夜尿。但临床上所见肾小管受影响并非单一的，在同一病例可见多种功能异常。

2.急性肾衰竭

患者表现为急性肾衰竭伴或不伴少尿，并常因肾小管功能损害出现肾性糖尿、低比重及低渗尿。急性间质性肾炎引起的肾功能损害包括从单纯的肾小管功能不全到急性肾衰竭。据报道，本病引起的急性肾衰竭占急性肾衰竭总数的 13%。急性肾衰竭时可见少尿或无尿，如初始的症状和体征未察觉而继续用致病性药物时常见少尿。

**（五）继发性急性间质性肾炎的表现**

患者表现以原发病为主，继发性急性间质性肾炎的表现无特异性。原发病伴有间质病变时肾功能损害多加重。但 SLE 和肾移植患者在肾小球病变不明显时，突出的间质病变即可导致急性肾衰竭。这在 SLE 患者常发生在有肾外和血清学各种表现的患者，尽管肾功能恶化，尿液分析却无多少异常。急性尿酸性肾病表现为少尿、结晶尿和血尿。

**（六）特发性急性间质性肾炎的表现**

这是指少数经肾组织活检证实为 AIN 却无任何诸如药物、感染及全身疾病等致病因素，除急性肾衰竭外其他临床表现无特异性，无发热和皮疹，伴眼葡萄膜炎的特发性急性间质性肾炎。患者常伴有非少尿型 ARF，可见于各年龄组男女患者，以中年女性多见。皮疹、嗜酸性粒细胞增多等全身变态反应少见，大多有高 γ 球蛋白血症，血沉增快，近端肾小管重吸收钠的能力降低，并出现糖尿、氨基酸尿、中等量的蛋白尿。少数患者免疫荧光检查可见肾小管基膜有颗粒样沉积。多数预后较好，有的自然缓解，对皮质激素疗法有的有效，有的无效。眼葡萄膜炎易复发。

### (七)肾活检

组织学表现无特异性,对病因学无提示作用,化脓性感染引起的大量嗜中性粒细胞例外。最常见的表现是间质水肿引起的肾小管分离。间质的炎症细胞主要是淋巴细胞、浆细胞或巨噬细胞,各自的比例随类型而异。有些病例见嗜酸性粒细胞,尤其是药物变态反应引起的间质性肾炎。炎细胞灶是局灶性的,但有时可呈弥漫性实质损害。药物引起的变态反应偶可见巨细胞。肾小管有各种变化,在一些病例因间质肿胀而移位。在另一些病例,肾小管萎缩,或其数目明显减少。肾小管常有扩张,内排列低级的上皮细胞,这种情况当有急性肾衰竭时特别常见。有时可见小的坏死区域,常由炎症细胞引起。肾小管管型的数目不一。动脉和小动脉常不受影响,但在老年病例和高血压病病例,小动脉可见某种程度的内膜增厚。在伴有急性肾衰竭的病例,于直小血管可见有核细胞。在大多数病例肾小球无异常,但在肾衰竭的患者肾小球囊内排列的细胞具有肾小管细胞的特征。电镜和免疫荧光显微镜检查可见线型或颗粒型免疫沉积物,成分有 IgG、IgM、$C_3$ 和自身抗原等。

## 四、诊断及鉴别诊断

### (一)诊断

根据病史和体格检查,结合临床表现和实验室检查,便可做出诊断。感染引起的急性间质性肾炎发生在严重的肾脏或全身性感染患者;有的在用抗生素期间出现急性间质性炎症,倾向于是药物引起的,但不能排除感染引起的病变。药物引起的急性间质性肾炎发生在开始用药后的 3~30 d 内,有变态反应的全身表现及肾脏方面的表现。继发性的急性间质性肾炎表现以原发病为主,兼有肾小管受损的表现,或伴有肾小管间质损伤后病情恶化加速,偶见以肾小管间质病变为主导致肾衰竭者。常先有肾小球疾病的临床表现如蛋白尿、水肿、高血压等,在若干时间之后,突然出现小管-间质受损的症状,如多尿、夜尿、低渗尿等。

急性间质性肾炎的典型病例:①近期用药史;②全身过敏表现;③尿化验异常;④肾小管及肾小球功能损害。一般认为若有上述表现的前两条,再加上后两条中任何一条,临床急性间质性肾炎即可诊断成立。但非典型病例常无第二条,必须依靠肾穿刺病理检查确诊。

### (二)鉴别诊断

有急性肾衰竭、血尿和蛋白尿的急性间质性肾炎,需与急性肾小球肾炎及急性肾小管坏死相鉴别。

1.与急性肾小球肾炎鉴别

急性肾小球肾炎患者在用抗生素的当时或用药后的很短时间内即可发生严重的肾衰竭,常见红细胞管型和低补体血症;而在急性间质性肾炎患者,疾病发生在开始治疗后的较长时间,补体正常,嗜酸性粒细胞增多,可见嗜酸性粒细胞尿,无红细胞管型。

2.与急性肾小管坏死鉴别

急性肾小管坏死患者尿中可见游离的肾小管上皮细胞、灰褐色的颗粒管型和上皮细胞管型;有些药物既能引起急性间质性肾炎,也能引起其他肾脏病,如非甾体抗炎药可使原有的肾脏病加剧,利福平可导致急性肾小管坏死等,一般可借助于尿液分析进行鉴别诊断。

## 五、治疗

(1)感染所致的急性间质性肾炎应进行抗感染治疗。

（2）药物所致的急性间质性肾炎首先停用致敏药物。去除变态原后,多数轻症急性间质性肾炎即可逐渐自行缓解。但有的病例肾功能恢复不完全,功能恢复的程度和速度与肾脏病变的严重性有关。无氮质血症的病例,尿沉渣在几天内可转为正常;肾功能不全的病例,则可能需要2～4个月的恢复时间。

（3）免疫抑制治疗:重症病例宜服用糖皮质激素如泼尼松每天 30～40 mg,病情好转后逐渐减量,共服用 2～3 个月,能够加快疾病缓解。激素的使用指征为:①停用药物后肾功能恢复延迟;②肾间质弥漫细胞浸润或肉芽肿形成;③肾功能急剧恶化;④严重肾衰竭透析治疗。为冲击疗法或口服,很少需并用细胞毒药物。

（4）继发性急性间质性肾炎的治疗:积极治疗原发病,如系统性红斑狼疮、干燥综合征等。

（5）特发性急性间质性肾炎的治疗:主要是用皮质激素,有的无效。部分病例能自然缓解。

（6）急性肾衰竭的治疗可用支持疗法,表现为急性肾衰竭的病例应及时进行透析治疗。

## 六、预后与转归

急性间质性肾炎的预后较好,大多数为可逆性,少数患者可遗留肾损害,并发展为终末期肾衰竭。其预后主要与疾病的严重程度、肾功能状况、肾间质浸润的程度、急性肾衰竭的持续时间和年龄等有关。

（熊　　文）

# 第二节　慢性间质性肾炎

## 一、概述

慢性间质性肾炎（CIN）又称为慢性肾小管间质肾病（CTIN）,是一组由多种病因引起的慢性肾小管间质性疾病。临床以肾小管功能障碍为主,表现为尿浓缩功能异常、肾小管性酸中毒 Fanconi 综合征、低钾血症等,罕见水肿、大量蛋白尿和高血压。伴随有进展性慢性肾衰竭。

病理表现以肾间质纤维化、单个核细胞浸润和肾小管萎缩为主要特征,早期可无肾小球及血管受累,晚期存在不同程度肾小球硬化、小血管壁增厚或管腔闭塞。

多种原发或继发性肾小球疾病都可以伴有慢性肾小管间质病变,即继发性间质性肾炎。

多种病因均可引起本病,常见病因与急性肾小管间质性肾炎类似。①药物所致:如镇痛剂肾病、马兜铃酸肾病、钙调素抑制剂相关肾病、锂相关肾病等。②代谢异常相关 CIN:如慢性尿酸肾病、低钾性肾病、高钙性肾病等。③免疫相关的 CIN:如干燥综合征、系统性红斑狼疮、结节病等合并的 CIN。④特发性:如肾小管间质性肾炎-眼色素膜炎综合征（TINU 综合征）。

## 二、入院评估

### （一）病史询问要点

1.临床症状

慢性间质性肾炎起病隐匿,临床症状缺乏特异性。

(1)小管功能受损的表现:有时在疾病早期可以出现,多表现为多饮、多尿、烦渴、夜尿增多。存在此类症状时应注意区分失眠、精神性、糖尿病等引起的多尿或夜尿增多。

(2)慢性肾衰竭的相关临床症状:多在疾病的晚期出现。

(3)不同病因引起CIN时各自的特异性表现,此类症状多依靠系统回顾来获得。如长期疼痛症状、存在脏器移植病史或自身免疫性疾病,高尿酸血症常见的痛风结节或结石病临床表现、低钾血症导致的肌无力、高钙血症导致的神经肌肉异常(记忆力减退、抑郁、精神错乱、肌无力等)、消化系统症状(恶心、呕吐、腹痛、便秘等),干燥综合征引起的眼干、口干等症状;或其他系统性疾病导致的相关症状。

2.相关病史

(1)用药史:①止痛剂,长期滥用止痛剂或咖啡因、可待因的病史。②含有马兜铃酸成分的中药。如广防己、关木通、青木香、天仙藤、寻骨风等。③钙调素抑制剂,如环孢素和他克莫司。④锂制剂,通常用于治疗精神抑郁躁狂疾病。⑤其他毒物接触史,如斑蝥素、鱼胆等生物毒素接触史;铜、铅、镉、汞等重金属接触史。

(2)既往疾病史:如风湿性关节炎、干燥综合征、系统性红斑狼疮、结节病等系统性疾病史;痛风、低钾血症病史;恶性肿瘤病史;神经精神疾病病史;脏器移植病史等。

**(二)体格检查**

CIN本身在疾病早期没有特异性体征,晚期可以见到慢性肾功能不全的相关体征。有时可以见到合并疾病的相关体征。

**(三)实验室检查**

1.肾小管功能障碍表现

间质性肾炎都有不同程度的肾小管功能障碍,具体表现因肾小管受累部位不同而各异。近端肾小管受损可以出现肾性尿糖、氨基酸尿、低尿酸血症、低磷血症、近端肾小管性酸中毒或Fanconi综合征。髓襻损伤可导致多尿和夜尿增多。远端小管功能障碍可以出现低钾血症、远端肾小管性酸中毒。集合管功能障碍可能引起多尿或肾性尿崩症。

尿检显示低比重尿、低渗尿。尿中β-微球蛋白、维生素结合蛋白(RBP)、N-乙酰-β-D 氨基酸葡萄糖苷酶(NAG)和溶菌酶水平升高。

2.慢性肾衰竭

在疾病晚期可以出现慢性肾功能不全相关的实验室检查异常。

3.尿液检查

(1)蛋白尿:多为少量蛋白尿,定量常<1 g/d。

(2)白细胞尿:可表现为无菌性白细胞尿或无菌性脓尿。

(3)血尿:少见,多为镜下血尿。

4.其他实验室检查

(1)贫血:促红细胞生成素(EPO)是由肾皮质间质细胞分泌的一种激素。慢性间质性肾炎时 EPO 生成减少明显,可以引起贫血,其贫血程度往往重于肾功能损害程度。

(2)血尿酸:高尿酸肾病时可以存在高尿酸血症,其他原因导致的 CIN 可以出现低尿酸血症。

(3)血钾:慢性肾功能不全可以出现高钾血症,但 CIN 往往因为存在远端肾小管功能障碍而导致低钾血症,而低钾性肾病更是有存在长期低钾血症的情况。

（4）血钙、血磷：慢性肾功能不全通常表现为低钙高磷，如果出现高钙血症应警惕高钙性肾病的可能。而低磷血症在除外营养不良后往往提示存在近端肾小管功能受损。

（5）酸中毒：除慢性肾功能不全可能导致代谢性酸中毒外，因为往往存在肾小管性酸中毒，所以此类患者通常存在较为严重的代谢性酸中毒。

**（四）影像学检查**

CIN 时双肾往往显著萎缩，表面凹凸不平，尤其是马兜铃酸肾病时，肾萎缩非常明显，有时与肾衰竭程度不符。

X 线或 CT 检查发现肾乳头钙化、肾皱缩、肾凹凸不平对止痛剂肾病的诊断大有帮助。

**（五）病理检查**

慢性间质性肾炎的病理改变以肾间质纤维化，伴单个核细胞浸润、肾小管萎缩、管腔扩张、上皮细胞扁平和小管基膜增厚为特征。免疫荧光检查多为阴性。电镜检查对慢性间质性肾炎的意义不大。

### 三、诊断及鉴别诊断

在临床上当患者存在长期肾小管功能障碍表现伴有慢性肾功能不全，同时尿常规检查多为阴性或轻微异常，伴双肾明显萎缩和与肾衰竭程度不符的重度贫血，再结合详细的病史采集，慢性间质性肾炎的诊断多可建立。也应注意对可能病因的寻找和分析，以及对各种并发症的诊断。

### 四、治疗

治疗的关键是早期诊断。CIN 治疗原则包括：①去除病因，停用相关药物、清除感染灶、解除梗阻等。②对症支持治疗，EPO 治疗、纠正水电酸碱失衡。③促进肾小管再生，冬虫夏草制剂等。④免疫抑制剂，只用于自身免疫性疾病、药物变态反应等免疫因素介导的 CIN。⑤抑制间质纤维化，积极控制血压，使用钙通道阻滞剂、ACEI 或 ARB 类药物，低蛋白饮食等。出现慢性肾功能不全时还应针对慢性肾衰竭及其并发症进行治疗。

针对不同原因导致的 CIN 还有相应不同的特殊治疗，如高尿酸时积极降尿酸治疗。

（熊　文）

## 第三节　反流性肾病

反流性肾病（RN）是由膀胱-输尿管反流（VUR）和肾内反流引起的肾实质性疾病，为我国较为常见的肾病之一，发病率为 0.1%～10%，占终末期肾衰竭的 12%。好发于婴幼儿及儿童，学龄儿童中发病率约为 0.3%；在成人中女性平均发病年龄为 30 岁，男性平均发病年龄为 27 岁，女性多于男性。男女之比为 1∶4。

本病起病隐匿，多随尿路感染反复发作而逐渐加重，临床早期多无自觉症状，或仅以反复发作的尿频、重复排尿、排尿困难、遗尿、腰痛为特征，中晚期则以多尿、夜尿、乏力、腰痛，甚至贫血、恶心呕吐、头晕等为主要表现。

病因与输尿管进入膀胱通道的角度变化、输尿管末端的瓣膜样作用是否健全，输尿管畸形、输尿管囊肿、输尿管遗传性先天异常,神经源性膀胱、妊娠、肾血管病变、免疫损伤、膀胱电灼治疗,以及外科输尿管结石摘除术等有关。膀胱-输尿管反流机制是指膀胱壁内输尿管斜行段单向性瓣膜作用减弱,原发性者多见于儿童,并有家族性遗传性倾向。其引起肾内反流(IRR)的部位即为以后瘢痕形成的部位。

发病机制可能与尿路感染、尿动力学改变、免疫因素、肾间质血管改变有关。病理变化可见患肾缩小、肾盂肾盏扩张、皮质变薄、肾两极表面可有局灶性瘢痕。光镜下可见肾小管萎缩、肾间质纤维化、有淋巴细胞浸润;晚期可见肾小球局灶性硬化;免疫荧光可见部分肾小球内有 IgM、IgG、$C_3$ 沉积;电镜可见内皮下电子致密物。

## 一、主要临床表现

### (一)尿路感染

尿路感染为本病最常见的临床表现。

### (二)蛋白尿

蛋白尿可为反流性肾病的首发症状,但一般是在严重瘢痕形成数年后才出现,蛋白尿的出现提示已有肾小球病变,为预后不良的指征。

### (三)妊娠高血压

妊娠高血压可为反流性肾病的首发症状。约有 4% 严重妊高征的患者发生反流性肾病。

### (四)夜尿、多尿

夜尿、多尿为肾浓缩功能异常表现。

### (五)慢性肾衰竭表现

慢性肾衰竭表现可有贫血、高血压、氮质血症等。一般肾衰竭的发病年龄在 35 岁以下。单侧性反流性肾病的肾衰竭,是由于并发了双侧肾的肾小球病变。

本病其他症状还可有遗尿史、肾结石、镜下或肉眼血尿等,小儿常在 4 岁以下发病,常以反复发作的尿路感染就诊。

## 二、主要诊断

### (一)诊断要点

(1)反复发作的尿路感染。

(2)排尿性膀胱造影见有膀胱-输尿管反流(成人有时不存在)。

(3)造影肾盂肾盏扩张变形。

(4)肾体积缩小,皮质变薄。

(5)有慢性间质性肾炎的特点。

### (二)膀胱-输尿管反流临床分期(按国际反流研究委员会提议的分级标准)

1.Ⅰ级

尿液反流只达到输尿管的下 1/3 段。

2.Ⅱ级

尿液反流到输尿管、肾盂及肾盏,但无扩张,肾盂穹隆正常。

3.Ⅲ级

输尿管轻度或中度扩张和/或扭曲,肾盂中度扩张,但无或仅有轻度肾盂变钝。

4.Ⅳ级

输尿管中度扩张,肾盂锐角完全消失,但大部分肾盏保持乳头压痕。

5.Ⅴ级

输尿管严重扩张和扭曲,肾盂肾盏严重扩张,大部分肾盏不能看见乳头压痕。

## 三、鉴别诊断

应与以下疾病相鉴别。

### (一)泌尿系统感染

临床多有尿频、尿急、尿痛等尿路刺激症状。如为肾盂肾炎,尿常规除有红细胞、白细胞、脓细胞外,可有尿蛋白,但肾盂造影无尿液反流,无肾盂积水,也无肾功能减退及肾脏瘢痕形成等症状与体征。

### (二)梗阻性肾病

严重的梗阻性肾病难以与反流性肾病所致病变相区别,但B超、放射线、CT等检查可发现梗阻性肾病的梗阻病灶,及时摘除肿瘤、去除结石等梗阻原因后,泌尿系统形态可恢复正常。

### (三)慢性肾小球肾炎

慢性肾小球肾炎以病程迁延、蛋白尿,或伴有水肿、高血压、肾功能不全等为特征,放射核素检查无膀胱-输尿管反流、输尿管及肾盂肾盏扩张、肾盂无瘢痕形成等形态学改变。

## 四、治疗

### (一)治疗原则

反流性肾病的治疗主要是针对膀胱-输尿管反流的治疗、感染的治疗和后期肾衰竭的治疗,主要目的是控制尿液反流、消除或控制感染及预防肾衰竭的进一步发展。原则是早期治疗和综合治疗。

### (二)治疗方法

1.预防治疗

(1)主要是指预防感染,对防止肾脏新的瘢痕形成有重要意义。方法是应注意个人卫生,多饮水,补入充足水分,避免便秘,定时排空膀胱尿液以减轻膀胱内压力及减少膀胱胀残余尿。

(2)对有家族史的婴幼儿应常规检查是否有膀胱-输尿管反流和肾内反流的存在,以便早期治疗。

2.内科治疗

(1)长程低剂量抑菌治疗:每晚睡前排尿后口服单一剂量抗生素。可选用复方新诺明、氧氟沙星、阿莫西林、呋喃妥因、头孢菌素等。如复方新诺明1/2片,连续口服6个月,然后第一、第二、第六周做中段尿培养,如有复发则重新开始治疗,疗程为1~2年。至于疗程目前仍未有定论,一般主张在儿童用至青春期或反流消失后一年,成人至少用至一年以上。

(2)控制高血压:高血压可加重肾病进展及肾功能恶化,控制高血压是长期治疗方案的一个重要组成部分。

(3)利用膀胱逼尿肌肌电图结果选择治疗方案:膀胱逼尿肌不稳定的患者,即使为重度反流,经抗菌药物加抗胆碱能药物治疗,反流消失率明显提高。

(4)对晚期患者采用低蛋白饮食疗法,以减低肾衰竭的进行性发展。

**3.外科治疗**

外科手术适应证:①重度反流尤其是双侧反流,内科保守治疗 4 年反流仍持续存在或有进行性肾功能减退或有新瘢痕形成。②反复尿路感染,尤其是有发热症状的爆发性感染,经内科治疗 4 个月反流无改善。③输尿管口呈高尔夫洞穴样改变。④可用手术纠正的先天性异常或尿路梗阻。

实践证明,双侧反流极少会自然消失,故儿童的严重反流应尽早手术治疗;对成人膀胱-输尿管反流是否手术治疗,目前仍有争议,成人膀胱-输尿管反流除非为重度并反复发作的肾盂肾炎,经内科治疗无法控制者才考虑手术治疗。如有蛋白尿者一般不宜手术治疗。手术方式除传统抗反流术式外,推荐经内镜下注射聚四氟乙烯(特氟隆)治疗,不良反应小,成功率高,2 次治疗有效率可达到 95% 以上。

## 五、评述

### (一)反流性肾病起病隐匿

多随尿路感染反复发作而逐渐加重,早期治疗预后较好;如不及时治疗和纠正,可发展为慢性肾衰竭,预后不良。早期的诊断金标准仍然是排尿性膀胱尿路造影,但无论是成人还是学龄儿童,要做到早期诊断一直是比较困难的事情。西医方案对本病的治疗如能早期预防治疗,尤其合理的抗感染治疗,常可使患者恢复、阻止病情发展,但由于长时间的服用抗菌药物(单剂量药物至少 1 年以上),随着病情的缓解,患者常不能坚持;利用膀胱逼尿肌肌电图结果选择治疗方案是近期使用的方法,肌电图的需求可能是本方法推广使用的障碍;手术治疗适用于重症、保守治疗效果不佳的患者,是选择顺序排在内科方法之后的一种方法。中医治疗方案类似于西医方案的内科治疗方法,对中、早期和轻、中度患者效果较好,辨证分型治疗可以使方案个体化,但长期服用汤剂无论是儿童还是成人都难以坚持,且缺乏循证医学依据。

### (二)膀胱-输尿管反流的早期发现和治疗与反流性肾病的预后密切相关

大多数患者甚至包括反流较重的患者如得到早期治疗预后较好;如不能得到及时治疗与纠正,随着蛋白尿的出现,预后不佳。研究表明,反流性肾病的预后与蛋白尿、局灶阶段硬化和进行性肾功能减退有密切关系。蛋白尿的程度与有无肾小球损伤即肾小球损伤的程度有明显的关系。进行性肾小球硬化是反流性肾病慢性肾衰竭发生的最主要决定因素。

(熊　文)

# 第四节　低钾血症肾病

机体长期缺钾,可造成低钾血症肾病。

## 一、病因

(1)胃肠道过度丢失钾离子:腹泻、呕吐、过度通便(服缓泻剂)等。

(2)尿中丢失大量钾:包括肾小管性酸中毒和其他慢性肾疾病。

(3)大量使用糖皮质激素;如激素治疗、Cushing 病和原发性醛固酮增多症等。

（4）原因不明：如使用某些减肥药及利尿剂（氢氯噻嗪）等。由于低钾血症长期持续，引起低钾肾病。

## 二、病理

随着机体缺钾，肾组织含钾量减少，肾乳头及髓质内钾的减少更明显。引起近端、远端肾小管细胞内的大空泡变性，髓襻基膜增厚，集合管发生显著变化，显示上皮细胞肿胀，空泡形成，变性坏死。有些病例亦可见肾间质纤维化。肾小球及血管一般无损害。在罕见的情况下，严重的长期缺钾，有可能引起固缩肾。

## 三、临床表现

患者肾小管逆流倍增机制被破坏，肾离子交换障碍，肾髓质间液不能成为高渗；集合管对水通透性降低、损坏钠泵，影响水的重吸收，远端肾小管对抗利尿激素反应降低及肾内前列腺素合成增加。患者表现为肌无力，周期性四肢麻痹，烦渴，多尿、低比重尿、明显夜尿增多等，甚至可发生肾性尿崩症。发生间质损害后，可引起肾小管酸化尿功能障碍。本病常伴发肾盂肾炎，晚期病变患者偶可发生肾衰竭。

## 四、实验室检查

低血钾、高血钠、代谢性碱中毒、尿比重低、原发性醛固酮增多症的患者，醛固酮分泌增多，导致水钠潴留，体液容量扩张而抑制肾素-血管紧张素系统，所以患者有尿中醛固酮增多、血浆肾素活性低、患者对缺钠的反应迟钝等表现。

## 五、治疗及预后

确诊为低钾血症肾病的患者，应给予积极的补钾治疗，患者的症状可望在短期内改善。在治疗的过程中需要注意的是，由于患者长期多尿，使尿钙、尿镁、尿磷排出增多，甲状旁腺激素（PTH）的合成需要镁的参与，所以低血镁使PTH分泌减少，使血钙浓度下降。如果没有及时补充钙剂、镁剂、磷剂，可造成患者低血钙抽搐的发生。所以在治疗的过程中，要同时监测患者血钙、血镁、血磷的情况，并随时给予补充。

早期病变是可逆的，一般纠正缺钾后数月，肾功能可改善或恢复。在晚期已发生肾间质瘢痕形成者，则病变不能恢复。

（熊　文）

# 第五章

# 原发性肾小球疾病

## 第一节 IgA 肾 病

IgA 肾病是一组以系膜区 IgA 沉积为特征的肾小球肾炎,1968 年由法国病理学家 Berger 和 Hinglais 最先报道,目前已成为全球最常见的原发性肾小球疾病。我国最早于 1984 年由北京协和医院与北京医科大学第一医院联合报道了一组 40 例 IgA 肾病。此后,国内各中心对该病的报道日益增多,研究百花齐放。本节将针对 IgA 肾病的一些重要而值得探索的问题加以讨论。

### 一、IgA 肾病的流行病学特点与发病机制

#### (一)流行病学特点

1.广泛性与异质性

IgA 肾病为全世界范围内最常见的原发肾小球疾病。各个年龄段都能发病,但高峰在 20~40 岁。北美和西欧的调查显示男、女患者的比例为 2∶1,而亚太地区男、女患者的比例为 1∶1。IgA 肾病的发病率存在着明显的地域差异,亚洲地区的发病率明显高于其他地区的发病率。美国的人口调查显示 IgA 肾病的年发病率为 1/100 000,儿童的年发病率为 0.5/100 000。中国的一项13 519 例肾活检资料显示,IgA 肾病在原发肾小球疾病中所占比例高达 45%。此外,在无肾病临床表现的人群中,于肾小球系膜区能发现 IgA 沉积者也占 3%~16%。

以上数据提示了 IgA 肾病的广泛性与异质性。首先,IgA 肾病发病的地域性及发病人群的构成存在明显差异。这些差异可能与遗传、环境因素相关,也可能与各地选择肾活检的指征不同有关。日本和新加坡选择尿检异常(如镜下血尿)的患者常规进行肾穿刺病理检查,因此 IgA 肾病的发生率即可能偏高;而美国主要选择蛋白尿>1.0 g/d 的患者进行肾穿刺,则其 IgA 肾病的发生率即可能偏低。其次,IgA 肾病的发病存在明显的个体差异性。肾病理检查发现系膜区 IgA 沉积却无肾炎表现的个体并不少。同样为系膜区 IgA 沉积,有的患者出现肾炎,有的患者却无症状,原因并不清楚。欲回答这个问题必须对发病机制有更透彻的理解,IgA 于肾小球沉积的过程与免疫复合物造成的肾损伤过程可能是分别独立调控的环节,基因的多态性的研究或许能解释这些表型差异。最后,不同地域患者、不同个体的临床表现及治疗反应的差异势必会影响治疗决策,为此目前国际上尚无统一的治疗指南。2012 年,改善全球肾病预后组织(Kidney

Disease:Improving Global Outcomes,KDIGO)发布了《肾小球肾炎临床实践指南》,其中对 IgA
肾病治疗的建议几乎都来自较低级别证据。那么,IgA 肾病高发的亚洲地区及我国是否应对此
做出贡献?

2.病程迁延,认识过程曲折

早期观点是 IgA 肾病是一种良性过程疾病,预后良好。随着研究深入及随访期延长,现已
明确其中相当一部分患者的病程呈进展性,高达 50% 的患者能在 20～25 年逐渐进入终末期肾
病(ESRD),这就提示对 IgA 肾病积极进行治疗、控制疾病进展很重要。

**(二)发病机制**

1.免疫介导炎症的发病机制

(1)黏膜免疫反应与异常 IgA1 产生:大量研究表明,IgA 肾病的启动与血清中出现过量的异常
IgA1(铰链区 O-糖链末端半乳糖缺失,对肾小球系膜组织有特殊亲和力)密切相关。这些异常
IgA1 在循环中蓄积到一定程度,并沉积于肾小球系膜区,才可能引发 IgA 肾病。目前关于致
病性 IgA1 的来源主要有两种观点,均与黏膜免疫反应相关。其一,从临床表现来看,肉眼血尿
往往发生于黏膜感染(如上呼吸道、胃肠道或泌尿系统感染)之后,提示 IgA1 的发生与黏膜免疫
相关,推测肾小球系膜区沉积的 IgA1 可能来源于黏膜免疫系统。其二,IgA 肾病患者过多的
IgA1 可能来源于骨髓免疫活性细胞。Julian 等提出"黏膜-骨髓轴"观点,认为血清水平异常升高
的 IgA 并非由黏膜产生,而是由黏膜内抗原特定的淋巴细胞或抗原递呈细胞进入骨髓腔,诱导
骨髓 B 细胞增加 IgG1 分泌所致。所以,血中异常 IgA1 的来源目前尚未明确,这些 IgA1 可能来
源于免疫系统的某一个部位,也可能是整个免疫系统失调的结果。

以上发病机制的认识开阔了治疗思路,即减少黏膜感染,控制黏膜免疫反应,有可能减少
IgA 肾病的发病率及复发率。对患有慢性扁桃体炎并反复发作的患者,择机摘除扁桃体有可能
减少黏膜免疫反应,降低血中异常 IgA1 和循环免疫复合物水平,从而减少肉眼血尿发作和尿蛋
白。

(2)免疫复合物形成与异常 IgA1 的致病性:异常 IgA1 沉积于肾小球系膜区的具体机制尚
未完全清楚,可能通过与系膜细胞抗原(包括种植的外源性抗原)或细胞上受体结合而沉积。大
量研究证实,免疫复合物中的异常 IgA1 与系膜细胞结合后,即能激活系膜细胞,促进其增殖、释
放细胞因子和合成系膜基质,诱发肾小球肾炎;而非免疫复合物状态的异常 IgA1 并不能触发上
述致肾炎反应。上述含异常 IgA1 的免疫复合物形成过程能被多种因素调控,包括补体成分 C3b
及巨噬细胞和中性粒细胞上的 IgA Fc 受体(CD89)的可溶形式。

以上过程说明系膜区的异常 IgA1 沉积与肾炎发病并无必然相关性,其致肾炎作用在一定
程度上取决于免疫复合物形成及其后续效应。该观点可能也解释了为何有人系膜区有 IgA 沉
积却无肾炎表现。

(3)受体缺陷与异常 IgA1 清除障碍:现在学者认为肝脏可能是清除异常 IgA 的主要场所。
研究发现,与清除异常 IgA1 免疫复合物相关的受体有肝细胞上的去唾液酸糖蛋白受体
(ASGPR)及肝脏 Kupffer 细胞上的 IgA Fc 受体(FcαRI,即 CD89),如果这些受体数量减少或功
能异常,就能导致异常 IgA1 免疫复合物清除受阻,这也与 IgA 肾病发病相关。

肝硬化患者能产生一种病理表现与 IgA 肾病十分相似的肾小球疾病,被称为"肝硬化性肾
小球疾病",其发病机制之一即可能与异常 IgA1 清除障碍相关。

(4)多种途径级联反应致肾脏损伤:正如前所述,含有异常 IgA1 的免疫复合物沉积于系膜,

将触发炎症反应致肾脏损害。从系膜细胞活化、增殖,释放前炎症及前纤维化细胞因子,合成及分泌细胞外基质开始,通过多种途径的级联放大反应使肾损害逐渐加重。受累细胞从系膜细胞扩展到足细胞、肾小管上皮细胞、肾间质成纤维细胞等肾脏固有细胞及循环炎症细胞;病变性质从炎症反应逐渐进展成肾小球硬化及肾间质纤维化等不可逆病变,最终疾病发展为 ESRD。

免疫-炎症损伤的级联反应概念能为治疗理念提出新思路。2013 年,Coppo 等人认为应该对 IgA 肾病早期进行免疫抑制治疗,这可能会改善肾病的长期预后。他们认为 IgAN 的治疗存在"遗产效应",若在疾病早期阻断一些免疫发病机制的级联放大反应,即可能留下持久记忆,获得长时期疗效。这一观点大大强调了早期免疫抑制治疗的重要性。

综上所述,随着基础研究的逐步深入,IgA 肾病的发病机制已越来越清晰,但是遗憾的是,至今仍无基于 IgA 肾病发病机制的特异性治疗方法,当前治疗多在减轻免疫疾病理损伤的下游环节,今后应力争改变这一现状。

2.基因相关的遗传发病机制

遗传因素一定程度上影响着 IgA 肾病发生。在不同的种族群体中,血清糖基化异常的 IgA1 水平显现出不同的遗传特性。约有 75% 的 IgA 肾病患者的血清异常 IgA1 水平超过正常对照的第 90 百分位,而其一级亲属中也有 30%～40% 的成员的血清异常 IgA1 水平升高。不过,这些亲属多数并不发病,提示还有其他决定发病的关键因素。

家族性 IgA 肾病的病例支持发病的遗传机制及基因相关性。多数病例来自美国和欧洲的白种人,少数来自日本,中国香港也有相关报道。北京大学第一医院曾对 777 例 IgA 肾病患者进行了家族调查,发现 8.7% 的患者具有阳性家族史,其中 1.3% 已肯定为家族性 IgA 肾病,而另外 7.4% 为可疑家族性 IgA 肾病,为此学者认为在中国 IgA 肾病也并不少见。

目前对于 IgA 肾病发病的遗传因素的研究主要集中于 HLA 基因多态性、T 细胞受体基因多态性、肾素-血管紧张素系统基因多态性、细胞因子基因多态性及子宫珠蛋白基因多态性。IgA 肾病可能是一种复杂的多基因性疾病,遗传因素在其发生发展中起了多大作用,尚有待进一步的研究。

## 二、IgA 肾病的临床-病理表现与诊断

### (一)IgA 肾病的临床表现分类

1.无症状性血尿、伴或不伴轻度蛋白尿

患者表现为无症状性血尿,伴或不伴轻度蛋白尿(尿蛋白少于 1 g/d),肾功能正常。我国一项试验对表现为单纯镜下血尿的 IgA 肾病患者随访 12 年,结果显示 14% 的镜下血尿消失,但是约有 1/3 患者出现蛋白尿(尿蛋白超过 1 g/d)或者肾小球滤过率(GFR)下降。这个结果也提示对表现无症状性血尿伴或不伴轻度蛋白尿的 IgA 肾病患者,一定要长期随访,因为其中部分患者随后可能出现病变进展。

2.反复发作肉眼血尿

多于上呼吸道感染(细菌性扁桃体炎或病毒性上呼吸道感染)后 3 d 内发病,出现全程肉眼血尿,儿童和青少年(80%～90%)中的该临床表现较成人(30%～40%)中多见,多无伴随症状,少数患者有排尿不适或胁腹痛等。一般学者认为肉眼血尿程度与疾病严重程度无关。患者在肉眼血尿消失后,常遗留下无症状性血尿、伴或不伴轻度蛋白尿。

**3.慢性肾炎综合征**

常表现为镜下血尿、不同程度的蛋白尿(常＞1.0 g/d,但少于大量蛋白尿),而且随病情进展常出现高血压、轻度水肿及肾功能损害。这组 IgA 肾病患者的疾病具有慢性进展性质。

**4.肾病综合征**

表现为肾病综合征的 IgA 肾病患者并不少见。对这类患者首先要做肾组织的电镜检查,看 IgA 肾病是否合并微小病变病,如果是,则疾病治疗及转归均与微小病变病相似。但是,另一部分肾病综合征患者常伴高血压和/或肾功能减退,肾病理常为 Lee 氏分级Ⅲ～Ⅴ级,这类 IgA 肾病治疗较困难,预后较差。

**5.急性肾损伤**

IgA 肾病在如下几种情况下可以出现急性肾损害(AKI)。①急进性肾炎:临床呈现血尿、蛋白尿、水肿及高血压等表现,肾功能迅速恶化,很快出现少尿或无尿,肾组织病理检查为新月体肾炎。IgA 肾病导致的急进性肾炎还经常伴随肾病综合征。②急性肾小管损害:往往由肉眼血尿引起,可能与红细胞管型阻塞肾小管及红细胞破裂释放二价铁离子致氧化应激反应损伤肾小管相关。常为一过性轻度 AKI。③恶性高血压:IgA 肾病患者的高血压控制不佳时,较容易转换成恶性高血压,伴随出现 AKI,严重时出现急性肾衰竭(ARF)。

上述各种类型 IgA 肾病患者的血尿均为变形红细胞血尿或变形红细胞为主的混合型血尿。

**(二)IgA 肾病的病理特点、病理分级**

**1.IgA 肾病的病理特点**

(1)免疫荧光(或免疫组化)表现:免疫疾病理检查可发现明显的 IgA 和 $C_3$ 于系膜区或系膜及毛细血管壁沉积,也可合并较弱的 IgG 和/或 IgM 沉积,但 C1q 和 C4 的沉积少见。有时在小血管壁可以见到 $C_3$ 颗粒沉积,这种情况多见于合并高血压的患者。

(2)光学显微镜下表现:光镜下 IgA 肾病最常见的病理改变是局灶或弥漫性系膜细胞增生及系膜基质增多,因此常见的病理类型是局灶增生性肾炎及系膜增生性肾炎,有时也能见到新月体肾炎或膜增生性肾炎,伴或不伴节段性肾小球硬化。肾小球病变重者常伴肾小管间质病变,包括不同程度的肾间质炎症细胞浸润,肾间质纤维化及肾小管萎缩。IgA 肾病的肾脏小动脉壁常增厚(不伴高血压也增厚)。

(3)电子显微镜下表现:电镜下可见不同程度的系膜细胞增生和系膜基质增多,常见大块高密度电子致密物于系膜区或系膜区及内皮下沉积。这些电子致密物的沉积部位与免疫荧光下免疫沉积物的沉积部位一致。肾小球基底膜正常。

所以,对于 IgA 肾病诊断来说,免疫荧光(或免疫组化)表现是特征性表现,不做此检查即无法诊断 IgA 肾病;电镜检查若能在系膜区(或系膜区及内皮下)见到大块高密度电子致密物,对诊断也有提示意义。而光镜检查无特异表现。

**2.IgA 肾病的病理分级**

(1)Lee 氏和 Hass 氏分级:目前临床常用的 IgA 肾病病理分级为 Lee 氏和 Hass 氏分级。这两个分级系统简便、实用,对判断疾病预后具有较好作用。

(2)牛津分型:国际 IgA 肾病组织与肾病理学会联合建立的国际协作组织于 2009 年提出了一项具有良好重复性和预后预测作用的新型 IgA 肾病病理分型——牛津分型。

牛津分型应用了 4 个能独立影响疾病预后的病理指标,并详细制定了评分标准。这些指标包括:系膜细胞增生(评分 M0 及 M1)、节段性硬化或粘连(评分 S0 及 S1)、内皮细胞增生(评分

E0 及 E1)、肾小管萎缩/肾间质纤维化（评分 T0、T1 及 T2）。牛津分型的最终病理报道，除需详细给出上述 4 个指标的评分外，还要用附加报道形式给出肾小球个数及一些其他定量病理指标（如细胞及纤维新月体比例、纤维素样坏死比例、肾小球球性硬化比例），以更好地了解肾脏急性和慢性病变情况。

牛津分型的制定过程比以往任何分级标准都严谨及科学，而且聚集了国际肾病学家及病理学家的共同智慧。但是，牛津分型也存在一定的局限性，例如，新月体病变对肾病预后的影响分析较少，且其研究设计没有考虑到不同地区治疗方案的差异性，亚洲的治疗总体较积极（用激素及免疫抑制剂治疗者较多），因此牛津分型在亚洲的应用尚待进一步验证。

综上可见，病理分级（或分型）的提出需要兼顾指标全面、可重复性好及临床实用（包括操作简便、指导治疗及判断预后效力强）等方面，任何病理分级（或分型）的可行性都需要经过大量临床实践来检验。

**(三)诊断方法、诊断标准及鉴别诊断**

**1.肾活检指征及意义**

IgA 肾病是一种依赖于免疫疾病理学检查才可确诊的肾小球疾病。但是目前国内外进行肾活检的指征差别很大，欧美国家大多主张对持续性蛋白尿水平＞1.0 g/d 的患者进行肾活检，而在日本对于尿检异常（包括单纯性镜下血尿）的患者均建议常规做肾活检。学者认为，掌握肾活检指征太紧有可能漏掉一些需要积极治疗的患者，而且目前肾穿刺活检技术十分成熟，安全性高，故肾活检指征不宜掌握过紧。确有这样一部分 IgA 肾病患者，临床表现很轻，尿蛋白水平＜1.0 g/d，但是病理检查却显示中度以上肾损害（Lee 氏分级Ⅲ级以上），通过肾活检及时发现这些患者并给予干预治疗很重要。所以，正确掌握肾活检指征，正确分析和评价肾组织病理检查结果，对指导临床合理治疗具有重要意义。

**2.IgA 肾病的诊断标准**

IgA 肾病是一个肾小球疾病的免疫疾病理诊断。免疫荧光（或免疫组化）检查见 IgA 或 IgA 为主的免疫球蛋白伴补体 $C_3$ 呈颗粒状，于肾小球系膜区或系膜及毛细血管壁沉积，并能从临床排除过敏性紫癜肾炎、肝硬化性肾小球疾病、强直性脊柱炎肾损害及银屑病肾损害等继发性 IgA 肾病，诊断即能成立。

**3.鉴别诊断**

IgA 肾病应注意与以下疾病鉴别。

(1)以血尿为主要表现者：需要与薄基膜病及 Alport 综合征等遗传性肾小球疾病区别。薄基膜病患者常呈单纯性镜下血尿，肾功能长期保持正常；Alport 综合征患者除血尿及蛋白尿外，肾功能常随年龄增长而逐渐减退直至进入 ESRD，而且常伴眼、耳病变。肾活检病理检查是鉴别的关键，薄基膜病及 Alport 综合征均无 IgA 肾病的免疫疾病理表现，而电镜检查却能见到各自特殊的肾小球基底膜病变。

(2)以肾病综合征为主要表现者：需要与非 IgA 肾病的系膜增生性肾炎区别。两者都常见于青少年，肾病综合征的表现相似。假如患者的血清 IgA 水平升高和/或血尿显著（包括肉眼血尿），则较支持 IgA 肾病。鉴别的关键是肾活检免疫疾病理检查，IgA 肾病以 IgA 沉积为主，而非 IgA 肾病常以 IgM 或 IgG 沉积为主，沉积于系膜区或系膜及毛细血管壁。

(3)以急进性肾炎为主要表现者：少数 IgA 肾病患者临床上呈现急进性肾炎综合征，病理呈现新月体性肾炎，他们的肾病实际为 IgA 肾病导致的Ⅱ型急进性肾炎。这种急进性肾炎应与抗肾小球基底膜抗体或抗中性粒细胞胞质抗体导致的Ⅰ型或Ⅲ型急进性肾炎区别。血清抗体检验及肾组织免疫疾病理检查是准确进行鉴别的关键。

### 三、IgA肾病的预后评估及治疗选择

#### (一)疾病活动性及预后的评估指标及其意义

1.疾病预后评价指标

(1)蛋白尿及血压控制:蛋白尿和高血压的控制会影响肾功能的减退速率及肾病预后。Le等通过多变量分析显示,与肾衰竭关系最密切的因素为时间平均尿蛋白水平(time-average proteinuria,TA-UP)及时间平均动脉压水平(time-average mean arterial blood pressure,TA-MAP)。计算方法为求6个月内每次随访时的尿蛋白量及血压的算术平均值,再计算整个随访期间所有算术平均值的均值。

(2)肾功能状态:起病或病程中出现的肾功能异常与不良预后相关,表现为GFR水平下降,血清肌酐水平上升。日本一项针对2 270名IgA肾病患者7年随访的研究发现,起病时血清肌酐水平与达到ESRD的比例成正相关。

(3)病理学参数:病理分级的预后评价意义已被许多研究证实。系膜增生、内皮增生、新月体形成、肾小球硬化、肾小管萎缩及间质纤维化的程度与肾功能下降速率及肾脏存活率密切相关。重度病理分级患者预后不良。

(4)其他因素:肥胖IgA肾病患者的肾脏预后更差,体重指数(BMI)超过25 kg/m²的患者的蛋白尿增多,病理严重度及ESRD风险均显著增大。此外,低蛋白血症、高尿酸血症也是肾脏不良结局的独立危险因素。

2.治疗方案选择的依据

只有对疾病病情及预后进行全面评估才可能制订合理的治疗方案。应根据患者的年龄、临床表现(如尿蛋白、血压、肾功能及其下降速率)及病理分级来综合评估病情,分析各种治疗的可能疗效及不良反应,最后选定治疗方案。而且,在治疗过程中还应根据疗效及不良反应来实时对治疗进行调整。

#### (二)治疗方案选择的共识及争议

1.非免疫抑制治疗

(1)拮抗血管紧张素Ⅱ药物:目前血管紧张素转化酶抑制剂(ACEI)或血管紧张素AT1受体阻滞剂(ARB)已被用作IgA肾病治疗的第一线药物。研究表明,ACEI/ARB不仅具有降血压作用,还有减少蛋白尿及延缓肾损害进展的肾脏保护效应。ACEI/ARB类药物的肾脏保护效应并不完全依赖于血压降低,因此ACEI/ARB类药物也能用于血压正常的IgA肾病蛋白尿患者的治疗。2012年,KDIGO制定的《肾小球肾炎临床实践指南》,推荐对尿蛋白水平>1 g/d的IgA肾病患者长期用ACEI或ARB治疗(证据强度1B),并建议对尿蛋白水平0.5～1 g/d的IgA肾病患者也用ACEI或ARB治疗(证据强度2D)。指南还建议,只要患者能耐受,ACEI/ARB的剂量可逐渐增加,以使尿蛋白降至1 g/d以下(证据强度2C)。

将ACEI/ARB类药物用于肾功能不全患者需慎重,应评估患者的药物耐受性并密切监测药物不良反应。服用ACEI/ARB类药物之初,患者的血清肌酐水平可能出现轻度上升(较基线水平上升<30%),这是由药物扩张出球小动脉引起的。长远来看,出球小动脉扩张使肾小球内高压、高灌注及高滤过降低,对肾脏起保护效应,因此不应停药。但是,用药后如果出现血清肌酐水

平明显上升(超过了基线水平的 30%～35%),则必须马上停药。多数情况下,血清肌酐水平异常升高是肾脏有效血容量不足引起的,故应及时评估患者的血容量状态,寻找肾脏有效血容量不足的原因,加以纠正。除急性肾损害外,高钾血症也是 ACEI/ARB 类药物治疗的严重不良反应,尤其易发生在肾功能不全,需要高度警惕。

还需要强调,根据大量随机对照临床试验的观察结果,近年来国内外的高血压治疗指南均不提倡联合应用 ACEI 和 ARB。指南明确指出:在治疗高血压方面两药联用不能肯定增强疗效,却能增加严重不良反应;而在肾脏保护效应上,也无足够证据支持两药联合治疗。2013 年发表的西班牙 PRONEDI 试验结果及美国 VANEPHRON-D 试验结果均显示,联用 ACEI 和 ARB,与单药治疗相比,在减少 2 型糖尿病肾损害患者的尿蛋白排泄及延缓肾功能损害进展上并无任何优势。而在 VANEPHRON-D 试验中,两药联用组的高钾血症及急性肾损害不良反应却显著增加,以致试验被迫提前终止。

(2)深海鱼油:深海鱼油富含的 n-3(ω-3)多聚不饱和脂肪酸,理论上讲可通过竞争性抑制花生四烯酸,减少前列腺素、血栓素和白三烯的产生,从而减少肾小球和肾间质的炎症反应,发挥肾脏保护作用。几项大型随机对照试验显示,深海鱼油治疗对 IgA 肾病患者具有肾功能保护作用,但是荟萃分析却未获得治疗有益的结论。因此,深海鱼油的肾脏保护效应还需要进一步研究验证。鉴于深海鱼油治疗十分安全,而且对防治心血管疾病肯定有益,所以 2012 年 KDIGO 制定的《肾小球肾炎临床实践指南》建议,给尿蛋白持续多于 1 g/d 的 IgA 肾病患者深海鱼油治疗(证据强度 2D)。

(3)扁桃体切除:扁桃体是产生异常 IgA1 的主要部位之一。很多 IgA 肾病患者都伴有慢性扁桃体炎,而且扁桃体感染可导致肉眼血尿发作,所以择机进行扁桃体切除就被某些学者推荐作为治疗 IgA 肾病的一个手段,被认为可以降低患者血清 IgA 水平和循环免疫复合物水平,使肉眼血尿发作及尿蛋白排泄减少,甚至可能对肾功能具有长期保护作用。

近期日本一项针对肾移植后复发 IgA 肾病患者的小规模研究表明,扁桃体切除术组降低尿蛋白作用显著(从 880 mg/d 降到 280 mg/d),而未行手术组则无明显变化。日本另外一项针对原发性 IgA 肾病的研究也显示,扁桃体切除联合免疫抑制剂治疗,在诱导蛋白尿缓解和/或减轻血尿上效果均较单用免疫抑制剂治疗优越。不过上面两个研究均为非随机研究,且样本量较小,因此存在一定局限性。Wang 等人经荟萃分析也认为,扁桃体切除术联合激素和肾素-血管紧张素系统(RAS)阻断治疗,对有轻中度蛋白尿且肾功能尚佳的 IgA 肾病患者具有长远保护肾功能的效应。

但是,2012 年 KDIGO 制定的《肾小球肾炎临床实践指南》认为,扁桃体切除术常与其他治疗(特别是免疫抑制剂)联合应用,所以难以判断扁桃体切除术的具体作用,而且也有临床研究并未发现扁桃体切除术对改善 IgA 肾病病情有益。所以,该指南不建议用扁桃体切除术治疗 IgA 肾病(证据强度 2C),认为还需要更多的随机对照试验进行验证。不过,学者认为如果扁桃体炎与肉眼血尿发作具有明确关系时,仍可考虑择机进行扁桃体切除。

(4)抗血小板药物:抗血小板药物曾被广泛应用于 IgA 肾病的治疗,并有小样本临床试验显示双嘧达莫治疗 IgA 肾病有益,但是许多抗血小板治疗都联用了激素和免疫抑制治疗,故其确切作用难以判断。2012 年 KDIGO 制定的《肾小球肾炎临床实践指南》不建议使用抗血小板药物治疗 IgA 肾病(证据强度 2C)。

2.免疫抑制治疗

(1)单用糖皮质激素治疗:2012 年 KDIGO 的《肾小球肾炎临床实践指南》建议,对 IgA 肾病患者用 ACEI/ARB 充分治疗 3～6 个月,尿蛋白仍未降至 1 g/d 以下,而患者的肾功能仍相对良好(GFR>50 mL/min)时,应考虑给予 6 个月的激素治疗(证据强度 2C)。多数随机试验证实,6 个月的激素治疗能减少尿蛋白排泄,降低肾衰竭风险。

不过,Hogg 等人进行的试验采用非足量激素相对长疗程治疗,随访 2 年,未见获益。Katafuchi 等人开展的低剂量激素治疗,虽然治疗后患者的尿蛋白有所减少,但是最终疾病发展为 ESRD 的患者比例并无改善。这两项试验结果均提示中小剂量的激素治疗对 IgA 肾病可能无效。Lv 等进行文献回顾分析也发现,在肾脏保护效应上,大剂量、短疗程的激素治疗方案的效果比小剂量、长疗程的治疗方案的效果更佳。

在以上研究中,激素相关的不良反应较少,即使是采用激素冲击治疗,3 个月内使用甲泼尼龙达到 9 g,不良反应也较少。但是,既往的骨科文献认为使用甲泼尼龙超过 2 g,无菌性骨坏死的发生率就会上升;Lv 等经文献复习也认为激素治疗会增加不良反应(如糖尿病或糖耐量异常、高血压、消化道出血、Cushing 样体貌、头痛、体重增加、失眠),因此仍应注意。

(2)激素联合环磷酰胺或硫唑嘌呤治疗:许多回顾性研究和病例总结(多数来自亚洲)报道,给蛋白尿>1 g/d 和/或 GFR 水平下降和/或具有高血压的 IgA 肾病高危者采用激素联合环磷酰胺或硫唑嘌呤治疗,病情能明显改善。但是,其中不少研究存在选择病例及观察的偏倚,因此说服力不强。

近年有几篇文献报道了联合应用激素及上述免疫抑制剂治疗 IgA 肾病的前瞻随机对照试验结果,多数试验都显示此联合治疗有效。两项同一组日本研究人员的研究显示,给肾病理改变较重和/或蛋白尿显著而 GFR 水平正常的 IgA 肾病患儿进行激素、硫唑嘌呤、抗凝剂及抗血小板制剂的联合治疗,能获得较高的蛋白尿缓解率,并且延缓了肾小球硬化的进展,这种方法在改善疾病长期预后上具有优势。2002 年,Ballardie 等人报道的一项小型随机临床试验,用激素联合环磷酰胺续以硫唑嘌呤进行治疗,结果联合治疗组的 5 年存活率为 72%,而对照组的 5 年存活率仅为 6%。但是,2010 年,Pozzi 等的一项随机对照试验却获得了阴性结果。此试验中入组患者为血清肌酐水平低于 176.8 μmol/L(2 mg/dL)、蛋白尿水平高于 1 g/d 的 IgA 肾病患者,分别接受激素或激素联合硫唑嘌呤治疗,经过平均 4.9 年的随访,两组结局无显著性差异。

总的来说,联合治疗组的不良反应较单药治疗组多,包括激素不良反应及免疫抑制剂的不良反应(骨髓抑制等),而且两者联用时更容易出现严重感染(各种微生物感染,包括卡氏肺孢子菌及病毒感染等),必须高度重视。因此,在治疗 IgA 肾病时,一定要认真评估疗效与风险,权衡利弊后再做出决策。

2012 年 KDIGO 制定的《肾小球肾炎临床实践指南》建议,除非 IgA 肾病为新月体肾炎,否则不应用激素联合环磷酰胺或硫唑嘌呤来治疗(证据强度 2D);IgA 肾病患者的 GFR 水平<30 mL/(min·1.73 m²)时,若非新月体肾炎,不用免疫抑制剂治疗(证据强度 2C)。多数试验中,激素联合环磷酰胺或硫唑嘌呤治疗的对象均非 IgA 肾病新月体肾炎患者,可是治疗对改善病情有效,所以将激素联合免疫抑制剂治疗仅限于 IgA 肾病新月体肾炎导致的肾功能迅速减退患者,是否有必要,很值得研究。

(3)其他免疫抑制剂的应用。

吗替麦考酚酯:中国、比利时以及美国的几项随机对照试验研究了对高危 IgA 肾病患者使用吗替麦考酚酯(MMF)治疗的疗效。中国的研究指出,在使用 ACEI 的基础上使用 MMF (2 g/d),有明确降低尿蛋白水平及稳定肾功能的作用。另外一项中文发表的研究也显示 MMF 治疗能够降低尿蛋白水平,12 个月内尿蛋白量由 1.0～1.5 g/d 降至 0.50～0.75 g/d,比大剂量口服泼尼松更有益。比利时和美国在白种人中所做的研究(与前述中国研究的设计相似)均认为 MMF 治疗对尿蛋白无效。此外,Xu 等进行荟萃分析,也认为 MMF 在降低尿蛋白水平方面并没有显著效益。所以 MMF 治疗 IgA 肾病的疗效目前仍无定论,造成这种结果差异的原因可能与种族、MMF 剂量或者其他尚未认识到的影响因素相关,基于此,2012 年 KDIGO 制定的《肾小球肾炎临床实践指南》并不建议应用 MMF 治疗 IgA 肾病(证据强度 2C)。

值得注意的是,如果将 MMF 用于治疗肾功能不全的 IgA 肾病患者,必须高度警惕卡氏肺孢子菌肺炎等严重感染,以前国内已有使用 MMF 治疗 IgA 肾病导致卡氏肺孢子菌肺炎,患者死亡的案例。

雷公藤多苷:雷公藤为传统中药,曾长期用于治疗自身免疫疾病,其免疫抑制作用已得到大量临床试验证实。雷公藤多苷是从雷公藤中提取出来的有效成分。Chen 等经荟萃分析认为,应用雷公藤多苷治疗 IgA 肾病,其降低尿蛋白水平的作用肯定。但是国内多数临床研究的证据级别都较低,因此推广雷公藤多苷的临床应用受到限制。此外,还需注意此药的毒副作用,如性腺抑制(男性不育及女性月经紊乱、闭经等)、骨髓抑制、肝损害及胃肠道反应。

其他药物:环孢素 A 用于 IgA 肾病治疗的相关试验很少,而且该药具有较大的肾毒性,有可能加重肾间质纤维化,目前不推荐在 IgA 肾病治疗中应用该药。来氟米特能通过抑制酪氨酸激酶和二氢乳清酸脱氢酶而抑制 T 细胞和 B 细胞的活化增殖,发挥免疫抑制作用,临床已用其治疗类风湿关节炎及系统性红斑狼疮。国内也有少数用其治疗 IgA 肾病的报道,但是证据级别均较低,其确切疗效尚待观察。

3.对 IgA 肾病慢性肾功能不全患者进行免疫抑制治疗的争议

几乎所有的随机对照研究均未纳入 GFR<30 mL/min 的患者,GFR 为 30～50 mL/min 的患者也只有少数入组。对这部分患者用不用免疫抑制治疗,若用应该何时用、如何用均存在争议。

有学者认为,即使 IgA 肾病患者已出现慢性肾功能不全,一些依然活跃的免疫或非免疫因素仍可能作为促进疾病进展因素发挥不良效应,所以可以应用激素及免疫抑制剂进行干预治疗。一项病例分析报道,对平均 GFR 为 22 mL/min 的 IgA 肾病患者,用大剂量环磷酰胺或激素冲击续以 MMF 治疗,患者仍然获益。另外,Takahito 等的研究显示,给 GFR<60 mL/min 的 IgA 肾病患者激素治疗,在改善临床指标上较单纯支持治疗效果好,但是对改善肾病长期预后无效。

对于进展性 IgA 肾病患者,如果血清肌酐水平>221 $\mu$mol/L(2.5 mg/dL),至今无足够证据表明免疫抑制治疗仍然有效。有时这种血肌酐阈值被称为"一去不返的拐点",因此选择合适的治疗时机相当关键。该阈值仍有待进一步研究确证。

综上所述,对于 GFR 为 30～50 mL/min 的 IgA 肾病患者,是否能用免疫抑制治疗目前尚无定论;但是对 GFR<30 mL/min 的患者,不宜进行免疫抑制治疗。

(司 芳)

# 第二节 膜性肾病

膜性肾病是以肾小球基底膜上皮细胞下免疫复合物沉积伴肾小球基底膜弥漫增厚为特征的一组疾病,病因未明者称为特发性膜性肾病。

## 一、病因与发病机制

### (一)病因

1.特发性膜性肾病

病因不详。

2.继发性膜性肾病

(1)药物及重金属:青霉胺、硫普罗宁、非甾体抗炎药、卡托普利、金制剂、铋、汞等。

(2)感染:乙型肝炎病毒、丙型肝炎病毒、梅毒、HIV、幽门螺杆菌等。

(3)自身免疫疾病:系统性红斑狼疮、混合性结缔组织病、自身免疫性甲状腺炎、干燥综合征等。

(4)肿瘤:肺癌、乳腺癌、胃肠道肿瘤及淋巴瘤等。

### (二)发病机制

下面主要介绍特发性膜性肾病。该病的发病机制不明,该病多被认为是与免疫机制有关的主动过程,上皮侧原位免疫复合物形成及膜攻击复合物 C5b-9 的形成是局部组织损伤的原因。

## 二、临床表现、诊断与鉴别诊断

### (一)临床表现

特发性膜性肾病起病隐袭,水肿逐渐加重,有 80% 的患者表现为肾病综合征,其余为无症状蛋白尿。20%～55% 的患者有镜下血尿,肉眼血尿罕见(多见于肾静脉血栓形成或伴新月体肾炎)。20%～40% 的患者伴有高血压。起病时大多数患者的肾功能正常,但有 5%～10% 的患者有肾功能不全,部分患者可于多年后逐步进展为慢性肾衰竭。膜性肾病较突出的并发症为血栓、栓塞,常见的为下肢静脉血栓、肾静脉血栓及肺栓塞。

### (二)诊断

1.病理特点

(1)光镜特点:早期肾小球大致正常,随着病程的进展,肾小球体积增大,毛细血管襻可略显扩张、僵硬,可见基底膜空泡样改变,上皮细胞下可见细小的嗜复红蛋白沉积,一般无细胞增殖及细胞浸润。病变明显时可见基底膜增厚,钉突形成。晚期可见基底膜明显增厚,毛细血管襻受到挤压闭塞,系膜基质增多,肾小球硬化。肾小管上皮细胞可见到透明滴,泡沫细胞在间质也较常出现,病变严重者可见到肾小管萎缩、间质纤维化和炎症细胞浸润。

(2)免疫荧光:以 IgG、$C_3$ 为主沿基底膜呈颗粒状、弥漫性沉积,部分患者可有 IgM 和 IgA 沉积。

2.电镜特点及分期

依病程的发展和电子致密物的沉积情况,可将膜性肾病分为4期。

(1)Ⅰ期:基底膜空泡变性,轻微增厚,电镜下可见上皮下有少量电子致密物沉积,足细胞足突广泛融合。

(2)Ⅱ期:基底膜弥漫增厚,高碘酸乌洛托品银(periodic acid-sliver methena mine,PASM)染色显示增厚的基底膜呈钉突状结构,上皮下可见较大电子致密物沉积,基底膜呈钉突状增厚(图5-1)。

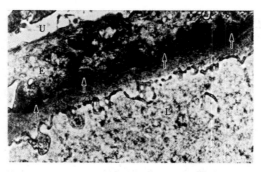

U:尿囊;E:电子致密物;L:毛细血管腔。

**图 5-1 膜性肾病Ⅱ期电镜图**

(3)Ⅲ期:基底膜高度增厚,电子致密物被增生的基底膜包绕,可见多数电子致密物沉积于基底膜内。

(4)Ⅳ期:基底膜内电子致密物逐渐被吸收,出现电子透亮区,基底膜高度增厚,光镜下可见基底膜呈"链条状"。

**(三)鉴别诊断**

病理诊断为膜性肾病后,应首先排除继发因素,才可诊断为特发性膜性肾病。

1.膜型狼疮性肾炎

膜型狼疮性肾炎常见于女性,有系统性红斑狼疮的多系统损害的表现,免疫荧光表现为"满堂亮"现象,一般C1q阳性较突出。

2.乙型肝炎病毒相关性肾炎

该病可有乙型肝炎的临床表现和血清学异常,免疫荧光多为"满堂亮",在肾组织中能够检测出乙型肝炎病毒抗原。

3.肿瘤相关性膜性肾病

肿瘤相关性膜性肾病见于各种恶性实体瘤及淋巴瘤,病理上与特发性膜性肾病相似,多发生于老年人。

## 三、治疗原则

对尿蛋白定量<3.5 g/24 h的患者,不主张用大剂量激素与免疫抑制剂治疗,应严格控制血压,给予 ACEI 或 ARB 类药物,减少蛋白尿,并长期随访,监测肾功能的变化。对尿蛋白定量为3.5~6 g/24 h的患者,应严格控制血压,给予 ACEI 类药物,密切观察6个月,对病情无好转者,则主张用糖皮质激素与免疫抑制剂联合治疗。对尿蛋白定量>6 g/24 h的患者以及尿蛋白定量为 3.5～6 g/24 h 但肾病综合征突出或肾功能不全的患者,应给予免疫抑制剂治疗,首选泼尼松 40～60 mg/d 联合环磷酰胺,如果效果不佳,可联合使用小剂量 CsA 或 MMF 治疗。

(刘　迅)

# 第三节　急性肾小球肾炎

急性肾小球肾炎简称"急性肾炎",是一种常见的原发性肾小球疾病。该病大多呈急性起病,临床表现为血尿、蛋白尿、高血压、水肿、少尿及氮质血症。因其表现为一组临床综合征,故又称为"急性肾炎综合征"。急性肾小球肾炎常于多种致病微生物感染(尤其是链球菌感染)之后发病,但也有部分患者由其他微生物感染,如葡萄球菌、肺炎链球菌、伤寒杆菌、梅毒、病毒、原虫及真菌感染。通常临床所指急性肾小球肾炎即链球菌感染后肾小球肾炎。本节也以此为重点阐述。

## 一、发病机制与临床表现

### (一)发病机制

该病发病与抗原抗体介导的免疫损伤密切相关。机体被链球菌感染后,其菌体内某些有关抗原与相应的特异抗体于循环中形成抗原-抗体复合物,随血流抵达肾脏,沉积于肾小球而致病。但也可能是链球菌抗原中某些带有正电荷的成分通过与肾小球基底膜(GBM)上带有负电荷的硫酸类肝素残基作用,先植于 GBM,然后通过原位复合物方式而致病。补体被激活后,炎症细胞浸润,导致肾小球免疫疾病病理损伤而致病。肾小球毛细血管的免疫性炎症使毛细血管腔变窄,甚至闭塞,并损害肾小球滤过膜。可出现血尿、蛋白尿及管型尿等,并使肾小球滤过率下降。因而对多种溶质(包括含氮代谢产物、无机盐)的排泄减少,而发生水钠潴留,继而引起细胞外液容量增加。因此,临床上有水肿、尿少、全身循环充血状态、呼吸困难、肝大、静脉压升高等表现。该病引发的高血压目前被认为是血容量增加所致,也可能与肾素-血管紧张素-醛固酮系统活力增强有关。

该病急性期表现为弥漫性毛细血管内增生性肾小球肾炎、肾小球增大,并含有细胞成分,内皮细胞肿胀,系膜细胞浸润。电镜下可见上皮下沉淀物呈驼峰状。免疫荧光检查可见弥漫的呈颗粒状的毛细血管襻或系膜区的 IgG、$C_3$ 和备解素的免疫沉着,偶有少量 IgM 和 C4。

### (二)临床表现

急性肾小球肾炎可发生于各年龄组,但多见于儿童及青少年。该病起病较急,病情轻重不一,多数病例病前有链球菌感染史。感染灶多见于上呼吸道及皮肤,如扁桃体炎、咽炎、气管炎、鼻窦炎。在上述前驱感染后,有 1～3 周无症状的间歇期。间歇期后,即急性起病,首发症状多为水肿和血尿。重者可发生急性肾衰竭。

1.全身症状

发病时症状轻重不一,患者常有头痛、食欲减退、恶心、呕吐、腰困、疲乏无力。部分患者先驱感染没有控制,可有发热、咽喉疼痛、咳嗽,体温一般是在 38 ℃ 上下。发热多见于儿童。

2.水肿、少尿

水肿、少尿常为该病的首发症状,占患者的 80%～90%。轻者仅晨起眼睑水肿,或伴有双下肢轻度可凹性水肿,面色较苍白。重者可延及全身,体重增加。水肿出现的部位主要取决于两个因素,即重力作用和局部组织张力。儿童的皮肤及皮下组织较紧密,则水肿的凹陷性不十分明显。另外,水肿的程度还与钠盐的摄入量有密切关系。钠盐的摄入量多则水肿加重,严重者可有胸腔积液、腹水。

**3.血尿**

几乎全部患者有肾小球源性血尿,是该病常见的初起症状。尿浑浊,为棕红色。血尿一般数天内消失,也可持续 1～2 周转为镜下血尿。经治疗镜下血尿多在 6 个月内完全消失。也可因劳累、紧张、感染而反复出现镜下血尿,也有持续 1～2 年才完全消失的。

**4.蛋白尿**

多数患者有不同程度的蛋白尿,以清蛋白为主。极少数患者表现为肾病综合征。蛋白尿持续存在提示病情迁延或有转为慢性肾炎的可能。

**5.高血压**

大部分患者可出现一过性轻度、中度高血压。收缩压、舒张压均升高,往往与血尿、水肿同时存在,一般持续 2～3 周,多随水肿消退而降至正常。原因与水钠潴留、血容量扩张有关。经利尿消肿血压下降,少数患者可出现重度高血压,并可并发高血压脑病、心力衰竭或视网膜病变,出现充血性心力衰竭、肺水肿等。

**6.肾功能异常**

少数患者可出现少尿(尿量<400 mL/24 h),肾功能一过性受损,表现为轻度氮质血症。于 1～2 周尿量增加,肾功能于利尿后数天可逐渐恢复,仅有极少数患者可表现为急性肾衰竭。

## 二、诊断与鉴别诊断

### (一)诊断

**1.前驱感染史**

一般起病前有呼吸道或皮肤感染,也可能有其他部位感染。

**2.尿常规及沉渣检查**

(1)血尿:为急性肾炎的重要表现,肉眼血尿或镜下血尿中红细胞多为严重变形红细胞。因为红细胞通过病变毛细血管壁和流经肾小管过程中,因渗透压改变而变形。此外,还可见红细胞管型,表示肾小球有出血渗出性炎症,这是急性肾炎的重要特点。

(2)管型尿:尿沉渣中常见有肾小管上皮细胞、白细胞,偶有白细胞管型及大量透明和颗粒管型,一般无蜡样管型及宽大管型,如果出现此类管型,提示原肾炎急性加重或有全身系统性疾病,如红斑狼疮或血管炎。

(3)尿蛋白:通常为＋～＋＋,24 h 蛋白总量<3.0 g,尿蛋白多属于非选择性。

(4)尿少与水肿:该病急性发作期 24 h 尿量一般为 1 000 mL 以下,并伴有面部及下肢轻度水肿。

**3.血常规检查**

白细胞计数可正常或增加,与原感染性是否继续存在有关。急性期血沉常变快,一般为 30～60 mm/h。常见轻度贫血,其与血容量增大、血液稀释有关,于利尿消肿后即可恢复,但也有少数患者有微血管溶血性贫血。

4.肾功能及血生化检查

急性期肾小球滤过率（GFR）呈不同程度的下降，但肾血浆流量常可正常。因此滤过分数常下降。与肾小球功能受累相比，肾小管功能相对良好，肾浓缩功能多保持正常。临床常见一过性氮质血症，血中尿素氮、肌酐水平轻度升高，尿钠和尿钙排出减少，不限进水的患者可有轻度稀释性低钠血症。此外，还可出现高血钾和代谢性酸中毒症。

5.有关链球菌感染的细胞学和血清学检查

链球菌感染后，机体对菌体成分及其产物相应的抗体，如抗链球菌溶血素 O 抗体（ASO），其阳性率可达 50%～80%，常借助检测此抗体以证实前期的链球菌感染。通常在链球菌感染后 2～3 周出现，3～5 周滴度达高峰，半年内可恢复正常，75% 的患者 1 年内转阴。在判断所测结果时应注意，ASO 滴度升高仅表示近期内曾有链球菌感染，与急性肾炎发病的可能性及病情的严重性不直接相关。经有效抗生素治疗者其阳性率降低，皮肤感染者的阳性率也低。另外，起病早期部分患者的循环免疫复合物及血清冷球蛋白可呈阳性，但应注意病毒所到急性肾炎者的前驱期可能短，一般为 3～5 d，以血尿为主要表现，$C_3$ 水平不降低，ASO 水平不升高，预后好。

除个别病例外，肾炎病程早期，血总补体及 $C_3$ 水平均明显下降，经 6～8 周可恢复正常，此规律性变化为急性肾炎的典型表现。血清补体水平的下降程度与急性肾炎病情的轻重无明显相关性，但低补体血症持续 8 周以上，应考虑有其他类型肾炎的可能，如膜增生性肾炎、冷球蛋白血症或狼疮性肾炎。

6.血浆蛋白和脂质测定

有少数本证患者的血清蛋白水平常轻度降低，这是水钠潴留，血容量增加和血液稀释造成的，并不是由尿蛋白丢失而致，经利尿消肿后可恢复正常。有少数患者伴有 $\alpha_2$、$\beta$ 脂蛋白水平升高。

7.其他检查

如少尿 1 周以上或进行性尿量减少伴肾功能恶化，病程超过 2 个月而无好转趋势，有急性肾炎综合征伴肾病综合征，应考虑进行肾活检以明确诊断，指导治疗。

8.非典型病例的临床诊断

最轻的亚临床病例可无水肿、高血压和肉眼血尿，仅于链球菌感染后或与急性肾炎患者紧密接触，行尿常规检查而发现镜下血尿，甚或尿检也正常，仅血中 $C_3$ 水平呈典型的规律性改变，即急性期明显降低，而 6～8 周恢复正常。此类患者如行肾活检可呈典型的毛细血管内增生及特征性驼峰病变。

**（二）鉴别诊断**

1.发热性尿蛋白

急性感染发热患者，可出现蛋白尿、管型及镜下血尿，极易与不典型或轻度急性肾炎患者相混淆，但前者无潜伏期，无水肿和高血压，热退后尿常规迅速恢复正常。

2.急进性肾炎

起病初其与急性肾炎很难区别。该病在数天或数周内出现进行性肾功能不全，少尿或无尿可帮助鉴别。必要时需采用肾穿刺病理检查，如表现为新月体肾炎可资鉴别诊断。

3.慢性肾炎急性发作

大多数慢性肾炎往往隐匿起病，急性发作常继发于感染后。前驱期往往较短，1～2 d 即出现水肿、少尿、氮质血症等，严重者伴有贫血、高血压，肾功能持续损害，常常可伴有夜尿增多，尿比重常低。

4.IgA 肾病

IgA 肾病以反复发作性血尿为主要表现。ASO、$C_3$ 水平往往正常。肾活检可以明确诊断。

5.膜性肾炎

膜性肾炎常以急性肾炎样起病,但蛋白尿常常明显,血清补体持续下降多于 8 周。该病恢复不及急性肾炎明显,必要时做肾穿刺活检以明确诊断。

6.急性肾盂肾炎或尿路感染

尿常规检查,常有白细胞、脓细胞和红细胞,患者有明显的尿路刺激症状和畏寒发热,补体水平正常,中段尿培养可确诊。

7.继发性肾炎

其包括过敏性紫癜性肾炎,狼疮性肾炎,乙型肝炎病毒相关性肾炎等。该类肾炎的原发病症状明显,不难诊断。

8.并发症

(1)循环充血状态:因水钠潴留,血容量扩大,循环负荷过重,乃至表现循环充血性心力衰竭甚至肺水肿,这与病情的轻重和治疗情况相关。临床表现为气急、不能平卧、胸闷、咳嗽、肺底湿啰音、肝大且有压痛、心率快、奔马律等左右心衰竭症状。这是血容量扩大所致,而与真正心肌泵衰竭不同,且强心剂效果不佳,而利尿剂的应用常助其缓解。

(2)高血压脑病:是指血压急剧升高时(尤其是舒张压)伴发的中枢神经系统症状,一般多见于儿童。一般学者认为在高血压的基础上,脑部小血管痉挛,导致脑缺氧、脑水肿而形成高血压脑病。但也有人认为当血压急剧升高时,脑血管原具备的自动舒缩功能失调或失控,脑血管高度充血脑水肿而致。此外,急性肾炎时,水钠潴留也在发病中起一定作用。此并发症多发生在急性肾炎起病后 1~2 周。起病较急,临床表现为剧烈头痛,频繁恶心、呕吐,继之出现视力障碍,眼花,复视,出现暂时性黑矇,并有嗜睡或烦躁。若不及时治疗,则发生惊厥、昏迷,少数患者暂时偏瘫、失语,严重时发生脑疝。神经系统多无局限性体征,浅反射及腱反射可减弱或消失,眼底检查常见视网膜小动脉痉挛,有时可见视盘水肿,脑脊液清亮,压力和蛋白正常或略高。当高血压伴视力障碍、惊厥、昏迷中的一项,即可诊断。

(3)急性肾衰竭:急性肾炎患者中,有相当一部分病例有程度不一的氮质血症,但真正进展为急性肾衰竭者仅为极少数。由于防治及时,前两类并发症已大为减少,但对合并急性肾衰竭尚无有效防止措施,急性肾衰竭已成为急性肾炎患者死亡的主要原因。临床表现为少尿或无尿,血尿素氮、肌酐水平升高,高血钾,代谢性酸中毒等尿毒症改变。在此情况下应及时血液透析,采用肾替代疗法(按急性肾衰竭治疗)。如经治疗少尿或无尿 3~5 d 或 1 周,此后尿量逐渐增加,症状消失,肾功能可逐渐恢复。

**(三)诊断标准**

(1)起病较急,病情轻重不一,多见于青少年、儿童。

(2)患者有上呼吸道及皮肤等感染史,多在感染后 1~4 周发病。

(3)血尿(肉眼或镜下血尿)、蛋白尿、管型(颗粒管型和细胞管型)多见。

(4)患者水肿,轻者晨起双眼睑水肿,重者可有双下肢及全身水肿。

(5)患者有短暂氮质血症、轻中度高血压。B超显示双肾的形态、大小正常。

## 三、治疗

该病的治疗以休息及对症治疗为主,纠正水钠潴留,纠正血循环容量负荷重,抗高血压,防治急性期并发症,保护肾功能,如急性肾衰竭,可行透析治疗。因该病属于自限性疾病,一般不适宜应用糖皮质激素及细胞毒性药物。

### (一)一般治疗

急性期应卧床休息 2~3 周,待肉眼血尿消失,水肿消退及血压恢复正常,然后逐渐增加室内活动量,3~6 个月间应避免较重的体力劳动。如活动后尿改变加重,应再次卧床休息。在急性期选择低钠饮食,每天摄入 3 g 以下食盐,保证充足的热量。肾功能正常者不需要限制蛋白质的摄入量,适当补充优质蛋白质。有氮质血症者应限制蛋白质的摄入量,以减轻肾脏负担。水肿重、尿少者除限盐外还应限制水的摄入量。

### (二)感染灶的治疗

对有咽部、牙周、鼻窦、气管、皮肤感染灶者应给予青霉素治疗 1~2 周。对青霉素过敏者可用大环内酯类抗生素。若有反复发作的慢性扁桃体炎,病证迁延 6 个月以上,尿中仍有异常且可能与扁桃体病灶有关,待病情稳定后(尿蛋白少于+),尿沉渣计数少于 10 个/HP,可考虑做扁桃体切除术,术前、术后需用 2~3 周青霉素。

### (三)抗凝治疗

根据发病机制,有肾小球内凝血的主要病理改变,主要为纤维素沉积及血小板聚集,因此,在临床治疗时用抗凝降纤疗法,这有助于肾炎的缓解和恢复,具体方法如下。

1.肝素

按成人每天总量 5 000~10 000 U 加入 250 mL 5% 的葡萄糖注射液,静脉滴注,每天 1 次,10~14 d 为 1 个疗程,间隔 3~5 d,再行下 1 个疗程,共用 2~3 个疗程。

2.丹红注射液

成人用量为 20~40 mL,将其加入 5% 的葡萄糖注射液中。用法、疗程与肝素相同,对小儿酌减。或选择其他活血化瘀的中成药注射剂,如血塞通、舒血通、川芎、丹参注射剂。

3.尿激酶

成人的用量为 5 万~10 万 U/d。将其加入 250 mL 5% 的葡萄糖注射液中。用法、疗程与丹红注射液相同,对小儿酌减。注意不要同时应用肝素与尿激酶。

4.双嘧达莫

成人的用量为 50~100 mg,每天 3 次,口服,可连服 8~12 周。小儿酌情服用。

### (四)利尿消肿

急性肾炎的主要生理病理变化为钠潴留,细胞外液量增加导致临床上水肿、高血压、循环负荷过重及致心肾功能不全等并发症。应用利尿药不仅能达到消肿利尿的作用,还有助于防治并发症。

1.轻度水肿

颜面部及双下肢轻度水肿(无胸腔积液、腹水者),常用噻嗪类利尿药。例如,氢氯噻嗪,成人每次 25~50 mg,1~2 次/天,口服。此类利尿药作用于远端肾小管。当 GFR 为 25 mL/min 时,常不能产生利尿效果,此时可用襻利尿剂。

2.中度水肿

伴有肾功能损害及少量胸腔积液或腹水者,先用噻嗪类利尿药,氢氯噻嗪每次 25～50 mg,1～2 次/天。但当 GFR 为 25 mL/min 时,可加用襻利尿剂,例如,呋塞米每次 20～40 mg,1～3 次/天,如口服效果差,可肌内注射或静脉给药,30 min 起效,但作用短暂,仅 4～6 h,可重复应用。此两种药在肾小球滤过功能严重受损、肌酐清除率为 5～10 mL/min 时,仍有利尿作用,应注意应用大剂量时可致听力及肾脏严重损害。对急性肾炎患者一般不用汞利尿剂、保钾利尿剂及渗透性利尿剂。

3.重度水肿

当每天尿量<400 mL 时,有大量胸腔积液、腹水,伴肾功能不全甚至急性肾衰竭、高血压、心力衰竭并发症,立即应用大剂量强利尿剂,如呋塞米 60～120 mg,缓慢静脉推注,但剂量不能超过 1 000 mg/d。因剂量过大,并不能增强利尿效果,反而使不良反应明显增加,导致不可逆性耳聋。应用后如利尿效果仍不理想,则应考虑血液净化疗法,如血液透析,腹膜透析,而不应冒风险应用过大剂量的利尿药。此外,还可应用血管解痉药(如多巴胺)以达到利尿目的。

注意:不宜应用其他利尿药,例如,汞利尿药对肾实质有损害,渗透性利尿药(如甘露醇)可增加血容量,加重心脑血管负荷而发生意外,还有诱发急性肾衰竭的潜在危险。保钾利尿药可致血钾水平升高,尿少时不宜使用。对高尿酸血症患者,应慎用利尿药。

**(五)降压治疗**

血压不超过 18.7/12.0 kPa(140/90 mmHg)者可暂缓治疗,严密观察。若经休息、限水、限盐、利尿治疗,血压仍高,应给予降压药。可根据高血压的程度,起病缓急,首选一种和小剂量使用。

1.钙通道阻滞剂

该类药物如硝苯地平、尼群地平。该类药物可通过阻断钙离子进入细胞而干扰血管平滑肌的兴奋-收缩偶联,降低外阻血管阻力而使血压下降,并能较好地维持心、脑、肾的血流量。口服或舌下含服均吸收良好,每次 10 mg,2～3 次/天,用药后 20 min 血压下降,1～2 h 作用达高峰,持续 4～6 h。按说明书服用控释片、缓释片,与 β 受体阻滞剂合用可提高疗效,并可减轻硝苯地平引起的心率加快。

2.血管紧张素转化酶抑制剂

该类药物通过抑制血管紧张素转换酶的活性,而抑制血管紧张素扩张小动脉,适用于肾素-血管紧张素-醛固酮介导的高血压,也可应用于合并心力衰竭的患者。常用药物如卡托普利,口服 25 mg,15 min 起效,服用盐酸贝那普利 5～10 mg,每天 1 次,对肾素依赖性高血压的效果更好。

3.$\alpha_1$ 受体阻滞剂

该类药物如哌唑嗪,具有血管扩张作用,能减轻心脏前后负荷。宜从小剂量开始逐渐加量,不良反应有直立性低血压、眩晕或乏力等。

4.硝普钠

硝普钠用于严重高血压患者,用量为 1～3 μg/(kg·min),持续静脉滴注,数秒内即起作用。将其溶于 200～500 mL 5% 的葡萄糖注射液中,静脉滴注,先从小剂量开始,依血压调整滴速。该药物的优点是作用快、疗效高、毒性小,既作用于小动脉阻力血管,又作用于静脉的血容量血管,能降低外周阻力,而不引起静脉回流增加,故可适用于心力衰竭患者。

### （六）严重并发症的治疗

**1.急性循环充血性状态和急性充血性心力衰竭的治疗**

当急性肾炎患者出现胸闷、心悸、肺底啰音、心界扩大等症状时，心排血量并不降低，射血指数并不减少，与心力衰竭的病理生理基础不同，而处于水钠潴留、血容量增加所致淤血状态。此时嘱患者要绝对卧床休息，严格限制钠、水的摄入量，同时应用强利尿药。硝普钠或酚妥拉明多能使症状缓解。发生心力衰竭时，可适当应用地高辛或毒毛花苷 K。对危重患者可采用轮流束缚上肢、下肢或静脉放血，每次 150～300 mL，以减轻心脏负荷和肺淤血。当保守治疗无效时，可采用血透脱水治疗。

**2.高血压脑病治疗**

出现高血压脑病时，应首选硝普钠，将 5 mg 硝普钠加入 100 mL 10％的葡萄糖注射液中，静脉滴注，以 4 滴/分钟开始。用药时应监测血压，每 5～10 min 测 1 次血压。根据血压的变化情况调节滴速，最大 15 滴/分钟，为 1～2 μg/(kg·min)，每天总剂量<100 μg/kg。用药后如患者的高血压脑病缓解，神志好转，停止抽搐，则应改用其他降压药维持血压。因高血压脑病可致生命危险，故应快速降压，争分夺秒。硝普钠起效快，半衰期短，1～2 min 可显效，停药 1～10 min 作用可消失，无药物依赖性。但应注意硝普钠可产生硫氰酸盐代谢产物，故静脉用药浓度应低，滴速应慢，应用时间要短（<48 h），并应严密监测血压，如降压过度，可使有效循环血容量过低，而致肾血流量降低，灌注不足，引起肾功能损害。应用硝普钠抢救急性肾炎高血压危象，疗效可靠，而且不良反应小。

当高血压伴有脑水肿时，宜采用强利尿药及脱水药以降低颅脑压力。降颅压和脱水治疗可应用 20％的甘露醇，每次 5 mL/kg，静脉注射或静脉快速滴注，视病情 4～8 h 1 次。呋塞米每次 1 mg/kg，静脉滴注，每 6～8 h 1 次。地塞米松 0.3～0.5 mg/kg（或 5～10 mg/次，每 6～8 h 1 次）。如有惊厥注意对症止痉。对持续抽搐的成人可用地西泮，每次 0.3 mg/kg，总量为 10～15 mg，静脉给药，并可辅助吸氧等。

**3.透析治疗**

该病有以下两种情况时可采用透析治疗。

（1）有少尿性急性肾衰竭，特别是有高血钾存在时。

（2）严重水钠潴留引起急性左心衰竭，应及时给予透析治疗，以帮助患者度过急性期。由于该病具有自愈倾向，肾功能多可逐渐恢复，一般不需要长期维持透析。

临床应注意在治疗该病时，不宜应用糖皮质激素及非甾体抗炎药和山莨菪碱类药物治疗。该病大多预后良好，部分病例可在数月内自愈。老年患者有持续性高血压、大量蛋白尿或肾功能损害，预后较差。肾组织增生病变重，伴有较多新月体形成者预后较差。

**（姚　美）**

# 第四节　慢性肾小球肾炎

慢性肾小球肾炎简称慢性肾炎（CGN），是指以尿蛋白、血尿、高血压、水肿为基本临床特点的一组肾小球疾病。起病方式不同，病理类型及病程不一，临床表现多样化。大部分患者的病情隐匿、迁延,病变缓慢进展,可有不同程度的肾功能损害,最终将发展为慢性肾衰竭。部分患者的病变可呈急性加重和进展。由于本组疾病的病理类型及病期不同,主要临床表现各不相同,疾病表现呈多样化,治疗较困难,预后也相对较差。

## 一、病因病机与临床表现

### (一)病因病机

#### 1.发病原因

慢性肾炎是一组多病因的慢性肾小球病变为主的肾小球疾病,大多数患者的病因不十分明确。但临床免疫疾病病理和实验室的资料说明,慢性肾炎的发病原因与免疫机制关系密切,与链球菌感染无明确关系,15%～20%是从急性肾小球肾炎转变而来,大部分慢性肾炎患者无急性肾炎病史,可能是由各种细菌、病毒、原虫、感染等因素诱导自身抗原耐受的丧失,炎症介质因子及非免疫机制等引起该病,而并非直接的免疫反应病因。感染因素以及其后的刺激导致免疫复合物在肾小球内沉积,提示体液免疫反应是慢性肾小球肾炎损伤的主要原因。在肾小球内及肾小球外引起针对靶抗原的、有细胞参与的免疫反应,单核巨噬细胞在诱发疾病中具有重要作用。

#### 2.病理机制

(1)免疫机制的反应:主要发生在肾小球内,有较多的组织损伤介质被激活,有生长因子及补体产生趋化因子,引起白细胞募集。$C_{5b-9}$攻击肾小球细胞,纤维素沉积,甚至形成新月体。炎症介质的刺激使肾炎进入慢性期,随着许多氧化物及蛋白酶的产生,发生细胞增殖,表型转化,细胞外基质积聚,引起肾小球硬化和永久性肾功能损害。

(2)非免疫机制的参与:主要参与肾小球肾炎的慢性进展,如有效过滤面积减少,残余肾小球滤过率升高,肾缺血,各种因子细胞释放以及肾小管中蛋白质成分增多造成的毒性作用,均可加重肾小球硬化和慢性肾间质纤维化。

(3)慢性肾炎的病理特点:是由两侧肾脏弥漫性肾小球病变和多种病理类型引起的。因长期的反复发作,呈慢性肾炎过程,肾小球毛细血管逐渐破坏,纤维组织增生,肾小球纤维化,淋巴细胞浸润,玻璃样变,随之可导致肾小管肾间质继发性病变。后期肾皮质变薄,肾脏体积缩小,形成终末期固缩肾。在肾硬化的肾小球间有时可见肥大的肾小球。病理类型有系膜增生性肾炎、膜性肾病、系膜毛细血管性肾炎、局灶性节段性肾小球硬化、增生硬化型肾小球肾炎。

### (二)临床表现

慢性肾炎可发生于任何年龄和性别。多数患者起病缓慢、隐匿。临床以蛋白尿、血尿、高血压、水肿为基本特征,常有不同程度的肾功能损害。由于各种因素影响,病情时轻时重,反复发作,逐渐地发展为慢性肾衰竭。

发病初期、早期,患者可表现乏力、劳倦、腰部隐痛、刺痛或困重、食欲减退,水肿可有可无,有水肿也不严重,部分患者可无明显的临床症状。蛋白尿持续存在,通常在非肾病综合征范围,有不同程度的肾小球源性血尿及管型,多呈镜下血尿,肉眼血尿少见。血压可正常或轻度升高。肾功能正常或轻度损伤,肌酐清除率下降,或有轻度氮质血症表现,可持续数年或数十年。肾功能逐渐恶化并出现相应的临床表现,如贫血、血压升高、酸中毒,最终进展为尿毒症。

有部分慢性肾炎患者可以高血压为突出或首先发现,特别是舒张压持续性以中等以上的程度上升,可有眼底出血、渗血,甚则视盘水肿。如果未控制血压,肾功能恶化较快。未经治疗,多数患者的肾功能呈慢性渐进性损害,预后较差。当患者有感染、过度疲劳、精神压力过大或使用肾毒性药物等因素,常可使病情呈急性发作或急骤恶化,经及时治疗或驱除病因后病情可有一定程度的缓解,但也可能因此而进入不可逆的肾衰竭阶段。肾功能损害的程度和发展快慢主要与病理类型相关,同时也与合理治疗和认真的调护等因素关系密切。

## 二、分类与辅助检查

### (一)分类

慢性肾炎的临床表现多样,个体差异较大,中青年发病率高,易误诊。有蛋白尿(一般尿蛋白水平为 $1\sim3$ g/24 h)、血尿、管型尿、水肿及高血压,病史 1 年以上,无论有无肾损害,均应考虑此病。在排除继发性肾小球肾炎及遗传性肾小球肾病后,临床上可诊断为慢性肾炎。根据临床表现,可把慢性肾炎分为以下 5 型。

1.普通型

该类型较为常见,病程迁延,病情相对稳定,多表现为轻度至中度水肿,高血压和肾功能损害。尿蛋白定性＋～＋＋＋,镜下呈肾小球源性血尿和管型尿等。病理改变以 IgA 肾病、非 IgA 系膜增生性肾炎(即局灶系膜增生性)较常见,也可见于局灶性节段性肾小球硬化早期和膜增生性肾炎等。

2.肾病性大量蛋白尿型

除具有普通型的表现外,部分患者可表现肾病性大量蛋白尿,病理分型以微小病变型肾病、膜增生性肾炎、局灶性肾小球硬化等多见。

3.高血压型

除上述表现外,以持续性中度血压升高为主,特别是舒张压持续升高,常伴有眼底视网膜动脉细窄、迂曲和动静脉交叉压迫现象,少数可有絮状物或出血。病理常以局灶节段性肾小球硬化和弥漫性增生为多见,或晚期多有肾小球硬化表现。

4.混合型

混合型临床上既有肾病型表现,同时又有高血压型表现,多伴有不同程度的肾功能减退征象。病理改变可为局灶性节段性肾小球硬化和晚期弥漫性增生性肾小球肾炎等。

5.急性发作型

在病情相对稳定或持续进展过程中,由于各种微生物感染、过度疲劳或精神打击等因素,较短的潜伏期(一般为 $2\sim7$ d)后,而出现类似急性肾炎的临床表现,经治疗和休息等调治后,可恢复原先水平,或病情恶化,逐渐发展至尿毒症,或反复多次发作后,肾功能急剧减退而出现尿毒症的一系列临床表现。病理改变为弥漫性增生,在肾小球硬化基础上出现新月体和/或明显间质性肾炎。

### (二)辅助检查

1.尿液检查

尿异常是慢性肾炎的基本特点和标志,蛋白尿是诊断慢性肾炎的主要依据。尿蛋白水平一般为 $1\sim3$ g/24 h。尿沉渣可见颗粒管型和透明管型,多数可有肾小球源性镜下血尿,少数患者可有间发性肉眼血尿。

2.肾功能检查

多数慢性肾炎患者可有不同程度的肾小球滤过率(GFR)下降,早期表现为肌酐清除率下降,其后血肌酐、尿素氮水平升高,可伴不同程度的肾小管功能减退,如近端肾小管尿浓缩功能减退和/或近端小管重吸收功能下降。

3.影像学检查

B超检查早期可显示肾实质回声粗乱,晚期可有肾体积缩小等改变。

4.病理检查

肾活检有助于明确诊断,如无特殊禁忌证,医院有条件,应对所有慢性肾炎患者进行肾活检。肾活检有助于慢性肾炎与继发性肾小球疾病的鉴别诊断。另外,可以明确肾小球病变的组织学类型和病理损害程度及活动性,从而指导合理的治疗,延缓慢性肾损害的进展。

## 三、鉴别诊断与诊断标准

### (一)鉴别诊断

1.继发性肾小球疾病

该类疾病如狼疮性肾炎、过敏性紫癜性肾炎、乙型肝炎相关性肾损害。可依据相应的系统表现及特异性实验室检查来鉴别。

2.遗传性肾病

Alport综合征常起病于青少年、儿童。多在10岁之前起病,患者有眼(圆锥形或球形晶状体)、耳(神经性耳聋)、肾形态异常,并有阳性家族史(多为性连锁显性遗传、常染色体显性遗传及常染色体隐性遗传)。

3.其他原发性肾小球疾病

(1)隐匿性肾小球肾炎:主要表现为无症状性血尿和/或蛋白尿,无水肿,高血压和肾功能减退。

(2)感染后急性肾炎:有前驱感染,需鉴别以急性发作起病的慢性肾炎与此病,二者的潜伏期不同,血清 $C_3$ 水平的动态变化有助于鉴别。另外,疾病的转归不同,慢性肾炎无自愈倾向,呈慢性进展,可资鉴别。

4.原发性高血压肾损害

先有较长期的高血压,然后出现肾损害,临床上近端肾小管功能损伤较肾小球功能损伤早,尿改变轻微,仅有少量蛋白尿,常有高血压的其他靶器官并发症。

### (二)诊断标准

参照中华内科杂志编委会肾病专业组于1992年安徽太平会议拟定的标准。

(1)起病缓慢,病情迁延,临床表现可轻可重,或时轻时重,随着病情发展,可有肾功能减退、贫血、电解质紊乱等情况。

(2)可有水肿、高血压、蛋白尿、血尿及管型尿等表现中的一种或数种。临床表现多种多样,有时伴有肾病综合征或重度高血压。

(3)病程中可有急性发作,常由呼吸道及其他感染诱发,发作时有时类似急性肾炎之表现。有些病例可自动缓解,有些病例的病情加重。

## 四、治疗

早期应该针对慢性肾小球肾炎的病理类型给予治疗,抑制免疫介导的炎症,抑制细胞增生,减轻肾脏硬化;并应以防止或延缓肾功能进行性损害及恶化、改善临床症状及防治合并症为主要目的。强调综合整体调治,可采取下列综合措施。

### (一)一般治疗

1.动静结合,以静和休息为主

避免劳累及精神压力过大。因前面所列因素可加重肾功能负荷及加重高血压、水肿和使尿检异常,这在治疗恢复过程中非常重要。

2.饮食调节

(1)蛋白质的摄入:慢性肾炎患者应根据肾功能减退程度决定蛋白质的摄入量。轻度肾功能减退者的蛋白质摄入量应为 0.6 g/(kg·d),以优质蛋白为主,适当辅以 α-酮酸或必需氨基酸,可适当增加碳水化合物的摄入量,以满足机体的能量需要,防止负氮平衡。如患者的肾功能正常,可适当增加蛋白质的摄入量,一般不超过 1.0 g/(kg·d),以免加重肾小球高滤过等所致的肾小球硬化。慢性肾炎、肾功能损害患者,如长期限制蛋白质的摄入量,势必导致必需氨基酸缺乏。因此,补充 α-酮酸是必要的。α-酮酸含有多种必需氨基酸,摄入后经过转氨基作用形成相应的氨基酸,可使机体既获取必需氨基酸,又减少了不必要的氨基,还提供了一定量的钙。对肾性高磷酸盐血症和继发性甲状旁腺功能亢进起到良好的作用。

(2)盐的摄入:有高血压和水肿的慢性肾炎,盐的摄入量一般控制在 3 g/d 以下。

(3)脂肪的摄入:高脂血症是促进肾脏病变加重的独立的危险因素,尤其是有大量蛋白尿的慢性肾炎患者脂质代谢紊乱而出现的高脂血症。应限制脂肪的摄入量,限制含有大量饱和酸和脂肪酸的动物脂肪更为重要。

### (二)药物治疗

1.积极控制高血压

高血压是加速肾小球硬化、促进肾功能恶化的重要危险因素,为此积极控制高血压是十分重要的环节。控制高血压可防止肾功能减退,或使已经受损的肾功能有所改善,并可防止心血管的合并症,改善近期预后,具体治疗原则如下。

(1)力争达到目标值,如尿蛋白＜1 g/d 的患者,要把血压控制在 17.3/10.7 kPa(130/80 mmHg)左右;尿蛋白≥1.0 g/d 的患者的血压应控制在 16.7/10.0 kPa(125/75 mmHg)以下水平。

(2)降压速度不能过快,使血压平稳下降。

(3)先以一种药物(小剂量)开始,必要时联合用药,直至血压控制满意。

(4)优选具有肾保护作用、能减缓肾功能恶化的降压药物。

(5)降压药物的选择:首选血管紧张素转换酶抑制剂(ACEI)、血管紧张素Ⅱ受体拮抗剂(ARB),其次是长效钙通道阻滞剂(CCB)、β受体阻滞剂、血管扩张剂、利尿剂等。由于 ACEI 与ARB 除具有降压作用外,还有减少尿蛋白和延缓肾功能恶化、保护肾的功能,应优先选用。

在肾功能不全患者应用 ACEI 或 ARB 时,应注意防止高血钾和血肌酐水平升高。但血肌酐水平＞264 μmol/L 时,务必在严密检测下谨慎应用,尤其注意监测肾功能和血钾。

2.严密控制蛋白尿

蛋白尿是慢性肾损害进程中的独立危险因素,是肾功能渐进性恶化的不利条件,控制蛋白尿可延缓疾病的进展。尿蛋白导致肾损害的机制有以下几点。

(1)导致肾小管上皮细胞重吸收蛋白过多而致细胞溶酶体破裂,释放溶酶体酶和补体引起组织损伤。

(2)肾小管上皮细胞摄取过多的清蛋白和脂肪酸,导致脂质合成和释放,引起细胞浸润,并释放组织因子造成组织损伤。

（3）肾小管本身产生的 Tamm-Horsfall 蛋白与滤液中蛋白相互作用，阻塞肾小管。

（4）尿中补体成分增加，特别是 $C_{5b-9}$ 膜攻击复合物激活近曲小管上皮的补体替代途径。

（5）肾小管蛋白质产氨增多，活化的氨基化 $C_3$ 相应地产生。

（6）尿中转铁蛋白释放铁离子，产生游离-OH 损伤肾小管。

以上因素导致小管分泌内皮素，引起间质缺氧，产生致纤维因子。

控制蛋白尿药物的选择：ACEI 与 ARB 具有降低尿蛋白水平的作用，这种减少尿蛋白的作用并不依赖其降压的作用。因此，对于非肾病综合征范围内的蛋白尿可使用 ACEI 和/或 ARB 治疗。因用这类药物减少蛋白尿与剂量相关，所以其用药剂量，常需要高于降压所需剂量，但应预防低血压发生。例如，依那普利 20～30 mg/d 和/或氯沙坦 100～150 mg/d，才可发挥较好的降低尿蛋白水平和肾脏保护作用。

**3.糖皮质激素和细胞毒类药物的应用**

由于慢性肾炎是多种因素引起的综合征表现，其病因、病理类型、病情变化、临床表现、肾功能损害程度等差异很大，故是否应用皮质激素、细胞毒类药物，应根据临床表现和病理类型不同，综合分析，确定是否应用。

（1）对有大量蛋白尿伴或不伴肾功能轻度损害者，可考虑应用糖皮质激素，一般应用泼尼松 1 mg/(kg·d)，治疗过程中严密观察血压和肾功能，一旦有肾功能损害，应酌情撤减。

（2）对肾功能进行性减退者，不宜继续使用常规的口服糖皮质激素治疗。

（3）根据病理检查结果，如以活动性病变为主，细胞增生，炎症细胞浸润，伴有大量蛋白尿，则应用激素及细胞毒类积极治疗。泼尼松 1 mg/(kg·d)，环磷酰胺 2 mg/(kg·d)。若病理检查结果为以慢性病变为主（肾小管萎缩，间质纤维化），则不考虑用皮质激素等免疫抑制剂治疗。如果病理检查结果表现为活动性病变和慢性病变并存，肾功能已有轻度损害（Scr<256 μmol/L），伴有大量蛋白尿，也可考虑用皮质激素与细胞毒类药物的治疗（剂量同上），并可加用雷公藤总苷 60 mg/d，分 3 次服用。需密切观察肾功能的变化。

**4.用抗凝药和血小板解聚药治疗**

抗凝药和血小板解聚药有一定的稳定肾功能、减轻肾病理损伤、延缓肾病进展的作用。即使无高凝状态和各种病理类型表现，也可常规较长时间配合激素及细胞毒性药物使用，或单独应用此类药物。常用药物如下。

（1）低分子肝素：该药的抗凝活性在于与抗凝血酶Ⅲ的结合后肝素链上的五聚糖抑制剂凝血酶和凝血因子Ⅹa，结果抗栓效果优于抗凝作用，生物利用度高，出血倾向少，半衰期比普通肝素长，常用剂量为 5 000 U/d，腹壁皮下注射或静脉滴注，一般 7～10 d 为 1 个疗程。根据临床表现和检验凝血系列，无出血倾向，可连续应用 2～3 个疗程。

（2）双嘧达莫：此为血小板解聚药，用量为 200～300 mg/d，分 3 次口服，每月为 1 个疗程，可连续服用 3～6 个月。

（3）阿司匹林：50～150 mg/d，每天 1 次，无出血倾向者可连续服用 6 个月以上。

（4）盐酸噻氯匹定 250～500 mg/d。西洛他唑 50～200 mg/d。

（5）华法林：4～20 mg/d，分 2 次服用，根据凝血酶原时间，以 1 mg 为阶梯调整剂量。使用华法林期间应定期检验凝血酶原时间（至少 4 周 1 次），防止出血，应严密观察。

对于以上抗凝、溶栓、解聚血小板、扩张血管的中药、西药制剂，在应用时可选择 1～4 种。应注意有出血倾向者或有过敏等不良反应者忌用或慎用这些药物,并要随时观察凝血酶时间。

5.降脂药物治疗

肾病并发脂质代谢紊乱,可加重肾功能的损害,并引起细胞凋亡,导致组织损伤。因此,当肾病并发脂质异常时,特别是低密度脂蛋白异常,应引起重视进而调节。他汀类药物不仅可以降血脂,更重要的是可以抑制炎症细胞与肾固有细胞合成炎症因子,抑制单核细胞趋化蛋白和黏附分子的产生,减轻肾组织的损伤和纤维化。

6.避免加重肾损害的因素

在慢性肾炎的治疗恢复过程中,应积极预防感染、低血容量、腹水、水电解质和酸碱平衡紊乱。避免过度劳累、妊娠和应用肾毒性药物,解除心理压力,如血尿酸水平升高,应积极治疗。

(赵 佳)

# 第五节 隐匿性肾小球肾炎

隐匿性肾小球肾炎简称"隐匿性肾炎",一般指在体检或偶然情况下,尿常规检查发现尿异常。其特点是平常没什么症状,不易被发现;患者无水肿、高血压、肾功损害等症状,而仅表现为无症状性蛋白尿或无症状性肾小球性血尿,或二者均有,但以一种表现更为突出。

## 一、病因病机与临床表现

### (一)病因病机

该病有不同病因和不同的发病机制,是由多种病理类型的原发性肾小球疾病所致,可能为链球菌、其他球菌、某些杆菌或病毒所引起的免疫反应而致肾脏损害。其病理改变多较轻微,有轻微性的肾小球病变、轻度系膜增生性肾小球肾炎及局灶性节段性肾小球肾炎等病理类型。根据免疫疾病理表现,又可将系膜增生性肾小球肾炎分为 IgA 肾病和非 IgA 系膜增生性肾小球肾炎。

### (二)临床表现

1.无症状性血尿

此型无症状性血尿以持续性肾小球源性镜下血尿和/或反复发作的肉眼血尿为共同临床表现。发病者多为青少年,无临床症状和体征。多在尿检验时发现镜下肾小球源性血尿,呈持续性和反复发作性。部分患者在剧烈活动、感染发热的情况下,可出现一过性肉眼血尿,并于短时间内迅速消失。根据临床表现也通常称为"单纯性血尿症"或"无症状血尿症",也有称为"隐匿性肾炎血尿症"。

患者临床无水肿、高血压、蛋白尿及肾功能损害表现,血常规、血沉、凝血机制等无异常,尿细菌培养为阴性。部分 IgA 肾病患者的血清 IgA 水平可升高,其他免疫球蛋白正常;影像学检查,肾、肾盂、输尿管、膀胱下尿路等均正常。

实验室检查:离心尿经高倍镜检查,不少于 3 个红细胞为镜下血尿。100 mL 尿液中有 0.5 mL 血或红细胞多于 $5 \times 10^9/L$ 称为肉眼血尿。在相差显微镜下观察,红细胞表现为多种形态的异常红细胞,对肾小球疾病有重要的诊断价值,变形红细胞的多样性与肾小球病变的严重性相关。镜检发现红细胞管型更能说明为肾小球源性血尿。

2.无症状性蛋白尿

无症状性蛋白尿多见于青年男性,主要表现为持续性蛋白尿,24 h尿蛋白定量一般是在2.0 g以下,以清蛋白为主,无水肿、高血压,且肾功能正常,血液生化及影像学检查均无异常表现,少数患者有轻度腰酸的表现。

无症状性蛋白尿有不同类型的肾小球轻微病理改变而致,如膜性肾病、系膜增生性肾炎、微小病变型肾病、局灶性节段性肾小球硬化、IgA肾病早期。无症状性蛋白尿常可持续多年,一般预后相对良好。

实验室检查:多次检查尿蛋白呈持续性阳性,＋～＋＋＋,24 h尿蛋白定量常在2.0 g以下,多是中小分子蛋白尿,以清蛋白为主要成分,则为肾小球疾病所致蛋白尿。如果蛋白尿中有IgG成分,则为非选择性蛋白尿,其他生化检查及影像学检查均正常。

3.无症状性血尿和蛋白尿

持续性血尿和蛋白尿同时存在,24 h蛋白尿定量一般为1.0～2.0 g,血尿常是镜下肾小球源性血尿。这类患者的肾病可能是非静止的进展性肾小球疾病,通常较单纯性血尿和单纯性蛋白尿预后较重。在发病初期、中期,其他临床症状和影像学检查、生化检查与前两种类型相同。此类型容易被忽视、漏诊,发现后应引起重视,积极观察、治疗。

## 二、诊断、鉴别诊断与诊断标准

### (一)诊断与鉴别诊断

因隐匿性肾小球肾炎的临床症状和体征表现均不明显,常被漏诊和误诊。当发现患者有单纯性蛋白尿和单纯性血尿或二者同时存在时,应排除其他类型的原发性和继发性肾病和其他原因引起的血尿、蛋白尿,或者尽量做病理检查以明确诊断。仍有少数单纯血尿患者的肾组织正常,难以得出正确结论。

1.无症状性血尿的诊断和鉴别诊断

(1)诊断:血尿需持续多次尿沉渣镜检确诊。隐血定性检查只能作为初步筛查,因单纯性隐血阳性者在饮食、药物等因素影响下也可出现阳性(如过多食用猪肝、菠菜、铁制剂)。

无症状血尿多见于青少年,多见于男性,大多在体检时或偶然间发现。临床常无其他表现,而表现为单纯性血尿,以持续性镜下血尿为主,无管型,偶见反复肉眼血尿。

(2)鉴别诊断:鉴别诊断肾小球源性和非肾小球源性血尿。肾小球源性血尿表现为红细胞形态、容积、分布曲线异常,异常红细胞多数常呈棘形、肿胀型、皱缩型、破碎红细胞,占60%以上。正常红细胞可占总数的20%以上。如果是非肾小球源性血尿,红细胞呈正常形态而无变异的红细胞。

应辨别是原发性肾小球疾病血尿还是继发性肾小球疾病血尿。最常见的引起原发性肾小球单纯性血尿的疾病有IgA肾病,其次为非IgA肾小球疾病,如系膜增生性肾小球肾炎、局灶性节段硬化性肾小球肾炎,继发的如过敏性紫癜性肾损、红斑狼疮肾损。

如非肾小球源性单纯性正常红细胞尿,应进一步诊断:青年剧烈运动后血尿为一过性,休息后消失;青年妇女服用含雌激素避孕药,可产生腰痛血尿综合征,停用药后血尿可消失。还应排除无症状性泌尿系统结石、肿瘤等泌尿外科疾病。

2.无症状性蛋白尿的诊断和鉴别诊断

无症状性蛋白尿多见于青年男性,呈持续性蛋白尿,通常24 h蛋白定量在2.0 g以下,以清蛋白为主,无水肿、高血压、肾功能损害等表现,血液生化检查无异常表现,一般可持续多年,预后相对良好。

病理变化可能是不同类型的肾小球疾病引起的,如膜性肾病、系膜增生性肾炎、微小病变性肾炎、IgA 肾病的早期、局灶性节段性肾小球硬化症。以上类型的肾小球疾病多表现为轻微病理改变。

如 24 h 尿蛋白增加至 3.5 g 以上,或出现血尿,应引起重视和积极治疗,有条件者进行肾病理检查。

单纯性血尿或蛋白尿有时在一定的诱因下(如过度疲劳、情绪激动、发热、受风寒、咽炎、扁桃体炎),经数小时或 2～3 d 可出现肉眼血尿或蛋白尿增多,经调治,一周内肉眼血尿可消失,尿蛋白量可下降,或到原来水平。

3.无症状性血尿和蛋白尿的诊断及鉴别诊断

无症状性血尿和蛋白尿可发生于多种原发性肾小球疾病,如肾小球轻微病变、轻度系膜增生性肾炎、局灶性节段性肾小球肾炎及 IgA 肾病,甚至某些膜性肾病早期。如果疾病缓慢进展而出现水肿、高血压及生化检查异常,则不可诊断为隐匿性肾小球肾炎。也有可能在患者就诊时,已是某些肾小球疾病的恢复期,有可能随着时间而自我缓解。

如果血尿和蛋白尿同时较长时间存在,需排除是否有大量血尿造成的假性蛋白尿,应排除泌尿系统肿瘤、无症状性结石、畸形肾血管等造成的局部出血。因大量红细胞伴血浆成分进入尿液,当泌尿道出血多于 2 mL 时,可出现尿蛋白阳性,为假性蛋白尿。另外,如泌尿道感染或有结核,炎症渗出导致血尿和蛋白尿,不过泌尿系统感染引发的血尿、蛋白尿常伴有白细胞,或细菌培养呈阳性,同时有尿道刺激症状,并不难鉴别,而且经抗菌治疗血尿和蛋白尿在短期内可消失。

(二)诊断标准

参照 1992 年 6 月原发性肾小球疾病分型与治疗及诊断标准专题洽谈会制定的标准。

(1)无急性、慢性肾炎或其他肾病病史,肾功能基本正常。

(2)无明显临床症状、体征,而表现为单纯性蛋白尿和/或肾小球源性血尿。

(3)可排除非肾小球血尿或功能性血尿。

(4)以轻度蛋白尿为主者,持续尿蛋白定量<1.0 g/24 h(或 2.0 g/24 h),可称为单纯性蛋白尿。

(5)以持续性或间断性镜下血尿为主者无其他异常,以相差显微镜检查,尿细胞以异形为主,亦称为单纯性血尿,只有确定肾小球性蛋白尿和/或血尿且患者无水肿、高血压及肾功能减退时,才能考虑该病的诊断。必要时需肾活检确诊。

# 三、治疗

对隐匿性肾小球肾炎目前尚无有效的药物,但在患病过程中应注意监测随访,1 年以上无变化,可暂时不给予治疗,继续观察。如果尿液改变,尿蛋白渐增至 2.0 g 以上者,或红细胞持续高于 20 个/HP,可考虑进行治疗,方案如下。

(一)一般治疗

患者以调养为主,勿感冒、劳累,勿用肾毒性药物;如有扁桃体炎应早期摘除,如有鼻窦炎、牙周炎、牙髓炎等慢性感染灶时应彻底清除;起居、工作要规律;心情舒畅,防过度劳倦熬夜;忌辛辣刺激食物,戒烟酒等;免剧烈运动。

**（二）药物治疗**

如单纯性蛋白尿患者的尿蛋白＜1.0 g/24 h或有轻度镜下红细胞尿,进行药物治疗。

1.综合用药治疗

可应用雷公藤总苷,每天60 mg,分3次口服;双嘧达莫150 mg/d,分3次口服;维生素C每次0.5 g,每天3次,口服;依那普利5～10 mg,每天2次,口服;百令胶囊4粒,每天3次,口服。联合应用上述药6个月,每月为1个疗程,如蛋白尿、血尿消失,再持续服用6个疗程以上,以巩固治疗,预防复发。

2.糖皮质激素治疗

泼尼松龙1 mg/(kg·d),以初始剂量治疗8周后,每2～3周撤减原用量的10%,减至最小有效剂量20 mg时,维持8～12周,然后渐以每周2.5 mg的剂量撤减至结束。

3.环磷酰胺治疗

与激素联合用可减少反复率,而对蛋白尿和血尿有疗效,剂量为100 mg/d或2 mg/(kg·d),分2～3次口服,或隔天静脉滴注200 mg,累计量达6～8 g,停药。应用时注意中毒性肝炎、出血性膀胱炎、性腺抑制等不良反应。

4.血管紧张素转换酶抑制剂和血管紧张素Ⅱ受体拮抗剂的应用

从小剂量开始,适应后,渐渐增加用量。应用依那普利、氯沙坦钾等。

隐匿性肾炎病理改变属于肾小球系膜轻中度弥漫性或局灶性增生病变,但总的来说经过调护,不论是持续性蛋白尿还是持续性血尿,病情都可在数年内处于稳定状态,且保持较好的肾功能。但也有少数患者在较长的病程中,因感染、过度劳倦、精神刺激、寒冷刺激等影响,突然病情加重,迁延不愈而进入肾功能不全期,水肿、高血压、大量蛋白尿或肉眼血尿等随之表现出来。其病理类型多见于肾小球基底膜、系膜增生或局灶性肾小球硬化,对此种情况应重视,进行积极治疗和调护。

目前,最新针对隐匿性肾炎的研究发现,并非过去大多数认为的"隐匿性肾炎不治疗也可以"。隐匿性肾炎已经有病理损伤且肾脏开始纤维化,若隐匿肾炎得不到很好的控制和治疗,则在某些诱发因素的影响下,可发展为尿毒症,为此应积极调治。

（赵　佳）


# 第六节　原发性肾病综合征


## 一、原发性肾病综合征的诊断

### （一）肾病综合征的概念及分类

肾病综合征(nephrotic syndrome,NS)是指各种原因导致的大量蛋白尿(＞3.5 g/d)、低清蛋白血症(＜30 g/L)、水肿和/或高脂血症。其中大量蛋白尿和低清蛋白血症是诊断的必备条件,具备这两条再加水肿和/或高脂血症肾病综合征,诊断即可成立。

肾病综合征可分为原发性、继发性和遗传性三大类(也有学者将遗传性肾病综合征归入继发性肾病综合征)。继发性肾病综合征很常见,在我国常由糖尿病肾病、狼疮性肾炎、乙型肝炎病毒相关性肾炎、过敏性紫癜性肾炎、恶性肿瘤相关性肾小球病、肾淀粉样变性和汞等重金属中毒引起。遗传性肾病综合征并不多见,在婴幼儿中主要见于先天性肾病综合征(芬兰型及非芬兰型),此外,少数 Alport 综合征患者也能呈现肾病综合征。

**(二)原发性肾病综合征的诊断及鉴别诊断**

原发性肾病综合征是原发性肾小球疾病最常见的临床表现。符合肾病综合征诊断标准,并能排除各种病因的继发性肾病综合征和遗传性疾病所致肾病综合征,方可诊断原发性肾病综合征。

如下要点能帮助鉴别原发性与继发性肾病综合征。

1.临床表现

应参考患者的年龄、性别及临床表现特点,有针对性地排除继发性肾病综合征,例如,对儿童应重点排除乙型肝炎病毒相关性肾炎及过敏性紫癜肾炎所致肾病综合征;对老年患者则应着重排除淀粉样变性肾病、糖尿病肾病及恶性肿瘤相关性肾小球病所致肾病综合征;对女性,尤其是中青年女患者需排除狼疮性肾炎;对于使用不合格的美白或祛斑美容护肤品,病理诊断为肾小球微小病变病(minimal change disease,MCD)或膜性肾病(membranous nephropathy,MN)的年轻女性肾病综合征患者,应注意排除汞中毒。认真进行系统性疾病的有关检查,而且必要时进行肾穿刺病理活检可资鉴别。

2.病理表现

原发性肾病综合征的主要病理类型为 MN(常见于中老年患者)、MCD(常见于儿童及部分老年患者)及局灶节段性肾小球硬化(focal segmental glomerular sclerosis,FSGS)。另外,某些增生性肾小球肾炎(如 IgA 肾病、系膜增生性肾炎、膜增生性肾炎、新月体肾炎)也能呈现肾病综合征的表现。各种继发性肾小球疾病的病理表现在多数情况下与这些原发性肾小球疾病病理表现不同,再结合临床表现进行分析,鉴别并不困难。

近年来利用免疫疾病理技术鉴别原发性(或称特发性)MN 与继发性 MN(在我国常见于狼疮性 MN、乙型肝炎病毒相关性 MN、恶性肿瘤相关性 MN 及汞中毒相关性 MN 等)已有较大进展。现在学者认为,原发性 MN 是自身免疫疾病,其中抗足细胞表面的磷脂酶 A2 受体(phospholipase A2 rreceptor,PLA2R)抗体是重要的自身抗体之一,它主要以 IgG4 的形式存在,但是外源性抗原及非肾自身抗原诱发机体免疫反应导致的继发性 MN 却并非如此。基于上述认识,现在已用抗 IgG 亚类(包括 IgG1、IgG2、IgG3 和 IgG4)抗体及抗 PLA2R 抗体对肾组织进行免疫荧光或免疫组化检查,来帮助鉴别原发性 MN、继发性 MN。

国内外研究显示,原发性 MN 患者肾小球毛细血管壁上沉积的 IgG 亚类主要是 IgG4,并常伴 PLA2R 沉积;而狼疮性 MN 及乙型肝炎病毒相关性 MN、肾小球毛细血管壁上沉积的 IgG 主要是 IgG1、IgG2 或 IgG3,且不伴 PLA2R 沉积;恶性肿瘤相关性 MN 及汞中毒相关性 MN 毛细血管壁上沉积的 IgG 亚类也非以 IgG4 为主,关于有无 PLA2R 沉积,目前尚无研究报道。不过,并非所有检测结果都如此,文献报道原发性 MN 患者肾小球毛细血管壁上以 IgG4 亚类沉积为主者占 $81\%\sim100\%$,有 PLA2R 沉积者占 $69\%\sim96\%$,所以仍有部分原发性 MN 患者可呈阴性结果,另外阳性结果也与继发性 MN 存在一定交叉。为此对 IgG 亚类及 PLA2R 的免疫疾病理检查结果仍然需要再进行综合分析,才能判断它们在鉴别原发性 MN、继发性 MN 上的意义。

3.实验室检查

近年来研究还发现一些原发性肾小球疾病病理类型的血清标志物,它们在一定程度上对鉴别原发性与继发性肾病综合征也有帮助。

（1）血清 PLA2R 抗体：美国 Beck 等研究显示 70% 的原发性 MN 患者血清中含有抗 PLA2R 抗体，而狼疮性肾炎、乙型肝炎病毒相关性肾炎等继发性 MN 患者的血清中无此抗体，显示此抗体对于原发性 MN 具有较高的特异性。此后，欧洲及中国的研究显示，原发性 MN 患者的血清 PLA2R 抗体滴度还与病情活动度相关，病情缓解后抗体滴度降低或消失，复发时滴度再升高。不过，在原发性 MN 患者中，此血清抗体的阳性率为 57%～82%，所以阴性结果仍不能排除原发性 MN。

（2）可溶性尿激酶受体（soluble urokinase receptor，suPAR）：Wei 等检测了 78 例原发性 FSGS、25 例 MCD、16 例 MN、7 例先兆子痫和 22 例正常人血清中 suPAR 的浓度，结果发现原发性 FSGS 患者的血清 suPAR 浓度明显高于正常对照和其他肾小球疾病的患者，提示 suPAR 可能是原发性 FSGS 的血清学标志物。Huang 等的研究基本支持 Wei 的看法，同时发现随着 FSGS 病情缓解，血清 suPAR 水平也明显降低，但是他们并不认为此检查能鉴别原发性 FSGS 及继发性 FSGS。为此，今后还需要更多的研究来进一步验证。就目前已发表的资料看，约有 2/3 的原发性 FSGS 患者的血清 suPAR 抗体阳性，但是其检测结果与其他肾小球疾病仍有一定重叠，对于这些在分析试验结果时应该注意。

## 二、原发性肾病综合征的治疗原则、进展与展望

### （一）治疗原则

原发性肾病综合征的治疗原则主要有以下内容。①主要治疗药物：原发性肾病综合征的主要治疗药物是糖皮质激素和/或免疫抑制剂，但是具体应用时一定要有区别地制订个体化治疗方案。原发性肾病综合征的不同病理类型在药物治疗反应、肾损害进展速度及肾病综合征缓解后的复发上都存在很大差别，所以，首先应根据病理类型及病变程度来有区别地实施治疗。另外，还需要参考患者的年龄和体重、有无激素及免疫抑制剂使用禁忌证、是否有生育需求，采取不同的用药方案。有区别地个体化地制订激素和/或免疫抑制剂的治疗方案，是治疗现代原发性肾病综合征的重要原则。②对症治疗：水肿（严重时伴腹水及胸腔积液）是肾病综合征患者的常见症状，利尿治疗是主要的对症治疗手段。利尿要适度，以每天体重下降 0.5～1.0 kg 为妥。如果利尿过猛可导致电解质紊乱与血栓栓塞及肾前性急性肾损害（acute kidney injury，AKI）。③防治并发症：加强对感染、血栓栓塞、蛋白质缺乏、脂代谢紊乱及 AKI 等并发症的预防与治疗。④保护肾功能：要努力防治疾病本身及治疗措施不当导致的肾功能恶化。

### （二）具体治疗药物及措施

1.免疫抑制治疗

（1）糖皮质激素：对免疫反应多个环节都有抑制作用。能抑制巨噬细胞对抗原的吞噬和处理；抑制淋巴细胞 DNA 合成和有丝分裂，破坏淋巴细胞，使外周淋巴细胞数量减少；抑制辅助性 T 细胞和 B 细胞，使抗体生成减少；抑制细胞因子如 IL-2 等生成，减轻效应期的免疫性炎症反应等。激素于 20 世纪 50 年代初开始应用于原发性肾病综合征治疗，至今仍是最常用的免疫抑制治疗药物。

我国在原发性肾病综合征治疗中激素的使用原则如下。①起始足量：常用药物为泼尼松（或泼尼松龙），每天 1 mg/kg（最高剂量 60 mg/d），早晨顿服，口服 8～12 周，必要时可延长至 16 周（主要适用于 FSGS 患者）；②缓慢减药：足量治疗后每 2～3 周减原用量的 10% 左右，当减至

20 mg/d 左右肾病综合征易反复,应更缓慢减量;③长期维持:最后以最小有效剂量(10 mg/d 左右)再维持半年或更长时间,以后再缓慢减量至停药。这种缓慢减药和维持治疗方法可以巩固疗效,减少肾病综合征复发,更值得注意的是,这种缓慢减药方法是预防肾上腺皮质功能不全或危象的较为有效方法。激素是治疗原发性肾病综合征的“王牌”,但是不良反应也很多,包括感染、消化道出血及溃疡穿孔、高血压、水钠潴留、血糖水平升高、血钾水平降低、股骨头坏死、骨质疏松、精神兴奋、产生库欣综合征及肾上腺皮质功能不全等,使用时应密切监测。

(2)环磷酰胺:该药是烷化剂类免疫抑制剂。它破坏 DNA 的结构和功能,抑制细胞分裂和增殖,对 T 细胞和 B 细胞均有细胞毒性作用。由于 B 细胞生长周期长,故该药对 B 细胞影响大。该药是临床上治疗原发性肾病综合征最常用的细胞毒类药物,可以口服,也可以静脉注射,口服与静脉治疗疗效相似,因此治疗原发性肾病综合征最常使用的方法是口服。具体用法为每天 2 mg/kg(常用 100 mg/d),分 2~3 次服用,总量为 6~12 g。用药时需注意适当多饮水及避免睡前服药,并应对药物的各种不良反应进行监测及处理。常见的药物不良反应有骨髓抑制、出血性膀胱炎、肝损伤、胃肠道反应、脱发与性腺抑制(可能造成不育)。

(3)环孢素 A:是由真菌代谢产物提取得到的 11 个氨基酸组成的环状多肽,可以人工合成。能选择性抑制 T 辅助细胞及 T 细胞毒效应细胞,选择性抑制 T 辅助性细胞合成 IL-2,从而发挥免疫抑制作用。不影响骨髓的正常造血功能,对 B 细胞、粒细胞及巨噬细胞影响小。该药已作为 MN 的一线用药,以及难治性 MCD 和 FSGS 的二线用药。常用量为每天 3~5 mg/kg,分两次空腹口服,服药期间需监测药物谷浓度并使其维持在 100~200 ng/mL。近年来,有研究显示用小剂量环孢素 A(每天 1~2 mg/kg)治疗同样有效。该药起效较快,在服药 1 个月后可见到病情缓解趋势,经 3~6 个月可以缓慢减量,总疗程为 1~2 年,对于某些难治性并对环孢素 A 依赖的病例,可采用小剂量(每天为 1~1.5 mg/kg)维持相当长时间(数年)。若治疗 6 个月仍未见效果,再继续应用患者获得缓解的机会不大,建议停用。当联合应用环孢素 A 与激素时,激素起始剂量常减半,如泼尼松或泼尼松龙每天 0.5 mg/kg。环孢素 A 的常见不良反应包括急性及慢性肾损害、肝毒性、高血压、高尿酸血症、多毛及牙龈增生等,其中造成肾损害的原因较多(如肾前性因素所致 AKI、慢性肾间质纤维化所致慢性肾功能不全),且有时此损害发生比较隐匿,值得关注。当血肌酐(Scr)较基础值增长超过 30%,不管是否已超过正常值,都应减少原药量的 25%~50% 或停药。

(4)他克莫司:又称 FK-506,与红霉素的结构相似,为大环内酯类药物。其对免疫系统的作用与环孢素 A 相似,两者同为钙调神经磷酸酶抑制剂,但其免疫抑制作用强,属于高效新型免疫抑制剂。其主要抑制 IL-2、IL-3 和干扰素 γ 等淋巴因子的活化和 IL-2 受体的表达,对 B 细胞和巨噬细胞的影响较小。主要不良反应是糖尿病、肾损害、肝损害、高钾血症、腹泻和手颤。腹泻可以致使该药的血药浓度升高,又可以是一种不良反应,需要引起临床医师关注。该药物昂贵,是治疗原发性肾病综合征的二线用药。常用量为每天 0.05~0.10 mg/kg,分两次空腹服用。服药物期间需监测药物谷浓度并使其维持在 5~10 ng/mL,治疗疗程与环孢素 A 相似。

(5)吗替麦考酚酯:商品名为骁悉。在体内代谢为吗替麦考酚酸,后者为次黄嘌呤单核苷酸脱氢酶抑制剂,抑制鸟嘌呤核苷酸的从头合成途径,选择性抑制 T、B 淋巴细胞,通过抑制免疫反应而发挥治疗作用。诱导期常用量为 1.5~2.0 g/d,分 2 次空腹服用,共用 3~6 个月,维持期常用量为 0.5~1.0 g/d,维持 6~12 个月。该药对部分难治性肾病综合征有效,但缺乏随机对照试验(RCT)的研究证据。该药物昂贵,由于缺乏 RCT 证据,现不作为原发性肾病综合征的一线药物,仅适用于一线药物无效的难治性病例。主要不良反应是胃肠道反应(腹胀和腹泻)、感染、骨髓抑制(白细胞计数减少及贫血)及肝损害。特别值得注意的是,免疫功能低下患者应用吗替麦考酚酯,可出现卡氏肺孢子虫肺炎、腺病毒或巨细胞病毒等严重感染,甚至威胁生命。

(6)来氟米特:商品名为爱诺华,是一种有效的治疗类风湿关节炎的免疫抑制剂,在国内其适应证还扩大到治疗系统性红斑狼疮。此药通过抑制二氢乳清酸脱氢酶活性,阻断嘧啶核苷酸的生物合成,从而达到抑制淋巴细胞增殖的目的。国外尚无使用来氟米特治疗原发性肾病综合征的报道。国内小样本针对 IgA 肾病合并肾病综合征的临床观察显示,激素联合来氟米特的疗效与激素联合吗替麦考酚酯的疗效相似,但是,后者本身在 IgA 肾病治疗中的作用就不肯定,因此,这个研究结果不值得推荐。新近一项使用来氟米特治疗 16 例难治性成人 MCD 的研究显示,来氟米特对这部分患者有效,并可以减少激素剂量。由于缺乏 RCT 研究证据,指南并不推荐用来氟米特治疗原发性肾病综合征。治疗类风湿关节炎等病的剂量为 $10\sim20$ mg/d,共用 6 个月,以后缓慢减量,总疗程为 $1.0\sim1.5$ 年。主要不良反应为肝损害、感染和过敏,国外尚有肺间质纤维化的报道。

2.利尿消肿治疗

如果患者存在有效循环血容量不足,则应在适当扩容治疗后再用利尿剂治疗;如果没有有效循环血容量不足,则可直接应用利尿剂。

(1)用利尿剂治疗:对轻度水肿者可用噻嗪类利尿剂联合保钾利尿剂口服治疗,中度、重度水肿伴或不伴体腔积液者,应选用襻利尿剂静脉给药治疗(此时肠道黏膜水肿,会影响口服药吸收)。宜使襻利尿剂从静脉输液小壶滴入,达到负荷量(如呋塞米 $20\sim40$ mg,使髓襻的药物浓度迅速达到利尿阈值),然后再持续泵注维持量(如呋塞米 $5\sim10$ mg/h,以维持髓襻的药物浓度始终在利尿阈值上),如此才能获得最佳利尿效果。每天呋塞米的使用总量不超过 200 mg。"弹丸"式给药间期髓襻药物浓度常达不到利尿阈值,此时会出现"利尿后钠潴留"(髓襻对钠的重吸收增强,出现"反跳"),致使襻利尿剂的疗效变差。另外,现在还提倡襻利尿剂与作用于远端肾小管及集合管的口服利尿药(前者如氢氯噻嗪,后者如螺内酯及阿米洛利)联合治疗,因为应用襻利尿剂后,远端肾单位对钠的重吸收会代偿增强,使襻利尿剂的利尿效果减弱,用远端肾单位利尿剂即能克服这一缺点。

(2)扩容治疗:对于合并有效血容量不足的患者,可静脉输注胶体液,提高血浆胶体渗透压扩容,从而改善肾脏血流灌注,提高利尿剂的疗效。临床常静脉输注血浆代用品右旋糖酐来进行扩容治疗,应用时需注意以下方面。①用含糖而不用含钠的制剂,以免氯化钠影响利尿疗效。②应用相对分子质量为 $20\sim40$ kDa 的制剂(即右旋糖酐-40),以获得扩容及渗透性利尿双重疗效。③用药不宜过频,剂量不宜过大。一般而言,可以一周输注 2 次,每次输注 250 mL,短期应用,而且如无利尿效果就应及时停药。盲目大量、频繁地用药可能造成肾损害(病理显示近端肾小管严重空泡变性,呈"肠管样",化验显示血清肌酐水平升高,原来激素治疗敏感者变成激素抵抗,出现利尿剂抵抗)。④当尿量<400 mL/d 时禁用,此时药物易滞留并堵塞肾小管,诱发急性肾衰竭。

人血制剂(血浆及清蛋白)来之不易,而且难以完全避免变态反应及血源性感染,因此在一般情况下不提倡用人血制剂来扩容利尿。只有当患者尿量<400 mL/d,又必须进行扩容治疗时,才选用血浆或清蛋白。

(3)利尿治疗疗效不好的常见原因如下:①对有效血容量不足的患者,没有事先静脉输注胶体液扩容,肾脏处于缺血状态,对襻利尿剂反应差;滥用胶体液(包括血浆制品及血浆代用品)导致严重肾小管损伤(即前述的肾小管呈"肠管样"严重空泡变性)时,肾小管对襻利尿剂可完全失去反应,常需数月时间,肾小管上皮细胞再生并功能恢复正常后,才能重新获得利尿效果。②呋塞米的血浆蛋白(主要为清蛋白)结合率达 91%～97%。低清蛋白血症可使其血中游离态浓度升高,肝脏对其降解加速。另外,结合态的呋塞米又能随清蛋白从尿排到体外。因此,低清蛋白血症可使呋塞米的有效血浓度降低及作用时间缩短,故而利尿效果下降。③没有按前述要求规范使用襻利尿剂,尤其值得注意的是对中、重度肾病综合征患者仍旧口服给药,肠黏膜水肿致使药物吸收差;间断静脉"弹丸"式给药,造成给药间期"利尿后钠潴留";患者不配合服用作用于远端肾单位的利尿药,削弱了襻利尿剂的疗效。④肾病综合征患者必须严格限盐(摄取食盐 2～3 g/d),而医师及患者忽视限盐的现象在临床上十分普遍,不严格限盐。上述药物的利尿效果会显著减弱。临床上,对于少数利尿效果极差的难治性重度水肿患者,可采用血液净化技术进行超滤脱水治疗。

3.血管紧张素Ⅱ拮抗剂治疗

大量蛋白尿是肾病综合征最核心的问题,由它引发肾病综合征的其他临床表现(低蛋白血症、高脂血症、水肿和体腔积液)和各种并发症。此外,持续性大量蛋白尿可导致肾小球高滤过,增加肾小管蛋白重吸收,加速肾小球硬化,加重肾小管损伤及肾间质纤维化,影响疾病预后。因此减少尿蛋白在肾病综合征治疗中十分重要。

近年来,常用血管紧张素转化酶抑制剂(ACEI)或血管紧张素 AT1 受体阻断剂(ARB)作为减少肾病综合征患者尿蛋白的辅助治疗。研究证实,ACEI 或 ARB 除具有降压作用外,还有确切的减少尿蛋白排泄(可减少 30%)和延缓肾损害进展的作用。其独立于降压的肾脏保护作用机制包括:①对肾小球血流动力学的调节作用。此类药物既扩张入球小动脉,又扩张出球小动脉,但是后一种作用强于前一种作用,故能使肾小球内高压、高灌注和高滤过降低,从而减少尿蛋白排泄,保护肾脏。②非血流动力学的肾脏保护效应。此类药能改善肾小球滤过膜选择通透性,改善足细胞功能,减少细胞外基质蓄积,故能减少尿蛋白排泄,延缓肾小球硬化及肾间质纤维化。因此,对于具有高血压或无高血压的原发性肾病综合征患者均宜用 ACEI 或 ARB 治疗,前者能获得降血压及降压依赖性肾脏保护作用,而后者可以获得非降压依赖性肾脏保护效应。

应用 ACEI 或 ARB 应注意如下事项:①肾病综合征患者在循环容量不足(包括利尿、脱水造成的血容量不足及肾病综合征本身导致的有效血容量不足)情况下,应避免应用或慎用这类药物,以免诱发 AKI。②肾功能不全和/或尿量较少的患者服用这类药物,尤其是与保钾利尿剂(螺内酯等)联合使用时,要监测血钾浓度,谨防高钾血症发生。③对激素及免疫抑制剂治疗敏感的患者(如 MCD 患者)的蛋白尿能很快消失,无必要也不建议服用这类药物。④不推荐联合使用 ACEI 和 ARB。

## 三、不同病理类型的治疗方案

### (一)MN

应争取将肾病综合征治疗缓解或者部分缓解,当无法达到时,则以减轻症状、减少尿蛋白排泄、延缓肾损害进展及防治并发症作为治疗的重点。MN 患者尤应注意防治血栓栓塞并发症。

对该病不提倡单独使用激素治疗;推荐使用足量激素(如泼尼松或泼尼松龙初始剂量为每天 1 mg/kg)联合细胞毒类药物(环磷酰胺)治疗,或较小剂量激素(如泼尼松或泼尼松龙初始剂量为每天 0.5 mg/kg)联合环孢素 A 或他克莫司治疗;对激素相对禁忌或不能耐受者,也可以单独使用环孢素 A 或他克莫司治疗。对于使用激素联合环磷酰胺治疗无效的病例可以换用激素联合环孢素 A 或他克莫司治疗;对于治疗缓解后复发病例,可以重新使用原方案治疗。

2012 年 KDIGO 制定的《肾小球肾炎临床实践指南》推荐对 MN 所致肾病综合征患者应用激素及免疫抑制剂治疗,适应证如下:①尿蛋白持续超过 4 g/d,或是较基线上升超过 50%,经抗高血压和抗蛋白尿治疗 6 个月未见下降(1B 级证据);②出现严重的、致残的或威胁生命的肾病综合征相关症状(1C 级证据);③诊断 MN 后的 6～12 个月间 Scr 上升≥30%,能除外其他原因引起的肾功能恶化(2C 级证据)。而出现以下情况建议不用激素及免疫抑制剂治疗:①Scr 持续＞3.5 mg/dL(＞309 μmol/L)或估算肾小球滤过率(eGFR)＜30 mL/(min·1.73 m²);②超声检查肾脏体积明显缩小(如长径＜8 cm);③合并严重的或潜在致命的感染。

### (二)微小病变肾病

应力争治疗后将肾病综合征缓解。该病所致肾病综合征对激素治疗十分敏感,治疗后肾病综合征常能完全缓解,但是缓解后肾病综合征较易复发,而且多次复发即可能转型为 FSGS,必须注意。

对于初治病例推荐单独使用激素治疗;对于多次复发或激素依赖的病例,可选用激素与环磷酰胺联合治疗;对于担心环磷酰胺影响生育者或者经激素联合环磷酰胺治疗后无效或仍然复发者,可选用较小剂量激素(如泼尼松或泼尼松龙初始剂量为每天 0.5 mg/kg)与环孢素 A 或他克莫司联合治疗,或单独使用环孢素 A 或他克莫司治疗;对于环磷酰胺、环孢素 A 或他克莫司等都无效或不能耐受的病例,可改用吗替麦考酚酯治疗。对于激素抵抗型患者需重复肾活检,以排除 FSGS。

### (三)局灶节段性肾小球硬化

应争取治疗后将肾病综合征缓解或部分缓解,但是无法获得上述疗效时,则应改变目标,将减轻症状、减少尿蛋白排泄、延缓肾损害进展及防治并发症作为治疗重点。既往学者认为该病的治疗效果差,但是,近年来的系列研究显示约有 50% 的患者应用激素治疗仍然有效,但显效较慢。其中,顶端型 FSGS 的疗效与 MCD 相似。

目前,推荐使用足量激素治疗,如果肾病综合征未缓解,可持续足量服用 4 个月,完全缓解后逐渐减量至维持剂量,再服用 0.5～1.0 年;对于激素抵抗或激素依赖病例可以选用较小剂量激素(如泼尼松或泼尼松龙初始剂量为每天 0.5 mg/kg)与环孢素 A 或他克莫司联合治疗,有效病例环孢素 A 可在减量至每天 1.0～1.5 mg/kg 后,维持服用 1～2 年。激素相对禁忌或不能耐受者,也可以单独使用环孢素 A 或他克莫司治疗。不过对 Scr 升高及有较明显肾间质的患者,使用环孢素 A 或他克莫司要谨慎。应用细胞毒性药物(如环磷酰胺)、吗替麦考酚酯治疗该病目前缺乏循证医学证据。

### (四)系膜增生性肾炎

非 IgA 肾病的系膜增生性肾炎在西方国家较少见,而我国病例远较西方国家多。该病所致肾病综合征的治疗方案,要根据肾小球系膜的病变程度,尤其是系膜基质增多程度来决定。轻度系膜增生性肾炎所致肾病综合征的治疗目标及方案与 MCD 相同,且疗效及转归与 MCD 也十分相似;而对重度系膜增生性肾炎所致肾病综合征可参考原发性 FSGS 的治疗方案治疗。

### (五)膜增生性肾炎

原发性膜增生性肾炎较少见,疗效很差。目前并无循证医学证据基础上的有效治疗方案可被推荐,临床上可以试用激素加环磷酰胺治疗,无效者还可试用较小量糖皮质激素加吗替麦考酚酯治疗。如果治疗无效,则应停用上述治疗。

**(六)IgA 肾病**

约 1/4 的 IgA 肾病患者可出现大量蛋白尿($>3.5$ g/d),而他们中仅约 1/2 的患者呈现肾病综合征。现在学者认为,部分呈现肾病综合征的 IgA 肾病实际为 IgA 肾病与 MCD 的重叠(免疫荧光表现符合 IgA 肾病,而光镜及电镜表现支持 MCD),这部分患者可参照 MCD 的治疗方案进行治疗,而且疗效及转归也与 MCD 十分相似;而另一部分患者是 IgA 肾病本身导致肾病综合征(免疫荧光表现符合 IgA 肾病,光镜及电镜表现为增生性肾小球肾炎或 FSGS),这部分患者似可参照相应的增生性肾小球肾炎及 FSGS 的治疗方案进行治疗。

应当指出的是,上述多数治疗建议是来自西方国家的临床研究总结,值得从中借鉴,但是是否完全符合中国情况,还必须通过我们自己的实践来进一步验证及总结,不应该盲目地应用。上述治疗方案是依据疾病的普遍性面对群体制订的,而在临床实践中患者的情况多种多样,必须具体问题具体分析,个体化地治疗。

## 四、难治性肾病综合征的治疗

**(一)难治性肾病综合征的概念**

目前,尚无被公认的难治性肾病综合征的定义。一般学者认为,难治性肾病综合征包括激素抵抗性、激素依赖性及频繁复发性原发性肾病综合征。激素抵抗性肾病综合征是指用激素规范化治疗 8 周(FSGS 病例需 16 周)仍无效者;激素依赖性肾病综合征是指激素治疗缓解,在激素撤减过程中或停药后 14 d 内肾病综合征复发者;频繁复发性肾病综合征是指经治疗缓解后半年内复发≥2 次,或 1 年内复发≥3 次者。由于病程较长,难治性肾病综合征患者的病情往往比较复杂,临床上治疗十分棘手。

**(二)难治性肾病综合征的常见原因**

遇见难治性肾病综合征时,应仔细寻找原因。可能存在如下原因。

1.诊断错误

医师误将一些继发性肾病(如淀粉样变性肾病)和特殊的原发性肾病(如脂蛋白肾病、纤维样肾小球病)当成了普通原发性肾小球疾病,应用激素治疗,当然不能取得满意疗效。

2.激素治疗不规范

激素治疗不规范包括:①对重症肾病综合征患者仍然以口服激素来治疗,由于肠黏膜水肿,药物吸收差,激素血浓度低影响疗效。②未遵守"足量、慢减、长期维持"的用药原则,例如,初始剂量为不足、"阶梯式"加量或减药及停药过早、过快,都会降低激素疗效。③忽视药物间的相互作用,例如,卡马西平和利福平等药能使泼尼松龙的体内排泄速度加快,血药浓度降低过快,影响激素治疗效果。

3.静脉输注胶体液不当

前面讲过,过频输注血浆制品或血浆代用品导致肾小管严重损伤(肾小管呈"肠管样"严重空泡变性)时,不但患者对利尿剂完全失去反应,而且原本激素敏感的病例(如 MCD)也可能变成激素抵抗。

4.肾病理的影响

激素抵抗性肾病综合征常见于膜增生性肾炎及部分 FSGS 和 MN;频繁复发性肾病综合征常见于 MCD 及轻度系膜增生性肾炎(包括 IgA 肾病及非 IgA 肾病),而它们多次复发后也容易变成激素依赖性肾病综合征,甚至转换成 FSGS,变为激素抵抗。

**5.并发症的影响**

肾病综合征患者存在感染、肾静脉血栓、蛋白营养不良等并发症时,激素疗效均会降低。年轻患者服激素后常起痤疮,痤疮上的"脓头"就能显著影响激素疗效,需要注意。

**6.遗传因素**

近 10 年研究发现,有 5%～20% 的激素抵抗性肾病综合征患者的肾小球足细胞存在某些基因突变,它们包括导致 nephrin 异常的 *NPHS*1 基因突变、导致 podocin 异常的 *NPHS*2 基因突变、导致 CD2 相关蛋白异常的 *CD2AP* 基因突变、导致细胞骨架蛋白 α-辅肌动蛋白 4 异常的 *ACTIN*4 基因突变以及导致 WT-1 蛋白异常的 *WT-1* 基因突变等。

**(三)难治性肾病综合征的治疗对策**

难治性肾病综合征的病因比较复杂,有的病因如基因突变难以克服,但多数病因仍有可能改变,从而改善肾病综合征难治状态。对难治性肾病综合征的治疗重点在于明确肾病诊断,寻找可逆因素,合理、规范地用药。现将相应的治疗措施分述如下。

**1.明确肾病诊断**

临床上常见的误诊原因为:①未做肾穿刺病理检查;②进行了肾穿刺活检,但是对肾组织未做电镜检查(如漏诊纤维样肾小球病)及必要的特殊组化染色(如刚果红染色诊断淀粉样变病)和免疫组化染色检查(如载脂蛋白 ApoE 抗体染色诊断脂蛋白肾病);③病理医师与临床医师沟通不够,没有常规进行临床-病理讨论。所以,凡遇难治性肾病综合征,都应仔细核查有无病理诊断不当或错误的可能,必要时应重复肾活检,进行全面的病理检查及临床-病理讨论,以最终明确疾病诊断。

**2.寻找及纠正可逆因素**

某些导致肾病综合征难治的因素是可逆的,积极寻找及纠正这些可逆因素,就可能改变"难治"状态。①规范化应用激素和免疫抑制剂:对于激素使用不当的 MCD 患者,在调整激素用量和/或改变给药途径后,就能使部分激素"抵抗"患者变为激素有效。对 MN 患者应避免单用激素治疗,从开始就应以激素联合环磷酰胺或环孢素 A 治疗。对多次复发的 MCD 也应以激素联合环磷酰胺或环孢素 A 治疗。总之,治疗规范化极重要。②合理输注胶体液:应正确应用血浆代用品或血浆制剂扩容,避免滥用导致严重肾小管损伤,而一旦发生,就应及时停用胶体液,等待受损肾小管恢复(常需数月),只有肾小管恢复正常后激素才能重新起效。③纠正肾病综合征并发症:前文已述,感染、肾静脉血栓、蛋白营养不良等并发症都可能影响激素的疗效,应尽力纠正。

**3.治疗无效病例的处置**

尽管已采取上述措施,仍然有部分难治性肾病综合征患者的病情不能缓解,尤其是肾病理类型差(如膜增生性肾炎和部分 MN 及 FSGS)和存在某些基因突变者。对这些患者应该停止激素及免疫抑制剂治疗,而采取 ACEI 或 ARB 治疗及中药治疗,以期减少尿蛋白排泄及延缓肾损害进展。大量蛋白尿本身就是肾病进展的危险因素,因此,对这些患者而言,能适量减少尿蛋白就是成功,就可能对延缓肾损害进展有利。而盲目地继续应用激素及免疫抑制剂,不但不能获得疗效,反而可能诱发严重感染等并发症,危及生命。

## 五、对现有治疗的评价及展望

综上所述,实施有区别的个体化治疗是治疗原发性肾病综合征的重要原则及灵魂所在。首先应根据肾病综合征患者的病理类型及病变程度,其次要考虑患者的年龄和体重、有无用药禁忌证、有无生育需求及个人用药意愿,来有区别地个体化地制订治疗方案。现在国内肾穿刺病理检查已逐渐推广,这就为实施有区别的个体化的治疗、加强治疗效果奠定了良好基础。

激素及免疫抑制剂用于原发性肾病综合征治疗已经 60 余年,积累了丰富经验。新的药物及制剂不断涌现,尤其是环磷酰胺、环孢素 A、他克莫司、吗替麦可酚酯等免疫抑制剂先后问世,也为有区别地进行个体化治疗提供了更多有效手段。

尽管原发性肾病综合征的治疗取得了很大进展,但是,治疗药物至今仍局限于激素及某些免疫抑制剂。用这样的治疗措施,不少病理类型和病变程度较重的患者仍不能获得良好的治疗效果,一些治疗有效的患者也不能避免停药后的疾病复发,而且激素及免疫抑制剂都有不良反应,有些不良反应甚至可以致残或导致死亡。所以开发新的治疗措施及药物,提高疗效,减少治疗不良反应仍是亟待进行的工作,且任重而道远。

继续深入研究阐明不同类型肾小球疾病的发病机制,进而针对机制的不同环节寻求相应干预措施,是开发新药的重要途径。例如,近年已发现肾小球足细胞上的 PLA2R 能参与特发性MN 发病,而 suPAR 作为血清中的一种通透因子也能参与 FSGS 致病,如果今后针对它们能够发掘出有效的干预方法及治疗药物,即可能显著提高这些疾病的疗效。最近已有使用利妥昔单抗(抗 CD20 分子的单克隆抗体)治疗特发性 MN 成功的报道,经过利妥昔单抗治疗后,患者的血清抗 PLA2R 抗体消失,MN 获得缓解,而且不良反应少。

治疗措施和药物的疗效及安全性需要用高质量的临床 RCT 试验进行验证。但是在治疗原发性肾病综合征方面我国的 RCT 试验很少,所以我国肾病学界应该联手改变这一状态,以自己国家的多中心 RCT 试验资料,来指导医疗实践。

## 六、原发性肾病综合征的常见并发症

原发性肾病综合征的常见并发症包括感染、血栓和栓塞、急性肾损伤、高脂血症及蛋白质代谢紊乱等。这些并发症的发生都与肾病综合征的核心病变——大量蛋白尿和低清蛋白血症具有内在联系。这些并发症常使患者的病情复杂化,影响治疗效果,甚至危及生命,因此,对它们的诊断及防治也是原发性肾病综合征治疗中非常重要的一部分。

### (一)感染

感染是原发性肾病综合征的常见并发症,也是导致患者死亡的重要原因之一。随着医学的进展,现在感染导致患者死亡的已显著减少,但在临床实践中它仍是需要医师警惕和面对的重要问题。特别是对应用激素及免疫抑制剂治疗的患者,感染常会影响治疗效果和整体预后,处理不好仍会危及生命。

原发性肾病综合征患者感染的发生主要与以下因素有关:①大量蛋白尿导致免疫球蛋白及部分补体成分从尿液丢失,如出现非选择性蛋白尿时大量 IgG 及补体 B 因子丢失,导致患者免疫功能受损。②使用激素和/或免疫抑制剂治疗导致患者免疫功能低下。③长期大量蛋白尿导致机体营养不良,抵抗力降低。④严重皮下水肿乃至破溃,细菌容易侵入引起局部软组织感染;大量腹水容易发生自发性腹膜炎。它们严重时都能诱发败血症。

常见的感染为呼吸道感染、皮肤感染、肠道感染、尿路感染和自发性腹膜炎,病原微生物有细菌(包括结核菌)、真菌、病毒、支原体和卡氏肺孢子虫等。

有关预测原发性肾病综合征患者发生感染的临床研究还很缺乏。一项儿科临床观察显示,若患儿血清蛋白水平＜15 g/L,其发生感染的相对危险度(relative risk,RR)是高于此值患儿的9.8倍,因此尽快使肾病综合征缓解是预防感染发生的关键。一项日本的临床研究表明,成人肾病综合征患者感染的发生率为19%,其危险因素是血清IgG水平＜6 g/L(RR＝6.7),Scr水平＞176.8 $\mu$mol/L(2 mg/dL)(RR＝5.3)。对于血清IgG水平＜600 mg/dL的患者,每4周静脉输注丙种球蛋白10~15 g,可以明显地预防感染发生。

需要注意,正在用激素及免疫抑制剂治疗的患者,其发生感染时临床表现可能不典型,患者可无明显发热,若出现白细胞计数升高及轻度核左移也容易被误认为是激素引起的,因此对这些患者更应提高警惕,应定期主动排查感染,包括一些少见部位的感染(如肛周脓肿)。

感染的预防措施包括:①注意口腔护理,可以使用抑制细菌及真菌的漱口液定时含漱,这对使用强化免疫抑制治疗(如甲泼尼龙冲击治疗)的患者尤为重要。对于严重皮下水肿致皮褶破溃渗液的患者,需要加强皮肤护理,防止细菌侵入。②使用激素及免疫抑制剂时,要严格规范适应证、药量及疗程,并注意监测外周血淋巴细胞及$CD4^+$淋巴细胞总数的变化,当淋巴细胞计数＜600/$\mu$L和/或$CD4^+$淋巴细胞计数＜200/$\mu$L时,可以给予复方磺胺甲硝唑(即复方新诺明)预防卡氏肺孢子虫感染,具体用法为每周两次,每次两片(每片含磺胺甲硝唑400 mg和甲氧苄啶80 mg)。③对于血清IgG水平＜6 g/L或反复发生感染的患者,可以静脉输注丙种球蛋白来增强体液免疫;对于淋巴细胞计数＜600/$\mu$L和/或$CD4^+$淋巴细胞计数＜200/$\mu$L的患者,可以肌内注射或静脉输注胸腺素来改善细胞免疫。④对于反复发生感染者,还可请中医辨证施治,以中药调理来预防感染。虽然在临床实践中,我们发现中药调理能够发挥预防感染的作用,但是,目前还缺乏循证医学证据的支持。

需要指出的是,若使用激素及免疫抑制剂,患者发生了严重感染,可以将这些药物尽快减量或者暂时停用,因为它们对控制感染不利,而且合并感染时它们治疗NS的疗效也不佳。但是,对某些重症感染(如卡氏肺包虫肺炎)却不宜停用激素,因为激素能减轻间质性肺炎,改善缺氧状态,降低病死率。

**(二)血栓和栓塞**

肾病综合征合并血栓、栓塞的发生率为10%~42%,常见肾静脉血栓、其他部位深静脉血栓和肺栓塞。动脉血栓较为少见。血栓和栓塞的发生率与肾病综合征的严重程度、肾小球疾病的种类有关,但检测手段的敏感性也影响该病的发现。

1.发病机制

肾病综合征易并发血栓、栓塞主要与血小板活化、凝血及纤溶异常、血液黏稠度升高相关。临床观察发现:①肾病综合征患者血小板功能常亢进,甚至数量增加,患者的血清血栓素(TXA2)及血管假性血友病因子(vWF)增加,可促使血小板聚集、黏附功能增强并被激活。②低清蛋白血症刺激肝脏合成蛋白,导致血中大分子的凝血因子Ⅰ、Ⅱ、Ⅴ、Ⅶ、Ⅷ、Ⅹ浓度升高;而内源性抗凝物质(凝血酶Ⅲ及蛋白C、S)因相对分子质量小随尿丢失导致血浓度降低。③纤溶酶原相对分子质量较小,随尿排出,血清浓度降低,而纤溶酶原激活物抑制物PAI-1及纤溶酶抑制物$\alpha_2$-巨球蛋白血浓度升高。上述变化导致血栓易于形成而不易被溶解。④肾病综合征患者的有效血容量不足,血液浓缩及出现高脂血症等,致使血液黏稠度升高,也是导致血栓发生的危险因素。此外,不适当地大量利尿以及使用激素治疗也能增加血栓形成的风险。

肾小球疾病的病理类型也与血栓、栓塞并发症有关:MN的发生率最高,为29%~60%,明显高于MCD和FSGS(分别为24.1%和18.8%),MN合并血栓的风险是IgA肾病的10.8倍,并易发生有临床症状的急性静脉主干血栓(如肾静脉、肺血管主干血栓),原因至今未明。

研究认为,能预测肾病综合征患者血栓、栓塞并发症风险的指标:①血清蛋白水平<20 g/L,新近发现 MN 患者血清蛋白水平<28 g/L,血栓栓塞风险即明显升高;②病理类型为 MN;③有效血容量明显不足。

2.临床表现与影像学检查

血栓、栓塞并发症的临床表现可能非常不明显,以肾静脉血栓为例,多数分支小血栓并没有临床症状。因此,要对肾病综合征患者认真、细致地观察,必要时及时做影像学检查,以减少漏诊。患者的双侧肢体水肿不对称,提示水肿较重的一侧肢体有深静脉血栓可能;腰痛、明显血尿、B 超发现一侧或双侧肾肿大以及不明原因的 AKI,提示肾静脉血栓;胸闷、气短、咯血和胸痛提示肺栓塞。

在肾静脉血栓的诊断方面,多普勒超声有助于发现肾静脉主干血栓,具有方便、经济和无损伤的优点,但是敏感性低,而且检查的准确性较大程度地依赖操作者的技术水平。CT 及磁共振肾静脉成像有较好的诊断价值,而选择性肾静脉造影仍是诊断的"金标准"。在肺栓塞诊断上,核素肺通气/灌注扫描是较为敏感、特异的无创性诊断手段。CT 及磁共振肺血管成像及超声心动图也可为诊断提供帮助,后者可发现肺动脉高压力、右心室和/或右心房扩大等征象。肺动脉造影是诊断肺栓塞的"金标准",发现栓塞后还可以局部溶栓。上述血管成像检查均需要使用造影剂(包括用于 X 线检查的碘造影剂及用于磁共振检查的钆造影剂),故应谨防造影剂肾损害,尤其是对已有肾损害的患者。

3.预防与治疗

关于原发性肾病综合征并发血栓、栓塞的防治的随机对照试验,至今没有严格的临床研究报道,目前的防治方案主要来自对小样本的临床观察。

(1)血栓、栓塞并发症的预防:公认的观点是,肾病综合征患者均应服用抗血小板药物,而当血清蛋白水平<20 g/L 时即开始抗凝治疗。对于 MN 患者抗凝指征应适当放宽一些。Lionaki 等研究显示,MN 患者的血清蛋白水平≤28 g/L,深静脉血栓形成的风险是血清蛋白水平>28 g/L 者的 2.5 倍,血清蛋白每降低 10 g/L,深静脉血栓的风险增加到原来的 2 倍,因此,目前有学者建议 MN 患者血清蛋白水平<28 g/L,即应给予预防性抗凝治疗。常采用皮下注射肝素或低分子肝素或口服华法林。口服华法林时应将凝血酶原时间的国际标准化比率(INR)控制在 1.5~2.0,华法林与多种药物能起相互反应,影响(增强或减弱)抗凝效果,用药时需要注意。

(2)血栓、栓塞并发症的治疗:血栓及栓塞并发症一旦发生,应尽快采用如下治疗方法。①溶栓治疗:对于引起急性肾衰竭的急性肾静脉主干大血栓,或导致收缩压下降至低于 12.0 kPa(90 mmHg)的急性肺栓塞,均应考虑进行溶栓治疗。既往常用尿激酶进行溶栓,最适剂量并未确定,可考虑用 6 万~20 万单位稀释后缓慢静脉滴注,每天 1 次,10~14 d 为 1 个疗程;现在也可采用重组人组织型纤溶酶原激活剂治疗,它能选择性地与血栓表面的纤维蛋白结合,纤溶效力强,用量为 50 mg 或 100 mg,开始时是在 1~2 min 静脉推注 1/10 的剂量,把剩余 9/10 的剂量稀释后缓慢静脉滴注,2 h 滴完。使用重组人组织型纤溶酶原激活剂要监测血清纤维蛋白原浓度,避免浓度过低引起出血。国内多中心研究结果显示,用 50 mg 的疗效与用 100 mg 的疗效相似,而前者的出血风险明显降低。②抗凝治疗:一般而言,原发性肾病综合征患者出现血栓、栓塞并发症后要持续抗凝治疗半年,若肾病综合征不缓解且血清蛋白水平仍低于 20 g/L,还应延长抗凝时间,否则血栓、栓塞并发症容易复发。用口服华法林进行治疗时,由于华法林起效慢,故需在开始服用的 3～5 d,与肝素或低分子肝素皮下注射重叠,直至 INR＞2.0 后才停用肝素或低分子肝素。在整个服用华法林期间都一定要监测 INR,控制 INR 在 2.0～2.5。若使用重组人组织型纤溶酶原激活进行溶栓治疗,则需等血清纤维蛋白原浓度回复正常后,才开始抗凝治疗。

**(三)急性肾损伤**

由原发性肾病综合征引起的 AKI 主要有如下 2 种:①有效血容量不足导致的肾前性 AKI,常只出现轻度、中度氮质血症。②机制尚不清楚的特发性 AKI,常呈现急性肾衰竭。对于肾小球疾病本身(如新月体性肾小球肾炎)引起的 AKI、治疗药物诱发的 AKI(如药物过敏所致急性间质性肾炎或肾毒性药物所致急性肾小管坏死),以及肾病综合征并发症(如急性肾静脉主干血栓)所致 AKI,均不在此讨论。

1.急性肾前性氮质血症

严重的低清蛋白血症导致血浆胶体渗透压下降,水分渗漏至皮下及体腔,致使有效循环容量不足,肾灌注减少,而诱发急性肾前性氮质血症。临床上出现血红蛋白增多、体位性心率及血压变化(体位迅速变动如从卧到坐或从坐到站时,患者心率加快、血压下降,严重时出现直立性低血压,乃至虚脱),BUN 水平与 Scr 水平升高,但是 BUN 水平的升高幅度更大(两者均以 mg/dL 为单位时,BUN 与 Scr 之比值＞20∶1,这是由于肾脏灌注不足时,原尿少,在肾小管中流速慢,其中 BUN 被较多地重吸收入血)。急性肾前性氮质血症者应该用胶体液扩容,然后利尿,扩容利尿后肾功能能很快恢复正常。盲目增加襻利尿剂剂量,不但不能获得利尿效果,反而可能造成肾素-血管紧张素系统及交感神经系统兴奋,进一步损害肾功能。而且,这类患者不能用 ACEI 或ARB 类药物,它们也会加重肾前性氮质血症。

2.特发性急性肾衰竭

特发性 ARF 最常见于复发性 MCD,也可有时见于其他病理类型,机制不清。某些病例可能与大量尿蛋白形成管型堵塞肾小管和/或肾间质水肿压迫肾小管相关。患者的临床特点是年龄较大(有文献报道平均年龄为 58 岁),尿蛋白量大(常大于 10 g/d),血清蛋白水平低(常小于20 g/L),常在肾病综合征复发时出现 AKI(经常为少尿性急性肾衰竭)。对特发性 ARF 要用排除法进行诊断,即必须一一排除各种病因所致 ARF 后才能诊断。对特发性 ARF 的治疗措施包括:①积极治疗基础肾病。由于绝大多数患者的基础肾病是 MCD,故应选用甲泼尼龙冲击治疗(每次 0.5～1.0 g,稀释后静脉滴注,每天或隔天 1 次,3 次为 1 个疗程),以使 MCD 尽快缓解,患者尿液增多冲刷掉肾小管中管型,使肾功能恢复。②进行血液净化治疗。血液净化不但能清除尿毒素,纠正水、电解质、酸碱平衡紊乱,维持生命,赢得治疗时间;而且能通过超滤脱水,使患者达到干体重,减轻肾间质水肿,促进肾功能恢复。③口服或输注碳酸氢钠。这可碱化尿液,防止肾小管中蛋白凝固成管型,并可纠正肾衰竭时的代谢性酸中毒。经上述有效治疗后大多数患者的肾功能可完全恢复正常,但往往需要较长的恢复时间(4～8 周)。必须注意,此 AKI 并非由有效血容量不足引起,盲目输注胶体液不但不能使 AKI 改善,反而可能引起急性肺水肿。

**(四)脂肪代谢紊乱**

高脂血症是肾病综合征的表现之一。统计表明,约有 80％的患者存在高胆固醇血症、高低密度脂蛋白血症及不同程度的高三酰甘油血症。高脂血症不仅可以进一步损伤肾脏,还可使心脑血管并发症增加,因此,合理、有效地控制血脂,也是原发性肾病综合征治疗的重要组成部分。

肾病综合征合并高脂血症的机制尚未完全阐明。已有的研究资料提示:高胆固醇血症发生的主要原因是发生肾病综合征时肝脏脂蛋白合成增加(大量蛋白尿致使肝脏合成蛋白增加,合成入血的脂蛋白因相对分子质量大,不能通过肾滤过排出,导致血浓度升高),而高三酰甘油血症发生的主要原因是体内降解减少(发生肾病综合征时脂蛋白脂酶从尿中丢失,使其在活性下降,导致三酰甘油的降解减少)。

对于激素治疗反应良好的肾病综合征病理类型(如 MCD),不要急于应用降脂药,肾病综合征缓解后数月内血脂往往能自行恢复正常,这样可使患者避免发生不必要的药物不良反应及增加医疗花费。若应用激素及免疫抑制剂治疗,肾病综合征不能在短期内缓解甚至无效时(如某些 MN 患者),则应给予降脂药物治疗。以高胆固醇血症为主要表现者,应选用羟甲基戊二酰辅酶 A(HMG-CoA)还原酶抑制剂,即他汀类药物,每晚睡前服用,服药期间要注意肝及肌肉损害(严重者可出现横纹肌溶解)的不良反应。以高三酰甘油血症为主要表现者,应选用纤维酸衍生物类药,即贝特类药物,用药期间注意监测肝功能。另外,所有高脂血症患者均应限制脂肪类食物的摄入量,高三酰甘油血症患者还应避免糖类摄入得过多。

**(五)甲状腺功能减退**

有相当一部分原发性肾病综合征患者的血清甲状腺素水平低下,这是由于与甲状腺素结合的甲状腺结合球蛋白(相对分子质量 60 kDa)从尿液中大量丢失。观察表明,约有 50% 的患者血中的总 $T_3$ 及总 $T_4$ 下降,但是游离 $T_3$($FT_3$),游离 $T_4$($FT_4$)及促甲状腺素(TSH)正常。患者处于轻度的低代谢状态,这可能有利于肾病综合征患者的良性调整,避免过度能量消耗,因此不需要干预。

不过个别患者可出现甲状腺功能减退症的表现,以致本来激素敏感的病理类型使用激素治疗不能获得预期效果。这时需要仔细监测患者的甲状腺功能,若 $FT_3$、$FT_4$ 水平下降,特别是 TSH 水平升高,在认真排除其他病因导致的甲状腺功能减退症后,可给予小剂量甲状腺素治疗(左甲状腺素 25~50 $\mu g/d$),常能改善患者的一般状况及对激素的敏感性。虽然这种治疗方法尚缺乏随机对照试验证据,但在临床实践中具有一定效果。这种经验治疗方法还有待于今后进一步的临床试验验证。

（赵　佳）

# 第七节　局灶节段性肾小球硬化

1957 年,局灶节段性肾小球硬化(focal segmental glomerulosclerosis,FSGS)由 Rich 首先描述。病理检查可见部分肾小球出现节段性瘢痕,临床上以大量蛋白尿及肾病综合征(NS)为突出表现。

FSGS 在儿童和成人的原发性肾小球疾病中占 7%~35%。近年来,FSGS 的发病率有逐年升高的趋势。过去 20 年里,美国儿童和成人 FSGS 的发病率为原来的 2~3 倍,可能的原因是近年来医师除了重视经典型 FSGS 病理改变外,还注意到了许多 FSGS 的变异型,FSGS 检出率提高了。此外,随着非洲裔美国人经济地位的提高,保健意识的增强,就诊人数明显增加,而非洲裔人群 FSGS 的发病率很高,从而导致美国 FSGS 发病率上升。中山大学附属一院的资料也显示,在我国南方地区,10 多年来,FSGS 的发病率也有逐步升高的趋势。另外,原发病为 FSGS、接受肾移植的终末肾病患者,移植肾时 FSGS 的发生率也较高。

与微小病变肾病相比，FSGS 患者临床上除表现大量蛋白尿及 NS 外，还常出现血尿、高血压及肾功能损害，对激素治疗常不敏感，常进行性发展至终末期肾病。

## 一、发病机制研究现状

FSGS 的发病机制目前还不完全清楚。FSGS 的肾小球节段性病变主要是细胞外基质蓄积构成的瘢痕。这种节段性硬化病变的产生，目前被认为与遗传因素、循环因子、病毒感染、足细胞损伤、血流动力学改变、细胞外基质合成与降解失衡、细胞因子介导免疫损伤、高脂血症和脂质过氧化以及细胞凋亡等密切相关。

### (一)遗传因素

大量的资料显示，FSGS 的发病具有明显的种族差异和家族聚集性。美国的资料显示，黑种人肾病患者中 FSGS 的发病率是白种人的 2～3 倍（50%～60% 比 20%～25%）。FSGS 是南非和非洲裔美国人 NS 最常见的病理类型，而在我国广东地区仅占成人 NS 的 7% 左右。上述资料显示 FSGS 的发病具有明显的种族差异。

FSGS 的发病还与不同种族中人类白细胞抗原（HLA）等位基因出现的频率有关，已有报道，北美洲 FSGS 患者中 *HLA-DR4* 出现的频率显著增大，而有 *HLA-DR4* 表型的成年人发生 FSGS 的概率较高，提示具有该等位基因者较易发生 FSGS。西班牙裔儿童 FSGS 的发生与 *HLA-DR8* 相关，德国裔 FSGS 患儿 FSGS 的发生则与 *HLA-DR3* 和 *DR7* 相关。而吸食海洛因的 FSGS 患者 *HLA-B53* 出现的频率高。

FSGS 还呈现家族聚集性的特点，但 FSGS 的遗传特性尚不清楚，常染色体显性和隐性遗传都有报道。在一项对 18 个家族 45 个成员经肾活检证实为 FSGS 的病例研究中发现，FSGS 的家族遗传聚集性特征为常染色体显性遗传，伴随的 *HLA* 等位基因包括 *HLA-DR4*、*HLA-B12*、*HLA-DR8* 和 *HLA-DR5*。遗传性 FSGS 家族进行连锁分析发现，可疑基因定位在 *19q13* 上。

最近对家族性 FSGS 病例的研究发现，肾小球滤过屏障中足细胞蛋白具有突出的重要性。例如，*ACTN4* 基因（编码足细胞上 α-辅肌动蛋白 4，具有交联肌动蛋白微丝功能）变异可能引起家族性常染色体显性遗传 FSGS；*NPHS1* 基因（编码足细胞上 nephrin 蛋白）变异能导致芬兰型先天性 NS（呈常染色体隐性遗传疾病）；*NPHS2* 基因（编码足细胞上 podocin 蛋白）变异能导致家族性常染色体隐性遗传性 FSGS（患者在儿童期开始出现蛋白尿，而后很快进展至终末期肾病，肾移植后很少复发）。家族性 FSGS 的 *NPHS2* 变异常由该基因发生无意义密码子、错义、移码或终止密码早熟导致。另外，*NPHS2* 基因变异也能发生于散发 FSGS 病例。最近还发现 *TRPC6* 基因（编码足细胞的一种钙离子内流通道）变异、*CD2AP* 基因（编码足细胞上 CD2 相关蛋白）变异或 *PLCE1* 基因（编码足细胞上磷脂酶 Cε）变异也与家族性 FSGS 发病相关。但是，大部分的研究资料显示，这些基因型变异与临床表现和免疫抑制治疗的反应性没有明显的关联性。

近期美国学者采用混合连锁不平衡全基因组扫描的方法，发现在美国黑种人中 *MYH9* 可能是主要的遗传易感基因。随后采用的小样本全基因组关联分析研究发现，22 号染色体包括 *APOL1* 和 *MYH9* 基因的一段 60 kb 区域可能与 FSGS 的发病密切相关。有趣的是，*APOL1* 变异可以使非洲人免受引起昏睡病的锥虫（布氏锥虫罗得西亚亚种）感染，但是可导致美国黑种人易患 FSGS，进一步提示遗传因素在 FSGS 的发病过程中起着重要的作用。

### (二)循环因子

对循环因子的重视和研究多来自肾移植的临床观察和治疗。Savin 等的研究发现，与正常对照者相比,33 名肾移植后再发 FSGS 患者的肾脏对清蛋白有更高的通透性。经血浆置换治疗后,其中有 6 例患者的尿蛋白显著减少,因而推测 FSGS 患者体内可能存在某些因子导致 FSGS 发生。随后 Sharma 等从 FSGS 患者的血清中提取了一种具有在短时间内显著增强肾小球基底膜(GBM)通透性的肾小球滤过因子,称之为循环因子或渗透因子。体外研究证实,肾移植 FSGS 复发患者的血清相对于未复发者可明显增强 GBM 的清蛋白的通透性。部分复发的 FSGS 患者接受血浆置换治疗后,GBM 的通透性降低,尿蛋白明显减少,因此多数学者认为,循环因子或渗透因子与移植肾 FSGS 的复发有关。而在非移植的 NS 患者中,仅发现少数患者(如激素抵抗的先天性 NS 患者)经血浆置换治疗可减少蛋白尿和稳定肾脏功能。因此,对大多数 FSGS 患者而言,尽管血浆置换治疗后循环因子可减少,但蛋白尿没有改善。为此学者一直在探索循环中是否存在致病因子。迄今学者对循环因子究竟为何物还不清楚,对循环因子在原发性 FSGS 发病机制中的重要性仍所知甚少。

2011 年,Reiser 等发现在 2/3 的原发性 FSGS 患者体内血清可溶性尿激酶受体(suPAR)水平升高。在肾移植术前血清中较高浓度的 suPAR 预示着移植术后复发的可能性比较大。循环中 suPAR 可激活足细胞 $\beta3$ 整合素,造成足细胞足突融合消失、大量蛋白尿。在 3 种小鼠模型实验中提示 suPAR 可以造成蛋白尿和肾脏 FSGS 发生,提示 suPAR-足细胞 $\beta_3$ 整合素在 FSGS 发生机制中具有重要作用,降低 su-PAR 浓度可能防止 FSGS 的发生。2012 年,该研究组又发表了验证研究的结果,显示在两组被纳入原发性 FSGS 的临床研究(PodoNet 和 FSGS CT Study)的患者中,84.3% 的成人患者和 55.3% 的儿童患者的血清 suPAR 水平均升高。目前,有关 suPAR 在 FSGS 患者血液中的表达及对长期预后的预示作用的验证工作正在进行,而且中和或清除 suPAR 可作为对 FSGS 的潜在治疗手段。

**(三)病毒感染**

艾滋病病毒(HIV)是导致 FSGS 的常见病毒之一。有研究发现,HIV-1 病毒感染是儿童期 HIV 相关肾病的直接原因,并在很大程度上影响到肾小球及肾小管上皮细胞的生长和分化,单核细胞局部浸润和细胞因子高表达,从而导致肾小球硬化。HIV 相关的 FSGS 在病理改变上与原发性塌陷型 FSGS 相似,前者内皮细胞中有管网状包涵体形成,而后者没有。

另外,细小病毒 B19 在 FSGS 中的可能致病作用近来也备受关注。在镰状细胞贫血合并 FSGS 的 NS 患者的肾组织中,细小病毒 B19 mRNA 表达增高,尤其是在塌陷型 FSGS 患者中表达更高,提示该病毒可能参与 FSGS 致病。另有报道,与其他病理类型的肾病患者比较,原发性塌陷型 FSGS 患者的肾组织更易找到细小病毒 B19。Moudgil 等在 78% 的原发性 FSGS 患者的肾活检组织中检测到细小病毒组 B19,这些研究都提示细小病毒 B19 可能参与原发性塌陷型 FSGS 的发生和发展。

**(四)足细胞损伤**

近年来,足细胞损伤在 FSGS 发病机制中的作用已为多数学者所重视。在大鼠残肾动物模型中,残余肾毛细血管襻扩大可导致足细胞发生代偿性胞体增大,同时细胞周期蛋白依赖性激酶-1(CDK-1)及其抑制剂 p27 和 p57 表达减少。随着病程进展,足细胞胞体增大失代偿并出现退行性变,变得扁平,滤过液进入胞体下空间,足细胞胞浆隆起,并进一步与 GBM 剥离,GBM 裸露,并与壁层上皮细胞发生粘连,最终在襻粘连区出现透明样变,形成节段性硬化。足细胞黏附表型的改变(如分泌整合素 $\alpha3$ 显著减少)也参与了上述病理损伤过程。上述病理变化过程可能是足细胞病变导致肾小球发生节段性硬化的主要途径之一。

在人类FSGS中,足细胞损伤导致FSGS发生的机制目前还不清楚。最近的研究发现在足细胞上表达与裂隙膜相关的分子(如CD2激活蛋白、α-辅肌动蛋白4、podocin和nephrin蛋白以及血管紧张素Ⅱ的AT1受体)都与FSGS的发病机制有关。研究发现,尽管微小病变肾病和膜性肾病的发病与足细胞的损伤密切相关,但是这些病理类型足细胞的标志蛋白仍然存在,而塌陷型FSGS和HIV相关FSGS患者的足细胞的正常标志蛋白消失,提示在这些疾病中足突细胞表型改变起了重要作用。另外,在FSGS中,有部分患者会出现足细胞增殖,这可能是细胞周期蛋白依赖性激酶抑制剂p27和p57表达下调的结果。足突的消失可能是氧自由基和脂质过氧化酶堆积过度所导致的。

最近有研究发现,在动物模型中高表达miR-193a可引起广泛足突融合消失,导致FSGS样病理改变,其机制是miR-193a可下调转录因子WT1表达,进而下调其靶基因*PODXL*(编码足细胞上podocalyxin蛋白)及*NPHS1*(编码足细胞上nephrin蛋白)表达。podocalyxin与nephrin均为足细胞重要的骨架蛋白,其表达减少势必影响足细胞骨架结构稳定性,导致足突融合消失,引起大量蛋白尿。

**(五)其他因素**

导致FSGS发病的因素较多,包括血流动力学改变、细胞外基质合成与降解失衡、细胞因子介导免疫损伤、高脂血症和脂质过氧化以及细胞凋亡等。

此外,在肾单位数量显著减少的情况下,容易出现FSGS的病理改变,如孤立肾损害、先天性肾单位减少、反流性肾病、局灶肾皮质坏死、单侧肾切除。其可能的机制是,随着肾单位的丢失,剩余肾单位出现代偿性肥大和高压,这种代偿性改变会导致肾脏上皮细胞和内皮细胞的损伤,并最终导致肾脏的节段性硬化。

尽管FSGS的发病机制目前还不完全清楚,但已有的研究显示,FSGS可能是多因素共同作用的结果。不同的致病因素可能通过不同的途径导致FSGS。各致病因素可单独或联合参与FSGS的发生、发展过程。

## 二、分型的演变

### (一)对疾病认识和分型的演变

局灶性肾小球病变是指病变仅累及部分肾小球而不是全部肾小球,节段性肾小球病变是指病变仅累及肾小球毛细血管襻的部分节段,而非全球性病变。

自1957年Rich首先描述以肾小球节段性瘢痕和透明样变为特征的原发性FSGS以来,学者发现FSGS在病理上有很多复杂的病理改变特征,包括系膜基质增加、透明样变、系膜区IgM沉积、系膜细胞增生、泡沫细胞形成、足细胞增生肥大等。因此,有关FSGS的病理分型有许多分歧和争议,它大致经历了如下演变过程。

经典型FSGS(classic FSGS):即1957年Rich描述的原发性FSGS。病变肾小球局灶分布于皮髓质交界处,节段性瘢痕靠近肾小球血管极,常伴透明样变。

变异性FSGS:1980年后学者陆续发现了几种不同于经典型FSGS的亚型,它们被统称为变异性FSGS,包括:①周缘型FSGS(peripheral FSGS),硬化部位出现于毛细血管襻周缘部位。②顶端型FSGS(tip FSGS),硬化部位位于肾小球尿极。此型由Howie及Brewer于1984年最先报道。③系膜增生型FSGS(mesangial hypercellular FSGS),肾小球弥漫系膜细胞增生伴节段硬化。④细胞型FSGS(cellular FSGS),部分肾小球呈球性或节段性足细胞增生、肥大,伴内皮细胞增生,白细胞浸润及核碎。此型由 Schwartz 和 Lewis 于 1985 年最先报道。⑤塌陷型 FSGS(collapsing FSGS),肾小球毛细血管塌陷闭塞,伴足细胞增生、肥大。

2000 年,在我国肾活检病理诊断研讨会上,我国病理学家也制定了中国 FSGS 的病理诊断及分型标准,包括了上述 6 个类型(经典型被称为门部型,其他 5 个类型命名与前面所述相同)。

2004 年,国际肾病理学会(IRPS)组织国际知名专家综合分析了近 20 年的 FSGS 临床和病理资料,然后提出了具有权威性的国际新 FSGS 分型方案,此方案将 FSGS 分为门周型、细胞型、顶端型、塌陷型和非特殊型(表 5-1)。其中,门周型与上述经典型相当,细胞型、顶端型及塌陷型与上述各相应变异型类似,但是新设了非特殊型(not otherwise specified FSGS,即 NOS FSGS),取消了上述变异型中的周缘型(有学者认为它是门部型进展的结果)及系膜细胞增生型(有学者认为它是系膜增生性肾炎基础上继发的 FSGS)。下面将对此新分型做详细介绍。

表 5-1　原发性 FSGS 的病理分型及诊断要点(IRPS,2004)

| 类型 | 病变部位 | 分布 | 玻璃样变 | 粘连 | 足细胞增生肥大 | 肾小球肥大 | 系膜细胞增生 | 小动脉透明样变 |
|---|---|---|---|---|---|---|---|---|
| 门周型 | 门周 | 节段 | ++/- | +++/- | -/+ | +++/- | -/+ | ++/- |
| 细胞型 | 任何部位 | 节段 | -/+ | -/+ | ++/- | -/+ | -/+ | -/+ |
| 顶端型 | 尿极 | 节段 | +/- | +++/- | ++/- | -/+ | -/+ | -/+ |
| 塌陷型 | 任何部位 | 节段或球性 | -/+ | -/+ | +++/- | -/+ | -/+ | -/+ |
| 非特殊型 | 任何部位 | 节段 | +/- | ++/- | -/+ | +/- | -/+ | +/- |

### (二)2004 年国际肾病理学会的病理分型

1.光学显微镜检查

目前 FSGS 诊断及分型主要依靠光学显微镜检查。

(1)门周型 FSGS:该型必须同时满足以下 2 项标准才能诊断。①至少 1 个肾小球的门周部位(即血管极处)出现透明样变,伴或不伴硬化;②50%以上呈现节段病变的肾小球必须有门周硬化和/或透明样变。常伴小动脉透明样变,并有时与肾小球门周透明样变相连。少见足细胞增生和肥大,硬化部位有时可见泡沫细胞。肾小球肥大和球囊粘连很常见,一般不伴系膜细胞增生。须排除细胞型、顶端型和塌陷型才能诊断该型。

该型 FSGS 通常见于原发性 FSGS,也常见于由肾单位丧失或肾小球高压继发的 FSGS,如肥胖、发绀型先天性心脏病、反流性肾病、肾缺如、肾发育不良、先天性肾单位减少伴代偿肥大、慢性肾病晚期肾单位毁坏。门周 FSGS 在成人中更常见。

(2)细胞型 FSGS:该型至少见 1 个肾小球毛细血管内细胞增多,并至少累及 25%的毛细血管襻,导致毛细血管管腔堵塞。此病变可发生于肾小球的任何节段,包括门周或周缘毛细血管襻。毛细血管内细胞主要为泡沫细胞、巨噬细胞及内皮细胞,有时也有中性粒细胞及淋巴细胞,偶见这些细胞凋亡,形成核固缩和核碎裂。有时可见基底膜下透亮区,但是节段性透明样变或硬化却不常见。偶见毛细血管内纤维蛋白沉积,但不伴肾小球基底膜断裂。有或无球囊粘连。损伤部位常见足细胞增生和肥大。肾小球肥大和系膜细胞增生却不常见。其他肾小球可呈节段性和/或全球性肾小球硬化。需排除顶端型和塌陷型才能诊断该型。

与门周型 FSGS 相比,细胞型 FSGS 在黑种人中多见,大量蛋白尿显著(>10 g/d,细胞型 FSGS 中占 44%～67%,而在门周型中只占 4%～11%),呈现 NS。细胞型 FSGS 常只存在于临床发病早期,患者很易进展至终末期肾病。

(3)顶端型FSGS:该型至少见1个肾小球顶部(即尿极处,靠近近端肾小管的起始部)节段病变,常为毛细血管襻与肾小囊粘连,或足细胞与壁层上皮细胞或肾小管上皮细胞融合。有时病变毛细血管襻会嵌入肾小管。常见毛细血管内细胞增多(累及50%以下的毛细血管襻)或硬化(累及25%以下的毛细血管襻)。损伤部位常见足细胞增生和肥大。常见泡沫细胞,也可见透明样变。有时可见肾小球肥大、系膜细胞增生和小动脉透明样变。虽然病变开始在外周,但是肾小球中心部位也能受累。需排除塌陷型才能诊断该型。

临床研究发现,该型FSGS的临床表现与微小病变相似,对激素治疗反应好,及时治疗预后佳。

(4)塌陷型FSGS:该型至少见1个肾小球毛细血管壁塌陷,伴足细胞增生和肥大,病变可呈节段性或全球性,前者可出现在门周或周缘毛细血管襻。增生和肥大的足细胞可充满肾小囊腔,并可见胞浆蛋白滴及空泡样变。足细胞充满肾小囊腔时可形成"假新月体"。早期球囊粘连和透明样变不常见,系膜细胞增生、肾小球肥大、小动脉透明样变也不常见。其他肾小球可出现各型FSGS的节段性病变(常见硬化、毛细血管内细胞增多、顶端病变等)和/或球性硬化。

20世纪80年代初,有学者观察到HIV相关性肾病伴发塌陷型FSGS,此后注意到一些原发性FSGS患者也有相似的组织学改变,但这些患者的内皮细胞内无管网状包涵体。塌陷型FSGS患者的肾小管间质损害往往比较严重。肾小管上皮细胞内含大的吞噬小体,小管内有蛋白管型,管腔局部膨胀。间质中有大量的单核细胞浸润。治疗效果是各FSGS类型中最差的病理类型。

(5)非特殊类型FSGS:是指不能将其归为其他4种类型的FSGS病变。须排除门周型、细胞型、顶端型和塌陷型才能诊断该型。肾小球节段性(门周或周缘毛细血管襻)细胞外基质增多,毛细血管腔闭塞,伴节段性毛细血管壁塌陷。球囊粘连及透明样变常见。泡沫细胞也常见。足细胞增生和肥大少见。系膜细胞增生、肾小球肥大、小动脉透明样变也能见到。该型最常见,随着疾病的进展,其他4种病理类型均可进展为该型。

2.免疫荧光检查

FSGS的免疫荧光常表现为IgM、$C_3$在肾小球节段硬化部位呈团块状沉积。无硬化的肾小球通常无免疫球蛋白及补体沉积,不过有时系膜区仍可见较弱的IgM、$C_3$沉积,而IgG、IgA沉积罕见。由于FSGS病变呈局灶节段性分布,肾穿刺标本若无此病变肾小球,则免疫荧光检查也可全部呈阴性。

足细胞胞浆内有时可见清蛋白和其他免疫球蛋白(尤其是IgA和IgG),这是足细胞吸收蛋白所导致的。同样,近端肾小管上皮细胞的胞浆内也可见清蛋白和免疫球蛋白,是肾小管重吸收的结果。

3.电子显微镜检查

在电子显微镜下观察FSGS的超微结构,常可见足细胞肥大、细胞器增多、微绒毛变性及胞浆内吞噬空泡和脂肪滴。肥大的足细胞呈圆形,平滑地黏附在肾小球基底膜上,足突消失。在硬化节段处可看到足细胞剥离,裸露的肾小球基底膜和剥离的足细胞间有板层状的新生膜样物质沉积。光镜下基本正常的肾小球也能呈现不同程度的足突消失,由此可见,在电镜超微结构下FSGS的足细胞病变是球性的。在足突消失区域通常可观察到裂孔隔膜消失和细胞骨架微丝与肾小球基底膜平行排列。节段硬化病变处可见肾小球基底膜皱缩,最终导致肾小球毛细血管腔狭窄或闭塞。通常肾小球内并无提示免疫复合物的电子致密沉积物,但是需注意的是,有时血浆物质沉积也可呈现电子致密物,会被误认为是免疫复合物,此时需结合光学显微镜和免疫荧光显微镜观察加以鉴别。

塌陷型 FSGS 的主要超微结构的观察在于判定有无上皮的管网状包涵体。90％以上的 HIV 感染并发塌陷型 FSGS 患者有上皮的管网状包涵体,在原发性塌陷型 FSGS 和吸毒所致塌陷型 FSGS 患者中只不到 10％有上皮的管网状包涵体。此外,上皮的管网状包涵体在狼疮性肾炎患者和 α-干扰素治疗的患者中也很常见。

## 三、治疗原则

与微小病变肾病相比,FSGS 常表现为大量蛋白尿、血尿、高血压、肾功能损害、对激素治疗不敏感,及疾病持续进行性进展等特点。其中蛋白尿的程度和血清肌酐水平与预后密切相关。有资料显示,尿蛋白水平≥3 g/d 的原发性 FSGS 患者约 50％在 5～10 年发展至终末期肾病;而尿蛋白水平＞10 g/d 的患者进展更快,5 年内全都进展至终末期肾病。相比之下,非 NS 范畴蛋白尿的患者预后就较好,追踪 10 年仅有 20％的患者进展至终末期肾病。另一组资料显示,就诊时血清肌酐水平＞115 $\mu$mol/L(1.3 mg/dL)的患者比肌酐水平小于此值的患者进展至终末期肾病的风险明显增加。因此,临床治疗过程中必须密切观察患者尿蛋白和肾功能的变化,这是判断治疗效果和预后的重要指标。

原发性 FSGS 的治疗目标是达到蛋白尿的完全或部分缓解,减少复发,并维持肾功能稳定,延缓肾功能损害进展。具体包括以下几方面。

### (一)治疗前的初始评估

除详细询问病史(包括肾病家族史)、进行体格检查、实验室检查及影像学检查外,患者需经肾活检病理检查确诊 FSGS。2012 年,改善全球肾病预后组织(KDIGO)强调,对原发性 FSGS 成人患者进行治疗前,应对患者进行彻底检查以排除继发性 FSGS,但并无必要常规做遗传学检查。

### (二)支持治疗

FSGS 患者的支持治疗包括寻找并清除潜在感染灶、积极控制高血压、进行调脂治疗等。血管紧张素转化酶抑制剂(ACEI)或血管紧张素 AT1 受体阻滞剂(ARB)能通过血压依赖性及非血压依赖性作用机制,来减少蛋白尿及延缓肾损害进展。所以,ACEI 或 ARB 被推荐应用于所有原发性 FSGS 患者的治疗。

### (三)FSGS 患者的初始治疗

20 世纪 80 年代以前,原发性 FSGS 的初始治疗一直遵循常规的原发性 NS 的治疗方案:泼尼松 0.5～1.0 mg/(kg·d),连服 4～8 周;然后逐步减量至停药。尽管这个方案对微小病变肾病有效,但是对原发性 FSGS 的疗效并不理想,缓解率不超过 30％,完全缓解率低于 20％。

20 世纪 80 年代后,一些用激素治疗原发性 FSGS 的队列研究的疗效显著提高,完全缓解率超过 30％。将完全缓解率低于 30％与高于 30％的研究结果做比较,发现两者泼尼松的用量相同,但是治疗持续时间差别极大,低缓解率的激素治疗时间≤2 个月,而高缓解率的激素治疗时间是 5～9 个月。

Pei 等的研究发现,使用足量和长疗程的激素治疗原发性 FSGS,完全缓解率可达到 44％,缓解所需时间的中位数是 3～4 个月。同时,有近一半的患者需加用细胞毒性药物,如环磷酰胺

(CTX)或硫唑嘌呤。获得完全缓解的患者的肾功能在 15 年内基本稳定,而不能获得缓解的患者的肾功能 5 年、10 年、15 年分别下降了 27%、42% 和 49%。对激素治疗抵抗的患者中有 50% 在 4 年后血清肌酐水平翻倍。基于上述研究结果,他们推荐呈现 NS 的原发性 FSGS 患者足量激素治疗时间应为 3~4 个月,最长可用到 6 个月。

Ponticelli 等报道激素治疗少于 4 个月的患者的完全缓解率只有 15%,而治疗时间≥4 个月,完全缓解率可高达 61%。其中首次足量激素治疗时间对预后可能起更重要的作用。因为 FSGS 患者经激素治疗 8 周获得完全缓解期的不到 1/3,达到完全缓解所需时间的中位数是 3~4 个月,绝大多数患者需要 5~9 个月。因此,有学者提出成人 FSGS 患者激素抵抗的定义为 1 mg/(kg·d)泼尼松治疗 4 个月无效。

隔天大剂量激素治疗可减少激素的不良反应,但治疗效果欠佳,尤其是对年轻人。Bolton 等观察了 10 名平均年龄为 29 岁的患者,泼尼松 60~120 mg/d,隔天口服,随访 9~12 个月,结果没有一例获得完全缓解。Nagai 等对一组≥60 岁的表现为 NS 的 FSGS 患者进行了观察,隔天顿服泼尼松 1.0~1.6 mg/kg(最大剂量 100 mg),随访 3~5 个月,有 44% 的患者获得完全缓解。其可能原因是老年人对激素的清除率下降,血药浓度相对较高和/或激素的效果更持久。

一个回顾性研究比较了足量泼尼松治疗[初始剂量为 1 mg/(kg·d)至少服用 4 个月,然后逐渐减量]与低剂量泼尼松[初始剂量为 0.5 mg/(kg·d)]联合环孢素 A[CsA,初始剂量为 3 mg/(kg·d),逐渐减量至 50 mg/d]或硫唑嘌呤治疗[初始剂量为 2 mg/(kg·d),逐渐减量至 0.5 mg/(kg·d)]。低剂量泼尼松主要用于合并肥胖、骨病或轻度糖尿病的患者。平均治疗 20 个月。结果显示:足量泼尼松治疗的缓解率为 63%,低剂量泼尼松联合硫唑嘌呤治疗的缓解率为 80%;低剂量泼尼松联合 CsA 治疗的缓解率为 86%。这提示对足量长疗程激素可能不耐受的患者,改用低剂量激素联合免疫抑制剂治疗同样有效。

2012 年,KDIGO 指南建议的对 FSGS 患者 NS 的治疗方案如下:足量激素如泼尼松 1 mg/(kg·d),治疗至少 4 周,如果 NS 未缓解且患者能耐受,则可继续足量用药达 4 个月,NS 完全缓解后,再用半年以上时间缓慢减量。对激素相对禁忌或不能耐受的患者,可选用钙调神经磷酸酶抑制剂(包括 CsA 及他克莫司)。此建议可供参考。

**(四)FSGS 复发患者的治疗**

既往的研究资料证实,FSGS 患者治疗后缓解期越久,其复发率越低。缓解期长达 10 年甚至更久的患者预后好,很少复发。大多数(>75%)复发的 FSGS 患者经合理治疗仍能获得缓解。

2012 年,KDIGO 指南建议,FSGS 患者 NS 复发的治疗与成人微小病变肾病复发的治疗相同。具体如下:口服 CTX 2~2.5 mg/(kg·d),共 8 周;对使用 CTX 后仍复发或希望保留生育能力的患者,建议使用钙调神经磷酸酶抑制剂,如 CsA 3~5 mg/(kg·d)或他克莫司 0.05~0.10 mg/(kg·d),分次口服,共 1~2 年;对不能耐受糖皮质激素、CTX 和钙调神经磷酸酶抑制剂的患者,可以使用吗替麦考酚酯(MMF),每次 0.75~1.00 g,每天 2 次,共 1~2 年。此指南建议可供参考。

环磷酰胺:研究发现 CTX 与激素联用可使 30%~60% 的 NS 患者完全缓解,降低复发率,并可减少激素用量及其不良反应。近年来多项研究认为 CTX 的疗效往往与患者本身对激素的敏感程度相关,用于频繁复发及激素依赖的 FSGS 常有效,而对激素抵抗型的疗效有限。

环孢素 A:CsA 的疗效也取决于患者对激素治疗的敏感程度。在激素治疗敏感的患者中,应用 CsA 治疗后获得完全缓解、部分缓解和无效的患者比例分别为 73%、7% 和 20%。应用 CsA 治疗原发性 FSGS 的多中心前瞻性随机对照研究显示,CsA 治疗 FSGS 的缓解率明显优于单用激素治疗或 CTX 治疗。尽管 CsA 在复发的 FSGS 患者的治疗中显示出良好的疗效,但其治疗的最大问题仍是停药后复发。Ponticelli 等比较了激素加 CTX 2.5 mg/(kg·d)和激素加 CsA 5~6 mg/(kg·d)治疗的疗效,随访 2 年,CsA 治疗组的复发率是 75%,而 CTX 治疗组的复发率是 37%。因此,在获得良好治疗效果的同时,减少或避免 FSGS 复发是临床医师需要解决的问题。

他克莫司:目前已有多项关于他克莫司治疗 FSGS 的临床研究,提示他克莫司联合激素治疗儿童及成人 FSGS 都可诱导 NS 缓解,在短期内可减少蛋白尿,延缓肾病进展。有研究表明,他克莫司与 CTX 在诱导 FSGS 缓解以及预后方面无明显差异,但他克莫司联合激素治疗可以有效控制难治性 NS。目前国内应用他克莫司治疗原发性 FSGS 的推荐剂量为 0.05~0.10 mg/(kg·d),维持血清谷浓度为 5~10 ng/mL。

吗替麦考酚酯:MMF 是近十年来用于治疗原发性 NS 的新型抗代谢类免疫抑制剂。有报道用 MMF 治疗难治性 FSGS 能增加 NS 的缓解率、降低复发率、减少不良反应,但多为小样本研究,治疗效果亦不一致。有限的临床数据显示 MMF 能使对激素和 CsA 抵抗的 FSGS 患者得到部分和全部缓解。有研究表明在 CsA 抵抗型 FSGS 患者中,联合应用 CsA 和 MMF 治疗 12 个月能使部分患者的蛋白尿减少,但未能阻止肾功能恶化。目前还不清楚 MMF 停药后的复发率。

**(五)激素抵抗患者的治疗**

2012 年 KDIGO 指南建议,对激素抵抗型 FSGS 患者采用 CsA 治疗,CsA 3~5 mg/(kg·d),分次服用,疗程≥4 个月。如果获得了部分或完全缓解,则继续 CsA 治疗≥12 个月,然后逐渐减量。若患者对 CsA 不能耐受,则应用 MMF 与大剂量地塞米松联合治疗。该建议也可供参考。

已有的临床研究结果发现,应用 CsA 治疗成人和儿童激素抵抗的 FSGS 有较高的缓解率,并对患者的肾功能有保护作用。约有 48% 的激素抵抗型 FSGS 患者能获得缓解,儿童患者的疗效比成人好。低剂量泼尼松和 CsA 联合治疗能增加激素抵抗型 FSGS 患者的缓解率。目前使临床医师困惑的最大问题仍然是 CsA 减量或停药后的复发。Cattran 等发现有 60% 的患者于停药 1 年后复发,而 Ponticelli 等则发现 75% 的患者 1 年后复发。因此,在取得较好疗效的同时减少 NS 的复发是亟待解决的重要问题。

对激素抵抗的 FSGS 儿童患者,有报道采用大剂量甲泼尼龙冲击加烷化剂治疗缓解率可达 60% 以上,但更多的临床研究并没能支持上述结论。相反在唯一的一个评价 CTX 对激素抵抗 FSGS 患儿疗效的前瞻性随机试验中,泼尼松(40 mg/m²,隔天口服共 12 个月)加与不加 CTX [2.5 mg/(kg·d),治疗 90 d]的完全和部分缓解率并无统计学差别(分别为 56% 和 50%)。因而对激素抵抗的 FSGS 患者(尤其是儿童患者)加用细胞毒性药物的作用似乎并不太大。

近年来,有一些小标本的研究结果显示,用 MMF 或他克莫司治疗激素抵抗的 FSGS 患者取得较好的疗效,能较好地减少蛋白尿和延缓肾功能的恶化,且不良反应轻微,但仍需增大样本数,继续观察验证。

**(六)其他治疗及展望**

利妥昔单抗是抗 CD20 抗原的单克隆抗体。它与 B 淋巴细胞表面的 CD20 抗原结合后,能通过补体依赖性细胞毒作用及抗体依赖细胞的细胞毒作用,而导致 B 细胞溶解。此药原用于抵抗性 B 淋巴细胞型非霍奇金淋巴瘤的治疗,但是它也能作为免疫抑制剂治疗某些难治性免疫介导性疾病,包括难治性 FSGS。迄今,用利妥昔单抗治疗 FSGS 的临床试验病例数都很少,初步观察显示它能提高 FSGS 的缓解率,对激素有效患者的治疗效果较好,但对激素抵抗患者的治疗效果较差。其确切疗效尚需多中心前瞻性随机对照试验验证。

鉴于循环因子很可能是移植肾 FSGS 的重要致病因素,FSGS 患者肾移植前和移植后复发时都可进行血浆置换或免疫吸附治疗。而原发性 FSGS 患者血浆置换的疗效欠佳,一般不推荐采用。

另外,近年来对家族性 FSGS 的认识在逐渐深入,*NPHS2* 基因突变甚至还能见于散发性 FSGS 病例,对这些病例用激素及免疫抑制剂的疗效均差。所以如何从 FSGS 患者中筛选出这些基因变异病例,是临床医师的一个重要任务,这可避免对这些患者盲目应用激素及免疫抑制剂来治疗,甚至引起严重不良反应。

目前还有一些新治疗药物正在研究中。①半乳糖:有研究认为,循环因子与肾小球血管内皮表面糖萼中的糖起反应,而导致血管通透性增加,因此口服或静脉投给半乳糖即可能拮抗循环因子的这一致病作用。初步临床观察显示,此药单独应用或与免疫抑制剂联合应用都能减少尿蛋白的排泄量。进一步评估其疗效的临床试验正在进行中。②吡非尼酮:为抗纤维化制剂,动物试验显示它能拮抗肺及肾纤维化。少数临床试验已观察了它对原发性 FSGS 及移植肾 FSGS 的疗效,发现它能显著延缓肾小球滤过率下降。进一步评估其疗效的临床试验也在进行中。③脱氧精胍菌素衍生物:能调节 T 细胞功能,发挥免疫抑制作用。动物试验用 LF15-0195 治疗 Buff/Mna 大鼠的自发性 FSGS 及移植肾 FSGS 均显示出良好效果,能使尿蛋白含量正常,肾损害减轻。但是这类药物尚未进入临床试验。

FSGS 的预后主要与其临床-病理表现和病理类型有关。进行性发展的危险因素包括血清肌酐水平 $>115$ $\mu$mol/L(1.3 mg/dL)、大量蛋白尿(尿蛋白水平 $>3.5$ g/d)、肾间质纤维化 $>20\%$。在 FSGS 亚型中塌陷型的疗效及预后最差,顶端型的疗效及预后比较好。

**(齐娟娟)**

# 第六章　继发性肾小球疾病

## 第一节　肝硬化性肾损害

肝硬化患者并发有肾小球硬化,故称肝硬化性肾损害或肝病性肾小球硬化症。随后发现肾脏病变中肾小球肾炎也多见。为此,有些学者称之为"肝硬化性肾小球肾炎"。

### 一、病因病机

#### (一)发病原因

肝硬化性肾损害的病因和发病机制尚未完全阐明,但与免疫复合物有关。因在肾小球沉积物中含有显著的 IgA,大部分患者血中 IgA 也升高,部分患者出现冷球蛋白血症及 $C_3$ 降低。

#### (二)发病机制

(1)在正常情况下肠道中有少量的抗原、细菌和毒素,如进入门静脉可被库普弗细胞所吞噬、降解,不诱发全身免疫反应,称为胃肠黏膜免疫第二道防线。肝硬化时肝细胞和库普弗细胞功能障碍,不能处理来自肠道的外源性的抗原,肠道局部免疫屏障减弱,促使肠道中食物抗原、细菌和毒素等进入血循环诱发全身免疫反应。

(2)肝硬化患者门脉分流受阻,侧支循环开放,肠道分泌 IgA 减少,肠道局部黏膜免疫屏障作用减弱,抗原直接进入血循环的机会增多,刺激脾、淋巴结等免疫器官,诱发全身免疫性反应。

(3)患者肝硬化时由于肝脏清除循环免疫复合物,会导致 IgA 免疫复合物功能下降。由于肝硬化循环免疫复合物(CIC)升高,或乙醇等有害物质对单核巨噬系统及中性粒细胞的吞噬功能的抑制或封闭作用,使血 IgA 及 CIC 可持续升高,沉积在肾小球内诱导 IgA 肾病。

(4)肝炎病毒抗原刺激所形成的免疫复合物参与肾小球病变的形成也是原因之一。

总之,由于抗体的免疫功能,生理和代谢紊乱,使 IgA 免疫复合物或多聚 IgA 生成增多,和/或对其免疫清除能力降低,加上单核巨噬系统吞噬功能受抑制,最终导致肝硬化患者产生以 IgA 肾病为主的肾小球损害。

#### (三)病理改变

大多显示系膜区 IgA 沉积,少数为 IgG、IgM、$C_3$ 沉积,系膜基质增宽,系膜区及毛细血管型电子致密物沉积,肾小球硬化。

## 二、临床表现

肝硬化患者以肾小球损伤为主者,75%的患者呈隐匿性,无明显的肾病临床表现;25%的患者有肾炎或肾病性临床改变,以及进行性肾功能不全和轻度高血压。以肾小管损伤为主者多表现为肾小管性酸中毒。

### (一)尿液分析

可见血尿或蛋白尿。

### (二)血清学检查

多数肝硬化肾损害表现为多种免疫球蛋白增高,血 IgA 增高尤为突出。其中以酒精性肝硬化合并有肾脏受累表现为 IgA 肾病的患者可有 100% 血 IgA 升高,50%～70% 冷球蛋白血症。肝炎后肝硬化患者可有低滴度抗核抗体、类风湿因子阳性。酒精性肝硬化、肝炎肝硬化合并 IgA 肾病者有 20%～60% 血 $C_3$ 下降。肝硬化患者有 20%～50% 循环免疫复合物升高或阳性。

## 三、诊断与鉴别诊断

### (一)诊断

(1)有肝硬化病史,而无肾病病史。

(2)当肝硬化时出现血尿(以镜下血尿为主)、蛋白尿、管型尿应考虑本病的发生。

血清免疫学检查有多种免疫球蛋白升高,其中 IgA 增高尤为明显,$C_3$ 下降时诊断基本成立。有条件时进一步肾组织活检确诊。

### (二)鉴别诊断

1.与肝性肾小球硬化鉴别

肝硬化相关性 IgA 肾病与肝性肾小球硬化是否为独立的疾病,目前尚不明确,两者可能反映了同一发病机制的两个方面。在肝硬化相关性 IgA 肾病中,多聚 IgA、IgA 复合物沉积局限于系膜区,而肝性肾小球硬化中,IgM 沉积于系膜区毛细血管襻,并伴有内皮细胞损伤及系膜插入。

2.与 IgA 肾病鉴别

IgA 肾病与本病的鉴别主要通过除外肝硬化,本病为继发性 IgA 肾病。

3.膜增生性肾小球肾炎

有慢性肾炎病史,伴低补体血症。组织学特征是肾小球毛细血管基底膜增厚,系膜插入内皮下形成双轨征。本病无肝硬化病史,可与本病鉴别。

## 四、诊断标准

### (一)病史

有肝硬化病史,而无慢性肾脏病病史。

### (二)尿常规

蛋白尿、镜下血尿及尿沉渣异常。

### (三)血清免疫学检查

血清免疫学检查可有多种免疫球蛋白升高,以血 IgA 尤为明显。部分患者可有 $C_3$ 下降,循环免疫复合物升高,血清清蛋白可降低。严重患者肾小球滤过率和肾血浆流量降低。

### (四)病理检查

病理检查表现肾小球系膜细胞增生,系膜基质增多,系膜区增宽,局灶分叶状硬化及毛细血管壁呈现双轨征。免疫荧光和免疫组化:肾小球系膜区,毛细血管壁以 IgA 为主的免疫球蛋白和 $C_3$ 的沉积。电镜:肾小球系膜区,内皮细胞及上皮细胞下有颗粒状电子致密物沉积,出现圆形稀疏区。

## 五、治疗

### (一)治疗肝硬化

因肝硬化是肝硬化肾损害的基础疾病,所以临床应着眼于治疗肝硬化,延缓肝硬化的恶化,保护肝功能避免肝毒性因素;防治消化道出血、感染及电解质紊乱;戒酒,避免应用损害肝脏的药物。

### (二)肾损害的治疗

肝硬化患者以肾小球损伤为主,可出现血尿、中等量蛋白尿,以及进行性肾功能不全。针对膜增生性肾小球病变者,可应用糖皮质激素治疗,同时并用血浆置换治疗,临床症状可明显改善。对于肾衰竭者进行血液透析和对症治疗。出现肾小管性酸中毒的患者,除针对病因治疗外,还需注意及时纠正钾钙等电解质紊乱。

(汤 娜)

# 第二节 肝肾综合征

肝肾综合征(HRS)通常是指严重或急性肝脏疾病导致的功能性肾衰竭,它是肝功能衰竭综合征临床表现之一。本病病变多发生于失代偿肝硬化、重症肝炎、急性重型肝炎和肝癌晚期等严重的肝病患者。晚期肝硬化患者有 40%~80% 可发生肝肾综合征,病情多呈进行性发展。

## 一、病因病机

### (一)发病原因

肝肾综合征常继发于各种类型的失代偿期肝硬化、突发性肝衰竭、重症病毒性肝炎、妊娠性脂肪肝、原发性和继发性等严重肝病。HRS 是各种肝病终末期的表现,是一种临床危重病。对于肝硬化合并大量腹水患者,是临床发生 HRS 最常见的表现,是急性肾前性功能衰竭的一个严重类型。患者多由诱因引发,最常见的诱因是上消化道大出血;大量放腹水、利尿过度;感染、腹泻;外科手术后,应激状态低下,等等。但也有部分患者可在无明显的诱因下发生 HRS。

### (二)发病机制

HRS 的发病机制复杂,目前一般认为主要因严重的肝损害导致肾脏的血流动力学改变所致。其表现为肾血管收缩和肾内分流致肾血流量(RBF)减少,从而使肾小球滤过率(GFR)下降,引起肾衰竭。

另外,其细胞与分子生物学基础涉及多种生物活性物质,以及某些激素的紊乱和内毒素存在等因素有关。

1.有效循环血流量减少,肾交感神经张力增高

肾脏的质量约为每个 150 g,占体重的 0.5%,血流灌注占心排血量的 20%,以质量计算是脑的 7 倍,冠状动脉的 5 倍。肾脏血流灌注的作用,除了提供肾组织的营养外,最关键的作用还是尿液的形成。在肝硬化腹水时,可导致血容量减少,引起心排血量减少和肾灌注量减少。另外,上消化道出血,或大量放腹水,大量利尿剂应用及严重的腹泻,均可导致有效循环血容量进一步降低和肾血流量急剧减少。反射性引起交感-肾上腺髓质系统兴奋性增高,使小球动脉收缩。肾素的合成和分泌增多,血中儿茶酚胺浓度升高,肾前列腺素合成减少,血栓 $A_2$ 增加,内毒素增加,肾小球滤过率明显降低,出现急性肾衰竭。

2.内毒素血症

内毒素血症(FTM)是严重肝病患者发生 HRS 的重要因素。在肝硬化患者出现 HRS 时,血中及腹水中内毒素的阳性率非常高。在未出现 HRS 时内毒素的检测大多数为阴性。严重肝病时,由于肠道功能紊乱,肠道内革兰阳性细菌大量繁殖而可产生大量内毒素,肠道对内毒素的吸收明显增加。

在肝硬化时,由于肝网状内皮细胞功能降低,不能彻底灭活从肠道重吸收的内毒素,加上肝细胞的解毒功能降低,这些内毒素可通过肝脏或侧支循环大量进入体循环而出现内毒素血症。如果再合并感染,内毒素血症更加严重。内毒素血症不仅能加重肝损害,还可引起肾内血管特别是入球小动脉的强烈收缩,使肾内血流重新分配,肾皮质血流量减少,RBF 及 GFR 降低,导致少尿和氮质血症。

**(三)病理改变**

病理改变多数无明显的形态学改变,部分并发胆汁性肾病、肝性肾小球硬化,偶见肾小管上皮细胞坏死。

## 二、临床表现

肝肾综合征主要表现在原有肝病的基础上,肝功能进一步恶化,随即出现急性肾衰竭的表现。根据临床特点可分以下 4 期。

**(一)氮质血症前期**

氮质血症前期指内生肌酐清除率已降低,但血尿素氮和血肌酐在正常范围内,尿钠明显减少。

**(二)氮质血症**

肝功能进一步恶化,黄疸加深,有出血倾向;腹水增多,低钠血症出现;血尿素氮和血肌酐已增高;表现为烦躁不安;皮肤及口舌干燥、乏力、嗜睡、脉搏细快、血压偏低、脉压差小。

**(三)后期**

上述症状更趋严重,并出现恶心、呕吐、精神淡漠和昏睡;血尿素氮和肌酐显著升高,肾小球滤过率明显降低,出现少尿或无尿。

**(四)末期**

除肝肾衰竭外,多数患者出现肝性脑病和昏迷。

## 三、实验室检查

(1)尿液检查:蛋白阴性或微量,尿沉渣正常或有少量红细胞、白细胞,透明颗粒管型尿,比重

常＞1.020,尿渗透压＞450 mmol/L,尿/血渗透压＜1.5,尿钠通常＜10 mmol/L。

(2)血生化检查:低钠血症,血氯低,BUN 和 Scr 升高。

(3)肝功能检查:ALT 升高、白蛋白降低、胆红素升高、胆固醇降低、血氨升高。

## 四、诊断与鉴别诊断

### (一)诊断

根据病因、病史和临床表现,结合实验室检查结果,HRS 的诊断一般并不难。

(1)有肝脏疾病的证据及肝功能衰竭的表现。

(2)原无肾脏疾病病史(或肾功能正常)。

(3)24 h 尿量＜500 mL,持续 2 天以上,伴 BUN 升高。

### (二)鉴别诊断

HRS 的鉴别诊断首先要与单纯肾前性氮质血症进行鉴别;其次要区分 HRS 是功能性还是器质性的。肾前性因素,如严重低血压、大量利尿、失血和大量放腹水,此种情况下试验性补液后,肾功能可迅速恢复。补液试验在鉴别上尤其重要。

进入器质性肾功能损害的 HRS 虽然在实验指标上与急性肾小管坏死相似,但其病情严重,多已进入昏迷期、预后恶劣,鉴别不难。

1.急性肾小管坏死

临床检验尿钠＞40 mmol/L,尿/血肌酐＜10,尿/血渗透压之比＜1,尿比重低＜1.015。尿常规有较多蛋白,细胞管型和颗粒管型。

2.假性肝肾综合征

如毒物中毒、严重败血症,或弥散性血管内凝血,可同时损害肝及肾,诊为"假性肝肾综合征",但它并非由重症肝病引起,鉴别不难。

## 五、诊断标准

### (一)主要条件

(1)肾小球滤过率(GFR)降低,血肌酐＞132.6 $\mu$mol/L,或内生肌酐清除率＜40 mL/min。

(2)无休克,无细菌感染,无体液丧失及应用肾毒性药物的历史。

(3)若停用利尿药,予以 1.5 L 的血浆补液进行扩容,不能使肾功能得到持续性的改善。

(4)24 h 尿蛋白定量＜0.5 g,肾脏超声检查无实质性或梗阻性疾病的证据。

### (二)次要条件

(1)尿量＜500 mL/24 h。

(2)尿钠＜10 mmol/L,血钠＜130 mmol/L。

(3)尿渗透压大于血渗透压。

(4)尿红细胞计数每高倍视野＜50 个。

凡慢性肝病、肝硬化患者具备上述主要条件,伴或不伴次要条件者,可诊断为肝肾综合征。

### (三)HRS 的临床分型诊断标准

1.HRS Ⅰ 型

HRS Ⅰ 型是 HRS 的急性型。严重肝病患者迅速发生肾衰竭,并迅速进展。其肾功能急剧恶化为其主要特征。其标准为 2 周内 Scr 超过原来水平的 2 倍,甚至达到 225 $\mu$mol/L 以上,或者肌酐清除率下降超过50%，或下降至20 mL/min以下。HRS I 型预后极差，2周病死率为80%以上。若肝功能得到恢复，则肾功能自发恢复的可能性也大。HRS I 型多见于急性肝功能衰竭，或酒精性肝炎患者，以及肝硬化基础上发生急性失代偿性患者。这些患者常伴有显著的凝血障碍与黄疸。最终死亡的原因多由于肝功能衰竭合并肾衰竭，或肝功能衰竭合并内脏出血。

2. HRS II 型

HRS II 型通常发生于利尿剂抵抗的顽固性腹水患者。肾功能下降相对比较缓慢，恶化过程可能超过数月。一般来说，HRS II 型患者的平均存活率时间长于 I 型患者，但预后仍然十分险恶。临床表现GFR中等度或持续性降低为特征，BUN与Scr常分别＜6.2 mmol/L和155 μmol/L，常发生于有一定肝功能的患者。

## 六、治疗

HRS预后凶险，无特殊的治疗方法，也无十分有效的治疗方法。鉴于HRS是一种继发于严重肝病的肾衰竭，因此，肝功能改善是肾功能恢复的关键前提。故对肝病及其并发症的治疗，改善和恢复肝功能是必要的。

### (一)祛除急性肾衰竭的诱因

祛除诱因对于防治HRS的意义重大。目前被公认的诱因包括以下几项。

(1)上消化道出血、肝癌破裂出血。

(2)大量排放腹水，严重腹泻者。

(3)严重并发感染者。

(4)应用肾毒性抗生素、非甾体抗炎药及大剂量应用利尿剂。

(5)严重电解质紊乱和酸碱失衡等。

这些诱因可引起低血容量，或促使肾血管收缩，减低肾的流量，加重和明显增加HRS的发生率。

### (二)原发性肝脏疾病的治疗

因为本病肾衰竭为功能性的，故积极治疗肝病和改善肝功能，是改善肾功能的前提，如肝硬化、慢性活动性肝炎、重症肝炎、肝癌等。进行抗病毒治疗，免疫调节治疗，促进肝细胞再生，防治肝性脑病，以及控制感染，保肝，合理应用利尿剂；或在条件允许的情况下，应积极采取手术、放疗、化疗、介入治疗等。

### (三)对症支持治疗

支持治疗与对症处理有重要价值，停用任何诱发氮质血症及损害肝脏的药物，给予低蛋白、高糖饮食，减轻氮质血症及肝性脑病的发生。一般HRS患者会存在稀释性低钠血症，要限制钠的摄入，对于长期使用利尿剂的患者，则可适当补充，同时使用保肝降酶药物。

### (四)纠正内毒素血症

HRS时，内毒素血症可使肾功能进一步恶化，并可直接作用于肾小动脉，引起少尿性、急性肾衰竭，故设法控制减少肠内毒素生成十分重要。可以通过口服新霉素、阿莫西林、甲硝唑等抑制或杀灭肠道内杆菌或厌氧杆菌，及服用考来烯胺(消胆胺)干扰肠道内毒素的吸收来减轻内毒素血症。在服用抗生素时，也可应用湿热解毒中药，每天清洁灌肠和采取保留灌肠治疗。

### (五)扩容治疗

多数学者认为，有效血容量不足是HRS的启动因素，故仍主张扩容治疗，包括使用全血、血浆、白蛋白、右旋糖酐、血浆制品,适量输入等渗盐水。该疗法仅对有明显的容量丢失的患者有一定效果。但容量补充过快会出现食管静脉曲张破裂出血、肺水肿等,大量输液也可使腹水增加,从而压迫腔静脉和肾静脉,导致肾的循环障碍等不良反应,故扩容治疗时应严密观察。

**（六）血管活性药物的应用**

应用具有血管舒张活性的药物,可降低肾血管内阻力、使肾血浆流量增加,如前列腺素,或前列腺素衍生物、多巴胺、酚妥拉明、山莨菪碱(654-2)、内皮素-A 受体等制剂有保护肾功能的作用。

**（七）纠正水电解质及酸碱平衡**

在补充有效血容量的基础上增加尿量及尿钠排泄,积极纠正 $K^+$、$Na^+$、$Cl^-$、$Mg^{2+}$ 及酸碱失衡。

**（八）替代治疗**

近年来血液净化技术高度发展,不但大大推动了肾功能不全的治疗,并已成功地应用于重症感染自身免疫病、中毒以及严重的心力衰竭等疾病的治疗。血液净化技术种类繁多,用于 HRS 的主要技术为血液透析与分子吸附再循环系统(MARS)等措施。

1.血液透析(HD)治疗

当肾衰竭严重,以及应用改善肾功能措施无效时,需进行血液透析治疗。在目前肝脏再生无望,以及不适合肝移植的 HRS 患者,没有必要进行维持性透析治疗。进行透析的基本特征包括不能控制的高钾血症、肺水肿、严重的酸中毒和尿毒症、体液过多。肝功能可望好转者有一定的疗效,但应注意其出血、低血压等并发症。

2.血液灌注(HP)治疗

该法主要治疗肝性脑病患者,作用机制为清除某些致肝性脑病物质。

**（九）外科手术治疗**

外科手术治疗包括门腔或脾肾静脉吻合术、肝移植术,其中肝移植手术是对晚期肝硬化,尤其是肝肾综合征的最佳治疗方法,可大大提高患者的存活率,提高生存质量。

（汤　娜）

# 第三节　妊娠期肾病

妊娠期肾病是指妊娠期由于母体肾上腺皮质、抗利尿激素分泌量增加及胎儿生长的需要,致血流量增加,水钠潴留,肾负荷加重,引起的肾功能变化。如原有肾脏疾病,妊娠可使病情加重。妊娠并发肾脏损害严重时,可以危及母亲和胎儿的生命。

由于妊娠而诱发的肾脏病变,如妊娠高血压综合征(简称妊高征)、肾盂肾炎、妊娠期急性肾衰竭、产后特发性急性肾衰竭等所致的肾脏改变,需引起产科重视。

## 一、病因病机

**（一）病因病机**

1.免疫系统

近年来很多学者认为,妊娠高血压综合征是一种免疫性疾病。因胚胎是一半同种异物,妊娠成功有赖于胎儿与母体间的平衡,如这种平衡一旦失调,即可发生排斥反应,从而引起一系列的血管内皮细胞病变,引发妊高征。引起免疫失衡的因素有以下几点。

(1)妊高征与人类的细胞抗原(HLA)的相关性:有学者研究发现,母胎间 HLA 抗原相容性越高,越容易发生妊高征。因此,妊高征与 HLA 的相关性有待进一步研究。

(2)细胞免疫的变化:妊高征时 T 抑制细胞(TS)减少和 T 辅助细胞(TH)增加,TH/TS 比值上升及 TS 淋巴细胞功能降低可能与胎儿-母体间免疫平衡失调,防护反应减弱,排斥反应有所增强有关。

(3)免疫复合物的影响:妊高征时,患者血清 IgM、IgG 及补体 $C_3$、$C_4$ 等免疫复合物浓度明显高于正常孕妇,主要影响了肾脏和胎盘。免疫复合物沉积于肾小球内可致基底膜通透性增加,大量蛋白尿排出;如沉积于胎盘内而损伤血管,可导致子宫胎盘缺血缺氧。当子宫胎盘缺血后,妊娠期子宫、肌层和绒膜合成大量肾素释入血循环,引起肾素-血管紧张素-醛固酮系统活性增加,致使小动脉痉挛和钠潴留。另外,子宫前列素的前身物质-花生四烯酸量减少,可影响扩血管物质前列素的合成,子宫胎盘血流量减少,胎盘脂质过氧化作用增加,血管内皮细胞发生过氧化损伤而促发本病。

2.凝血与纤溶平衡失调因素

正常妊娠时,特别是在孕晚期即有生理性的高凝状态。抗凝血酶Ⅲ(ATⅢ)是血浆中重要凝血酶抑制物,纤溶结合蛋白(Fn)为网状内皮系统调理素,参与调节血液凝血物质的动态平衡。发生妊高征,特别是先兆子痫等重症患者,Fn 值明显升高而 ATⅢ值却明显降低。妊高征患者的纤溶酶原活性抑制因子(PAIs)值的升高与病情严重程度呈正相关,产后即恢复正常。组织型纤溶酶原激活物(tPA)与 PAI 是调节纤溶系统生理功能的一对重要物质。妊高征时,tPA 活性降低,同时可有 PAI 活性增强,所以在重度妊高征患者多为高凝、低纤溶状态,从而可有弥散性血管内凝血的亚临床或临床表现。蛋白 C(PC)是血液中的重要抗凝因子。PC 活性降低则可加重妊高征患者的高凝状态,从而导致微血栓形成。

3.钙平衡失调因素

缺钙可引起高血压,因为缺钙时可刺激 FTH 分泌。在 PTH 作用下,胞浆内游离钙增多,致血管收缩,子宫胎盘血流灌注减少,过氧化脂质增多。它又可影响到细胞膜的完整性,从而使三磷酸腺苷钙活性受抑,则更加重了血管反应性而出现一系列妊高征的表现。

4.遗传学说

目前多认为妊高征属单基因隐性遗传。单基因可能来自母亲、胎儿,也可能由两基因共同作用。但临床观察可知有妊高征家族史的孕妇,其妊高征的发生率明显高于无家族史的孕妇。

**(二)妊娠期肾脏病的基本病理改变**

1.妊娠高血压综合征肾脏病理改变

由于血管升压素Ⅱ和去甲肾上腺素分泌增加,前列腺素 $E_1$ 及 $E_2$ 分泌减少致使全身小动脉痉挛,引起血压升高、蛋白尿及水肿;肾血流量和肾小球滤过率下降;伴缺氧时肾小球毛细血管壁通透性增加。妊娠结束后,可好转而不留后遗症。若表现为严重缺血,可产生肾小球和肾小管损害,直至肾皮质坏死。

2.妊娠期肾盂肾炎,肾系病理改变

妊娠期由于输尿管平滑肌松弛或子宫的压迫可致尿引流不畅,易发生肾盂肾炎,伴有寒战高热者可诱发宫缩,引起流产或早产。产后尿引流畅通者本病可治愈,反而易反复发作。若原患慢性肾炎患者,妊娠前病情稳定,妊娠后病情不易恶化。若原有血压高,肾功能减退者,蛋白尿增多者,妊娠后病情可加重,不宜继续妊娠。

3.妊娠期急性肾衰竭的病理改变

妊娠早期合并严重感染、重度先兆子痫、胎盘早剥、妊娠急性脂肪肝、产后大出血休克,均可导致急性肾衰竭。有关资料报道,在产科的妊娠并发肾衰竭(ARF)患者中,有10%～30%发生双肾皮质坏死,病情严重者难于恢复。

产后特发性肾衰竭表现为产后突然血压急剧升高、溶血性贫血、出血、血小板计数减少、蛋白尿及血尿,病死率极高。

## 二、临床表现

典型的临床表现为妊娠20周后出现高血压、水肿、蛋白尿(呈非选择性蛋白尿),称为先兆子痫。若伴有抽搐,称为子痫。视网膜病变程度不同,约有1/3的病例表现为肾病综合征,轻者可无症状或有轻度头晕,血压轻度增高,伴水肿或轻微蛋白尿,严重者可出现头痛、眼花、恶心、呕吐,甚至抽搐、昏迷等先兆子痫和急性肾衰竭。

### (一)高血压表现

血压通常＞17.3/12.0 kPa(130/90 mmHg),或较基础血压升高＞4.0/2.0 kPa(30/15 mmHg)。间隔4 h,连续测量2～4次方可诊断。一般舒张压升高最为明显,而收缩压通常＜21.3 kPa(160 mmHg)。收缩压≥26.7 kPa(200 mmHg)通常提示先兆子痫合并潜在的慢性高血压。眼底检查有节段性眼底A狭窄及视网膜水肿。

### (二)水肿表现

妊高征的水肿为可凹性水肿,多由踝部开始,踝部及小腿有明显凹陷性水肿,经休息后不消退,为"＋",向上延及大腿为"＋＋",外阴及腹壁水肿为"＋＋＋",出现全身水肿或有腹水者为"＋＋＋＋"。同时应注意若孕妇水肿不明显,但体重每周增加≥0.5 kg则提示隐性水肿存在。

目前认为单纯性有下肢水肿者不能作为妊高征的诊断依据,而肿及大腿者,或经卧床休息6 h后而水肿未退者属病理情况。

### (三)蛋白尿表现

尿蛋白的排泄量可以由少量即500 mg/24 h至肾病综合征水平,患者应每1～2周检查尿蛋白定性和24 h蛋白定量。

### (四)辅助检查

1.血液检查

进行血浆黏度、全血黏度及血细胞比容的测定以了解有无血液浓缩,重症患者常伴发电解质紊乱。对于重症患者需及时测定血小板,以了解有无降低。测定凝血酶原时间、纤维蛋白原及抗凝血酶Ⅲ等指标以助判断凝血和纤溶之间有无平衡失调。

2.肝肾功能测定

妊高征患者特别是先兆子痫患者,可由于肝细胞缺氧,使肝细胞的线粒体释放出谷丙转氨酶升高,总胆红素及碱性磷酸酶升高。由于肝脏破坏尿酸及肾脏排泄尿酸的功能降低,所以血浆尿酸可有不同程度升高。尿素氮和肌酐的测定可了解肾功能情况,测定二氧化碳结合率可及早发现酸中毒。

**3.尿液检查**

重点检查尿蛋白,镜检中需注意有无红细胞、白细胞及管型尿。若24 h蛋白定量<0.5 g,则可认为正常,若>0.5 g,则应视为病理状态;若尿比重≥1.020,则提示尿液浓缩,此时应结合血液化验结果以决定处理;若有大量白细胞尿,则应视为泌尿系统感染。

## 三、诊断与鉴别诊断

### (一)诊断

根据病史、症状与检查结果,即可作出诊断,关键在于正确估计病情严重程度、器官损伤情况,有无并发症及凝血功能障碍。

(1)病史:此次妊娠20周后有无头痛、眼花及抽搐发生。

(2)高血压出现的严重程度。

(3)是否有持续性蛋白尿。

(4)水肿严重程度。

### (二)鉴别诊断

**1.妊娠合并原发性高血压**

在妊娠前或妊娠后3个月内发生的高血压,多数属于原发性高血压,而非妊娠高血压综合征。原发性高血压大部分发生于大龄产妇,产后血压维持在一个较高水平。高血压肾硬化所致蛋白尿<1 g/24 h。而先兆子痫患者在孕24周后才有血压升高,产后2～6周消失。尿蛋白的量随妊娠时间增长而增加,甚至可达肾病综合征的程度。血尿酸水平>327 $\mu$mol/L,这是由于肾缺血导致近曲小管钠及继发性尿酸重吸收钙增加所致。

妊娠性高血压偶尔可见于妊娠第8～9个月,表现为一过性轻度高血压,不伴蛋白尿,对母体及胎儿影响不大,母体内皮细胞基本不受影响,并可在分娩后短时间内消失,一般为1周,而先兆子痫恢复较慢,需要3周左右。

**2.妊娠合并慢性肾炎**

妊娠前即有慢性肾炎病史,妊娠后继续存在,孕24周左右蛋白尿加重,高血压出现或加重,易出现肾功能不全,产后难于好转。

**3.子痫与其他疾病的鉴别**

子痫应与癫痫、脑出血、癔症、糖尿病酮症酸中毒,或高渗性昏迷、低血糖昏迷等相鉴别。

## 四、诊断标准

### (一)轻度妊娠高血压综合征

血压>17.3/12.0 kPa(130/90 mmHg),或较基础血压升高4.0/2.0 kPa(30/15 mmHg),可伴有轻度的蛋白尿及水肿。

### (二)中度妊娠高血压综合征

血压超出轻度范围<21.3/14.7 kPa(160/110 mmHg),尿蛋白(＋)～(＋＋),伴有双下肢或面部轻度水肿和轻度头晕。

### (三)重度妊娠高血压综合征

重度子痫前期表现血压≥21.3/14.7 kPa(160/110 mmHg)、尿蛋白(＋＋)～(＋＋＋)、头痛、眼花等。子痫是指在妊高征的基础上发生抽搐。

## 五、治疗

为防止子痫发生,减少母婴并发症,降低围产儿死亡率,本病只有分娩后才能治愈。如果未经治疗,则易发生先兆子痫与死产、新生儿死亡、严重的先兆子痫和子痫及孕妇脑出血。治疗目的主要为预防抽搐及其他的合并症,如脑出血感染等,尽量使母婴安全。

### (一)一般处理及调护

1.住院监护治疗

当疑似为本病时应立即住院监护治疗,这样可减少发生子痫的危险性及因判断失误而造成的不良后果。

2.左侧卧位休息

其优点为可减轻妊娠子宫对主动脉及髂动脉的压迫,可维持正常的子宫动脉灌注量,从而改善胎盘的血流量,减轻下腔静脉受压,回心血量增加,从而使肾血流量增加,有利于脑血流量改善及脑水肿消退,可防止抽搐。钠排出量增加,尿量增多,可改善宫内胎盘缺氧状态,可使治疗取得更好效果。

3.钠的摄入

除先兆子痫或有子痫发生外,一般不需低盐饮食。

### (二)轻度妊高征的治疗

一般无需绝对卧床休息,应减少重体力劳动,适当增加休息时间。需密切注意观察病情进展情况,无需服用镇静药、利尿药和降压药物,保持心情舒畅,预防过怒、过急和心理压力,一般普通饮食即可。

### (三)中、重度妊高征的治疗

一经诊断确立,应立即住院观察。

1.解痉药硫酸镁的应用

硫酸镁注射剂($MgSO_4$)仍为重度妊高征患者的首选药物,其药效机制可作用于周围神经肌肉交接处,拮抗钙的释放,并降低乙烯胆碱,从解除血管痉挛,降低脑细胞耗氧量,可改善脑细胞的缺氧状态,可以提高孕妇及胎儿血红蛋白对氧的亲和力,改善氧代谢,增加子宫胎盘血流量,改善胎盘-胎儿功能;可降低机体对血管紧张素Ⅱ的敏感性;可使血管内皮细胞合成前列环素增多,并使血浆内皮素降低,有利于降低血压。首次剂量为 10 g 静脉滴注,同时 5 g 肌内注射,以后每 4～6 h 肌内注射 5 g,或以后每小时 1 g 速度静脉滴注,总剂量可达 30～40 g。中毒反应应表现为首先膝反射消失,继而全身肌张力减退,或呼吸抑制,甚者心脏停搏,应严密观察。

在治疗时,需备用钙剂作为解毒剂,当出现镁中毒时,应立即静脉注射 10% 葡萄糖酸钙 10 mL,钙离子与镁离子争其神经细胞上的同一受体,阻止镁离子进一步结合,从而阻止中毒反应。

2.降压药物的应用

降压药物的应用应兼顾母子双方。一般主张在妊娠后期 3 个月中,高血压降至或维持在轻中度水平[18.7～21.3/12.0～14.0 kPa(140～160/90～105 mmHg)]为宜,这样既可避免孕妇因血压过高而颅内出血和心力衰竭,又不影响胎儿、胎盘血流灌注。

降压药物宜选择不减少胎盘的血流灌注药物,如甲基多巴、肼屈嗪、可乐定、硝苯地平等,对上述药物无效的严重高血压患者,可选用硝普钠,此药可引起子宫弛缓而致难产。

3.扩容治疗

低血容量是重度妊高征的主要病理生理变化之一。扩容治疗的主要目的是纠正血液浓缩，提高有效循环血容量的重要措施。扩容治疗的指征为：当血细胞比容＞45%，全血黏度＞3.6，血浆黏度＞1.5，尿比重≥1.020和中心静脉压低于正常时，可给予低分子右旋糖苷、等渗葡萄糖，或平衡盐溶液。若血浆白蛋白过低、贫血，则可输注白蛋白、血浆或全血。

**（四）妊娠并发急性肾衰竭的治疗**

妊娠并发急性肾衰竭（ARF）是危及母婴死亡的高危产科疾病之一。如治疗不当，病死率高达33.8%。妊娠并发急性肾衰竭，呈双峰出现，多发生于妊娠初3个月和末3个月。

初期以10~12周为高峰，主要发生于感染败血症流产，少数继发于妊娠剧烈呕吐的水盐丢失；后期以34~40周，主要因妊娠高血压综合征的先兆子痫、子痫所致，其次为产科并发症，如胎盘早期剥离、羊水栓塞和大出血，极少为妊娠期急性脂肪肝所致。中期引产也可导致ARF，应引起重视。

妊娠期并发急性肾衰竭的治疗：首先要注意产科原发性疾病的治疗，同时做到早期预防性透析有助于降低ARF的病死率。通过治疗有20%~40%的患者1年内肾功能可逐渐恢复，大部分患者的肾功能不能恢复，或仅有一过性的恢复而进入终末期肾衰竭。

**（五）特发性产后急性肾衰竭的治疗**

本病常发生于产后当天至产后6周内。其特点为健康产妇妊娠和分娩过程顺利正常，产后数天或数周内发生少尿或无尿性ARF伴微血管病性溶血性贫血。

该病病因不明，发病前可有病毒感染，尚不伴有发热，胎盘碎片滞留，应用麦角胺、催产素等血管收缩剂引起小动脉收缩痉挛、小血管壁损伤，产生微血栓；当红细胞高速通过时发生变形，破坏溶解。

肾脏病理改变有两种基本类型：一种变化是在肾小球毛细血管内皮细胞肿胀有微血栓形成，阻塞管腔发生局限性坏死，与溶血性尿毒症综合征相同；另一种主要为小动脉损伤，与恶性肾小球硬化及硬皮病相似，为血栓性微血管病，免疫荧光无特殊所见。部分患者抗血清中存在抗IgG和IgM抗体，并有低补体血症。

患者发病前有恶心、呕吐、腹泻和流感样症状，继而出现高血压、水肿、微血管病性溶血性贫血，迅速发展至少尿或无尿。肾外表现中枢神经系统症状，如嗜睡、昏迷、癫痫发作、心脏扩大、充血性心力衰竭，以及血栓性血小板减少性紫癜，多预后不良。

本病的治疗为早期应用肝素、尿激酶、抗血小板制剂、输注 $AT_{Ⅲ}$ 及血浆置换，积极控制血压和早期透析治疗，可提高生存率。

**（六）妊娠合并肾盂肾炎的治疗**

妊娠期泌尿系统感染在孕妇中常见，发生率为4%~7%，比非孕妇泌尿系统感染后果严重得多，所以必须及时作出诊断和治疗。孕妇患无症状性菌尿（ASB）者为2%~7%，ASB引起有症状性肾盂肾炎的发病率为20%~40%，所以ASB是肾盂肾炎的前提条件。这是因为子宫形态及内分泌生理功能变化引起了尿路系统的改变而致感染的发生。孕期女性激素分泌增加，使泌尿道的肌组织增生肥厚。妊娠子宫增大对输尿管压迫，尤其是右侧造成输尿管迂曲扩张，蠕动减慢及尿流不畅。孕妇尿中含有营养物质，如葡萄糖、氨基酸等，均有利于细菌的繁殖生存。

孕期合并肾盂肾炎的治疗：首先应卧床休息，左右交替侧卧位，以减少妊娠子宫对单侧输尿管及膀胱的压迫；多饮水，稀释尿液，保持增加尿液的排泄；如有发热，对症降温治疗，及时控制高热;应用抗生素时,预防胎儿神经系统发育障碍。菌尿和尿路感染发生或即使无症状也有使母体及胎儿发病的潜在危险,故应给予治疗,但要遵守既要考虑对母体安全性,又要考虑使胎儿不受影响的原则。

### (七)妊娠合并肾病综合征的治疗

妊娠期的肾病综合征,绝大多数是妊娠前已患有肾病综合征,极少数是在妊娠期出现的。妊娠期出现的肾病综合征是一类特殊型的妊娠高血压综合征(也称为妊高征Ⅲ型),是妊高征致死的并发症之一。

其发病机制因妊娠期长时间的生理代偿性肾小球高灌注和高滤过,可造成肾小球器质性损害。当妊高征时,胎盘上母体和胎儿连接处可发生异常变态反应。由于胎盘与肾脏有相同抗原而导致免疫复合物沉积于肾小球,从而引起一系列病理改变。妊娠期的肾病综合征常发生在妊高征的基础上。免疫反应的靶器官,可以肾小球毛细血管为主,故肾损害表现比一般妊高征明显。另外,妊娠期生理性高凝状态是病变持续发展和肾功能进行性恶化的重要因素之一。

妊娠并发肾病综合征的治疗原则:应首先根据病情选择性地终止妊娠,当终止妊娠后病情即可逐渐缓解,其各项指标多能逐渐恢复。同时,在治疗妊高征时同时治疗肾病综合征,包括解痉、镇静、降压,适当输注白蛋白,降血脂治疗。尽量避免应用利尿剂,一般不主张预防性抗凝治疗。或经上述治疗后,血压仍持续≥21.3/14.7 kPa(160/110 mmHg)或有高度水肿、大量蛋白尿,或伴有肾功能不全时,应及时终止妊娠。

(汤 娜)

# 第七章 血管性肾病

## 第一节 肾实质性高血压

肾实质性高血压是由各种肾实质疾病引起的高血压,占全部高血压的 2.5%～5.0%。其发病率仅次于原发性高血压,其在继发性高血压中居首位。2007 年,欧洲高血压学会的数据显示 50%～70%的慢性肾病(CKD)患者合并高血压。2012 年,我国 CKD 流行病学调查资料显示,60.5%的肾小球滤过率(GFR)<60 mL/(min·1.73 m²)的患者具有高血压,61.2%的呈现清蛋白尿的患者具有高血压。

肾实质性高血压易引起心、脑血管并发症。文献报道,CKD 合并高血压患者的心血管不良事件发生率为 40.6%,而正常血压的 CKD 患者心血管不良事件的发生率仅为 13.3%,故高血压在 CKD 患者心血管并发症中无疑扮演着重要角色。另外,肾实质性高血压也能促进 CKD 进展,导致终末期肾病(ESRD)。所以,对肾实质性高血压应早期实施干预,将血压控制达标,保护靶器官。

### 一、病因及发病机制

#### (一)病因

肾实质性高血压在不同 CKD 中的发病率有所不同。一般来说,肾小球疾病及多囊肾的高血压发病率高于慢性间质性肾炎;而在肾小球疾病中,呈增殖性和/或硬化性病变者高血压的发病率较高,临床上肾功能损害重者的高血压发病率较高。

#### (二)发病机制

1.细胞外液过多

透析前患者因 GFR 下降,存在显著的水钠潴留,细胞外液增加,从而引起高血压。多项研究发现,在大多数接受维持性血液透析患者中,细胞外液增多是引起高血压的重要原因。调整透析超滤量以及限制膳食中钠的摄入量可以控制血压。通过血液透析来控制细胞外液容量从而达到液体平衡可以有效控制血压。法国 Tassin 透析中心给患者每周血液透析 3 次,每次 8 h,在透析后几个月内,患者平均动脉压下降至 13.0 kPa(98 mmHg),仅有不足 5%的患者需要多种药物治疗。这种有效的降压方式要求患者透析后达到干体重,并在透析间期体重不增加得过多。法国 Tassin 透析中心的死亡率远低于美国透析中心,这与其较良好的血压达标率是密不可分的。容量超负荷常见于腹膜透析患者,系残余肾功能丧失、腹膜超滤失败及患者依从性差而造成的。当这些患者从腹膜透析改为血液透析时,随着多余容量的清除,体重和血压在 3 个月内会显著下降。

2.肾素-血管紧张素-醛固酮系统活化

肾实质疾病缺血可激活肾素-血管紧张素-醛固酮系统(RAAS),血管紧张素Ⅱ(血管紧张素Ⅱ)不仅与血管壁上 $AT_1$ 受体($AT_1R$)结合,发挥缩血管作用,还能与近端、远端肾小管及集合管上 $AT_1R$ 结合,增加钠离子($Na^+$)重吸收,从而增加血容量,加重高血压。

3.交感神经系统活化

交感神经系统活化在肾实质性高血压发病过程中起着重要作用。激活的交感神经系统释放去甲肾上腺素等介质,刺激血管收缩,增加血管阻力,导致高血压;并直接增加近端肾小管对 $Na^+$ 的重吸收,增加血容量,加重高血压。

此外,交感神经还能与 RAAS 相互作用,活化的交感神经能刺激血管紧张素Ⅱ合成,而血管紧张素Ⅱ又能增强外周和中枢交感神经活性。

4.内皮素合成增加

内皮素是 1988 年分离获得的一种血管活性肽。它能通过自分泌、旁分泌或内分泌作用参与肾实质性高血压形成。肾实质疾病时,内皮素水平升高,进而与其血管平滑肌上 A 型受体(ETAR)结合,导致肾及外周血管收缩,增加血管阻力,造成肾实质性高血压。

5.内源性类洋地黄物质

1980 年,Curber 等报道盐负荷狗的血浆提取物能抑制钠泵,并能与地高辛抗体发生交叉反应,因此该因子被称为内源性类洋地黄物质,实际上就是内源性毒毛花苷。肾实质疾病导致水钠潴留细胞外容量增大,能反馈刺激下丘脑组织释放毒毛花苷。循环中增多的毒毛花苷抑制血管平滑肌细胞钠泵,使细胞内外 $Na^+$ 与 $K^+$ 交换减少,胞内 $Na^+$ 浓度升高,$Na^+$ 依赖性钙离子($Ca^{2+}$)流出减弱,胞内 $Ca^{2+}$ 增加,从而刺激血管平滑肌收缩,增高血管阻力,诱发高血压。

6.一氧化氮生成减少

内皮细胞中的氧化亚氮合成酶(NOS)能催化 $L$-精氨酸生成一氧化氮(NO)。NO 可拮抗血管收缩因子,舒张血管平滑肌,减少外周血管阻力;NO 还参与肾脏压力-排钠效应,减少肾小管 $Na^+$、水重吸收,降低血容量。而肾实质疾病能导致血管内皮受损,NOS 活性下降,NO 产生减少,从而出现血管收缩及水钠潴留,发生高血压。

7.花生四烯酸代谢紊乱

前列腺素控制血压的主要部位在阻力性小动脉和肾脏。前列腺素 $E_2$($PGE_2$)和前列环素($PGI_2$)能舒张小动脉,降低外周血管阻力,从而降低血压;$PGE_2$ 能与其髓襻升支粗段上的受体 $EP_3$ 结合,抑制 $Na^+$ 重吸收,$PGI_2$ 也具类似作用,故能减少水钠潴留,降低血压。发生肾实质性疾病时花生四烯酸代谢紊乱,$PGE_2$ 及 $PGI_2$ 生成减少,从而引起高血压。

## 二、诊断与鉴别诊断

### (一)血压的测量

准确的血压测量对于高血压的诊断、治疗意义重大,血压测量方式有诊室血压(OBP)、家庭血压(HBP)、24 h 动态血压监测(ABPM)。高血压的诊断及分级一直沿用 OBP 的测量。2013 年,欧洲高血压学会及欧洲心脏病学会(ESH/ESC)制定的高血压指南强调诊室外血压监测（HBP 和 ABPM）的重要性。相较于 OBP，HBP 更能反映患者真实的血压情况，避免白大衣高血压等效应。20 世纪 80 年代，ABPM 开始被应用于临床，为临床医师提供了平均血压、血压昼夜节律、血压变异度（BPV）、动态动脉僵硬度（AASI）等指标资料，有助于鉴别白大衣高血压、隐匿性高血压、阵发性高血压、顽固性高血压、夜间高血压、高血压晨峰及降压药物导致的低血压等，为临床诊断血压异常、判断高血压的程度、指导合理降压治疗及判断疗效提供了更为科学的依据，若与颈动脉内-中膜厚度（IMT）及脉搏波传导速度（PWV）等检查结合，还能有效地评估血管病变情况，为靶器官损害提供预警作用。所以，临床上现提倡"三位一体"的血压测量方式，即 OBP、HBP 及 ABPM 联合起来评估 CKD 患者的血压状态。2013 年 ESH/ESC 高血压指南就有关诊室和诊室外高血压的定义做出了明确规定，详见表 7-1。

表 7-1　2013 年 ESH/ESC 指南的诊室和诊室外高血压定义

| 类别 | 收缩压 | 条件 | 舒张压 |
| --- | --- | --- | --- |
| 诊室血压 | ≥140 | 和/或 | ≥90 |
| 日间（或清醒状态）动态血压 | ≥135 | 和/或 | ≥85 |
| 夜间（或睡眠状态）动态血压 | ≥120 | 和/或 | ≥70 |
| 24 h 动态血压 | ≥130 | 和/或 | ≥80 |
| 家庭血压 | ≥135 | 和/或 | ≥85 |

注：血压单位为 mmHg，1 mmHg≈0.133 kPa。

### （二）高血压的分级

2010 年中国高血压防治指南及 2013 年 ESH/ESC 高血压管理指南制定的高血压定义和分级标准已分别列于表 7-2 及表 7-3。二者的主要区别在血压"正常"与"正常高限"的划分上。目前国内主要应用 2010 年的中国高血压分级标准。

表 7-2　2010 年中国高血压防治指南标准

| 类别 | 收缩压 | 条件 | 舒张压 |
| --- | --- | --- | --- |
| 正常 | <120 | 和 | <80 |
| 正常高限 | 120～139 | 和/或 | 80～89 |
| 高血压 | ≥140 | 和/或 | ≥90 |
| 高血压 1 级 | 140～159 | 和/或 | 90～99 |
| 高血压 2 级 | 160～179 | 和/或 | 100～109 |
| 高血压 3 级 | ≥180 | 和/或 | ≥110 |
| 单纯收缩期高血压 | ≥140 | 和 | <90 |

注：表中血压为诊室血压，单位是 mmHg，1 mmHg≈0.133 kPa。若收缩压和舒张压分属不同等级，则以较高等级为准。

表 7-3　2013 年 ESH/ESC 高血压管理指南标准

| 类别 | 收缩压 | 条件 | 舒张压 |
| --- | --- | --- | --- |
| 最优 | <120 | 和 | <80 |
| 正常 | 120～129 | 和/或 | 80～84 |
| 正常高限 | 130～139 | 和/或 | 85～89 |
| 高血压 1 级 | 140～159 | 和/或 | 90～99 |

续表

| 类别 | 收缩压 | 条件 | 舒张压 |
|---|---|---|---|
| 高血压2级 | 160~179 | 和/或 | 100~109 |
| 高血压3级 | ≥180 | 和/或 | ≥110 |
| 单纯收缩期高血压 | ≥140 | 和 | <90 |

注:表中血压为诊室血压,单位是 mmHg,1 mmHg≈0.133 kPa。

肾实质疾病患者出现高血压,在排除原发性及其他继发性高血压后,即可诊断肾实质高血压。

### (三)鉴别诊断

肾实质性高血压具有如下特点。①易于进展为恶性高血压,即血压迅速升高,舒张压超过17.3 kPa(130 mmHg),伴眼底出血、渗出和/或视盘水肿。②心血管并发症的发生率高。美国肾病数据系统(USRDS)报道 CKD 患者的心血管疾病(CVD)患病率高于非 CKD 患者,且随着 CKD 分期递增,CVD 的患病率亦显著增加。血清肌酐(Scr)水平是预测肾实质性高血压患者心血管事件的一个重要指标。国内外流调资料显示,ESRD 患者近一半死于 CVD 并发症。③加速肾损害进展及肾衰竭发生。发生肾实质疾病时肾小球入球小动脉呈舒张状态,系统高血压易传入肾小球,引起肾小球内高压力、高灌注及高滤过(即"三高"),加速残存肾小球硬化;长期高血压亦会导致肾小动脉硬化,小动脉管壁增厚,管腔变窄,进一步加重肾小球缺血,最终导致肾小球缺血性硬化。综上所述,肾实质性高血压患者病情常较重,预后较差。

应鉴别肾实质性高血压与如下疾病。

1.高血压性肾硬化症

鉴别肾实质性高血压与高血压性肾硬化症,了解病史资料很重要。是高血压在先还是肾病在先,对鉴别诊断起关键作用。高血压性肾硬化症的诊断要点包括以下方面。①多见于中年以上人群,患者可有高血压家族史。②出现肾损害以前已有 10 年左右持续性高血压。③病情进展缓慢,肾小管功能损害(尿浓缩功能减退,夜尿增多)早于肾小球功能损害。④尿改变轻微(尿蛋白少,尿镜检有形成分少)。⑤常伴随高血压视网膜病变以及心、脑血管并发症。临床诊断困难时可行肾穿刺病理检查来鉴别。高血压性肾硬化症的主要病理变化为肾小动脉硬化(弓状动脉及小叶间动脉肌内膜增厚及入球小动脉玻璃样变)及肾小球缺血性皱缩及硬化,与肾实质疾病病理改变有明显区别。

2.肾血管性高血压

绝大多数的肾血管性高血压由肾动脉粥样硬化狭窄引起。它可同时导致患侧肾脏缺血性肾病及对侧肾脏高血压肾硬化症,从而出现肾功能损害。肾血管性高血压常有如下特点。①由肾动脉粥样硬化引起者常发生于老年人及绝经期后妇女,并常伴心、脑及外周动脉粥样硬化表现。②血压常很高,不用血管紧张素转化酶抑制剂(ACEI)或血管紧张素 AT$_1$ 受体拮抗剂(ARB)常难控制,而 ACEI 或 ARB 用量稍大又易造成血压剧降,出现急性肾损害。③出现缺血性肾脏损害时,其表现与高血压肾硬化症相似,尿改变轻微,肾小管功能损害早于肾小球损害,进展较缓慢。④由于两侧肾动脉病变常轻重不一,因此影像学检查可见双肾的大小常不一致,核素检查可见双肾的肾功能常不一致。⑤上腹部和/或腰背部有时可闻及血管杂音。高度疑诊时可行选择性肾动脉造影来确诊。

3.其他继发性高血压

其他继发性高血压包括各种内分泌疾病导致的高血压,如皮质醇增多症、嗜铬细胞瘤及原发性醛固酮增多症。它们都有各自的内分泌疾病表现,而无肾脏损害,鉴别并不困难。

另外,也需鉴别肾实质性高血压与主动脉缩窄。主动脉缩窄或为先天性,或由多发性大动脉炎引起,较少见。临床表现为上肢血压高而下肢血压不高或降低;腹主动脉、股动脉和其他下肢动脉搏动减弱或不能触及;肩胛间区、胸骨旁、腋部可有侧支循环的动脉搏动、杂音和震颤。主动脉血管造影可以确诊。

# 三、治疗

积极治疗肾实质性高血压对于减少心脑血管并发症、延缓肾功能进展及降低死亡率都具有重要意义。一体化的治疗不仅包括生活方式的干预,还注重降压药物的选择、联用,以使血压达到降压目标值。

## (一)降压目标值:变迁及思考

### 1.CKD 高血压的降压目标值

对肾实质性高血压的降压目的在于降低尿蛋白排泄量、延缓肾功能进展及预防心血管事件发生,最终降低全因死亡率。不同指南对 CKD 高血压患者降压目标值的推荐并不一样,而且在不断调整。最初的降压目标值来自 1997 年美国"肾病膳食改良研究"(MDRD 研究)获得的结果,该研究显示:尿蛋白水平＞1 g/d 的 CKD 患者,宜将血压控制在 16.6/10.0 kPa(125/75 mmHg)以下;而尿蛋白水平＜1 g/d 的患者,宜将血压控制在 17.3/10.6 kPa(130/80 mmHg)以下。这一目标值已被写入世界卫生组织及国际高血压学会(WHO/ISH)1999 年制定的高血压指南。

但是,2003 年美国高血压国家联合委员会公布的第 7 次报道(JNC7)并没有根据患者尿蛋白量进行分层,而将高血压的降压目标统一定 17.3/10.7 kPa(130/80 mmHg)以下;2004 年美国肾脏基金会(NKF)所属"肾病预后质量倡议"组织(K/DOQI)发布的 CKD 高血压指南,也推荐糖尿病及非糖尿病的 CKD 高血压患者应将血压降到 17.3/10.7 kPa(130/80 mmHg)以下;2007 年 ESH/ESC 高血压指南也推荐,伴有脑卒中、心肌梗死、糖尿病、肾功能不全或蛋白尿的高危/极高危高血压患者应将血压降至 17.3/10.7 kPa(130/80 mmHg)以下。2010 年中国高血压防治指南同样建议,合并 CKD 的高血压患者可将血压控制至 17.3/10.7 kPa(130/80 mmHg)以下。这些指南都没有再推荐把血压降至 16.6/10.0 kPa(125/75 mmHg)以下。

2012 年国际改善全球肾病预后组织(KDIGO)制定的 CKD 高血压指南建议,对于糖尿病及非糖尿病的 CKD 患者,尿清蛋白排泄率＜30 mg/d 时,降压目标值为 18.7/12.0 kPa(140/90 mmHg)以下;而尿清蛋白排泄率＞30 mg/d 时,降压目标值为 17.3/10.7 kPa(130/80 mmHg)以下。2013 年的 ESH/ESC 新版高血压指南推荐,CKD、糖尿病、心脑血管疾病患者的降压目标值均为 18.7/12.0 kPa(140/90 mmHg)以下,不过当 CKD 患者出现明显蛋白尿时仍宜将收缩压降至17.3 kPa(130 mmHg)以下。2014 年,美国的 JNC8 认为没有证据显示,将 CKD 患者的血压至17.3 kPa(130 mmHg)以下会比降到 18.7/12.0 kPa(140/90 mmHg)以下更加获益,因此该指南就只推荐将 CKD 患者的血压降至 18.7/12.0 kPa(140/90 mmHg)以下。所以,最新的欧美国家的高血压指南,又有调高降压目标值的趋势。

上述指南的建议都可供临床实践参考,但是 2012 年 KDIGO 在 CKD 高血压指南中提出的降压目标值可能对我国的参考意义更大。

2.老年 CKD 高血压患者的降压目标值

针对老年高血压患者的血压波动大,"晨峰"现象多,易出现直立性低血压,并常伴发冠心病、心力衰竭和脑血管疾病等特点,指南均强调,老年人的降压目标值不能与年轻人的相同。但是目前并没有针对老年 CKD 高血压患者降压目标值的循证研究,所以只能从一般老年高血压患者降压目标值的研究中获得启示。

2008 年,日本进行的一项关于老年患者血压控制靶目标值的随机对照试验(JATOS 研究)发现:降压目标值控制在 18.1～18.2 kPa(136～137 mmHg)的患者与控制于 18.9～19.3 kPa(142～145 mmHg)的患者比较并无更多收益。2009 年 ESH/ESC 指南再评价指出,将老年高血压患者的降压目标值定为收缩压降至 18.6 kPa(140 mmHg)以下,并没有循证医学依据,不支持这种推荐。2008 年,国际多中心完成的 HYVET 研究显示,80 岁以上的老年高血压患者将血压控制在 20.0/10.7 kPa(150/80 mmHg)水平就能获益。2010 年中国高血压指南建议,65 岁以上的老年患者宜将收缩压控制至 20.0 kPa(150 mmHg)以下,若能耐受还可以进一步降低,低于 18.6 kPa(140 mmHg),但是 80 岁以上的患者将血压降至 18.6 kPa(140 mmHg)以下能否更多获益尚不清楚。2013 年的 ESH/ESC 高血压指南与我国指南十分相似,前者推荐应治疗收缩压 ≥21.3 kPa(160 mmHg)的老年患者。将收缩压降到 18.6～20.0 kPa(140～150 mmHg)水平,而年龄小于 80 岁且能很好地耐受的患者还可考虑将血压降至 18.6 kPa(140 mmHg)以下。对于老年高血压患者,所有指南都强调个体化制订治疗方案及降压目标非常重要,降压不宜过快,一定要避免将血压降得过低或诱发直立性低血压,以免诱发严重心、脑血管事件。

从上面介绍的各家指南来看,2010 年我国高血压指南及 2013 年 ESH/ESC 高血压指南建议的降压目标值可能更有参考价值。

3.过度降压与 J 形曲线现象

1987 年,Cruickshank 等提出高血压患者在降压治疗中可能出现 J 形曲线现象,即随着高血压下降心血管疾病患者的死亡率也下降,但是血压降到一定程度后若继续降低,则心血管疾病患者的死亡率反而上升。J 形曲线的观点在理论上能成立,但是多年来在积极倡导和鼓励降压治疗的背景下并未被充分重视。

ESH/ESC 指南对 J 形曲线的阐述最多,但是在他们不同时期的指南,表明的观点仍有所差异。2007 年的 ESH/ESC 指南写道,某些事后分析已怀疑血压下降程度与患者死亡率之间存在 J 形曲线,此 J 形曲线现象仅发生在血压下降至远低于目标值时。2009 年,ESH/ESC 发表的指南再评述对此做了更清楚的阐述。该指南再评述讲到,基于某些临床试验及事后分析,近年来过度热情的积极降压似乎已有收敛,目前尽管证据尚弱,但已有试验提示当血压降达 16.6/10.0 kPa(125/75 mmHg)以下时,已很难进一步获得器官保护效益,却可能诱发 J 形曲线现象。可是 2013 年的 ESH/ESC 公布的新指南在阐述 J 形曲线现象上的观点似乎没有 1999 年那么明朗。该指南讲到,从病理生理角度可以看出现 J 形曲线现象的存在是可能的,但是欲用临床试验去提供证据相当困难、迄今的临床试验有的支持、有的否定 J 形曲线现象,而且各试验获得的曲线"低谷值"(血压低于该值危险性即增加)更是差别甚大。因此,指南提出在出现 J 形曲线现象上,减少患者的基础危险因素比过度降压更重要,今后需要设计更为合理的试验去进行进一步研究。

不同的高危患者对降压的耐受性确实可能不同。已有临床试验显示,若冠心病患者将血压降至 8.0 kPa(60 mmHg)以下有可能增加心肌梗死及全因死亡的风险;而并无证据显示慢性脑卒中患者将收缩压降至 16.0 kPa(120 mmHg)以下能更多地获益。在临床治疗 CKD 合并心、脑

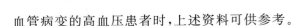

血管病变的高血压患者时,上述资料可供参考。

**(二)降压药物的合理应用**

**1.第一线降压药物**

1999年以前的高血压治疗指南均推荐将ACEI、ARB、钙通道阻滞剂(CCB)、β受体阻滞剂、α受体阻滞剂及利尿剂作为降压治疗的第一线用药;2003年后,ESH/ESC高血压治疗指南及美国JNC7只推荐将ACEI、ARB、CCB、β受体阻滞剂及利尿剂作为第一线用药;而2006年英国国家卫生与临床优化研究院(NICE)制定的高血压指南及2014年美国的JNC8却只推荐将ACEI、ARB、CCB及利尿剂作为第一线用药。

据美国JNC8的介绍,不再推荐α受体阻滞剂作为第一线降压药物的主要原因是,ALHHAT研究显示,与利尿剂相比,α受体阻滞剂治疗组患者发生脑卒中及复合心血管疾病的风险显著增加;不再推荐β受体阻滞剂作为第一线降压药物的主要原因是,LIFE研究显示与ARB相比,β受体阻滞剂治疗组患者达到心血管病死亡、脑卒中及心肌梗死原发复合终点的比例显著增大。

但是,要强调的是未被推荐作为第一线降压药的药物临床上可用,在第一线药物联合治疗效果不佳时,仍可配合第一线降压药应用。

**2.降压药物的联合应用**

对肾实质性高血压降压达标比较困难,因此联合用药相较于单一用药显然更受推崇。Corrao等的一项调查表明,与单一用药相比,联合用药血压控制得好,心血管事件发生率低,不良反应少,并且患者的失随访率也显著下降。Wald等纳入了42项临床研究的荟萃分析显示,两药联用与增加单一用药的药物剂量相比具有更为优异的降压效果。因此,2007年的ESH/ESC高血压指南推荐,对于较重(≥2级)的高血压患者或合并心脑血管疾病、肾病或糖尿病的高危和极高危高血压患者,从治疗开始即采用药物联合治疗。2014年,美国的JNC8虽然没有推荐在治疗之初即联合用药,但是强调药物联合治疗的重要性。

那么应该如何进行药物联合治疗呢?两药或多药联用时,作用机制应具有互补性,降压效应能叠加,而且不良反应能抵消或减轻。近年来的国内、国外高血压指南在治疗CKD高血压时,都一致推荐ACEI或ARB作为联合用药的基石药物,这与它们有显著的器官保护效应相关。指南还推荐ACEI或ARB应首先与利尿剂和/或CCB联合治疗,疗效不佳时再加用其他降压药物。ACEI或ARB与噻嗪类利尿剂联用时,后者激活RAAS的不良效应能被ACEI或ARB抵消,而利尿剂排钠又能增强ACEI或ARB降血压的疗效;ACEI或ARB与二氢吡啶类CCB联用时,前者通过拮抗血管紧张素Ⅱ作用扩张血管,后者通过阻滞血管平滑肌细胞的钙离子流入使血管扩张,两药协同能显著增强降压效果。

但是,利尿剂与β受体阻滞剂联合应用有新发糖尿病的可能,必须警惕。另外,2013年ESH/ESC高血压指南及2014年的美国JNC8都已明确提出不主张ACEI与ARB联合应用,如此联用虽可能增强降低尿蛋白效果,但却会增加急性肾衰竭等严重不良反应。

**3.肾功能不全对降压药的药代动力学的影响**

对于经肾排泄的降压药物,需参考肾的功能状态调整用药,包括减少每次剂量或延长给药时间。具体应用时可以查阅药物学或肾病学的相关书籍或手册,这里拟对这4种第一线降压药的用药调整做出简述。①ACEI类:仅福辛普利是经肝、肾通道排泄,而且肾功能损害时,肝脏排泄会代偿性增多,所以只有GFR<10 mL/min时才需适当减量,而其他所有ACEI都是以肾脏排

泄为主,它们都需要在肾功能损害的较早时期减量。②ARB类:都是经肝、肾通道排泄,且以肝脏排泄为主,故肾功能损害时无须调节用药。③CCB类:均以肾外清除为主,肾功能损害时无须调节用药。④利尿剂:当血清肌酐(Scr)水平>159 $\mu$mmL/L(1.8 mg/dL)时,噻嗪类利尿剂即失去利尿作用,不应再使用;而氯噻酮是以肾脏排泄为主,肾损害早期即应延长给药时间,GFR<50 mL/min时即应停用。不能应用上述利尿剂时可改用小剂量襻利尿剂。

4.血液净化对于降压药的药代动力学的影响

肾病进行血液净化治疗时许多药物的药代动力学也会发生改变,因此用药需要调整,尤其是能被血液净化清除的药物,需要在血液净化结束后补充,否则会显著降低药物疗效。

一般而言,药物能否被血液净化清除取决于如下因素。①药物蛋白结合率:药物的分子量较小(一般小于500 Da,很少大于1 500 Da),故游离状态很容易被血液净化清除,但是当它们与分子量较大的血浆蛋白结合后,则很难被清除,因此药物的蛋白结合率是决定其能否被血液净化清除的最重要因素。②药物的表观分布容积(Vd):代表药物在体内组织分布的广泛程度。不同个体间Vd存在差异,Vd≤1 L/kg时药物易被清除,而Vd≥2 L/kg时则清除困难。蛋白结合率原本就较低的高Vd药物,若蛋白结合率更低,仍能被血液透析清除,使透析后血药浓度明显下降,但是在两次透析的间期,组织中的高浓度药物又会迅速进入血液,致使血药浓度迅速回升。③血液净化治疗方式:高通量膜及延长透析时间会增强药物清除,连续性肾脏替代治疗(CRRT)对高Vd药物的清除效力远较一般透析高。

这里拟对血液净化清除几种常用降压药的情况作出简述。①ACEI类:仅贝那普利及福辛普利的蛋白结合率高(均达95%),不被血液透析清除,无须透析后追加给药,而其他ACEI类药物均能被透析清除,需要透析后追加给药。②ARB类:蛋白结合率均高(厄贝沙坦90%,缬沙坦94%~97%,氯沙坦、替米沙坦、奥美沙坦及坎地沙坦均高达99%),不能被血液透析清除,无须透析后追加给药。③CCB类:蛋白结合率也很高(氨氯地平95%,硝苯地平97%,贝尼地平>98%,非洛地平99%),不能被血液透析清除,无须透析后追加给药。

**(三)维持性血液透析患者的降压治疗:问题与思考**

高血压在维持性透析患者中的发生率达80%~90%,而且是脑血管疾病、冠心病及充血性心力衰竭的重要危险因素,与疾病不良结局密切相关,因此需要治疗。但是,近年来一些大样本的临床研究结果却显示,不是血压较高,而是血压较低,与血液透析患者的不良结局相关,为此已有学者提出血透高血压患者进行降压治疗到底是有利还是有害的质疑,这说明血液透析患者的高血压治疗,与非透析患者不同,有其特殊性,需要深入研究。

目前至少有如下问题值得考虑。①血透患者的血压判断应以OBP还是应以ABPM为准,血透患者透析前、后的血压波动常较大,若测量OBP,那又应以透析前还是透析后血压为准。到目前为止,仅某些临床研究用ABPM来观察透析患者的血压变化,而临床上仍在用OBP测量血压,既然透析前、后血压波动较大,那么对透析前、后的血压都应关注。②有临床观察显示,血透患者透析前低收缩压及透析后高舒张压能显著增加死亡率,如果正确,那么血透患者透析前应避免过度降压(部分患者需在透析前暂停降压药),而透析后应努力避免高舒张压发生(掌握好脱水程度,透后追加降压药物等)。③血透患者透析前、后的血压应控制到什么程度,这很重要,过高或过低都对靶器官不利,这目标值尚待确定。目前某些研究推荐透析前血压宜降至低于18.7/12.0 kPa(140/90 mmHg),透析后血压宜降至低于17.3/10.7 kPa(130/80 mmHg),可供参考。④控制透析患者的高血压同样需要综合治疗,包括改变生活方式、实施透析及服用降压药等。但是需要强调的是,透析干体重达标是有效降压的基础,超滤脱水达到干体重能使85%~90%的患者的高血压得到控制。不过某些透析患者的降压效果会延迟出现,在脱水至干体重后不能及时见效,需要数周至数月高血压才能被有效控制。⑤应十分注意透析对降压药物的清除(详见前文),对能被清除的降压药一定要在透析后追加给药,否则也可导致透析后血压升高。

2012年KDIGO发布的CKD高血压最新指南,仍没有对血液透析患者的高血压治疗提出建议。指南解释这是因为许多问题尚未明确,例如,血透患者的血压应如何测量,血压高低与不良结局到底存在什么联系,相互牵连的影响血压的各种复杂因素又在如何起作用,所以KDIGO工作组认为对血透患者的高血压治疗提出指南性意见尚为时过早。由此看来,对维持性血透患者进行合理的降压治疗,还有许多问题需探索。

**(四)肾脏去神经支配术:现状与前景**

经导管肾脏去神经支配术可作为顽固性高血压治疗的一种备选策略,适用于在生活方式调整和药物治疗后未达到降压目标的耐药顽固性高血压患者。2013年欧洲心血管学会(ESC)制定的经导管去肾神经支配术专家共识认为满足以下标准的患者适宜接受此治疗。①诊室血压≥21.3 kPa(160 mmHg),糖尿病患者的诊室血压标准为≥20.0 kPa(150 mmHg)。②调整生活方式及足量使用3种或更多抗高血压药物(包括利尿剂)治疗无效。③已排除继发性高血压。④通过动态血压检测已排除假性顽固性高血压。⑤GFR≥45 mL/(min · 1.73 m$^2$)。⑥无肾极动脉(指不经肾门而入肾实质的动脉,又称副动脉),无肾动脉狭窄,无肾动脉重建史。肾脏去神经支配术可能通过降低外周阻力、减少肾素释放及改善水钠潴留而达到降压目的,在治疗顽固性高血压方面有良好的应用前景。

CKD可引起交感神经活化,而交感神经活化又在CKD进展中具有重要作用,因此肾脏去神经支配术对CKD高血压的治疗可能具有一定益处。尽管目前已有应用此治疗的初步报道,但是其确切疗效及安全性均仍需包含更大样本的临床试验验证。而且,2013年ESC专家共识将继发性高血压作为这一疗法的排除指征,故目前此疗法尚难在治疗CKD高血压中推广应用。

(贾慧芬)

# 第二节　肾血管性高血压和缺血性肾病

肾血管性高血压(renovascular hypertension,RVH)是各种病因引起肾动脉狭窄(renal artery stenosis,RAS)或闭塞而发生的继发性高血压,病变可累及肾动脉入口、主干或其主要分支。

缺血性肾病(ischemic nephropathy,IN)是由慢性肾动脉狭窄或闭塞导致肾脏缺血,引起肾小球缺血性硬化及继发肾间质纤维化、肾功能缓慢减退的一种疾病。RVH与IN可以并存或独立存在,虽然前者更强调高血压,后者更强调肾功能异常,但它们共同的病理生理学基础是肾动脉狭窄或闭塞导致的肾脏缺血、缺氧。近年来,随着社会老龄化和人均寿命延长,RVH及IN的病因已发生了很大变化,肾动脉粥样硬化性肾动脉狭窄(atherosclerotic renal artery stenosis,ARAS)已成为最常见的病因。正确诊断和治疗RAS是处理RVH及IN的焦点。诊断上,主要应用肾脏彩色多普勒超声、CT血管造影(CTA)及磁共振血管成像(MRA)等影像学技术进行筛查,并用经皮经腔选择性肾动脉造影确诊;治疗措施主要包括药物治疗、介入及外科手术血管重建治疗,以控制高血压,保护肾功能,减少心脑血管事件及降低全因死亡率。

## 一、流行病学现状及病因变迁

RVH 是继发性高血压的第二位常见原因,RVH 患者占全部高血压患者的 5%~10%。各种病因引起的一侧或双侧肾动脉及其分支狭窄,引起肾血流量减少及肾缺血,继而激活肾素-血管紧张素-醛固酮系统,导致血压升高、肾功能受损及心、脑血管事件。

### (一)RVH 及 IN 的流行病学

近年来,关于 RVH 及 IN 流行病学的研究不断增加,揭示了不同地域人群 RVH 及 IN 的流行病学现状和变化。然而,由于对 RVH 及 IN 的检查手段有特殊性,普通人群的流行病学资料难以获得。初步研究显示,在老年人群中血流动力学提示肾动脉明显狭窄(大于 60% 的管腔)者所占比例不小,在 65 岁以上人群中,男性患者高达 5.5%,女性患者为 1.9%。美国一项研究纳入了超过 100 万人,结果显示,65 岁以上人群 ARAS 的患病率为 0.5%,年发病率为 0.39%。

更多的流行病学证据来源于冠状动脉疾病、外周动脉粥样硬化性疾病及脑卒中患者的血管造影资料及尸检资料。根据不同人群的特点,RVH 的患病率从 1%~50% 不等。尸检报道显示,不同年龄段 ARAS 的患病率波动在 4%~50%,64 岁以下和 65~74 岁人群 ARAS 的检出率分别是 5% 和 18%,而 75 岁以上人群中 ARAS 的检出率高达 42%。国外研究资料显示,具有冠状动脉疾病的患者 ARAS 的发生风险为 55%,而冠状动脉正常的人群这一风险不足 10%。在行外周血管造影的患者中,11%~42% 合并有 ARAS。我国的资料显示冠心病、缺血性脑血管病、下肢血管血栓栓塞性疾病患者 ARAS 的患病率分别为 27.9%、30.0% 和 40.0%。患有 2 种或 3 种动脉粥样硬化性疾病的患者合并 ARAS 的比例进一步升高。在高血压进行动脉造影的患者中,47% 的患者合并不同程度的 ARAS,其中 19.2% 的患者狭窄程度>50%,7% 的患者狭窄程度>70% 和 3.7% 的患者同时双侧狭窄。

ARAS 是老年慢性肾病(CKD)患者导致终末期肾病(ESRD)的常见原因之一。有研究显示,具有双侧 ARAS 的患者的肾小球滤过率(GFR)平均每年下降 8 mL/min。来自美国的一个报道显示,在 1991—1997 年由 ARAS 导致的 ESRD 的发生率从 2.9/100 万上升至 6.1/100 万,每年增长 12.4%,高于糖尿病增长率的 8.4%,成为 ESRD 中增长最快的病因。45 岁或以上开始透析的 ESRD 患者中 41% 合并 ARAS,其中 16% 的患者双侧狭窄。50 岁以上的 ESRD 患者中有 5%~14% 来自 ARAS。ARAS 不仅引起肾功能受损,也是心脑血管疾病的重要危险因素。67% 的 ARAS 患者可能合并冠状动脉疾病,而合并外周血管疾病和脑血管疾病的比例分别为 56% 和 37%,其风险为正常人群的 2~4 倍。研究显示 65 岁以上 RVH 患者发生冠状动脉事件的危险性升高。冠状动脉疾病伴有 ARAS 的患者死亡率是单纯冠状动脉疾病患者的 2 倍;其存活率与肾动脉的狭窄程度呈负相关。死于中风患者的尸检结果显示,15% 具有 ARAS。另外,46% 的 ARAS 患者具有颈动脉粥样硬化疾病,然而,非 ARAS 人群中这一比例仅为 12%。

### (二)RVH 及 IN 的病因变迁

RVH 及 IN 的常见病因包括动脉粥样硬化、纤维肌性发育不良和大动脉炎。在西方国家,ARAS 一直是导致 RVH 及 IN 的首要病因(尤其在老年患者中,占 85%~90%),其次是肾动脉纤维肌性发育不良,而大动脉炎罕见。在我国,早期流行病学资料显示导致 RVH 及 IN 的首位病因是大动脉炎,占 40%~50%,纤维肌性发育不良约为 20%。随着人口老龄化加重和人类寿命延长,我国 ARAS 的发病率也在不断攀升。近期国内有研究资料显示我国 RVH 的病因和欧美国家类似,动脉粥样硬化已成为第一位病因(文献报道,20世纪90年代前其仅占28.9%,90年代后其增至71.1%)。此外,RVH的病因还包括肾移植术后动脉吻合口狭窄、肾动脉损伤、肾动脉瘤、肾梗死、肾动静脉瘘等,但是这些疾病都很少见。

1.动脉粥样硬化症

该病多见于50岁以上人群,常累及肾动脉的起始部及近1/3段。约2/3的患者形成偏心性斑块,其余则为环状斑块,造成管腔狭窄。约有50%的患者为双侧肾动脉病变。大多数(占80%~85%)患者的肾动脉粥样硬化是全身动脉广泛粥样硬化的一部分,仅15%~20%的患者粥样硬化局限在肾动脉。正如前文所述,现在在西方国家及我国动脉粥样硬化都是导致RVH及IN的第一位病因。

2.纤维肌性发育不良

该病于1938年由Ledbetter等报道首例,直至1965年Hunt等提出了"纤维肌性发育不良"这一术语,该病才逐渐被广泛认识。纤维肌性发育不良主要影响中小动脉,肾动脉受累时病变常发生在中1/3和远1/3段,并可累及分支,导致动脉狭窄和动脉瘤。单侧者以右侧多见。偶尔身体其他部位动脉(如颈动脉)也可出现纤维肌性发育不良病变。此病病理可以分为如下4型。①内膜纤维增生,血管造影显示肾动脉灶性狭窄。②纤维肌性增生,血管造影示肾动脉或其分支光滑狭窄。③中层纤维增生,血管造影显示肾动脉呈"串珠状"(动脉壁形成一串环状狭窄,而狭窄环之间的动脉呈瘤样扩张,故形似"串珠")。④外膜纤维增生,血管造影显示不规则性狭窄,侧支循环丰富。纤维肌性发育不良一般仅导致RVH,唯严重的内膜纤维增生才可能诱发IN。

纤维肌性发育不良常见于青年患者,女性患者多于男性患者。该病主要影响15~50岁女性。女性患病比例是男性的4倍。在欧美等国家的RAS患者中,纤维肌性发育不良占25%以上,是年轻患者最主要的病因。国内资料的初步统计,在20世纪80年代末期,纤维肌性发育不良占RVH的30%~40%,而目前仅占约10%,依此计算,有症状的纤维肌性发育不良的患病率约为0.4%。

3.大动脉炎

大动脉炎是一种原因不明的自身免疫疾病,主要见于亚洲人种的育龄期妇女,也可见于男性及其他年龄段人群。主要累及主动脉及其主要分支,肺动脉也可受累。此种病变的炎性改变累及动脉壁全层,中层受累最为严重。动脉壁呈弥漫性不规则增厚及纤维化改变。血管造影以多发性狭窄为主,少数可伴节段性扩张或动脉瘤,亦能有血栓形成。临床上大动脉炎既可导致RVH,又能导致IN。

据统计,全球大动脉炎的年平均发病率约为3.3/100万,流行病学资料显示:北美和欧洲成年人群大动脉炎的年发病率分别为2.6/100万和1/100万,而在瑞典、英国和科威特,大动脉炎的年发病率分别为1.2/100万、0.8/100万和2.2/100万。大动脉炎的流行病学具有显著的地域差异,东亚、南亚及拉丁美洲的发病率要高于其他地区,日本大动脉炎的患病率高达40/100万人口。在我国,该病多见于北方寒冷的农村地区,曾一度是年轻患者肾动脉狭窄的首要病因。但目前尚缺乏确切的流行病学资料。

## 二、诊断技术的发展与展望

### (一)RVH及IN诊断技术的发展及现状

RVH及IN的形态学基础是肾动脉管腔狭窄,病理生理学基础是血流动力学改变及肾实质缺血、缺氧,血管成形术治疗能否有效降低 RVH,在一定程度上与患侧肾脏释放的肾素水平相关;而能否改善 IN 预后,主要取决于缺血导致的肾脏纤维化程度。因此想明确 RVH 及 IN 诊断并指导临床治疗,单独依靠肾动脉形态学检查并不够,还必须配合进行多种相关检查。目前临床上应用的各项诊断技术详见表 7-4。

表 7-4　目前临床应用于 RAS、RVH 及 IN 诊断的有关检查技术

| 肾动脉形态学检查 | 肾功能评估 | 肾脏纤维化评估 | 肾静脉肾素水平 |
| --- | --- | --- | --- |
| 多普勒超声检查 | 肾小球功能检验 | 超声检查肾脏大小 | 两侧肾静脉肾素活性 |
| CT 血管成像 | 肾小管功能检验 | 超声检查血流阻力指数 | |
| 磁共振血管成像 | 核素肾动脉显像 | | |
| 经皮经腔肾动脉造影 | | | |

在上述检查的基础上,近年来又发展出一些新技术,它们正在临床逐步推广。那么对目前的这些检查技术应该如何评价呢? 诊断 RAS 的技术现在已经十分成熟,但是预测血管成形术疗效(包括 RVH 的降压疗效及 IN 的延缓肾损害进展疗效)的检查技术还十分不够,尤其是对 IN 远期疗效的预测。需要今后继续努力。

**(二)RVH 及 IN 诊断技术的优势与弊端**

1.多普勒超声检查

多普勒超声检查能够显示肾动脉血流情况、肾动脉内径及肾脏形态,从而协助诊断 RAS。此项检查的优势:安全、快捷、价廉、非侵入性,并且可动态监测病变进展,因此多普勒超声检查已普遍应用于 RAS 的一线筛选。其弊端如下。①传统多普勒超声对管腔内径及狭窄部位显示较差,它主要通过血流信号来间接反映 RAS。②血流信号指标缺乏统一诊断标准,一般学者认为以下指标的诊断价值较大:肾动脉主干峰流速(PSV)$\geqslant$180 cm/s;肾动脉/主动脉峰流速比(RAR)$\geqslant$3.5;叶间动脉收缩期血流加速时间(AT)$\geqslant$0.07 s。③屏气困难、肥胖、肠胀气等因素都会影响检查。④检查准确度十分依赖于操作者的水平及认真程度,其检查准确度为 60%～95%。

近年来此项检查的进展。①超声微泡造影剂的应用增加了显示的清晰度,能更清楚地显示肾动脉形态及肾脏血流状态。②应用多普勒微探头插入肾动脉及其分支做血管内超声检查,能更清楚地显示狭窄病变。③多普勒能量图技术的应用能更好地显示肾脏血流状态,提高诊断的准确性。

2.CT 血管成像

CTA 是经外周静脉注射碘造影剂,然后连续快速扫描得到腹主动脉、肾动脉主干及分支、副肾动脉等血管的影像,对超过 50% 的狭窄程度的 RAS 有较高的敏感性(88%～98%)和特异性(96%～100%)。此项检查的优势:非侵入性,可清晰地显示腹主动脉、肾动脉及其分支、副肾动脉及肾实质等影像。弊端:①使用碘造影剂的剂量比经皮经腔肾动脉造影多,有导致碘过敏及造影剂肾病的风险,故碘过敏患者或血清肌酐(Scr)水平$>$265 $\mu$mol/L(3.0 mg/dL)的患者不宜进行此项检查。②与经皮经腔选择性肾动脉造影的"金指标"相比,对狭窄程度有高估现象。

近年此项检查的进展。①电子束 CT(EBCT)血管成像检查能加快扫描速度,更清晰地显像,因此对肾动脉等血管病变的诊断更具有优势。②通过检测两侧肾盂的尿 CT 衰减率(分别测量两肾的尿 CT 衰减值,求其比率),可以敏感地发现具有功能意义的单侧 RAS。

**3.磁共振血管成像**

钆增强 MRA 能显示腹主动脉、肾动脉主干及分支、副肾动脉等血管影像,清晰度可与 CTA 媲美,对超过 50%的狭窄亦有较高的敏感性和特异性。该项检查的优势:非侵入性,可清晰地显示肾动脉、特别是肾动脉主干影像,因此适用于 ARAS 检查。弊端:①钆造影剂在肾功能中重度损伤患者有导致肾源性系统纤维化的风险,严重者可以致残、致死。国外文献报道,透析患者应用钆造影剂后 1%~6%发生此并发症,因此不推荐给 GFR<30 mL/min 的患者使用钆造影剂,而 GFR<60 mL/min 时要慎用,而且要尽可能地减少钆造影剂的剂量。②不适用于体内检查部位附近有金属物质的患者。③对远端肾动脉及其分支狭窄的检查效果较差。④与经皮腔内肾动脉造影相比,对狭窄程度高估。

近年此项检查的进展包括:①非造影剂增强肾动脉 MRA 检查,适用于肾功能较差的 ARAS 患者。对肾动脉主干近端 RAS 的诊断可以与钆造影剂增强 MRA 媲美,但是总体上其检查效果仍比使用钆造影剂者差,其敏感性为 53%~100%,特异性为 47%~97%。②肾功能不全不能应用钆造影剂时,改用其他金属离子做 MRA 造影剂,目前已有使用超顺磁性超微粒氧化铁造影剂 ferumoxytol 及 ferumoxtran-10 的报道。③血氧合水平依赖 MRI(blood oxygenation level-dependent MRI,BOLD-MRI)的应用,该项检查能很好地判断肾实质的缺血、缺氧状态,对预测血管成形术能否改善 IN 患者的肾功能可能会很有帮助。

**4.经皮经腔肾动脉造影**

经皮经腔插入导管,先在主动脉的肾动脉开口处注射碘造影剂进行主动脉-肾动脉造影(对防止肾动脉开口处狭窄漏诊很重要),然后分别插入两侧肾动脉进行选择性肾动脉造影,此检查能清晰地显示 RAS 部位、范围、程度及侧支循环的建立等情况。此项检查的优势:敏感性和特异性高,被认为是诊断 RAS 的“金标准”。弊端:①需要使用碘造影剂,所以不能应用于碘过敏者,并且也有导致造影剂肾病风险。②该项检查是有创检查,存在肾动脉穿刺并发症及发生胆固醇结晶栓塞的风险。

近年该项检查的进展包括:①利用导管对狭窄部位前、后的动脉压力进行检测,此压力差对评估狭窄程度及判断是否需要进行血管成形术治疗有所帮助。②对于不能应用碘造影剂者,可改用二氧化碳做造影剂行血管造影,但是造影清晰度较差,尚未在临床推广应用。

**5.其他**

(1)核素肾动态显像:可用于评估 RAS 患者的分肾肾功能。曾经用卡托普利增强肾闪烁显像检查来诊断 RAS,但由于敏感性及特异性皆低,目前已基本废弃。

(2)肾静脉肾素活性测定:测定分肾肾静脉血肾素活性,对预估介入血管成形术的降压效果具有一定价值。

**(三)RVH 及 IN 诊断技术的临床实践指南解读与思考**

RAS 的诊断与治疗涉及肾内科、超声科、放射科、介入治疗科、血管外科及其他相关学科,因此 RAS 的诊断和治疗需要规范化。为了提高对 RAS 诊断和治疗的水平,近年来国际上相继发布了多个指南。例如,美国介入放射学会(SIR)于 2002 年发布的《成人肾动脉狭窄诊断和治疗中血管造影术、血管成形术和支架置入术质量提高指南》。该指南分为方法学、定义、适应证、成功率、RVH、心脏紊乱综合征和并发症七个部分,重点是患者筛选、完成手术操作和患者监测。虽然该指南是由美国介入放射学学会组织制定的,但对所有相关领域医师的临床实践与科学研究具有普遍的指导意义。美国心脏病学会基金会（ACCF）和美国心脏协会（AHA）分别于2005年和2011年制定的《外周动脉疾病治疗指南》及《成人外周动脉疾病的执行措施》涵盖下肢外周动脉疾病、肾动脉疾病、肠系膜动脉疾病、腹主动脉及其分支动脉瘤等方面，并在新的《2013年ACCF/AHA外周动脉疾病患者管理指南》中对2011年指南建议的部分内容进行了变更。2011年欧洲心脏病学会（ESC）公布了《外周动脉疾病诊断和治疗指南》，该指南对肾动脉疾病做了系统阐述，为该病的诊断和治疗进一步指明了方向。其他相关指南，如跨大西洋国家多个学会共同制定的《2007年外周动脉疾病管理共识（第2版）》（即 TASC Ⅱ）和《2011年德国周围动脉疾病诊断和治疗指南》等也可供参考。

目前国际上发布的有关 RAS 诊断及治疗的主要指南见表 7-5。

表 7-5　国际上已发布的 RAS 诊断及治疗的相关指南

| 制定指南的学术组织 | 指南名称 | 年份 |
| --- | --- | --- |
| 美国介入放射学会（SIR） | 成人肾动脉狭窄诊断和治疗中血管造影术、血管成形术和支架植入术质量提高指南 | 2002 |
| 美国心脏病学会基金会（ACCF）和美国心脏协会（AHA） | 外周动脉疾病治疗指南 | 2005 |
| 美国心脏病学会基金会（ACCF）和美国心脏协会（AHA）等 | 成人外周动脉疾病的执行措施 | 2011 |
| 欧洲心脏病学会（ESC） | 外周动脉疾病诊断和治疗指南 | 2011 |
| 美国心脏病学会基金会（ACCF）和美国心脏协会（AHA） | 外周动脉疾病患者管理指南 | 2013 |

下面再就上述指南所述 RAS 诊断的几个问题做出强调。

1.检查技术的选择

2011 年 ESC 指南及 2013 年 ACCF/AHA 指南的推荐一致，即推荐把多普勒超声检查、CTA、MRA 作为 RAS 诊断的筛选检查，推荐地应用经皮经腔肾动脉造影作为确诊检查，而不推荐把核素卡托普利肾扫描、选择性肾静脉肾素测定、血浆肾素测定和卡托普利试验作为 RAS 诊断的筛选试验。

相对于 2013 年 ACCF/AHA 指南，2011 年 ESC 指南以 GFR 为标准，对 MRA 及 CTA 的选择做出了推荐：不推荐把 CTA 用于 GFR＜60 mL/min 的患者，不推荐把 MRA 用于 GFR＜30 mL/min 的患者。指南未涉及 BOLD-MRI 等有希望的新技术，表明这些技术还处于临床探讨阶段，尚未大规模临床使用。

RAS 的诊断技术应能为临床治疗措施的选择提供足够的信息，但是目前没有哪一种诊断技术可独自提供这些信息，因此，多种检查联合应用成为必要的选择。

2.提示疾病的线索

各个指南都十分强调临床线索提示 RAS 的重要性。这些线索包括：①30 岁之前或 55 岁之后出现的高血压。②近期突然持续恶化的高血压。③联合应用 3 种以上降压药物仍然控制不佳的顽固性高血压。④恶性高血压或伴有重度视网膜病变的高血压。⑤反复发作肺水肿的高血压。⑥应用血管紧张素转化酶抑制剂（ACEI）或血管紧张素 $AT_1$ 受体阻滞剂（ARB）后血压明显下降、肾功能迅速恶化的高血压。⑦存在难以解释的肾萎缩或双侧肾脏大小不等。⑧伴有腹部或腰部血管杂音的高血压。⑨老年人不明原因的肾功能进行性下降。

## 三、防治对策的进展和预后

### (一)药物治疗的现状和问题

1.降血压控制目标的思考

CKD 和高血压互为因果,CKD 参与了高血压的形成与发展,而高血压又可导致肾损害进一步恶化,加速 ESRD 的进程,并诱发心血管事件。因此,高血压的治疗已成为 CKD 治疗中最重要的一个环节。关于 RVH 的降压目标值并无指南给出明确意见,可参考 CKD 高血压的目标值来进行治疗。简而言之,无清蛋白尿(尿蛋白<30 mg/24 h)的 CKD 非透析患者的血压宜降至不超过 18.7/12.0 kPa(140/90 mmHg),而呈清蛋白尿(尿蛋白≥30 mg/24 h)的 CKD 非透析患者血压宜降至不超过 17.3/10.7 kPa(130/80 mmHg)。对于老年患者,要强调个体化地制定降压目标,一定要避免将血压降得过低,以免诱发严重心、脑血管事件。一般而言,老年患者宜将收缩压降到 18.6～20.0 kPa(140～150 mmHg)水平,而年龄<80 岁的老年患者若能很好地耐受,还可考虑将血压降至 18.6 kPa(140 mmHg)以下。

2.降血压药物的应用

治疗 RVH 的降压药物与治疗肾实质性高血压的药物相同,但是在用药原则上两者有较大差别,在此做简要讨论。

(1)肾素-血管紧张素阻滞剂应用:肾素-血管紧张素阻滞剂包括 ACEI 和 ARB,在治疗肾实质性高血压上它们是基石药物,但是用于 RVH 治疗时需谨慎。一般学者认为,单侧 RAS 导致的 RVH 为肾素依赖性高血压,故应用 ACEI 或 ARB 降压效果好,但是一定要从小剂量开始用药,逐渐加量,否则很容易造成血压过度下降及急性肾损害(Scr 异常升高,超过用药前基线的30%);而双侧 RAS 或孤立肾 RAS 导致的 RVH 多为容量依赖型高血压,故应用 ACEI 或 ARB 疗效常不好,而在肾缺血情况下再扩张出球小动脉,也有诱发急性肾损害可能,故不主张使用。

(2)其他降压药物的应用:钙通道阻滞剂(CCB)被广泛应用于 RVH 的治疗,当 ACEI 及 ARB 禁忌使用时,CCB 仍可使用。β受体阻滞剂能通过阻断β肾上腺素能受体而抑制肾素释放,故能在一定程度上降低血浆肾素活性,从而应用于单侧 RAS 的 RVH 治疗。利尿剂用于双侧 RAS 或孤立肾 RAS 治疗,能通过减少血容量而降低血压,但是应用于单侧 RAS 治疗,需注意勿因血容量减少而激活肾素-血管紧张素,加重高血压。β受体阻滞剂及利尿剂在治疗 RVH 时的降压疗效常有限,故多与其他降压药物联合应用。

### (二)血管重建术的选择和并发症防治

1.介入血管重建治疗

自 1978 年 Gruntzig 开创性地将经皮经腔肾血管成形术(PTRA)成功应用于临床以来,介入血管成形术已成为治疗早期 IN 及难治性 RVH 的主要治疗手段。目前临床应用的介入血管成形术主要为 PTRA 及经皮经腔肾血管成形加支架植入术(PTRAS)。与 PTRA 相比,PTRAS 能显著减少术后再狭窄的发生率(尤其是对肾动脉入口处狭窄,而此处狭窄约占 ARAS 的 80% 以上),改善远期预后。在一项入选 1 322 例患者的研究分析中,支架植入与单纯 PTRA 相比,技术的成功率更高(分别为 98% 和 77%),再狭窄率更低(分别为 17% 和 26%),因此现阶段对 ARAS 的治疗,均倾向于用 PTRAS 代替 PTRA。介入血管重建术后尚需长期服用抗血小板药物(如氯吡格雷及阿司匹林),若肾血流明显减少,还需应用低分子肝素数天。

介入血管重建术适应证包括:①单侧肾动脉狭窄≥75%。若狭窄程度较轻,可暂时给予药物治疗并观察。②制止或延缓 IN 肾损害进展。要符合下述指标介入血管重建才可能对延缓 IN 进展有益：Scr＜265 μmol/L，核素检查患肾 GFR＞10 mL/min；患肾长轴＞8.0 cm；患肾叶间动脉阻力指数＜0.8。③有难治性 RVH。当用多种降压药联合治疗无效，或反复出现肺水肿时可考虑介入血管重建。总之，一定要严格掌握好介入血管重建治疗的适应证。如果 RAS 的程度较轻，或者 RVH 能够被降压药物有效控制，都可暂时不做该治疗；而 IN 病期过晚，估计血管重建已不能改善肾功能，则更不应做此治疗。

禁忌证包括：①严重的腹主动脉瘤累及肾动脉。②大动脉炎致肾动脉闭塞。③肾动脉分支狭窄。④合并出血倾向或其他严重疾病不适于做介入治疗。

并发症包括肾动脉内膜撕裂、肾动脉夹层、血栓形成、穿破血管导致出血及形成假性动脉瘤、胆固醇结晶栓塞、碘造影剂肾损害等。文献报道这些并发症的发生率为 3％～10％。正规、合理的操作能减少上述多数并发症，而使用远端滤网保护装置能避免或减少胆固醇结晶发生。

介入术后再狭窄的问题：PTRA 术后再狭窄的发生率达 20％～30％，由新生内膜增殖、扩张后的动脉弹性回缩及动脉粥样硬化再发等因素造成。ARAS 所致肾动脉入口处狭窄患者的术后再狭窄的发生率尤其高，因此，目前对 ARAS 的治疗已基本用 PTRAS 取代了 PTRA，而且应用药物洗脱支架、放射性支架还可能进一步降低再狭窄的发生率。Zohringer 等一项多中心非随机的研究共入选 105 例患者，随访 6 个月，发现西罗莫司涂层组与裸支架组比较再狭窄率有所降低，分别为 6.7％和 14.3％，但其有效性仍有待更大规模的临床研究证实。因此，在介入血管成形术后，应给患者定期进行肾脏多普勒超声检查，观察有无再狭窄发生。

介入血管重建治疗效果的争论：既往多项较小规模研究显示，介入治疗后患者的高血压得到有效控制，肾功能有了进一步改善。但是近期几项较大规模的循证医学研究（STAR 研究及 ASTRAL 研究等）比较了介入联合药物治疗与单纯药物治疗的效果，结果在降低死亡率、减少心血管事件及延缓肾损害进展上二者并无显著性差别。因此，合理掌握适应证及选择最佳治疗时机对于治疗 RAS 至关重要。其中肾脏残存功能的状况是影响介入治疗疗效和预后的关键，只有在缺血肾脏尚存一定功能的情况下进行介入治疗对延缓肾损害进展才有意义。正如前文所述，新技术 BOLD-MRI 可以较好地判断肾实质的缺血、缺氧状态，应用此技术可能对预估血管成形术能否改善 IN 肾功能有所帮助。

2.手术血管重建术治疗

我国 2009 年制定的"老年粥样硬化性肾动脉狭窄诊治的中国专家共识"认为遇到如下情况，应考虑进行外科血管重建手术。①肾动脉重度狭窄（管径小于 4 mm）或闭塞，或肾动脉解剖学特征不适合行 PTRA 治疗，如肾动脉粥样硬化伴有严重钙化、近肾动脉处有溃疡性及脆性粥样硬化斑块。②多发肾动脉病变。③RAS 病变位于血管分支处或伴发腹主动脉或髂动脉病变。④经 PTRA 介入治疗失败或产生严重并发症时。上述指征可供参考。

可根据情况选择如下方式进行手术。①主动脉-肾动脉旁路重建术：直接对肾动脉同腹主动脉进行旁路手术，具有吻合路途短、不改变正常解剖位置和关系的特点。可以选用自体血管（如大隐静脉）或人工血管（如涤纶血管或膨体聚四氟乙烯人工血管）进行旁路移植。②非解剖位动脉重建手术：主要应用于腹主动脉壁有严重的动脉粥样硬化病变而不适于进行主动脉-肾动脉旁路重建术者。此时可以采用一些特殊的非解剖动脉重建，例如，对右侧肾动脉可以利用肝动脉、胃十二指肠动脉进行重建，而对左侧可以利用脾动脉进行重建。③肾动脉内膜剥脱术：主要用于治疗肾动脉近端动脉粥样硬化病变，如果病变位于血管远端或分叉处，需进行补片成型，防止血管狭窄。④肾动脉狭窄段切除术:适用于肾动脉局限性狭窄,狭窄长度为1~2 cm的患者。⑤肾动脉再植术:适用于肾动脉开口处或肾动脉开口水平的腹主动脉内有斑块病变时,切断肾动脉后将远端再植于附近的腹主动脉。⑥自体肾移植术:适用于肾动脉近端和腹主动脉有明显病变的病例,将肾脏切除,冷却灌注后移植于髂窝内,以髂内动脉作为供血动脉。

手术血管重建术是一种有效的治疗手段,手术成功率高,再狭窄率低,但是其改善肾功能和预后的报道差异较大。Steinbach等报道222例手术血管重建术的患者,术后随访7.4年,肾功能改善者占35%,稳定者占37%,恶化者占28%。而另有多项研究表明,手术血管重建术后高血压治愈或易于控制者达50%~72%,肾功能明显好转或长期保持稳定者达72%~93%,继续恶化者仅有7%~28%。这可能与介入血管重建术疗效的影响因素一样,如果治疗得过晚,肾组织已经广泛纤维化,即使血管重建成功也无法改善肾功能。

血管重建术的缺点是创伤大、风险较大,特别是ARAS伴严重心、脑血管疾病者,手术风险明显增加,因此选择进行手术血管重建术治疗时,应该严格掌握适应证。

此外,当病侧肾脏已无功能或几乎无功能,但其所致高血压却难以控制时,还可以考虑做肾切除手术。肾切除的前提条件是对侧肾功能基本正常,或者可以在成功重建后维持功能。肾切除手术可以在腹腔镜下进行,如此可明显减少创伤、并发症。

**(三)疾病预后**

在自然病程方面,近年来学者发现只有1.3%~11.1%的RAS进展为重度狭窄或闭塞,这表明对于多数RAS患者在动态监测病变进展的情况下,控制症状比盲目血管重建治疗更重要,尤其是对患ARAS甚至合并心、脑血管疾病的老年患者,进行血管重建治疗更需仔细权衡利弊。

2002年美国SIR指南及2011年ESC指南都强调RAS患者的肾功能与死亡风险相关。2011年的ESC指南显示,Scr水平<106.1 $\mu$mol/L(1.2 mg/dL)、Scr水平为106.1~221.0 $\mu$mol/L(1.2~2.5 mg/dL)和Scr水平≥221 $\mu$mol/L(2.5 mg/dL)的患者的3年死亡率分别为5%、11%和70%。当然除Scr水平外,合并的心、脑血管病变对预后也有重要影响。

(贾慧芬)

# 第三节　肾动脉硬化

高血压肾病是导致患者终末期肾病(ESRD)进行透析最常见的原发病之一。无论高血压是原发的还是继发的,肾循环持续暴露于血管腔内高压使得肾动脉出现损伤(玻璃样动脉硬化),从而导致肾动脉硬化。高血压小动脉肾硬化可以分为2种:良性和恶性(或称为加速性)。

## 一、诊断要点

### (一)肾动脉硬化(高血压肾硬化)的诊断线索

(1)存在长期原发性高血压病史,远早于肾病发病(出现蛋白尿)。

(2)肾硬化同时存在全身性高血压导致心肌肥厚,可能合并充血性心力衰竭和脑血管并发症的相关症状,视网膜血管改变(动脉狭窄及火焰状出血)。

(3)患者夜尿增多,容易出现高尿酸血症。

（4）疾病晚期肾功能不全时出现尿毒症相关症状。

**（二）肾动脉硬化（高血压肾硬化）的实验室检查**

（1）尿检发现镜下血尿和轻度蛋白尿、微量清蛋白尿、$\beta_2$-微球蛋白和 N-乙酰-D-葡萄糖氨基酶（NAG）排出增加；轻度或中度血清肌酐水平升高，容易出现高尿酸血症。

（2）可以发现输液后尿钠排泄增加。除非肾血流量降低，良性肾硬化的患者可以维持接近正常的 GFR。

**（三）恶性高血压的诊断线索**

（1）大部分发生于以往有高血压的患者，中年男性最多。

（2）首先出现的往往是神经系统症状，表现为头晕、头痛、视物模糊、意识状态改变。此后表现为心源性呼吸困难和肾衰竭。

**（四）恶性高血压的实验室检查**

（1）表现为血清肌酐水平快速升高，血尿、蛋白尿增多，以及尿沉渣中有红细胞、白细胞、管型。肾病综合征可能存在。

（2）早期由于低钾性代谢性碱中毒引起血浆醛固酮水平升高。

**（五）形态学检查**

肾脏活检可以明确诊断。

## 二、治疗原则

针对高血压肾损害的病理生理机制，干预治疗应从以下三方面着手。①降低血压。②降低传导到肾小血管的压力。③降低局部致组织损伤率，阻断纤维化的细胞/分子途径。

## 三、治疗策略

**（一）控制血压和/或控制蛋白尿，防治 CVD 并发症**

1.ACEI

（1）贝那普利：10～20 mg，口服，每天一次。

（2）福辛普利：10～20 mg，口服，每天一次。

（3）赖诺普利：10～20 mg，口服，每天一次。

（4）培多普利：4～8 mg，口服，每天一次。

（5）雷米普利：5 mg，口服，每天一次。

（6）卡托普利：12.5～25 mg，口服，每天三次。

2.ARB

（1）氯沙坦钾：50～100 mg，口服，每天一次。

（2）缬沙坦胶囊：80～160 mg，口服，每天一次。

（3）厄贝沙坦：150～300 mg，口服，每天一次。

（4）替米沙坦：80 mg，口服，每天一次。

（5）氯沙坦钾/氢氯噻嗪：50 mg/12.5 mg，口服，每天一次。

3.CCB

（1）氨氯地平：5 mg，口服，每天一次。

（2）非洛地平缓释片：5 mg，口服，每天一次。

(3)硝苯地平控释片:30 mg,口服,每天一次。

(4)贝尼地平:4 mg,口服,每天一次。

4.β受体阻滞剂

(1)美托洛尔:25~50 mg,口服,每天两次。

(2)阿罗洛尔:5~10 mg,口服,每天两次。

(3)卡维地洛:12.5 mg,口服,每天两次。

5.利尿剂

(1)氢氯噻嗪:12.5~25 mg,口服,每天一次或每天三次。

(2)呋塞米:20~40 mg,口服,每天一次或每天三次。

(3)螺内酯:20~40 mg,口服,每天一次或每天三次。

6.其他降压药物

盐酸可乐定:75 $\mu$g,口服,每天三次。

**(二)动脉粥样硬化治疗**

应同时采用调节血脂治疗和抗血小板治疗。

## 四、诊治说明

(1)无论是良性还是恶性病变,控制高血压是首要的治疗目标。开始治疗的时间、治疗的有效性以及患者的并发症是影响良性肾硬化病程的关键因素,大多数未治疗的患者出现高血压的肾外并发症。恶性高血压是一种急症,几乎所有死亡原因都是尿毒症。应该进行更多的监测以控制急性肾衰竭导致的神经系统、心脏和其他器官的并发症。但是最根本的治疗是积极、努力、迅速地控制血压,如果成功,则可能逆转大多数患者的所有并发症。

(2)JNC7的血压控制目标为普通人群的血压小于 18.7/12.0 kPa(140/90 mmHg),可以减少心血管并发症,而对于合并糖尿病、肾病的患者而言,血压应该小于 17.3/10.7 kPa(130/80 mmHg)。2007 年欧洲高血压治疗指南则在此基础上提出,如果尿蛋白水平大于1 g/d,可以将血压降得更低。K/DOQI 针对慢性肾病患者高血压的控制也提出了治疗目标,除了降低血压、延缓肾病进展外,保护心血管也是很重要的一个方面。通常的治疗方法包括生活方式改变、药物治疗等。

(3)健康的生活方式包括低盐饮食(每天钠的摄入量≤2.4 g)、有氧锻炼(每天至少30 min)、减肥和控制饮酒,除了直接降低血压外,也可以增加降血压药物的敏感性,是控制高血压、减少并发症最基本的方法。改变生活方式后血压不能控制时应考虑加用药物。目前关于控制高血压的治疗指南均更强调降低血压本身的作用。JNC7 推荐对于普通人群各类药物的降低血压的作用相似。但从效益-费用比来看,虽然利尿剂氢氯噻嗪激活肾脏的肾素-血管紧张素-醛固酮系统,仍推荐将其作为药物治疗的首选药物,也是多种药物联合治疗高血压的基础药物。但对于肾病患者来说,JNC7 推荐肾素-血管紧张素-醛固酮系统阻断剂(包括 ACEI 和 ARB)应该作为首选药物使用。ADA 指南和 K/DOQI 指南也明确提出,对于糖尿病肾病患者,ACEI 或 ARB 是首选药物。对于非糖尿病肾病的患者,如果尿蛋白水平/肌酐水平大于 200 mg/g,ACEI 和 ARB 也应该是首选药物。

(4)ACEI 为基础的降压治疗药,此药物可以降低患者进展到终末期肾病的概率和降低死亡率约 22%。ACEI 或 ARB 治疗的另一个优点在于可以更好地控制蛋白尿,ACEI 或 ARB 降低蛋白尿的效果一般是剂量依赖性的,因此当血压和蛋白尿控制不佳时,可以增加 ACEI 或 ARB 至最大剂量。但当 ACEI 或 ARB 剂量改变时,仍应密切监测其在肾功能和血钾方面的不良反应。通常,血清肌酐水平较基础值增加大于 30% 时应该减量甚至停药。

(5)对于合并肾病的高血压患者来说,降血压药物的剂量通常较普通人群大。中到大剂量的高血压药物或者联合使用降血压药物非常常见。同样,由于慢性肾病患者的肾脏清除药物的能力可能减退,药物的不良反应可能也比较明显。肾动脉硬化的患者如果使用最大剂量的 ACEI 或 ARB 仍未能控制血压,则应该考虑加用其他降血压药物。通常首先考虑加用利尿剂,普通人群可以选择噻嗪类或襻利尿剂,而慢性肾脏疾病 3~5 期患者则首选襻利尿剂。如联合使用 ACEI 或 ARB 和利尿剂仍不能控制血压,下一步可以根据情况加用 β 受体阻滞药或 CCB,必要时也可以使用 α 受体阻滞药或中枢性降压药物。特别是对于已存在心血管疾病的患者,卡维地洛(α、β 受体双通道阻断剂)有比较好的保护心血管的作用,可以更早期地使用。无论是选择何种降血压治疗方案,将血压控制于目标范围是最终的目标之一。

(6)对于恶性高血压患者来说,应积极控制血压,但过快地降低血压可能超过肾脏或脑的自身调节范围而产生严重的并发症。因此,在疾病的急性期必须使用静脉降血压药物,应在 12~36 h 逐步降低舒张压至 12.0 kPa(90 mmHg),病情稳定后加用口服降压药。由于此类患者水钠负荷并没有显著增加,血压升高主要由血管收缩导致,因此以扩血管药物为主。可同时使用 β 受体阻滞剂防止扩血管后心率加快。对于一些药物引起的水钠潴留,可以加用利尿剂。

(贾慧芬)

# 第四节 肾动脉狭窄

肾动脉狭窄是终末期肾病(ESRD)的病因之一,占 5%~8%。其定义是肾动脉主干或其分支狭窄。成人肾动脉狭窄主要由动脉粥样硬化引起,少部分患者由于肾动脉肌纤维发育不良,儿童肾动脉狭窄是由肌纤维发育不良导致的。显著的肾动脉狭窄解剖学定义为肾动脉腔狭窄大于 50%。如果狭窄大于 75%,血流动力学受到明显的影响,从而进一步导致肾血管性高血压或缺血性肾病。

## 一、诊断要点

### (一)肾动脉狭窄的诊断线索

(1)年龄大于 55 岁或小于 30 岁,以前没有高血压史的患者出现高血压,或者原先控制良好的高血压患者的高血压加重,均应该考虑肾动脉狭窄的可能。

(2)其他提示存在肾动脉狭窄的表现,包括在没有使用利尿剂治疗时出现低钾血症和代谢性碱中毒。

(3)有外周血管病的症状和体征,伴有无法解释的进行性肾功能不全。

(4)反复发生肺水肿。双侧肾脏大小不等,体检时发现腹部杂音。

### (二)实验室检查

(1)尿液分析可以发现少量蛋白尿。

（2）肾功能检查尿素氮和肌酐水平出现变化。

（3）肾静脉肾素测定和卡托普利肾图彩色多普勒超声检查可以用于检测继发于肾动脉狭窄的肾脏功能异常。

（4）血脂、血管检查了解存在动脉粥样硬化的血管损伤，风湿病检查了解血管炎的可能性，都有助于明确诊断。

**（三）影像学检查**

（1）传统的血管造影通常是确诊的方法。

（2）螺旋 CT 血管成像、磁共振血管成像等非创伤的方法日益得到重视。

**（四）其他并发症的表现**

1.高血压

长期升高的血压可以导致神经系统、心血管系统等的各种临床症状，如高血压脑病、心力衰竭（通常表现为急性左心衰竭）的临床症状。

2.动脉粥样硬化性血管病变

动脉粥样硬化性血管病变包括外周血管病变（如动脉栓塞），也可以表现为冠状动脉粥样硬化的表现（如心绞痛甚至心肌梗死），颈或脑动脉损伤可能是脑缺血或者缺血性卒中的主要原因之一。这些疾病相应的临床表现都可能发生。

## 二、治疗原则

肾动脉狭窄的治疗目标是通过恢复肾脏血流灌注以控制血压和稳定肾功能。关于对于肾动脉狭窄的患者怎样才是最好的治疗存在极大的争论，治疗方案往往需要由肾科医师、血管外科医师以及介入治疗医师共同讨论制定。治疗方案包括经皮腔内肾血管成形术（PTRA）、经皮腔内肾动脉支架安置术（PTRAS）、外科血管成形术和保守药物治疗。

## 三、治疗策略

**（一）药物治疗**

1.抗动脉粥样硬化的治疗

（1）调节脂代谢紊乱。

降低胆固醇——他汀类药物（HMG-CoA 还原酶抑制剂）：①普伐他汀，20 mg，口服，每晚一次。②阿托伐他汀，10～40 mg，口服，每晚一次。③氟伐他汀，20～40 mg，口服，每晚一次。④辛伐他汀，20～40 mg，口服，每晚一次。

降低三酰甘油——贝特类药物：①非诺贝特，0.05～0.1 g，口服，每天三次。②吉非贝特，0.3～0.6 g，口服（餐前 30 min），每天两次。

降低三酰甘油——烟酸类药物。阿昔莫司：250 mg，口服（餐后），每天两次。

其他类型药物：①ω-脂肪酸，0.9～1.8 g，口服，每天三次。②泛硫乙胺，0.2 g，口服，每天三次。③血脂康，0.6 g，口服，每天一次。

（2）抗血小板药物：①拜阿司匹林肠溶片，100 mg，口服，每晚一次。②氯吡格雷，75 mg，口服，每晚一次。③双嘧达莫，25～50 mg，口服，每天三次（饭前服用）。④噻氯匹定，250 mg，口服，每天两次。

2.抗高血压药物

（1）CCB：①氨氯地平，5 mg，口服，每天一次。②非洛地平缓释片，5 mg，口服，每天一次。③硝苯地平控释片，30 mg，口服，每天一次。④贝尼地平，4 mg，口服，每天一次。

（2）β受体阻滞剂：①美托洛尔，12.5～25 mg，口服，每天两次。②阿罗洛尔，5～10 mg，口服，每天两次。③卡维地洛，12.5 mg，口服，每天两次。

（3）利尿剂：①氢氯噻嗪，12.5～25 mg，口服，每天一次或每天三次。②呋塞米，20～40 mg，口服，每天一次或每天三次。③螺内酯，20～40 mg，口服，每天一次或每天三次。

（4）ACEI：将此类药物和ARB应用于存在肾动脉狭窄的患者应非常谨慎，密切观察肾功能的变化。如果短期内血清肌酐水平较基础值升高大于30％，应停药。①贝那普利（洛汀新），10～20 mg，口服，每天一次。②福辛普利，10～20 mg，口服，每天一次。③赖诺普利，10～20 mg，口服，每天一次。④培多普利，4～8 mg，口服，每天一次。⑤雷米普利，5 mg，口服，每天一次。⑥卡托普利，12.5～25 mg，口服，每天三次。

（5）ARB：①氯沙坦钾，50～100 mg，口服，每天一次。②缬沙坦胶囊，80～160 mg，口服，每天一次。③厄贝沙坦，150～300 mg，口服，每天一次。④替米沙坦，80 mg，口服，每天一次。⑤氯沙坦钾/氢氯噻嗪，50 mg/12.5 mg，口服，每天一次。

**（二）非药物治疗**

非药物治疗包括PTRA、PTRAS、外科血管成形术或自体肾移植；如果血压难以控制，也可以考虑行单侧肾切除术。针对肌纤维发育不良导致的肾动脉狭窄，通常药物治疗效果不好，进行非药物治疗有比较强烈的指征。

1.血管成形术和支架术后需要进行抗凝治疗

（1）应用抗血小板药物。

（2）低相对分子质量肝素：①达肝素钠，5 000 U，皮下注射，每天一次，用7～10 d。②依诺肝素钠，4 000 U，皮下注射，每天一次，用7～10 d。③那屈肝素钙，4 100 U，皮下注射，每天一次，用7～10 d。

（3）应用华法林。华法林钠：2.5 mg，口服，每天一次（根据INR调整用药剂量）。

2.自体肾移植后常用药物

（1）糖皮质激素：①泼尼松，5～60 mg，口服，每天一次。②甲泼尼松，4～48 mg，口服，每天一次。

（2）钙调蛋白抑制剂：①环孢素，25～100 mg，口服，每天两次。②他克莫司，2～5 mg，口服，每天两次。

（3）吗替麦考酚酯：250～1 000 mg，口服，每天两次。

（4）硫唑嘌呤：50 mg，口服，每天1～3次。

## 四、诊治说明

（1）目前诊断肾动脉狭窄的"金标准"还是肾动脉造影，而缺血性肾病的诊断目前还没有统一的标准。诊断缺血性肾病和肾血管性高血压有很多相似之处，但值得重视的是两者有根本的差异。肾血管性高血压患者往往至少有一个功能正常的肾脏，而缺血性肾病患者的双肾功能都有显著的异常。双侧和单侧肾动脉狭窄引起高血压的发病机制不尽相同，缺血性肾病的发病机制也不清楚，因此影响内科治疗时方案的选择。

（2）大多数肾动脉狭窄是由动脉粥样硬化造成的,单纯的血管扩张术和裸支架置入术后有极高的再狭窄发生率,因此不推荐在动脉粥样硬化导致的肾动脉狭窄患者进行这两种手术。但如果明确存在动脉肌纤维发育不良,那么血管扩张术是非常理想的选择。

（3）对于动脉粥样硬化导致的肾动脉狭窄,调节血脂、使用抗血小板药物阻止斑块发展可能是目前能采取的唯一措施。

（4）关于肾动脉狭窄导致的高血压的治疗,一般医师认为 ACEI 或 ARB 比其他降压药更能有效地控制肾血管性高血压,并且改善了这些患者(包括存在严重动脉粥样硬化的患者)的生存率。但是 ACEI 或 ARB 治疗肾血管性高血压患者往往引起肾小球滤过压降低,导致急性肾功能不全。原先存在肾功能不全、充血性心力衰竭,长期使用利尿剂、血管扩张药和 NSAIDs 治疗是 ACEI 导致肾功能不全的危险因素。约有 1/3 使用 ACEI 或 ARB 治疗的高危患者(双侧肾动脉狭窄或单侧功能肾肾动脉狭窄的患者)出现血清肌酐水平升高,一般于停药后 7 d 肌酐水平恢复到基础水平。只有很少的报道提示 ACEI 导致的肾功能不全是不可逆的,大多数医师认为这种治疗导致的肾功能不全可能不是 ACEI 所致,任何降压治疗都可能引起肾脏低灌注,导致肾衰竭。

（5）对于缺血性肾病几乎没有有效的药物,即使是成功地进行了血管成形术,但进行性肾衰竭仍会发生。关于哪些患者应该进行血管成形术,应该使用何种血管成形术,也没有形成共识。很多临床医师不鼓励进行血管成形术,除非患者的双侧肾动脉狭窄且肌酐水平升高。但基础肾功能与患者的死亡率相关。基础血清肌酐水平每升高 88 $\mu$mol/L,围手术期、晚期死亡和肾衰竭的危险升高。基础肌酐水平高于 133 $\mu$mol/L 是最强烈的独立的预测晚期死亡的因子(RR＝5.0)。对于已经存在严重肾衰竭的患者,下列因素提示肾血管成形术可能改善或恢复肾功能:①侧支循环对远端肾动脉床充盈。②血管造影术中可以看见肾盂分泌显影。③肾活检中肾小球和肾间质没有纤维化。④肾的长度大于 9 cm。⑤近期血清肌酐水平升高,血清肌酐水平小于 354 $\mu$mol/L。⑥肾内血管阻力指数小于 0.8。⑦使用 ACEI 或 ARB 治疗时 GFR 下降。但这些条件并非绝对。

（6）治疗肾动脉狭窄的患者必须个体化,依据患者的临床特点(如年龄、已有的疾病状态、治疗肾动脉狭窄后改善血压和肾功能的可能性以及侵袭性干预可能带来的危险)进行调整。最根本的治疗目标是保护肾功能。

（贾慧芬）

# 第五节　肾动脉血栓形成和肾动脉栓塞

肾动脉血栓形成和肾动脉栓塞是指肾动脉或其分支内形成血栓以及管腔被血栓栓子或血液中的凝固物所堵塞,导致肾组织缺血,发生缺血性损害(缺血性肾病),出现高血压、肾功能减退或急性肾衰竭等一系列临床表现。

## 一、病史特点

（1）导致动脉血栓形成的相关疾病:①大血管炎性病变。②代谢性异常。③外伤。④肾病综合征。

（2）栓子形成的原因：①心脏及其瓣膜疾病。②肿瘤栓子。③脂肪栓子。④原因不明。

（3）起病较急，突然发生病侧肾区剧烈疼痛或腹痛、背部剧痛，伴发热、头痛、恶心和呕吐。

（4）双侧肾动脉栓塞或急性单侧肾动脉栓塞、对侧肾动脉发生痉挛时，常迅速发生少尿性急性肾衰竭。

## 二、体检要点

肾区（或脊肋角压痛）叩击痛以及血压突然升高是其特征。

## 三、实验室检查

（1）血中性粒细胞增多。

（2）谷草转氨酶在肾梗死后立即升高，经 3～4 d 可降至正常。

（3）乳酸脱氢酶（LDH）在肾梗死后 1～2 d 开始升高，1 周后恢复正常。

（4）碱性磷酸酶（AKP）在肾梗死后 3～5 d 达最高水平，4 周后恢复正常。

（5）肾功能检查：一侧肾梗死时血肌酐、尿素氮水平一过性升高，也可正常；两侧肾梗死或孤立肾梗死时肾功能进行性恶化，血肌酐、尿素氮水平明显升高，尿量减少。

（6）尿常规化验可见镜下血尿、轻微蛋白尿，伴或不伴白细胞尿，肉眼血尿少见。

（7）彩色多普勒：急性肾动脉栓塞早期肾内还未发生结构性改变，此时主要观察两侧肾动脉血流情况，如见到腹主动脉血流不能灌注到肾动脉或肾内动脉分支无灌注。

（8）放射性核素肾扫描：在腹主动脉显影后，肾脏不显影或部分显影或延迟显影提示肾动脉阻塞。

（9）静脉尿路造影：肾动脉栓塞时造影剂不能进入肾动脉，肾盂不能显影，提示受累肾脏完全无功能。如为肾动脉的分支栓塞，被阻塞的相应部位不显影。

（10）肾动脉造影：为直接诊断肾动脉栓塞的可靠方法。肾动脉造影可分为导管法肾动脉造影和选择性肾动脉造影。后者使用的造影剂少，图像清楚。

（11）数字减影血管造影包括：①静脉数字减影血管造影，此法由静脉注入造影剂，方法简便，但为非选择性，需多次注射造影剂；②动脉数字减影血管造影，此法将动脉导管尖端放到主动脉内肾动脉开口上方再注射造影剂，图像清晰，对比度及分辨率高，造影剂的用量较少，适用于肾衰竭患者。此法为目前动脉造影的首选方法。

（12）螺旋 CT 及磁共振检查：此两者对肾动脉栓塞的诊断均有一定的辅助价值，可见到肾血管结构和血流状况，故对肾动脉栓塞或狭窄及其相应的肾实质状况的诊断有一定意义，磁共振显像效果更佳。

## 四、肾病理

肾动脉血栓形成和栓塞导致肾缺血或缺血性坏死，坏死的严重程度、坏死范围与受累肾动脉的部位有关，如一侧肾动脉主干阻塞，则产生一侧肾脏广泛性坏死；肾动脉分支阻塞则该分支相应部位发生缺血性坏死，坏死区呈楔状。肾小球毛细血管瘀血并扩张和出血；肾小管上皮坏死，最后栓塞，坏死区纤维化形成凹陷性瘢痕。肾动脉壁有针样裂缝为粥样硬化栓子所致，在裂缝处可见到针状胆固醇结晶。

### 五、诊断

**(一)诊断依据**

(1)患者突然出现剧烈持续性腰痛、腹痛伴恶心、呕吐、发热、血压升高,既往有慢性心脏病尤其是风心病、冠心病、房颤史,或近期有腰腹部钝挫伤、做过动脉造影、有介入治疗史等,应高度怀疑该病。

(2)多普勒超声应作为筛选检查。检查肾动脉的血流、频谱,有无栓子,若有,检查栓子的大小、范围。

(3)多层螺旋 CT 和磁共振血管成像也可作为筛查手段。

(4)选择性动脉造影是确诊的最佳检查方法。

**(二)鉴别诊断**

1.急性胰腺炎

(1)突发性上腹或左上腹持续性剧痛或刀割样疼痛,常在饱餐或饮酒后发生,伴有阵发加剧,疼痛可因进食而增强,可波及脐周或全腹。疼痛部位通常在中上腹部,伴恶心、呕吐。

(2)血、尿淀粉酶水平异常升高。

2.急性胆石症

(1)上腹或右上腹剧烈绞痛,可放射至右肩背部,多为进食油腻食物诱发。

(2)常伴有发热、恶心、呕吐、腹胀和食欲下降等,可出现不同程度的黄疸。

(3)B 超可以明确诊断。

3.输尿管结石

(1)患侧肾绞痛和有镜下血尿。疼痛可向大腿内侧、睾丸或阴唇放射。

(2)B 超和腹平片可明确结石部位。

4.急性肾盂肾炎

(1)腰痛伴发热、寒战,可伴排尿不畅或尿路刺激症状。

(2)血、尿白细胞计数升高。

(3)中段尿培养可见致病菌。

### 六、治疗

**(一)止痛治疗**

可选择布桂嗪 50～100 mg、吗啡 5～10 mg 或哌替啶 25～100 mg,肌内或皮下注射。

**(二)内科治疗**

(1)动脉溶栓疗法:目前医师多主张在发病后 4～6 h 内进行。因新血栓较松、含水量多,溶栓剂易渗入血栓中,促使血栓溶解,血管再通,效果较好。操作方法是在股动脉插管,导管进入病侧肾动脉,从导管中灌注尿激酶(150 万单位)或链激酶(150 万单位)。

(2)静脉溶栓疗法:由静脉注入尿激酶或链激酶,效果不如动脉溶栓。

(3)抗凝疗法:在溶栓疗法后可用低分子肝素和/或华法林,在溶栓或抗凝治疗过程中应密切观察出血情况。

(4)选用 ACEI、血管紧张素 Ⅱ 受体阻断药、钙通道阻滞剂或 β 受体阻滞剂治疗持续严重高血压。

（5）并发急性肾衰竭时应行血液透析治疗。

**（三）外科治疗**

（1）采用直接切开动脉取栓术。

（2）采用球囊导管取栓术。

（3）采用金属支架血管成形术。

## 七、诊疗中注意问题

（1）对于发病已超过 6 h 的患者仍不应轻易放弃溶栓治疗。

（2）急性肾动脉栓塞可出现高血压危象。

（贾慧芬）

# 第六节 肾静脉血栓形成

　　肾静脉血栓形成是肾静脉主干和/或分支内血栓形成，可为单侧或双侧，左、右侧无明显差别。当双侧肾静脉血栓形成时，常同时有下腔静脉血栓形成。其发病率不等，为 2%～62%。肾移植后肾静脉血栓形成的发病率为 0.3%～3%，婴幼儿的发病率为 0.05%～0.5%。该病起病可急可缓，常与肾病综合征同时存在。

## 一、病理特点

**（一）发病常与以下因素有关**

1.高凝状态

（1）出现肾病综合征。

（2）发生结节性多动脉炎。

（3）患者为严重脱水的婴幼儿。

（4）患者为妊娠妇女。

（5）口服避孕药。

2.肾静脉受压

（1）出现胡桃夹现象。

（2）肿瘤压迫。

（3）外伤后血肿。

3.肾静脉血管壁受损

（1）外伤。

（2）肿瘤侵犯。

**（二）临床常见表现**

1.急性型

（1）全身表现：如寒战、发热，部分患者可出现高血压、恶心、呕吐等。

（2）局部表现：如一过性腰、胁部剧痛或腹痛，肾区叩痛，可伴有肉眼血尿。

（3）肾静脉完全阻塞时出现患侧肾脏肿大,双侧肾脏受累临床可出现少尿型急性肾衰竭。

2.慢性型

（1）常为肾静脉不完全阻塞,多伴有侧支循环的建立。

（2）一般无明显症状,但蛋白尿持续不缓解或加重,肾功能减退。

3.其他部位血栓

可先后或同时发生,如下肢深静脉、肝静脉、门静脉、视网膜静脉血栓,出现相应的临床表现。

4.血栓脱落

血栓脱落常引起肺栓塞,患者出现胸痛、呼吸困难、咯血等症状。

## 二、体检要点

病肾增大,可有触痛、叩痛。

## 三、实验室检查

### （一）尿液检查

常有镜下血尿、蛋白尿。尿红细胞＋～＋＋＋、尿蛋白＋～＋＋＋,24 h 尿蛋白定量常增加,24 h 尿蛋白定量达 2 g/24 h 以上者占 70％。

### （二）肾功能检查

急性肾静脉血栓形成常伴血尿素氮及血清肌酐水平升高,两者分别高于 8.6 mmol/L 和 115 $\mu$mol/L,肌酐清除率下降。双侧急性肾静脉血栓形成时甚至出现少尿或急性肾衰竭。

### （三）肾小管功能检查

慢性肾静脉血栓形成可出现肾小管功能障碍,表现为肾性糖尿和肾小管酸中毒,尿 pH＞7,甚至引起 Fanconi 综合征、低血钾、低血磷、低血钙和高氯性代谢性酸中毒等,但比较少见。一般肾小管功能检查不作为常规检查。

### （四）血常规

肾静脉血栓形成时 9％～17％ 的患者发热,血白细胞计数升高;血小板计数增加且活性增强,血小板计数常超过 $300 \times 10^9$/L;红细胞亦增多。

### （五）血小板黏附试验

肾静脉血栓形成时,血小板黏附试验值增大,大于 0.79。

### （六）凝血筛选试验

凝血时间、凝血酶时间、凝血酶原时间和活性部分凝血酶原时间均缩短,分别少于 4 min、16 s、11 s 和 25 s。

### （七）促凝血及辅助因子

肾静脉血栓形成时凝血因子Ⅷ、Ⅶ、Ⅴ、Ⅱ、Ⅰ的活性升高,凝血因子Ⅷ活性升高超过正常参考值的 2 倍。

### （八）纤维蛋白原

纤维蛋白原持续升高,常超过 4 g/L,有高达 10 g/L 者。

### （九）抗心磷脂抗体

抗心磷脂抗体是一种自身免疫性抗体,广泛存在于 SLE 等结缔组织疾病中。其存在有导致血栓形成的倾向。有学者对肾病综合征患者抗心磷脂抗体的阳性率及其与肾静脉血栓形成的关系进行了观察,发现抗心磷脂抗体与肾病综合征的高凝状态和肾静脉血栓形成密切相关。

**(十)血浆 D-二聚体**

有研究结果提示,血浆 D-二聚体浓度增大与肾病综合征合并肾静脉血栓形成有密切关系。检测这项指标有助于肾静脉血栓形成的诊断,在排除其他部位血栓的情况下,应考虑肾静脉血栓形成。

**(十一)B 超及彩色多普勒超声检查**

肾静脉血栓形成时(急性期),B 超显示病侧肾脏体积增大,肾实质回声相对减低,皮质、髓质的界限不清,内部形态改变及肾窦回声移位等,并可直接显示肾静脉,发现存在于下腔静脉或肾静脉内的实性血栓回声,还可见阻塞处近端肾静脉扩张。

肾主动脉血栓形成,彩色多普勒超声检查显示肾主动脉远端管腔扩张,栓塞的静脉内血流充盈缺损、紊乱或消失。

肾内小静脉栓塞表现为肾脏增大,肾内血流彩色束变细、减少,测不到静脉血流信号;与之伴行的小动脉收缩期血流流速升高,舒张期血流流速下降甚至缺失。平卧位横切二联声像图有时可显示肾静脉内血栓所在。

**(十二)计算机 X 线体层扫描**

肾静脉血栓形成时(急性期),大多数病例不需注射造影剂,借助于腹膜后和肾周围脂肪的对比,可显示肾静脉。

注射造影剂后这些血管可显示得更清楚。肾静脉血栓形成时可见增大的肾脏延迟或持续显影,或不能显示肾盂、肾盏,并可见肾静脉内低密度血栓影,肾静脉直径增大。

在肾静脉血栓形成的慢性阶段,受累肾静脉由于血块退缩而变细,这种血块沿近段和中段输尿管平行或围绕肾脏血管而存在。单侧肾静脉血栓形成时,同侧肾脏增大、肾窦和肾周围血肿,可出现肾放射状粗条纹减少,肾实质和肾盂增强,软组织影变弱,有时可发现肾静脉血栓的赘生物。螺旋 CT 使扫描时间缩短,可进行三维图像重建。肾静脉在 CT 图像上为轴向断面图像,呈长条状,注射造影剂后这些血管可显示得更清楚。肾静脉血栓形成时对照增强 CT 可显示伴或不伴扩张的厚壁肾静脉中血栓进入下腔静脉。

**(十三)磁共振**

磁共振在反映血管方面磁共振优于 CT。肾静脉血栓形成时可见肾脏肿大、皮髓界限不清,并能极好地显示肾静脉,能发现肾静脉及下腔静脉内血栓。

**(十四)放射性核素扫描**

肾静脉血栓形成时可表现为肾影增大,但灌注和吸收功能减弱,乙二烯三胺五乙酸在肾皮质内的滞留时间延长。肾静脉主干血栓形成时,可有近乎无灌注无功能的表现。

以上检查方法简单、无创伤,可作为常规筛选方法,但对发现肾静脉血栓欠特异,仅对显示肾静脉主干大血栓有帮助,对肾静脉分支血栓显示不满意。

**(十五)肾静脉造影**

肾静脉造影是诊断肾静脉血栓形成的最准确的方法,特异性高,特别是数字减影肾静脉血管造影。

肾静脉有血栓时可见肾静脉管腔内充盈、缺损或管腔截断。血栓在肾静脉主干内未造成管腔完全阻塞时,不规则充盈缺损位于管腔一侧;血栓在各分支内常造成完全性阻断,呈典型杯口状缺损,凸面常指向下腔静脉;远端小分支不显影。

急性肾静脉血栓形成时除病变支外,其余各支因瘀血而增粗,肾外形增大,无侧支循环形成;慢性肾静脉血栓形成时,除病变支特点外,肾外形增大不太明显,常可见到侧支循环形成,表现为精索静脉或卵巢静脉异常增粗。

如果肾静脉栓塞发生突然且完全,静脉肾盂造影可发现肾脏肿大和不显影。有侧支循环代偿、尚未完全栓塞者常表现为肾盂、肾盏被牵拉、扭曲、模糊和由侧支循环的扩张静脉压迫引起输尿管压迹等。

### 四、肾病理

(1)肾脏外观肿大,颜色为深红。

(2)肾静脉主干及分支可发现血栓,镜下可见肾间质高度水肿,肾小球毛细血管伴瘀血扩张,可有微血栓形成,有时可见中性粒细胞节段性浸润于毛细血管壁。

(3)长期迁延不愈者可出现肾小管萎缩和肾间质纤维化。

### 五、诊断要点

(1)有引起该病的病因,如肾病综合征。

(2)突发剧烈腰痛,血尿、蛋白尿突然增多,肾功能突然下降。

(3)有肾外栓塞的症状和体征。

(4)下腔静脉造影和选择性肾静脉造影帮助确诊,或 CT、MRI、多普勒超声检查辅助诊断。

### 六、治疗

#### (一)抗凝治疗

(1)需抗凝 3～6 个月。

(2)普通肝素:一般将 25 mg 肝素加生理盐水或 5% 的葡萄糖盐水溶液中静脉滴注或皮下注射,4～6 h1 次,用药期间监测部分凝血酶原时间(APTT),使其保持在正常值的 2 倍左右。

(3)低分子肝素:80～120 U/(kg·d),皮下注射或静脉滴注,连用 4 周。该药有效、安全。

(4)口服抗凝剂:一般成人华法林的首剂量为 15～20 mg,次日剂量为 5～10 mg,3 d 后改为维持量,每天 2.5～5 mg。用药期间需监测 INR 值,使之维持在 2 左右。

#### (二)溶栓治疗

(1)尿激酶:一般把 3 万～5 万单位加入 100 mL 5% 的葡萄糖溶液,静脉滴注,每天 1 次,2 周为 1 个疗程。有活动性出血或 2 个月内发生过脑出血的患者禁用。

(2)重组组织型纤溶酶原激活剂(rt-PA):100 mg,一次性静脉滴注 2 h。

#### (三)抗血小板药物

该类药可防止血栓形成和发展。常用药物有双嘧达莫、阿司匹林。

#### (四)手术摘除血栓

(1)摘除血栓仅适用于急性肾静脉大血栓保守治疗无效者。

(2)如 3～6 个月该肾无功能并发生高血压,则应行患侧肾切除。

### 七、诊疗中注意问题

(1)绝大多数慢性型患者无任何临床表现,应提高警惕。

（2）对出现不对称性下肢水肿、不明原因的血尿、蛋白尿加重或肾功能急剧减退、反复发生肺栓塞的肾病综合征,应高度怀疑该病,及时行影像学检查,以免延误病情。

（3）肾静脉造影为一种比较安全、方便的确诊肾静脉血栓形成的方法,但它是一种有创性检查,费用高,不适合对无症状的高危人群做常规筛查,而对有临床表现,提示可能为急性肾静脉血栓形成、不能解释的快速肾功能恶化或有急性血栓栓塞症状的患者,可进行选择性肾静脉造影。还应注意可能造成的某些严重并发症,如肾静脉血栓脱落引起肺栓塞、脑梗死,造影剂对肾脏造成损害,甚至可致少尿、无尿、肾小管坏死和肾衰竭。因此,必须严格掌握适应证。

（4）造影前后要大量饮水和输液,操作者的动作要轻柔,造影后应常规给予抗凝治疗,并尽可能使用数字减影肾静脉造影,减少肾损害。

（5）溶栓治疗注意事项:①对急性肾静脉血栓予以溶栓,以肾动脉插管局部给药的效果最好,也可以静脉滴注。应用静脉插管给药,很难在血栓处保持高浓度。②早用药:一般是在血栓形成后 3～4 d 给药,溶栓可能成功。③首次用药一般用负荷剂量,以中和体内可能存在的抗体和部分抗纤溶物质。④本疗法为短期突击治疗,急性期一般用药 1～3 d,多至 1 周。⑤治疗结束后应给予抗血小板药物及抗凝药。⑥治疗过程中监测 FDP、FIB、APTT、PT 等。⑦对高龄、有肝病或原有脑出血、缺血性脑部疾病者应注意用药剂量不宜过多,对无合并症者总的原则是年纪轻者的剂量偏大,年纪大者的剂量偏小。

（6）如能早期诊断,且溶栓治疗有效,预后尚可。若合并肾外栓塞（尤其是肺栓塞）及肾功能受损,则预后较差。

（贾慧芬）

# 第七节　肾静脉受压综合征

左肾静脉受压综合征又称胡桃夹现象（nut cracker phenomenon，NCP）,是指左肾静脉（LRV）在经过腹主动脉与肠系膜上动脉之间的夹角时受到挤压,导致回流受阻,引起左肾静脉高压,以非肾小球源性的血尿和/或蛋白尿、腰肋部疼痛不适等为主要表现的临床综合征。

## 一、病因及发病机制

解剖上,肠系膜上动脉从腹主动脉发出且与其形成 45°～60°的夹角,其间填充着肠系膜脂肪、淋巴结及腹膜等组织,左肾静脉需穿过此夹角,跨越腹主动脉的前方才能注入下腔静脉。

正常情况下,左肾静脉与下腔静脉间的压差＜0.1 kPa（1 mmHg）,任何原因导致的夹角变小,肾静脉受压、回流受阻,引起肾静脉高压[一般比压力＞0.4 kPa（3 mmHg）],则可导致左肾静脉与尿液收集系统之间发生异常交通,出现血尿、蛋白尿等左肾静脉受压的表现。

NCP 据初始病因的不同分为前 NCP、后 NCP 及混合性 NCP。前 NCP 是由先天性的肠系膜上动脉起源于腹主动脉时夹角过小,且急剧下降导致左肾静脉高压所致。后 NCP 则由于腹主动脉向后移位,导致 LRV 走行于向后移位的腹主动脉与脊柱之间,从而受到挤压,引起 LRV 高压。混合性 NCP 时则是 LRV 前支受压于腹主动脉与肠系膜上动脉（SMA）之间,而后支则被腹主动脉和脊柱挤压。

NCP 的发生主要与肠系膜上动脉及左肾静脉异常有关。前者可能与起源异常（如起源位置低或始于腹主动脉侧部）、畸形或有异常分支有关；后者亦有起源和分支异常两种情况。

此外，左肾下垂导致 LRV 受牵拉，SMA 起源处有过多的纤维组织增生包绕也与 NCP 的发生有关。

## 二、临床表现

国内报道，该病好发于男性，男、女患者之比为 25∶4。该病在青春期好发，与身体发育迅速、体型变化较快有关。在国外该病多见于女性，发病高峰年龄在 30～40 岁，尤其是在身高超过平均值且身体虚弱的人群中更易发生。

主要临床表现为非肾小球源性的血尿和/或蛋白尿、左侧腰肋部疼痛不适等，多在运动、感冒及傍晚时加重。

部分患者可出现盆腔挤压综合征的表现，如痛经、性交不适及性交后疼痛、下腹痛、排尿困难、阴部及下肢血管静脉曲张及情绪异常。

儿童及青春期的患者因直立调节障碍可能出现全身症状，表现为晨起或直立后头晕、头痛、腹部隐痛、胸闷、心慌等，也可出现慢性疲劳综合征的表现。

## 三、辅助检查

辅助检查包括尿沉渣红细胞形态学检查、静脉尿路造影、膀胱内镜检查、选择性尿细胞学检查、彩色多普勒超声检查、CT 或磁共振血管成像检查、肾静脉压和下腔静脉压的测定以及肾活检等。

对于检查方法的选择，应据临床表现来定，当患者有典型的腰腹痛及单侧血尿时，则需直接确定血尿的原因；当患者无血尿或泌尿系统表现时，则需要进一步检查以明确有无血管畸形。

（1）彩色多普勒超声是疑有左肾静脉受压综合征患者的首选检查。需在肾门水平和左肾静脉穿越腹主动脉与肠系膜上动脉这两个水平面分别测定 LRV 横径及其血流速度。国外文献报道，当两处所测的 LRV 横径超过原来的 5 倍时则应疑诊 NCP，其敏感性为 78%，特异性可达 100%。

（2）CT 或磁共振血管成像（CTA 或 MRA）也是诊断 NCP 的常用检查技术，两者可具体描述 LRV 及 SMA 和下腔静脉在解剖学上的结构。相比较而言，前者为无创性检查，但具有放射性；后者无放射性且可在不同层面进行扫描，可更加清晰地显示血管的走行及结构。

（3）逆行肾静脉造影联合肾静脉与下腔静脉间压差测定被认为是诊断 NCP 的"金标准"。静脉造影可清晰的显示 LRV 狭窄处，LRV 和下腔静脉间压差正常值为 0～0.1 kPa（0～1 mmHg），当其压差＞0.4 kPa（3 mmHg）时，则利于确诊 NCP。

## 四、诊断

对于反复发作的肉眼血尿或无症状性镜下血尿，伴左侧腰部及腹部疼痛，均应考虑到该病的可能性。可根据具体情况选择相应辅助检查以明确诊断。

NCP 的诊断标准主要有以下几个方面：①膀胱镜检查确诊血尿来源于左侧输尿管开口；②尿中红细胞形态正常（均一型红细胞的比例＞80%）；③尿 $Ca^{2+}$ 排泄量正常，尿 $Ca^{2+}$ 与 Cr 浓度之比<0.2;④彩色多普勒超声或 CT 等检查显示 LRV 扩张,平卧位时 LRV 扩张段(a)与狭窄段(b)之比>2,脊柱后伸 20 min 后,a/b>3;⑤LRV 与下腔静脉间的压差>0.5 kPa(3.7 mmHg);⑥排除高钙血症、肿瘤、结石、感染、畸形等其他原因导致的非肾小球性血尿;⑦必要时行肾穿刺检查,显示肾组织正常或轻微病变。多数学者认为符合前 4 条即可诊断 NCP。

需要指出的是对以血尿和蛋白尿并存的患者,即使影像学检查符合 NCP 的诊断标准,在做出诊断前也应慎重考虑。因血尿与蛋白尿并存的患者常伴有器质性肾小球疾病,故应慎重排除,同时要注意长期随访,密切监测病情的变化。

## 五、治疗

### (一)观察密切

对该病目前尚无特异性的治疗方法。对于单纯性镜下血尿或间断性肉眼血尿的患者,若无明显疼痛且血红蛋白水平正常,可不治疗,密切观察即可。大多数的青春期患者随着年龄的增长,侧支循环建立及 SMA 起始部周围脂肪组织的增加,阻遏程度得以缓解,症状可自行消失。

### (二)手术或介入治疗

对于血尿症状严重甚至有贫血倾向,或因血凝块而引起腹痛的患者,可采用手术或介入治疗,解除 LRV 受压,缓解临床症状。

1.手术治疗

手术治疗主要包括 LRV 及 SMA 移位术。前者是在 LRV 注入下腔静脉处切开,修复下腔静脉同时在远离 SMA 处重新将 LRV 吻合于下腔静脉;后者的手术原则与前者相同,也是将 SMA 起源于腹主动脉处切开后吻合于其下方,使之远离 LRV。

血管移位手术可以成功解除 LRV 受压,但可导致出血、血栓及肠麻痹等并发症,临床应注意积极处理。

2.介入治疗

介入治疗即血管内支架置入术,是在局部麻醉条件下,经数字减影血管造影引导,将金属支架置入 LRV 狭窄处,同时将其边缘固定在下腔静脉,从而解除血管狭窄,缓解临床症状。因血管内支架置入可以引起纤维肌细胞增生,而纤维肌细胞增生可能导致血管阻塞,故其长期临床疗效尚待进一步评估,且行支架介入治疗的患者应长期进行抗血小板治疗。

### (三)中医治疗

中医学历史悠久,有其独特的辨证治疗体系,认为 NCP 导致的血尿属于血证范畴,辨证多为血瘀,血瘀日久化热、灼伤血络导致出血;或瘀血阻络,致使血不循经、溢出脉外,故治疗多以清热凉血、活血止血为原则,多以小蓟饮子和/或四物汤加减治疗。

总之,左肾静脉受压综合征是青春期患者常见的血尿原因,临床上多呈良性经过,随着年龄增长,可以自行缓解。部分严重病例需行手术或介入治疗,但大多预后良好。

(贾慧芬)

# 第八节　先兆子痫肾损害

## 一、先兆子痫的概念及流行病学状况

### (一)概念

先兆子痫的临床特征是既往无高血压和蛋白尿的孕妇在妊娠 20 周后,新发高血压(血压≥18.62/11.97 kPa)、蛋白尿(尿蛋白水平>0.3 g/d)和水肿。但是先兆子痫患者也可能出现多系统损害,严重时出现子痫(抽搐及神志丧失)及 HELLP 综合征(转氨酶水平升高、溶血、血小板计数减少)。该病的病理学特征是血管内皮损伤及功能异常,故该病已归于血栓性微血管病范畴。

本节将着重讨论先兆子痫的肾损害。

### (二)发病率和危险因素

先兆子痫的发病率为 5%～10%。先兆子痫的危险因素有以下几种。①初产妇:70% 的先兆子痫患者为初产妇,20 岁以下的初产妇的风险尤大;如果更换新的性伴侣,经产妇再次妊娠先兆子痫的发病率也明显增加。②高龄孕妇:35 岁以上高龄孕妇先兆子痫的风险明显增加。Saftlas 等研究发现 34 岁以上女性,年龄每增加 1 岁,发生先兆子痫的风险即增加 30%。Duckitt 等研究发现 40 岁以上高龄孕妇发生先兆子痫的风险是 35 岁以下孕妇的两倍。③双(多)胎妊娠:有报道双胎妊娠发生先兆子痫的风险与三胎妊娠相似,约为 14%;但也有报道三胎妊娠发生先兆子痫的风险是双胎妊娠的 3 倍。④先兆子痫家族史:具有阳性家族史的孕妇发生先兆子痫的风险为无阳性家族史孕妇的 4 倍。孕妇本人有先兆子痫病史,再次妊娠时发生先兆子痫的风险也显著增大。⑤高血压、慢性肾病孕妇:她们发生先兆子痫的风险是正常孕妇的 5 倍。⑥其他:患肥胖、糖尿病(包括妊娠糖尿病)、结缔组织病、抗心磷脂抗体综合征等病的孕妇及葡萄胎孕妇发生先兆子痫的风险也增大。另外,文献报道黑种人容易发生先兆子痫。

## 二、先兆子痫的临床病理表现、诊断及鉴别诊断

### (一)临床表现

1.高血压

妊娠 20 周后,收缩压≥18.6 kPa(140 mmHg)和/或舒张压≥12.0 kPa(90 mmHg),即能诊断高血压。学者曾认为妊娠 20 周后,收缩压较基线升高超过 4.0 kPa(30 mmHg)和/或舒张压升高超过 2.0 kPa(15 mmHg)也能诊断高血压,但是后来流行病学资料显示,只要不超过 18.6/12.0 kPa(140/90 mmHg),血压如何波动,疾病的结局都一样,为此已不再用此诊断标准。

诊断先兆子痫需要连续监测血压,间隔时间不得超过 1 周。极少数患者尤其是葡萄胎孕妇,在妊娠 20 周前即可能出现高血压,更需警惕。如果血压持续升高,收缩压持续≥21.3 kPa(160 mmHg)和/或舒张压持续≥14.6 kPa(110 mmHg),提示病情较重,需要积极降压治疗,以防脑血管意外。

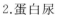

2.蛋白尿

蛋白尿常在血压升高之后出现,诊断标准为尿蛋白定量＞0.3 g/d,严重时患者可以出现大量蛋白尿(尿蛋白定量≥3.5 g/d)。另外,也可留取任意一次尿标本(最好为晨尿)进行检测,若尿蛋白与肌酐水平的比值＞0.3,也能诊断蛋白尿。

蛋白尿是疾病严重程度的指标,是反映孕妇和胎儿预后的独立危险因素。近年来研究发现,部分先兆子痫孕妇产后尿清蛋白的排泄率可持续升高数年,随后她们的心血管疾病的发生率也明显高于阴性对照。不过,微量清蛋白尿在先兆子痫的诊断方面及影响预后方面的确切意义尚需继续研究。

3.水肿

正常妊娠可以出现水肿,休息后消退,休息后不缓解者常为病理性水肿。最初表现为体重明显增加,继之出现面部及双下肢水肿,为可凹性水肿。水肿的严重程度与预后关系不大,有的文献已不再把水肿作为先兆子痫的诊断标准。

4.肾功能不全

与正常孕妇的肾脏有效肾血浆流量和肾小球滤过率(GFR)升高不同,先兆子痫孕妇的这两项指标常下降,GFR 下降达 30%～40%,不过非妊娠妇女的血清肌酐值多在正常范围内。个别患者在出现胎盘早剥等并发症时,可发生急性肾小管坏死,呈现急性肾损伤。

5.高尿酸血症

先兆子痫患者血清尿酸水平常升高,且升高程度与蛋白尿、肾病理改变及孕妇和胎儿死亡密切相关。先兆子痫患者的高尿酸血症主要与肾小球滤过率下降、尿酸清除率减少有关。高尿酸血症可以导致血管损伤和加重高血压。

6.中枢神经系统受累

患者可有头痛、头晕、呕吐、一过性黑蒙、视力模糊等症状。严重者发生抽搐、昏迷,进展成子痫。过去子痫的发生率为 0.05% 左右,目前由于产前监护的改进及广泛使用硫酸镁静脉滴注防治,子痫的发生率已明显下降。子痫发生主要与脑水肿有关,其部位在脑后枕叶,磁共振图像类似于可逆性脑后白质综合征表现,严重者可出现颅内出血。

7.HELLP 综合征

先兆子痫患者出现转氨酶水平升高、溶血及血小板计数减少,称为 HELLP 综合征。严重先兆子痫患者 HELLP 综合征的发生率为 10%～20%。HELLP 综合征常常合并胎盘早剥、肝包膜下出血、肾衰竭、早产甚至胎儿及孕妇死亡。

**(二)肾病理表现**

1.光镜检查

先兆子痫肾损害的特征性病理改变为肾小球内皮细胞增生、肿胀及空泡变性,故此肾小球病变被称为内皮细胞病。每个肾小球毛细血管襻的内皮细胞增生、肿胀程度不同,轻者腔内内皮细胞成双,重者毛细血管腔被增生的内皮细胞堵塞。非特征性肾脏损害还包括不同程度的系膜增生,重者增生的系膜插入基底膜及内皮细胞间,形成类似于 I 型膜增生性肾炎的双轨征病变。也有不少患者伴随出现局灶节段性肾小球硬化(FSGS)。肾小管间质损害一般较轻,但是,正如前文所述,偶尔出现急性肾小管坏死。血管病变主要表现为内皮细胞肿胀及内膜增厚。肾脏的特征性病理改变常在产后 3 个月内消退,但是部分患者在终止妊娠 6 个月后,仍残留肾小球内皮细胞增生肿胀。

原南京军区南京总医院全军肾病研究所总结 19 例先兆子痫肾损害患者临床及病理,发现先兆子痫肾损害患者的肾活检病理主要表现为肾小球内皮细胞增生、肿胀(94.7％),系膜细胞增多、系膜基质增加(89.5％),脏层上皮细胞增生、肿胀(68.4％),周边襻弥漫或节段双轨(78.9％),亦有部分患者表现为肾小球局灶节段硬化(31.6％)。肾小管间质损害一般较轻(但有 FSGS 样损害者较重),血管病变主要表现为小动脉透明变性(36.84％)、内皮肿胀(26.32％)、内膜增厚(26.32％)、弹力层增厚分层(26.32％),严重者的血管壁呈纤维素样坏死(5.26％)(图 7-1)。

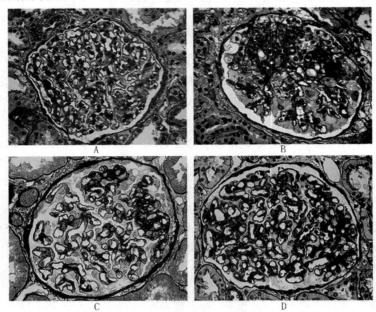

A.肾小球内皮细胞肿胀;B.肾小球节段性肾小球硬化样病变;C.肾小球节段性肾小球硬化样病变伴双轨;D.肾小球弥漫双轨形成。

**图 7-1　先兆子痫肾损害的光学显微镜下表现**

先兆子痫肾损害患者 FSGS 的形成机制尚未明了。有学者认为两者间有直接因果关系,FSGS 是先兆子痫肾损害的一种特殊表现。Nochy 等研究表明先兆子痫患者的 FSGS 病变与肾小球肥大和系统性高血压密切相关,肾小球肥大与系统性高血压导致肾小球内高压、高灌注及高滤过,促进 FSGS 发生。除上述机制外,FSGS 的形成还可能与先兆子痫患者体内一些血管活性物质释放增多相关,如血管紧张素Ⅱ、内皮素-1(ET-1)、血小板源生长因子(PDGF)、转化生长因子-β(TGF-β1)及血栓素 A(TXA),它们能直接或间接地引起系膜细胞增生及系膜基质增加。此外,脂质过氧化也能激活系膜细胞,加速肾小球硬化的发生和发展。所以 FSGS 的形成过程既有血流动力学因素,也有非血流动力学因素参与。

2.免疫疾病理检查

无免疫球蛋白成分沉积。近年来学者发现有补体片段 C4 可沿肾小球毛细血管壁沉积,C4 能与内皮细胞结合,导致后者增生及损伤。另外,还可能见到Ⅷ相关抗原和纤维素在肾小球毛细血管壁沉积(图 7-2)。

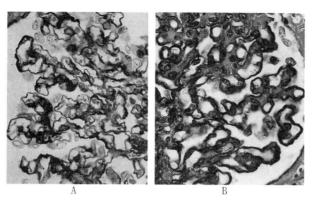

A.Ⅷ因子相关抗原在肾小球毛细血管壁沉积；B.纤维素在肾小球毛细血管壁沉积

**图 7-2 先兆子痫肾损害的肾脏免疫疾病理表现**

**3.电镜检查**

毛细血管内皮细胞增生，明显肿胀，空泡形成（图 7-3A）；足突基本正常；系膜细胞增生、基质增多，并可插入内皮细胞与基底膜之间，重时压迫毛细血管腔（图 7-3B）。肾小球基底膜与内皮细胞间可见透明物质沉积，导致内皮细胞与基底膜分离（图 7-3C）。

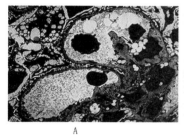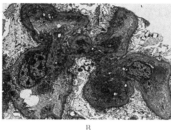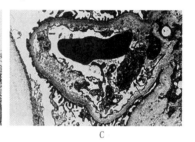

A.内皮细胞、足细胞及系膜细胞胞质中可见大量的脂质空泡（↑）；B.系膜基质插

入，毛细血管襻受压（↑）；C.内皮细胞从基底膜分离，伴纤维状物质沉积（↑）

**图 7-3 先兆子痫肾损害的电子显微镜改变**

**（三）诊断及鉴别诊断**

先兆子痫的诊断多依赖于临床表现。根据孕妇妊娠前无高血压及慢性肾病病史，孕 20 周后出现高血压、蛋白尿、水肿以及血尿酸升高等表现，诊断一般不难。

需鉴别先兆子痫与原发性高血压及妊娠合并慢性肾炎（表 7-6）。

表 7-6 先兆子痫的鉴别诊断

| 项目 | 先兆子痫 | 原发性高血压 | 妊娠合并慢性肾炎 |
|---|---|---|---|
| 发病时间 | 孕 20 周后 | 孕 20 周前 | 孕早期 |
| 家族史 | 有或无先兆子痫家族史 | 常有高血压家族史 | 无先兆子痫或高血压家族史 |
| 原有疾病 | 无高血压及肾损害 | 有高血压 | 有慢性肾炎 |
| 年龄、胎次 | 多为高龄/初产妇 | 不定 | 多在 30 岁以下 |
| 临床表现 | 高血压、蛋白尿、水肿 | 高血压，可伴轻度蛋白尿，无水肿 | 有血尿、蛋白尿、水肿、高血压、夜尿增多等 |

| 项目 | 先兆子痫 | 原发性高血压 | 妊娠合并慢性肾炎 |
|------|----------|--------------|------------------|
| 蛋白尿性质 | 以肾小球性蛋白尿为主,常为非选择性蛋白尿 | 多为肾小管性蛋白尿 | 以肾小球性蛋白尿为主,常为非选择性蛋白尿 |
| 肾功能 | 正常或轻度减退,偶可出现急性肾损伤 | 正常或减退 | 常减退 |
| 血尿酸水平 | 常升高,肾功能不全时较血 Scr、BUN 水平升高更明显 | 与血 Scr、BUN 水平升高平行 | 与血 Scr、BUN 水平升高平行 |
| 肝功能 | 可异常 | 正常 | 正常 |
| 凝血功能 | 可异常 | 正常 | 正常 |
| 眼底 | 小动脉痉挛,较少出血及渗出 | 小动脉痉挛,可伴动脉硬化 | 正常,肾功能不全时可见出血及渗出 |
| 肾活检 | 肾小球内皮细胞病 | 小动脉硬化症 | 各种病理类型肾炎 |
| 预后 | 多在产后 3 个月内恢复,但微量清蛋白尿可存在较久 | 血压持续升高 | 尿检异常持续存在 |

此外,尚需注意妊娠前即有原发性高血压或慢性肾病的孕妇比妊娠前健康者更容易罹患先兆子痫。文献报道原发性高血压孕妇先兆子痫的发生率约为 25%,而慢性肾病孕妇先兆子痫的发生率为 20%～40%,此时先兆子痫往往危害大,容易发生脑出血及产后大出血,围产期孕妇病死率显著增加。

### 三、先兆子痫发病机制的研究现状及思索

多数文献认为胎盘滋养层细胞浸润母体血管异常是先兆子痫发病的主要机制。近年来随着分子生物学的进展,对先兆子痫发病机制的研究取得了长足的进展。

**(一)异常胎盘形成和胎盘缺血**

在正常胎盘形成过程中,胎盘滋养层细胞浸润至母体的螺旋动脉,而后细胞发生表型转换,从表达滋养层细胞黏附分子(如整合素 α3/β6、αω/β5 及 E-钙黏素)转变成表达内皮细胞黏附分子(如整合素 α1/β1、αω/β3,血小板源性内皮细胞黏附分子和血管内皮-钙黏素),逐渐取代原有血管内细胞,完成螺旋动脉重铸,使血管从高阻力低容量血管变成了低阻力高容量血管,增加胎盘血容量,从而确保母胎之间物质(营养物质、氧气及代谢废物)交换及胎儿正常发育。

先兆子痫孕妇的胎盘滋养层细胞浸润到母体的螺旋动脉位置较浅,数量少,密度低,故螺旋动脉重铸不全,导致胎盘灌注不足及功能障碍,这一病理现象称为"胎盘浅着床"。到妊娠中晚期此胎盘浅着床所致胎盘缺血、缺氧的危害逐渐显现,刺激胎盘分泌大量活性物质,诱发母亲发生高血压。

**(二)循环中促血管生成因子与抗血管生成因子**

血管生成是胎盘形成的基本过程之一,在母胎之间建立适当的血管网确保母胎间物质交换十分重要。而血管生成过程将受到促血管生成因子及抗血管生成因子的调节。

主要的促血管生成因子有 VEGF 及 PLGF,后者也是 VEGF 的家族成员,主要由胎盘生成。VEGF 及 PLGF 都能促血管内皮细胞有丝分裂,在血管生成上发挥重要作用。

主要的抗血管生成因子有可溶性 Fms-样酪氨酸激酶 1(soluble Fim-like tyrosine kinase 1, sFlt1)及可溶性内皮糖蛋白(soluble endoglin,sEng)。sFlt1 是 PDGF 的可溶性受体(它缺乏胞质区和跨膜区,仅保留配体结合区),能与循环中 VEGF 及 PLGF 结合,从而阻止它们与细胞膜上受体结合,阻断他们的生物学效应;内皮糖蛋白 endoglin 是 TGF-β 的共受体,sEng 能通过拮抗 TGF-β 信号通路而发挥抗血管生成效应。sFlt1 和 sEng 都能由血管内皮细胞及胎盘滋养层细胞分泌,两者在抑制血管生成上具有协同作用。

已发现先兆子痫患者在发病前,循环中 VEGF 及 PLGF 水平即显著下降,而 sFlt1 及 sEng 水平显著升高。如此可导致胎盘血管生成不足,从而诱发先兆子痫。

### (三)肾素-血管紧张素系统

胎盘具有完整的肾素-血管紧张素系统(RAS),妊娠时循环 RAS 及胎盘局部 RAS 均会发挥生理效应。已有研究发现,先兆子痫时胎盘组织的肾素、血管紧张素原、血管紧张素转化酶、血管紧张素 II 与 AT1 受体表达均增强,从而导致胎盘血管收缩,影响母胎间物质交换,加重先兆子痫。另外有研究发现,先兆子痫时 Ang-(1-7)水平明显下降,且绒毛膜中 Mas 受体表达下调,提示它们在平衡血管紧张素 II-AT1 受体上的作用受损,从而加重胎盘血管收缩。

先兆子痫孕妇循环中存在一种血管紧张素 AT1 受体自身抗体(AT1-AA),它也能参与先兆子痫致病。已知 AT1-AA 能与 AT1 受体结合并激活 AT1 受体,从而激活受体下游的钙调磷酸酶/核因子活性 T 细胞(NFAT)信号,诱导 sFlt1 产生,拮抗胎盘血管生成。另外,AT1-AA 还能刺激滋养层细胞或血管平滑肌细胞产生纤溶酶原激活物抑制剂-1(PAI-1),降低滋养层细胞的侵袭力;激活烟酰胺腺嘌呤二核苷酸磷酸(NADPH)氧化酶,产生活性氧簇(ROS);刺激组织因子(TF)生成,启动外源性凝血途径促进凝血。上述作用均能促使先兆子痫发生。

### (四)内皮细胞舒张因子及其抑制剂

既往学者认为 TXA 和前列腺素(PG)平衡发生改变,TXA 增加和 PG(特别是前列环素 PGI₂)减少在先兆子痫发病中起重要作用。近来研究认为,内皮素(ET)和血管舒张因子一氧化氮(NO)间平衡发生改变,ET 增加和 NO 减少,在先兆子痫发病过程中起主要作用。它们都与血管内皮损害和/或功能异常密切相关。

内源性内皮细胞 NO 合成酶抑制剂非对称型二甲基精氨酸(ADMA)的血清浓度与血管舒张关系极为密切。Savvidou 等发现孕妇血清中 ADMA 浓度升高,能直接影响 NO 合成,引起内皮细胞功能不全,导致先兆子痫发生。

### (五)松弛素

松弛素主要由卵巢黄体产生,妊娠期胎盘产生的人绒毛膜促性腺激素是促进松弛素分泌的主要细胞因子,松弛素能通过内皮素 β 受体-NO 途径发挥强有力的扩血管作用。松弛素是最早发现的生殖激素,但其受体一直未被确定,近年来研究发现它有两个受体,即 LGR7(RXFP1)和 LGR8(RXFP2),二者都为含亮氨酸重复序列的 G 蛋白偶联受体。

国内张哲等对 42 例先兆子痫孕妇及 30 例正常孕妇的血清松弛素浓度进行了检测,发现先兆子痫患者的血浓度显著较正常孕妇低,提示松弛素分泌不足可能参与先兆子痫发病。

先兆子痫的发病机制十分复杂,前面只讨论了部分内容。现在学者认为其发病还有遗传因素,甚至还有免疫因素及炎症因素参与,此处不再讨论,必要时请参阅妇产科专著。

## 四、先兆子痫肾损害的治疗、预防与预后

### (一)治疗原则与具体措施

治疗原则为降压、扩容和/或利尿、镇静、解痉,必要时抗凝,并适时终止妊娠,以防严重并发

症发生。

**1.控制高血压**

先兆子痫孕妇血压升高达到诊断标准［血压≥18.7/12.0 kPa(140/90 mmHg)］后即可给予药物干预,当收缩压≥21.3 kPa(160 mmHg)或舒张压≥12.0 kPa(90 mmHg)时则必须给予药物,进行降血压治疗。抗高血压常用的一线药物为甲基多巴、拉贝洛尔及氧烯洛尔;一线药物控制血压不理想时,可加用二线药物,如硝苯地平、尼卡地平、肼屈嗪、阿替洛尔、哌唑嗪、可乐定。当血压≥22.6/14.6 kPa(170/110 mmHg)时,需紧急药物治疗以防止孕妇发生卒中或抽搐,常常静脉推注肼屈嗪或拉贝洛尔快速降压,也可以口服或舌下含服硝苯地平来控制血压。但是,先兆子痫孕妇的高血压不宜降得过低,不应降至 17.3/10.7 kPa(130/80 mmHg)以下,否则将会减少胎盘血流,对胎儿不利。

在治疗先兆子痫高血压时,禁用 ACEI 及 ARB。若在妊娠中或末 3 个月服用 ACEI 或 ARB,常可产生严重的胎儿毒性反应,导致胎儿低血压及肾血流减少,从而致使胎儿宫内发育迟缓,肢体挛缩,颅面畸形,肺发育不全及死亡,并可导致早产、新生儿低血压、新生儿无尿和死亡;另外需慎用利尿剂,利尿可能加剧先兆子痫患者的低血容量状态。

**2.子痫的防治**

可给予 4 g 硫酸镁,静脉缓慢推注(>20 min),然后以 1.5 g/h 的速度持续静脉滴注,共 6～12 h,可以防治抽搐。抽搐发作时还可以静脉注射 10～20 mg 地西泮,或肌内注射 1 g 苯妥英钠,以镇静解痉。

硫酸镁在预防及治疗子痫抽搐发作上的疗效十分肯定,但是应在何时用此药预防抽搐争议很大,部分学者认为应该早期使用,部分学者认为出现神经系统症状时才用,还有学者认为先兆子痫发生抽搐的可能性很小,不需要药物预防,以避免药物不良反应。

**3.扩容治疗**

先兆子痫患者经常出现循环容量不足、血管收缩及外周阻力增加,为此有学者认为可给这些患者静脉输注胶体液(血浆制品或血浆代用品)进行扩容,认为适当的扩容能减少外周血管阻力,帮助降压,并改善肾脏及胎盘循环。

但是不少临床试验结果显示,扩容治疗虽能改善孕妇的血流动力学指标,却并不能改善孕妇及胎儿的不良结局,而且扩容不当有引起肺水肿及脑水肿的风险,为此是否应对先兆子痫患者进行扩容治疗仍存在不小争议。2012 年,中华医学会妇产科学会制定的《妊娠期高血压疾病诊治指南》认为,无严重的液体丢失(如呕吐、腹泻、分娩出血)或高凝状态,则不宜进行扩容治疗。

此外,下列情况下进行合理的扩容治疗不应该存在异议:先兆子痫并发急性高血压时,在静脉滴注抗高血压药前需先补足循环容量;对有肾前性氮质血症、尿量减少的患者,在给襻利尿剂前也要先补足循环容量。如果进行扩容,输液量一定不能过大,并需密切监测中心静脉压变化,以免输液过度诱发急性肺水肿或脑水肿。

**4.支持治疗**

当血小板计数低于 $20×10^9$/L 时,或血小板计数为 $(20～40)×10^9$/L,但高血压难以控制,有脑出血风险时,均应输注血小板悬液。如果先兆子痫患者并发溶血尿毒综合征或并发肝损害导致凝血功能障碍,也应输注新鲜冰冻血浆。若患者出现急性肾损伤,还应及时给予血液净化治疗。

**5.终止妊娠**

对先兆子痫最有效的治疗方法是终止妊娠。经上述措施积极治疗,母胎状况无明显改善,病情持续进展时,即应及时终止妊娠。具体指征为:①孕妇器官功能不全加剧、肝和肾功能恶化、血小板进一步减少以及出现神经系统症状;②有难以控制的高血压;③宫内胎儿生长受限,胎儿发育不全。

**6.生物治疗的试验研究及展望**

大量研究证实,血清 sFlt-1 及 sEng 水平升高与先兆子痫发病密切相关,因此拮抗这些细胞因子已成为未来治疗的方向。Li 等用 VEGF121 治疗 sFlt1 诱导的大鼠先兆子痫模型,发现应用 VEGF121 后,蛋白尿和高血压明显减轻,且对胎鼠不造成损害,说明 VEGF121 有希望用于先兆子痫治疗。

近年来还有学者试用抗 VEGF 的贝伐单抗、酪氨酸激酶抑制剂舒尼替尼及索拉非尼治疗先兆子痫,结果令人失望,使用上述药物后先兆子痫患者的蛋白尿反而增多。

重组人血红素加氧酶 1 具有调节胎盘血管再生和降低氧化应激的作用,因而有可能用于先兆子痫治疗,但目前尚需进一步研究以明确其疗效及不良反应。

**(二)预测与预防**

**1.预测指标**

预测对实施预防很重要。正如前面所述,现在已知先兆子痫的许多危险因素,但是迄今为止,尚无任何临床及实验室指标能够准确地预测先兆子痫发生。近年来一些研究显示,血清 sFlt1 及 sEng 水平升高,PLGF 及 VEGF 水平下降,特别是血清 sFlt1/PLGF 比值上升对先兆子痫发生具有一定的预测作用,但尚需进一步研究。

**2.预防措施**

至于应用药物预防先兆子痫发生,已有如下初步研究。

(1)阿司匹林:对于具有先兆子痫病史的高危孕妇,有学者推荐在妊娠 16 周前预防性使用小剂量阿司匹林,认为它可能通过影响胎盘重塑而预防先兆子痫发生。2001 年,Duley 等对包含 32 000 例孕妇的 42 个随机试验进行了荟萃分析,结果显示阿司匹林确能减少 15% 的先兆子痫风险。不过,目前对应用阿司匹林预防先兆子痫仍然存在争议。

(2)钙剂:低钙摄入量能引起血管收缩及高血压,而钙摄入量高的孕妇较少发生先兆子痫,这刺激了补钙预防先兆子痫的研究。2001 年,Atallah 等对包含 6 864 例孕妇的 10 个临床试验进行了荟萃分析,发现给钙摄入量低的孕妇补充钙剂能减少先兆子痫发生,但是对钙摄入量正常的孕妇却无此预防效果。世界卫生组织(WHO)曾对 8 325 例孕妇的补钙情况进行了观察,结果显示钙剂未能预防先兆子痫发生,但能降低先兆子痫并发症的发生率和孕妇病死率。所以补充钙剂的确切效果仍然需要进一步验证。

(3)其他药物:已有学者应用鱼油或抗氧化剂(维生素 C、维生素 E 和别嘌醇)预防先兆子痫发生,均未显示出预防效果。

**(三)疾病预后**

传统观点认为,分娩后先兆子痫患者的高血压会迅速下降,蛋白尿会在 3 个月内消失,肾病理改变也会逐渐恢复,不留长期后遗症。但是,近年通过对先兆子痫患者随访,发现约 58% 的先兆子痫患者产后 2~4 个月及 42% 的先兆子痫患者产后 3~5 年仍有微量清蛋白尿,先兆子痫患者的尿清蛋白排泄率比正常对照组高。微量清蛋白尿是血管内皮受损的表现,所以它可能反映了血管内皮病变的持续存在。Ray 等通过长期随访发现先兆子痫患者将来发生心血管事件的概率是正常对照组的 2 倍。此外，Williams 等发现，先兆子痫患者将来发生缺血性心脏病、脑血管意外、外周血管病及静脉血栓栓塞的概率为正常对照组的 2 倍，并认为这与先兆子痫后慢性高血压的发生率高相关。

（姚　美）

# 第九节　溶血性尿毒症综合征

## 一、发病机制

溶血性尿毒症综合征（hemolytic uremic syndrome，HUS）属于经典的血栓性微血管病（thrombotic microangiopathy，TMA）之一，最早于 1955 年由 Gasser 等人报道，临床上主要表现为微血管病性溶血性贫血、血小板减少及急性肾损伤三联征。病因涉及基因异常、病原体侵袭及药物损害等。目前对其发病机制的研究主要涉及以下几个方面。

### （一）细菌感染

1.大肠埃希菌（产志贺毒素菌株）

腹泻相关 HUS（D＋HUS）由产志贺毒素（Shiga toxin，Stx）的细菌引起，主要是大肠埃希菌 O157：H7（60％）或其他产 Stx 的细菌（40％）。志贺毒素分为两种，即志贺毒素 1（Stx1）（以 O157：H7 为主）和志贺毒素 2（Stx2）（如 2011 年在欧洲引起流行性 HUS 的 O104：H4）。上述细菌通过粪口途径引起肠道感染，临床表现为腹泻。细菌黏附在肠道黏膜表面，分泌 Stx。Stx 一旦通过损伤肠黏膜进入血液循环，可以迅速与血液循环中的中性粒细胞结合，到达损伤的靶器官，由于肾小球内皮细胞能高表达 Stx 受体，故肾脏受累常较突出。

Stx 引起血管内皮细胞损伤是 D＋HUS 发病的中心环节，其具体机制如下：Stx 由 1 个亚单位 A 以及 5 个亚单位 B 组成。亚单位 A 与细菌的细胞毒作用相关，其解离后从高尔基体转移到内质网并进一步剪切为亚单位 A1 和 A2。亚单位 A1 通过与 60 s 的核糖体亚单位结合而抑制蛋白质合成从而发挥其细胞毒效应。亚单位 B 可以与细胞膜上特异的神经酰胺三己糖（globotriaosylceramide，Gb3）糖脂受体相结合。该毒素与细胞膜受体结合后可以进入细胞内，使细胞表达各种炎性因子，如白介素-1（IL-1）和肿瘤坏死因子-α（TNF-α）。这些因子可以上调内皮细胞的糖鞘脂 Gb3 受体，从而使内皮细胞更易与 Stx 结合。随后发生的不同靶器官的微血管损伤则引起不同的临床表现：与肠道黏膜血管网内皮细胞结合则引起出血性结肠炎，与血管内皮细胞结合则引起溶血及血小板减少，与肾脏微血管内皮细胞结合则引起急性肾损伤等。内皮细胞损伤后，内皮下基质暴露，凝血系统及补体系统被激活，进一步造成炎症反应、血小板黏附聚集及纤维素沉积。红细胞通过受损的毛细血管时易发生机械损伤，进而发生溶解。受损的内皮细胞由于失去正常的抗凝功能，最终导致微血栓形成。

2.侵袭性肺炎链球菌

侵袭性肺炎链球菌相关的 HUS 的主要发病机制为 Thomsen-Friedenreich 抗原（TF 抗原）暴露。在生理状态下，TF 抗原存在于人体红细胞、血小板及肾小球内皮细胞的表面，并被 N-乙酰神经氨酸覆盖。如患者感染了产神经氨酸酶的肺炎链球菌,细菌分泌的神经氨酸酶可以分解细胞表面的 N-乙酰神经氨酸,使 TF 抗原暴露。TF 抗原暴露后,机体会产生针对 TF 抗原的自身抗体,引发免疫反应,造成红细胞、血小板及肾小球内皮细胞的损伤,最终导致 HUS 的发生。

**(二)补体调节分子异常**

补体系统是人类天然免疫系统的重要组成成分,补体活化后可识别并清除外源微生物、机体凋亡组织及免疫复合物。机体还存在抑制补体活化的调节蛋白,从而避免了补体过度激活而导致对机体自身的损伤。如果补体调节蛋白的功能出现异常,则会导致相关疾病。

在生理情况下,血管内皮细胞可以通过多种补体调节蛋白来避免补体介导的损伤,如 H 因子(CFH)、I 因子(CFI)、膜辅助蛋白(MCP)。当上述因子出现异常(如基因突变或机体产生针对补体调节蛋白的自身抗体)或补体活化分子基因突变后功能增强(即不再受补体调节蛋白的调节作用)时,均可引起补体在内皮细胞表面过度激活,从而引起内皮细胞损伤,导致 HUS。由于肾脏对补体活化异常敏感,故此类患者的肾脏受累突出。下面就常见补体调节蛋白或相关因子功能异常所致 HUS 的机制做出详述。

1.H 因子

CFH 是血清中浓度高的补体调节蛋白之一,由 20 个独立的能折叠的结构域组成,这些结构域称为单一致重复片段(SCRs)。CFH 基因位于 1q32,是 1 213 个氨基酸残基组成的 150 kDa 的糖蛋白,主要由肝脏合成,肾脏的系膜细胞、足细胞、血小板、外周血单个核细胞、视网膜色素上皮细胞、神经胶质细胞、成纤维细胞、内皮细胞等也有部分表达。CFH 能够与多个配体相互作用,这些配体如 $C_{3b}$、肝素、C 反应蛋白(CRP)。目前已知 CFH 有 3 个与 $C_{3b}$ 结合的位点,分别位于 SCR1-4、11-14 和 19~20;3 个与肝素结合的位点,分别位于 SCR7、13 和 20;3 个与 CRP 结合的位点,分别位于 7~8、11~13 和 16~20。CFH 在补体旁路途径活化的早期起着重要的调节作用,一方面可以作为 CFI 的辅助因子降解 $C_{3b}$,转化成 $iC_{3b}$;另一方面可以通过与 B 因子的裂解产物 Bb 竞争性结合 $C_{3b}$ 使 $C_3$ 转化酶生成减少,同时加速已形成的 $C_3$ 转化酶的降解。

有 30%~50% 的非典型的溶血性尿毒症综合征(aHUS)患者存在 CFH 水平降低或 CFH 缺如,目前学者认为主要原因包括 CFH 基因纯合/杂合缺陷或存在抗 CFH 的自身抗体。纯合突变时血清 CFH 缺乏,通常在正常水平的 10% 以下,患者可表现为散发 aHUS 或有家族史,通常在婴幼儿期发病。杂合缺陷的患者的血清补体水平正常或接近正常,CFH 水平为正常水平的 50% 左右。CFH 的基因突变主要发生于 SCR19-20,多为单个氨基酸的突变,使 CFH 与相应配体及内皮细胞的结合能力下降,从而引起临床病变。另外,6%~10% 的 aHUS 患者中存在抗 CFH 的自身抗体。目前学者认为抗 CFH 自身抗体的主要结合位点也在 SCR 19~20,研究提示其可能是通过降低 CFH 与 $C_{3b}$、肝素及与细胞结合的能力而致病。

2.I 因子

CFI 是另一种由肝脏合成的补体调节因子,由重链与轻链组成,主要在循环(液相)中发挥作用。其生物学功能是通过降解 $C_{3b}$ 及 $C_{4b}$ 而抑制 $C_3$ 转化酶的形成,从而抑制补体的激活。CFI 生物学功能的发挥依赖于与其他辅助因子如 CFH、$C_4$ 结合蛋白($C_4BP$)及 MCP 的相互作用。

CFI 的基因编码位于 4 号染色体长臂 2 区 5 带。CFI 基因缺陷外显率较低,故大多为散发病例而非家族遗传。CFI 基因缺陷时,补体活化不受控制,其结果类似于 CFH 基因缺陷,最终会导致 TMA 的发生。

**3.膜辅助蛋白**

MCP 又称 CD46,是一类广泛表达于细胞表面的跨膜补体调节因子。除红细胞外,MCP 几乎表达于体内的所有细胞。其生物学功能为辅助 CFI 降解沉积于细胞表面的 $C_{3b}$ 和 $C_{4b}$。其编码基因毗邻 CFH 编码基因,基本结构单位也为 SCR 结构域。

与 CFH 基因突变相似,MCP 基因缺陷可导致其表达量减少、与 $C_{3b}$ 的结合能力降低及 CFI 辅助活性降低,引起补体在细胞表面的过度激活从而致病。MCP 基因缺陷能以常染色体显性遗传或常染色体隐性遗传方式遗传。但单纯 MCP 基因缺陷并不一定致病,携带 MCP 缺陷基因者的病情也较轻,这可能与其他因素的参与有关。

**4.B 因子**

B 因子(CFB)是补体旁路激活途径的固有成分之一,具有旁路途径转化酶的酶切位点。aHUS 患者中 B 因子基因突变的报道较少。有研究认为,CFB 突变可增加 $C_{3b}B$ 的合成或使 $C_{3b}Bb$ 不易被促衰变因子或 CFH 降解,故可使酶的活性增强,使更多补体成分沉积于肾小球内皮细胞而致病。

**5.其他补体相关因子**

有报道称血栓调节蛋白(thrombomodulin,TM)的基因缺陷可引发 aHUS。TM 是一种普遍存在于内皮细胞表面的糖蛋白,具有抗凝、抗炎和细胞保护等多重作用。其可在补体辅助因子(CFH 和 $C_4BP$)存在的条件下辅助 CFI 降解 $C_{3b}$,还可激活羧肽酶原 B,加速过敏毒素 $C_{3a}$ 和 $C_{5a}$ 的降解。TM 还可以激活蛋白 C,从而发挥其抗凝及促纤溶的作用。TM 基因缺陷可影响其与配体的结合,从而影响其对补体的调节功能而导致血栓形成。

## 二、分类

根据病因学及临床特征等的不同,可将 HUS 分为两大类:一类是典型 HUS,也称腹泻相关型 HUS(D+HUS),另一类为无腹泻的 HUS(D-HUS),也称不典型溶血性尿毒症综合征(aHUS)。

近年来也有学者提出应根据不同的发病机制对 HUS 进行分类。例如:病因明确者可分为细菌感染、补体系统异常等;疾病相关者可分为肿瘤、移植、妊娠、自身免疫疾病所致等,可能更有助于临床的诊治。

## 三、表现

### (一)临床表现

HUS 主要表现为微血管病性溶血、血小板减少和急性肾损伤,肾受累常较为严重,而不同类型的 HUS 又各具特点。

**1.D+HUS**

D+HUS 多见于儿童,常先有前驱腹泻症状,后发生急性肾损伤。有文献报道,其总体发病率为每年 2.1/10 万人,小于 5 岁的儿童发病率最高达每年 6.1/10 万,而 50～59 岁成人发病率最低为每年 0.5/10 万人。

(1)前驱症状:近 90%的患者有前驱症状,大多为胃肠炎表现,如腹痛、腹泻、呕吐及食欲缺乏,伴中度发热。腹泻严重者可有脓血便,类似溃疡性结肠炎,少数病例以呼吸道感染为前驱症状。前驱期可持续数天至数周,其后常有一段无症状间歇期。

(2)贫血及血小板减少:常在前驱期后5~10 d(也有长至数周)突然发病,以微血管病溶血所致贫血及血小板减少所致出血为突出表现。患者常表现为面色苍白、黄疸(占15%~30%)、皮肤黏膜出血(皮肤出血点、瘀斑甚至血肿)、呕血、便血及血尿,部分重症患者还可出现贫血相关性心力衰竭。患者的肝、脾常增大。

(3)急性肾衰竭:与贫血几乎同时发生。患者的肾功能急剧恶化,出现水、电解质平衡紊乱和酸中毒,严重时进展至少尿或无尿。常伴发高血压。

此外,部分患者还可以出现中枢神经系统症状,如头痛、嗜睡、性格异常、抽搐、昏迷及共济失调。

2.aHUS

与 D+ HUS 相比,aHUS 患者更好发于成人。虽无腹泻症状,但也常伴其他胃肠道表现。患者迅速出现少尿或无尿性急性肾衰竭及恶性高血压,其中,约50%的患者可进展至终末期肾病(ESRD)。儿童中最为常见的 aHUS 为产神经氨酸酶肺炎链球菌感染相关的 HUS,临床可表现为肺炎和脑脊髓膜炎,严重者发生呼吸窘迫综合征和败血症。应注意的是该组患者的临床表现常可因血浆疗法而加重,需要警惕。

值得一提的是,随着现代遗传学及免疫学技术的发展,近年在 aHUS 中又分出一个亚类,名为 DEAP-HUS。该类患者存在 CFH 相关蛋白1和3基因的缺失并存在血清抗 CFH 的自身抗体。该类型好发于年轻人,男、女患者的比例相近。患者可有较为突出的非腹泻的胃肠道症状。

**(二)实验室检查**

微血管溶血性贫血和血小板减少是 HUS 实验室检查的标志性特点,特别是血小板数即使在正常范围,若呈进行性下降趋势,临床意义也很大。HUS 患者的贫血一般较为严重,为微血管病性溶血,外周血涂片可见到多于2%的破碎红细胞。而发生微血管病性溶血时,血管内溶血的指标呈阳性,如血清乳酸脱氢酶(LDH)水平上升,血和尿游离血红蛋白水平升高及血清结合珠蛋白水平降低。血管内、外溶血共有的表现呈阳性,如血清总胆红素及间接胆红素水平升高,外周血网织红细胞水平升高。抗人球蛋白试验(Coomb'stest)为阴性,但在系统性红斑狼疮和侵袭性肺炎链球菌感染引起的 HUS 中可能为阳性。需要特别指出的有以下两点。①外周血涂片寻找破碎红细胞的比例非常重要,正常值小于0.5%。若比例为0.5%~2.0%,则要高度怀疑微血管溶血;若比例>2%,则基本可以确诊。但由于该检查的准确性较大程度依赖于实验室技术人员的检测水平,故各个实验室的可靠性差异较大。为此,国际血液病破碎红细胞标准化工作组(ICSH)于2012年制定了最新的关于判断外周血破碎红细胞的标准诊断流程,可供参考。②LDH水平升高对发现 HUS 最敏感,但特异性不强,其升高并不只见于 HUS,在一些其他疾病(如心肌梗死、横纹肌溶解综合征、肿瘤)中也可以见到,故需要结合患者的实际状态进行判断。

D+ HUS 患者常有外周血白细胞数升高伴核左移,但 aHUS 患者的白细胞数多正常。多数患者的凝血酶原时间(PT),部分凝血活酶时间(APTT),Ⅴ因子、Ⅷ因子和纤维蛋白原的浓度都在正常范围。部分患者存在纤维蛋白降解产物升高和凝血酶时间(TT)延长。

HUS 患者肾脏受累的临床表现与其肾病理受损的部位有关。若累及肾小球时,则突出表现为血尿、蛋白尿,严重时出现大量蛋白尿及血肌酐水平升高;若以肾血管受累为主,则尿中的有形成分不明显,临床上多表现为恶性高血压及血肌酐水平升高等。严重的血小板减少可导致非变形红细胞血尿。

其他实验室检查包括大便培养（大肠埃希菌或志贺痢疾杆菌）、Stx 检测或通过聚合酶链式反应（PCR）检测 Stx 的基因、痰培养、血浆补体成分及调节蛋白水平的测定（包括 $C_3$、$C_4$、CFB、CFH、CFI、外周血单核细胞表面 MCP 的表达）、补体基因筛查等。但部分检查较为复杂，价格昂贵，尚不能广泛应用于临床。

### （三）肾病理表现

肾活检病理在明确 TMA 诊断、协助提示病因、与其他疾病鉴别、指导治疗及判断患者长期预后方面有很大帮助。

导致 TMA 的中心环节是血管内皮细胞损伤，其后出现了一系列病变。

1.肾小球

光镜检查急性期肾小球的病理表现：依据肾小动脉的损伤程度，可见程度不等、发病各异的毛细血管襻缺血性皱缩；肾小球毛细血管内皮细胞增生、肿胀；节段性毛细腔内微血栓形成；因基底膜内疏松层增宽而出现基底膜不规则增厚，并可出现假双轨征；因节段性系膜溶解，可出现毛细血管瘤样扩张；在病变慢性期可出现系膜基质增生导致系膜增宽，系膜细胞可不同程度地插入，毛细血管内皮细胞和系膜细胞产生的基底膜样物质导致肾小球毛细血管襻真双轨征样改变。在 HUS 的终末期，肾小球硬化和缺血性硬化，部分呈现膜增殖性肾炎样改变。

免疫荧光检查对 HUS 病变无决定性诊断价值，有时在肾小球内出现非特异性 IgM 弱阳性，纤维蛋白强弱不等的阳性，有微血栓形成时更明显。

电镜检查对 HUS 病变的诊断，有一定意义。急性期最常见的病变是肾小球毛细血管基底膜内疏松层增宽，内皮细胞肿胀，有时可见血栓形成。

2.肾脏小动脉

光镜检查显示急性期小动脉的病变在 $D^-$ HUS 患者中更常见。在疾病早期，肾脏小动脉表现为内皮细胞肿胀，内膜水肿，进而黏液变性，节段性血栓形成。在慢性期随着疾病进展，受累小动脉内膜进一步增厚，纤维和胶原纤维增生，以血管腔为中心呈同心圆状排列，或称葱皮状增生。原来的血栓逐渐机化。

免疫荧光检查对小动脉病变无决定意义，特别是在慢性期。

电镜下可见急性期小动脉内皮细胞的病变和肾小球内皮细胞病变类似，急性期血管基底膜内疏松层增宽。慢性期可见内膜胶原纤维增生。

3.肾小管和肾间质

HUS 的肾小管和肾间质均为肾血管和肾小球病变的继发性病变。肾小管上皮细胞多少不等的刷状缘脱落、萎缩，肾间质水肿及轻重不等的淋巴和单核细胞浸润及纤维化。

## 四、诊断

图 7-4 是对临床疑诊 TMA（包括 HUS 和 TTP）患者的诊断流程。

## 五、治疗及预后

经典大肠埃希菌感染引起的 $D^+$ HUS 的治疗通常遵循急性肾损伤的治疗原则，即以支持治疗为主，最大限度地降低急性期的死亡率，针对容量负荷重、电解质紊乱及氮质血症等及时进行肾脏替代治疗。其他支持治疗主要包括输注悬浮红细胞、血小板（血红蛋白水平小于 60 g/L 是输注悬浮红细胞的指征；在有活动性出血或拟进行有创检查时可输注血小板）。近期研究表明应用促红细胞生成素治疗可能会减少悬浮红细胞的输注量。对于应用抗生素目前尚存在争议，而止泻药物可能会增加中毒性巨结肠的可能，应慎用。目前研究中的新型治疗药物包括针对细菌黏附素、Stx 和其他蛋白抗原的活疫苗、高亲和力的口服毒素受体类似物、表达受体的益生菌、中和毒素的单克隆抗体及针对 Stx 介导的内皮损伤和组织损伤下游效应的小分子生物制剂等。该类疾病患者多数预后较好，肾功能可以完全恢复，仅少数发展至 ESRD。

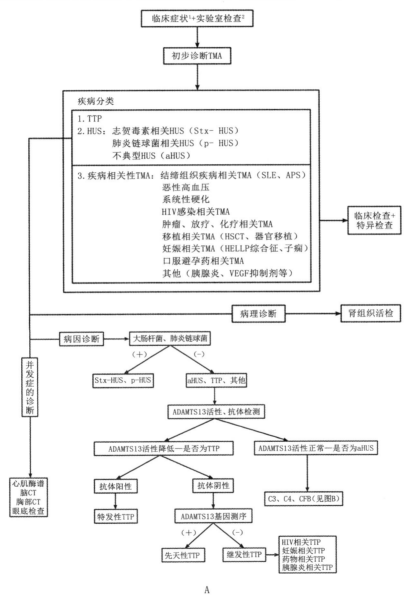

A

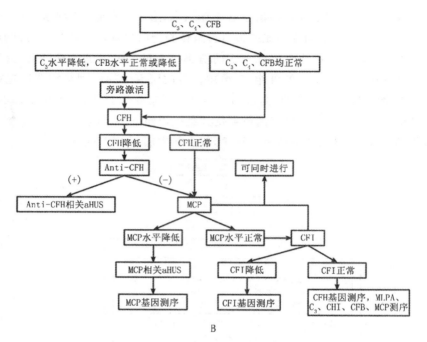

图 7-4 TMA(包括 HUS 和 TTP)的诊断流程

注:(1)临床症状:①儿童常见 HUS,成人常见 TTP;②神经系统症状:头痛、嗜睡、意识模糊、局灶性神经损害、抽搐、昏迷;③贫血、出血症状:紫癜、黏膜出血、月经增多等;④肾功能损害症状(主要是 HUS):血尿、蛋白尿、急肾衰竭;⑤有胃肠道、上呼吸道或其他前驱感染症状;⑥非特异症状:发热、乏力、苍白、肌痛、关节痛。(2)实验室检查:①常规检查:血常规(血小板重度减少($10\sim30$)$\times10^9$/L 和贫血 HB 80$\sim$100 g/L)、尿常规、粪常规、肝功、肾功、感染筛查等。②外周血涂片见破碎红细胞比例$>1\%$,网织红细胞计数升高,骨髓巨细胞减少,凝血功能正常,Coombs 实验为阴性,在 SLE 或 p-HUS 中可为阳性,做其他溶血筛查,非结合胆红素水平升高,LDH 水平升高,查网织红细胞计数、血清珠蛋白水平、血尿游离红血蛋白水平。TMA:血栓性微血管病;HUS:溶血性尿毒症综合征;SLE:系统性红斑狼疮;APS:抗磷脂抗体综合征;HIV:人获得性免疫缺陷病毒;HSCT:造血干细胞移植;VEGF:血管内皮生长因子;Stx:志贺毒素;TTP:血栓性血小板减少性紫癜;CT:计算机断层扫描;CFB:补体 B 因子;$C_3$:补体第 3 成分;$C_4$:补体第 4 成分;CFH:补体 H 因子;Anti-CFH:抗补体 H 因子抗体;MCP:膜辅助蛋白;CFI:补体 I 因子;MLPI:多重连接依赖探针扩增术。

补体调节蛋白基因突变引起的 aHUS 治疗首选血浆置换(但对 MCP 基因突变者无效)及定期输注血浆治疗;如对因抗补体调节蛋白抗体引起的 aHUS 可选择血浆置换、糖皮质激素和免疫抑制剂治疗,如上述治疗效果差,可考虑使用抗 CD20 单克隆抗体(利妥昔单抗)及抗 $C_5$ 单克隆抗体(依库珠单抗)。血浆疗法虽会暂时维持血液学检测指标的正常水平,但无法治疗潜在的病因,故近年来生物制剂,特别是抗 $C_5$ 单抗的使用逐渐受到关注。抗 $C_5$ 单抗自 2007 年成功在全球 40 多个国家被批准用于治疗阵发性睡眠性血红蛋白尿后,现已被美国和欧盟地区批准用于 aHUS 的治疗,特别适用于儿童、血浆置换无效或依赖、肾移植后预防或治疗复发、预后较差的 aHUS 患者。2013 年 6 月,新英格兰医学杂志发表了如下工作:法国巴黎市巴黎第五大学和内克尔医院的 Legendre 博士等人开展了两项前瞻性 2 期试验,纳入年龄不小于 12 岁的 aHUS 患者,受试者接受了为期 26 周的、抗 $C_5$ 单抗的治疗,并于扩展期接受了长期治疗。试验一纳入了血小板计数减少伴肾损伤的患者,而存在肾损伤、但在血浆置换或输注期间至少 8 周内的血小板计数下降不超过 25%的患者则进入试验二。试验一中主要终点事件为血小板计数变化,试验二中的主要终点事件则为维持无 TMA 事件发生的状态(血小板计数下降不超过 25%,未给予血浆置换或输注,未开始透析)。研究结果显示,总共有 37 例患者(其中试验一有 17 例,试验二有20 例)接受了抗 $C_5$ 单抗的治疗,治疗中位时间分别为 64 周和 62 周。抗 $C_5$ 单抗治疗后,患者的血小板计数增加,在试验一中,血小板计数从基线至 26 周时平均增加量为 $73 \times 10^9 /L(P < 0.001)$。在试验二中,有 80% 的患者维持在无 TMA 事件的状态。抗 $C_5$ 单抗与所有次要终点的显著改善相关,肾小球滤过率表现为持续性、时间依赖性的增加。

在试验一中,5 例患者中有 4 例摆脱透析。对于肾小球滤过率的预估值而言,较早进行抗 $C_5$ 单抗干预可带来更显著的改善。抗 $C_5$ 单抗还与健康相关生活质量改善相关。在整个扩展治疗期内,均未见治疗的累积毒性或严重的感染相关不良事件(包括脑膜炎球菌感染)发生。因此该研究得出结论:抗 $C_5$ 单抗可抑制补体介导的 TMA,并且可使得 aHUS 患者出现时间依赖性的、显著的肾功能改善。aHUS 患者预后多较差,3 年内约有 53% 的患者死亡或发展至 ESRD。其中 CFH、$C_3$ 和 CFB 基因突变者预后最差,肾移植后复发率很高;MCP 基因突变者预后最好,可自发缓解,理论上肾移植后无复发;CFI 基因突变者预后居中。

(姚 美)

# 第八章 囊肿性肾病

## 第一节 单纯性肾囊肿

单纯性肾囊肿是最常见的肾脏良性疾病,发病率在肾脏囊性疾病中居首位,可分为孤立性及多发性,常见于 50 岁以上成人而罕见于儿童,发病率随年龄的增加而增加。患病者中男性多于女性,男、女患者之比约为 2∶1。绝大多数为非遗传性疾病,仅有极少数为遗传病,可能系常染色体显性遗传。单纯性肾囊肿的发病机制尚不十分明确。囊肿可能是由肾小管憩室发展而来。随年龄增长,远曲小管和集合管憩室增加,所以单纯性肾囊肿的发生率亦随之增加。

### 一、病理

单纯性囊肿一般为单侧、单发,位于肾下极的皮质内,也有多发或多极性者,双侧发生很少见。囊肿一般孤立,呈球形,囊壁很薄,内衬单层扁平上皮,外观呈淡蓝色,约 95% 的囊肿含有清亮的琥珀色液体。偶可见囊壁钙化。约有 5% 的囊肿含血性囊液,其中半数囊壁上可能有乳头状癌,应重视。

单纯性肾囊肿好发于肾脏表面,但也可位于深部。当囊肿位于深部时,其囊壁易与肾盂及肾盏的上皮内壁紧连,要将它们分开十分困难,但囊肿并不与肾盂相通。囊肿较大时可压迫邻近肾组织,使肾的外形发生改变。镜检可发现囊壁有重度的纤维变性及玻璃变性,还可见到钙化区域,邻近肾组织也受压发生纤维变性。

### 二、临床表现

多数囊肿无明显症状,为偶然发现。由于 B 超及 CT 的广泛应用,年度健康体检的逐渐普及,单纯性肾囊肿的发现率明显增加。其往往是患者因其他原因而做检查或在体检时被发现。囊肿可引起胃肠道迷走神经症状。囊肿内突然出血可引起急性腰痛。患者亦可出现血尿。囊肿位于肾下极并紧贴输尿管时,可加重肾盂积水,而尿液对肾盂的压迫可引起背痛。这种梗阻还可以使肾脏发生感染。自发性感染在单纯性肾囊肿中罕见,而一旦发生,就难以同肾癌鉴别。感染后可有腰痛和发热。囊肿较大可引起腰背部疼痛,但较少见。个别情况下囊肿压迫邻近血管,造成局部缺血和肾素增加而出现高血压。偶尔还可伴发红细胞增多症。该病不会导致肾功能减退。如伴有血尿和高血压,应全面检查是否伴有肾腺癌,少数情况下良性囊肿的囊壁可发生腺癌。

### 三、诊断与鉴别诊断

#### (一)诊断

**1.IVU**

腹平片表现为肾脏轮廓变形或肾轴改变。IVU 表现为界限清楚的、无功能的球形肿物,有薄的外壁。肿物可使得一个或多个肾盏和漏斗移位、梗阻或闭塞。正常肾实质伸展到囊壁上,形成鸟嘴征,是良性肾囊肿的表现。当囊肿占据了肾下极,输尿管上段可向脊柱移位。

**2.B 超**

B 超对诊断有极大帮助,应作为首选检查方法。B 超鉴别囊性和实质性占位病变的准确率可达 98% 以上。典型的超声表现为内部无回声的空腔,囊壁光滑而边界清楚,回声增强。当这三个标准都存在时,超声诊断良性肾囊肿的准确率为 95%。继发感染时囊壁增厚,病变区内有细回声。囊内有血性液体时,回声增强。当囊壁显示不规则回声或有局限性回声增强时,应警惕恶性病变。

**3.CT**

CT 对 B 超检查不能确定者有价值。典型表现为边界锐利的球形肿物,壁薄而光滑,均质,边缘整齐,CT 值低(平扫 CT 值为 $-10\sim+20$),静脉注射造影剂后不增强。囊肿伴出血或感染时,呈现不均质性,CT 值增加。偶见肾实质肿瘤内血管较少,从而易与囊肿相混淆。少数情况下,囊肿壁也可发生肿瘤,因此有必要做更进一步的鉴别诊断检查。

**4.MRI**

MRI 主要用于对碘造影剂过敏或肾功能不全的患者。MRI 对明确囊液性质有意义,必要时可选择应用。单纯肾囊肿在 $T_1$ 加权像上为低信号,在 $T_2$ 加权像上为高信号。注射 Gd-DTPA 后 MRI 显示不增强也是良性肾囊肿的重要特点。

**5.放射性核素**

放射性核素检查在鉴别囊肿和肿瘤方面没有作用。但若锝扫描确定肿物是无血管的,则病变倾向于良性。

当上述检查对鉴别囊肿及肿瘤仍不明确时,可行 B 超或 CT 引导下穿刺。除观察囊液的物理性状外,还应进行细胞学及生化检查。炎性囊肿的囊液颜色暗、混浊,脂肪及蛋白含量中度增加,淀粉酶和 LDH 水平显著升高,细胞学检查有炎性细胞,囊液培养可确定病原体。囊壁继发肿瘤时,囊液为血性或暗褐色,脂肪及其他成分明显升高,细胞学阳性,肿瘤标志物 CA-50 水平升高。

#### (二)鉴别诊断

需鉴别单纯性囊肿与肾癌、多囊肾、肾积水等疾病。

**1.肾癌**

肾癌呈占位性病变,但易发于深部,从而引起更明显的肾盏弯曲。肾癌患者常有血尿,而有囊肿,则极少发生血尿。当肾实质肿瘤压在腰大肌上面,在腹平片上就看不到肌肉的边缘,而囊肿则依旧可见。出现转移的证据、红细胞增多症、高钙血症及血沉加快都提示为肾癌。若肾静脉发生癌栓,IVU 可显示不清甚或不显影。但需注意的是,囊肿壁也有发生癌变的可能。肾癌和单纯性囊肿的超声及 CT 表现截然不同,易于鉴别。

**2.多囊肾**

多囊肾几乎均是双侧性的,弥漫的肾盏及肾盂发生扭曲为其影像学特点。单纯性肾囊肿则多为孤立性、单发性。多囊肾往往伴有肾功能损害及高血压,而肾囊肿则多没有此表现。

3.肾积水

肾积水的症状和体征可与单纯性肾囊肿的症状和体征完全一致。发生急性或亚急性肾盂积水,由于肾盂内压升高,常产生更为局限的疼痛,感染易于使其表现复杂化。单纯性囊肿和肾积水的尿路造影表现截然不同:囊肿主要引起肾脏变形,而肾积水则表现为由梗阻所致的肾盏和肾盂的扩张。

## 四、治疗

单纯性肾囊肿发展缓慢,对肾功能常无明显影响,治疗趋于保守。

### (一)定期随诊

如囊肿直径<4 cm,可定期随诊,观察其大小、形态及内部质地的变化。超声为首选方法。无肾实质或肾盂、肾盏明显受压,无感染、恶变、高血压,或上述症状不明显时,即使囊肿较大,亦不主张手术,而采取定期随访。当继发感染时,由于抗生素可穿透囊壁进入囊腔,可先采用抗生素治疗和超声引导下穿刺引流,失败无效时再考虑开放手术。

### (二)超声穿刺引流

如囊肿直径>4 cm,可于超声引导下,穿刺引流囊液。也可把95%的乙醇作为硬化剂,注入囊内,但有可能被吸收而影响肾实质,若发生外溢可引起不良反应。四环素具有硬化和预防感染的作用,不良反应小。B超引导下经皮穿刺,抽吸囊液后注射硬化剂,虽然仅有暂时性的疗效,复发率可达30%～78%,但对于高龄患者,仍可作为一种治疗的选择。

### (三)手术治疗

有巨大囊肿(直径>8 cm,囊液超过500 mL),可能需要手术治疗。有条件者可行腹腔镜下囊肿切除术。若证实囊壁癌变或同时伴发肾癌,则应尽快手术治疗。

### (四)腹腔镜

随着腹腔镜在泌尿外科的普及,因单纯性肾囊肿而行开放性手术的患者日益减少。而腹腔镜肾囊肿去顶术被公认对患者创伤小、疗效较好,已成为治疗有手术指征的单纯性肾囊肿的“金标准”方法。

### (五)活检

若怀疑囊肿有恶性可能,影像学检查不能确诊,应做B超引导下穿刺病理活检,甚至手术探查。

单纯性囊肿的治疗需综合考虑囊肿对肾脏和全身的影响,并视囊肿的发展变化而定。大多数囊肿预后较好。

(姚 美)

# 第二节 多 囊 肾

多囊肾是一种遗传性疾病,其特点是双侧肾脏有多个囊肿致使肾脏体积增大而功能性肾组织减少。多囊肾一般分为常染色体显性遗传型多囊肾(ADPKD)和常染色体隐性遗传型多囊肾（ARPKD）。

多囊肾的病因是在胚胎发育过程中,肾小管和集合管间连接不良,使尿液排出受阻,形成肾小管潴留性囊肿。绝大多数病变为双侧,肾脏明显增大,布满大小不等的囊肿,囊内液为浅黄色。随着病程的进展,肾实质逐渐受压变薄,最终不能维持正常的肾功能。肾脏受累的特点是肾单位各部包括 Bowman 囊呈囊性扩张。囊肿沿上皮排列,所含囊液来自肾小球滤过液,受肾小管上皮细胞的作用变更。多囊肾的发生及囊肿进行性增大的机制尚不清楚。两种类型的肾脏囊肿在子宫内亦有发现。

## 一、常染色体显性遗传型多囊肾

ADPKD 是常见的遗传疾病之一,主要表现为多发双侧肾囊性病变。发病率约为1/1 000,其外显率近乎 100%,所有活到 80 岁以上的携带者均显示出该病的某些征象。5%～10% 的终末期肾衰是由 ADPKD 导致的。ADPKD 按基因定位不同分为Ⅰ、Ⅱ、Ⅲ型。约 85% 的 APDKD 家族中,与疾病相关的 ADPKD1 基因突变定位于 16p 上。它具有两个特异性标志:α球蛋白复合体及磷酸甘油酸激酶的基因。其余的家族中大多数可发现在 4 号染色体（ADPKD2）上有基因缺陷,有基因缺陷的家族占所有 ADPKD 家族的 5%～10%。ADPKD3 基因型的患者所占比例更少。

### （一）临床表现

ADPKD 起初常无症状,但可在患者童年时经超声检查而被发现。随着年龄的增长,囊肿的数目和大小均逐步增加。但多年内进展缓慢,一般是在 30～40 岁出现症状,也有的直到尸检时才被发现。患者年轻时,肾脏的功能尚能维持机体需要,无明显症状和体征。囊肿随年龄增长可进行性增大,进一步压迫本已缺乏的肾实质,从而使患者出现肾衰竭。症状常与囊肿的影响有关,主要有腰痛或不适、血尿、腰部肿块及尿路感染。腰痛常由肾和囊肿增大、肾包膜张力增加或牵引肾蒂血管神经引起。有 20%～30% 的患者发生肾结石,常是腰痛的原因。血尿常呈发作性,可为镜下血尿或肉眼血尿,主要原因是囊壁血管牵扯破裂,发作时腰痛常加重。女性患者易发生急性肾盂肾炎,肾实质和肾囊肿均可继发感染。肾功能不全可有尿毒症症状。往往并存慢性感染,并加重肾功能不全进展。临床表现除泌尿系统外,可有心血管及消化等系统的症状。疾病早期即可出现高血压,血压水平可直接影响预后。ADPKD 常合并多种脏器异常。约有 33% 的患者肝脏也有囊肿,但不影响肝功能。25%～30% 的 ADPKD 患者由心脏超声检查可发现瓣膜异常,常见的是二尖瓣脱垂及主动脉反流。虽然多数心脏受累的患者无症状,但心脏损害可逐渐进展,并严重到需要换瓣。伴瓣膜脱垂者可合并脑栓塞,亦可合并感染性心内膜炎。查体时可触及双侧腹部肿物,其为肿大的肾脏。

### （二）诊断

早期患者尿常规无异常,中期、晚期可见不同程度的血尿,但红细胞管型不常见,部分患者可出现轻度蛋白尿。如伴结石和感染,也可有脓尿出现。白细胞尿比较多见,不一定意味着尿路感染。由于囊肿破裂或结石移动也可有发作性的明显肉眼血尿。在病程早期即可出现肾浓缩功能受损表现,此表现的出现要早于肾小球滤过率降低。当囊肿数目增多,肾脏增大,肾浓缩功能受损更加明显。最大尿渗透压测量是肾功能受损的敏感指标,与肾功能不全的程度一致。

腹平片显示肾影增大,外形不规则。若囊肿感染或有肾周围炎,肾影及腰大肌影不清晰。IVU 检查具有特征性,表现为有多个囊肿,由此引起肾脏肿大,外形不规则,并且因为囊肿压迫肾盏、漏斗和肾盂，呈蜘蛛状，肾盏扁平而宽，肾盏颈拉长变细，常呈弯曲状。B超显示双肾有为数众多的液性暗区。CT显示双肾增大，外形呈分叶状，有多数充满液体的薄壁囊肿。由于囊肿取代功能性组织，故在肝、肾的超声检查和CT扫描中可显示典型的"虫蚀"状。在静脉尿路造影未显示典型改变之前，这些检查可作为该病早期诊断的手段。家族史可以协助诊断。应尽量避免尿路器械检查，以免继发感染。

需与该病相鉴别的是尚未造成足够肾实质损害导致尿毒症的单个或多发性囊肿。由于该病有自然史和100%的显性率，所以必须筛查家族成员。

**（三）治疗**

该病的治疗应采用对症及支持疗法，主要是控制高血压和预防感染。早期、中期多囊肾患者可采用囊肿去顶减压手术。对肾衰竭终末期患者可考虑长期透析，有条件的晚期多囊肾患者应做同种异体肾移植。

**1.对症及支持治疗**

无症状患者可以如正常人饮食起居，不必过多地限制活动。肾明显肿大者应注意防止腰、腹部外伤，以免发生肾囊肿破裂。血压高时，应限制钠盐的摄入量，选择降压药物治疗。血管紧张素转换酶抑制剂是首选的降压药物。高血压的控制情况在保护肾功能中能起决定性作用。当有血尿时，首先应减少活动或卧床休息，尽快明确产生血尿的原因，并给予相应治疗。血尿严重，不能控制时，可采用肾动脉栓塞。发生肾实质或囊内感染，应采取积极的抗感染等措施。病原菌以大肠埃希菌、葡萄球菌为主，也有可能为厌氧菌感染。应用广谱抗生素，如青霉素、头孢菌素类、喹诺酮类药物，感染严重时，可以联合用药。若确定为囊内感染，施行B超引导下穿刺引流及囊液细菌学检查，确定病原菌，有利于抗生素的选用。多囊肾合并梗阻性结石，难以单独处理结石，由于囊肿的压迫、囊肿的数目多，肾内的通道不如所希望的那样通畅，碎石或内镜取石都有技术上的困难。任何器械操作都可能引起囊肿感染。结石是反复感染的主要原因，使感染不易控制。因此，患者不能自行排出结石，则应考虑手术治疗。

**2.囊肿减压术**

囊肿减压术曾被较广泛地采用，但关于这种手术能否改善肾功能和延长生命，一直有争论。囊肿减压术保护了余下的正常肾单位，使其免遭挤压和进一步损害，使肾缺血状况有所改善，部分肾单位的功能得到恢复，延缓了疾病的发展。它对表浅而较大的囊肿，尤其是伴有顽固性疼痛、进展性高血压或进展性肾功能不全者，疗效不错。其优点为对早期、中期患者有降低血压、减轻疼痛、改善肾功能、提高生命质量、延缓进入肾衰竭终末期等作用。手术效果取决于病例的选择，对无意中发现的无症状者一般不做手术治疗，应定期检查和随访。如病情进展加快、症状明显、肾功能下降、血压持续性升高，应及早施行手术。手术时用冰盐水局部冲洗、降温以减轻灼热对肾脏的损害。对晚期患者减压治疗已无意义，手术可加重肾功能损害。两侧手术间隔时间以3～6个月为宜。不宜同时处理多囊肝。近年来亦有采用腹腔镜囊肿减压术治疗多囊肾者，由于多囊肾布满大小不等、数目甚多的囊肿和微创手术范围的限制，不能彻底给所有囊肿减压，故不宜常规采用。该方法仅适合处理多囊肾大或较大的囊肿，以改善部分肾功能和症状。

**3.透析与移植**

患者如进入肾衰竭终末期，应按尿毒症相应的治疗原则处理，透析治疗是必需的。该病的血液透析存活率，以及肾移植后患者和肾的存活率都与非ADPKD非糖尿病患者相同。由于肾和肝大，不宜腹膜透析，而应采用血液透析。多囊肾囊壁能产生多量红细胞生成素，患者一般没有贫血,因此血透能维持较长时间,疗效较佳。患者的血细胞比容和血黏度相对较高,易形成血栓,故应采取相应措施避免瘘管堵塞。晚期多囊肾患者适宜时可做同种异体肾移植术。若供肾来自亲属,必须确定供者不是风险患者,最好应用基因诊断技术确定。多囊肾患者同时伴发的疾病有脑动脉瘤、结肠憩室、胰腺囊肿或瘤等,增加了术后处理的困难,影响移植效果。对于是否切除患肾至今仍有分歧。大多数学者认为在以下情况下应考虑肾移植前切除患肾:①有严重的出血或感染;②伴重度高血压;③伴发肾肿瘤;④压迫下腔静脉;⑤有难以控制的疼痛。

4.预后

有、无症状及发病年龄对患者的预后有较大关系。女性患者在病程早期并不妨碍妊娠及生育过程,但病程较晚则易并发高血压。约 50% 的具有 PKD1 基因突变的患者的疾病在 55～60 岁发展为尿毒症。而非 PKD1 基因突变的要到 70 岁才发生尿毒症。少数 ADPKD 患者在少儿时就出现临床表现,但其父母可能为成年后方才发病的患者。这些预示该病进展较快的因素包括年幼时即诊断、男性、肾脏体积较大、高血压、肝囊肿(女性患者)、肉眼血尿及尿路感染(男性)。如未进行透析或肾移植,患者常死于尿毒症或高血压并发症,约有 10% 的患者死于动脉瘤破裂引起的颅内出血。多囊肾属于遗传病,患者的子女出生时携带致病基因的可能性为 50%,在其青年期以后宜对其做各种非侵入性检查,包括家属调查及基因诊断,以及早发现风险患者。

## 二、常染色体隐性遗传型多囊肾

ARPKD 又称婴儿型多囊肾(IPKD),主要发生于婴幼儿,临床上少见,可同时见于兄弟姐妹中(父母则无表现)。多数患儿在出生后不久死亡,极少数较轻类型的患者可存活至儿童期或成年。

### (一)分型

ARPKD 是常染色体隐性遗传性疾病,其致病基因位于 6 号染色体。Blyth 和 Ochenden 将ARPKD 分为围产期型、新生儿型、婴儿型及少年型。ARPKD 常伴发门静脉周围纤维增殖性病变,随着年龄的增长而加重。发病年龄越小肾损害越重,而肝损害则相对越轻。症状出现越晚,发展相应越慢。

(1)围产期型:围产期时已有严重的肾囊性病变,90% 的集合管受累,并有少量门静脉周围纤维增殖。患者死亡于围产期。

(2)新生儿型:出生后 1 个月出现症状,肾囊肿病变累及 60% 的集合小管,伴轻度门静脉周围纤维增殖。患者几个月后由于肾衰竭而死亡。

(3)婴儿型:出生后 3～6 个月出现症状,肾囊性病变累及 25% 的肾小管,表现为双肾肿大,肝脾大伴中度门静脉周围纤维增殖。患者于儿童期因肾衰竭死亡。

(4)少年型:肾损害相对轻微,仅有 10% 以下的肾小管发生囊性变,肝门静脉区严重纤维性变。一般患者于 20 岁左右因肝脏并发症、门静脉高压死亡,偶见肾衰竭。

### (二)临床表现

临床表现因发病时期及类型而不完全相同。主要病变在肝和肾,表现为不同程度的肾集合管扩张、肝纤维化和胆管扩张。起病极早者,出生时即肝、肾明显肿大,腹部膨胀。肾体积相对巨大,质硬,表面光滑。在新生儿期巨大的肝、肾妨碍横膈活动,造成呼吸困难可致患儿死亡。有时也伴有肺发育不全。肾衰竭也是此阶段死亡的原因。患儿往往死于肾和呼吸联合衰竭。婴儿期除患肾疾病严重程度进展外,常有贫血、肾性胃萎缩和高血压,生长发育不良。6 月龄前确诊者大多数死亡,预后极不佳。患儿存活到学龄期,肝损害明显,门静脉周围纤维化程度增加,可发生门静脉高压症、肝功能不全和食管、胃底静脉曲张明显。继发于门静脉高压的脾肿大和脾功能亢进表现为白细胞、血小板减少和贫血。有时伴有肝内主要胆管扩张(Caroli 征)。

### (三)诊断

通过病史、体检及影像学检查,一般能做出诊断。当怀疑 ARPKD 时,应仔细询问三代家族史,家族史应符合常染色体隐性遗传的特点。

B超显示围产期型子宫内羊水过少,对胎儿和新生儿显像,可见增大的肾脏,肾脏呈均质的高回声,尤其是与肝回声比较更明显。正常新生儿肾、肝内回声相同。随患病时间延长,肾功能损害加重,ARPDK 患者的肾脏会缩小,而不是增大。IVU 表现为肾影延迟显像,而肾盏、肾盂、输尿管不显影。

应鉴别该病与双肾积水、多囊性肾发育异常、先天性肝纤维增殖和肾母细胞瘤。双肾积水在儿童期常因肾、输尿管、膀胱或尿道畸形而多见。多囊性肾发育异常不伴有肝病变;先天性肝纤维增殖症无肾病变;而肾母细胞瘤大多为单侧,双侧仅占 5%～10%,肾功能存在,B 超表现为不均质肿块,髓质为低回声。为进一步明确诊断可 CT 证实。

### (四)治疗

该病至今无特殊治疗方法,预后极为不良。出现高血压及水肿时应限制钠盐的摄入量,应用降压药、襻利尿剂等。门静脉高压症引起上消化道出血常危及生命。由于患儿常有肾功能不全和感染,不宜施行引流术。由于肾、肝同时损害,血液透析和肾移植往往亦不能达到预期的治疗效果。

(姚　美)

# 第三节　肾髓质囊肿性疾病

发生于肾髓质的囊肿性疾病有两种:髓质海绵肾(medullary sponge kidney,MSK)和青少年肾单位肾痨-髓质囊肿病,它们的发病机制和临床表现差别很大。前者由先天性发育异常引起,多在 40～50 岁发病,预后良好,很少发生肾功能不全;后者为遗传性疾病,呈慢性进行性肾功能不全,有不少患者到青少年时期即出现尿毒症。

## 一、髓质海绵肾

髓质海绵肾是 Beitzke 于 1908 年首先发现的。1939 年,意大利人 Lenarduzzi 在慢性尿路感染患者的静脉肾盂造影片上发现有分布与锥体一致的肾内小管扩张异常。1949 年,Cacchi 和 Ricci 报道了一组类似病例,其中 1 例做了肾切除,根据其在肾剖面锥体呈多孔状或海绵状,解剖病理学及组织学上肾锥体内集合管呈梭形或囊状扩张改变,正式将其命名为髓质海绵肾。髓质海绵肾是以肾锥体部的集合管和乳头管先天性扩张为特征的先天发育性肾髓质囊性病变。

### (一)流行病学与病因

相当一部分髓质海绵肾患者没有临床症状,所以无法统计其确切的发病率。文献报道静脉肾盂造影(IVP)检查的患者中,发病率为 0.5%～3.5%。Bemstein 和 Gardner 在统计了大量文献后认为髓质海绵肾的发病率为 1/20 000~1/5 000。髓质海绵肾无明显性别差异,因为女性结石与感染机会较高,所以在女性中的发现率高于男性,在临床诊断髓质海绵肾患者中女性与男性的比例为 1.5∶1~2.5∶1。

目前多数学者认为髓质海绵肾为先天性发育异常,其发病机制为输尿管胚芽上升及分支过程在输尿管形成时中断,引起集合管远端增大、扩张。Stapleton 报道了几例家族性髓质海绵肾,其表现为常染色体显性遗传,他认为该病具有遗传性。髓质海绵肾还常与其他遗传性疾病同时发生,如先天性半侧肢体肥大、Ehlers-Danlos 综合征、Marfan 综合征、Caroli 病以及常染色体显性遗传性多囊肾病,也提示该病与遗传因素有关。

**(二)组织病理学**

髓质海绵肾可涉及一侧或双侧肾脏,以双侧多见,约占 70%,单侧或局灶性占 30%。每个肾脏有一至数个肾乳头受累,局限于单肾单锥体者非常少见。肾脏大小多正常,合并有囊肿时,外形可增大,边缘光滑。标本切面可见病变局限于肾乳头,肾锥体内囊肿呈多孔状或海绵状,肾集合管呈柱状、囊状扩张。病理上扩张的集合管主要位于肾髓质锥体顶部,靠近肾小盏周围,形成的囊的大小、形态不一,多为 0.1~0.8 cm,小的仅见于镜下,最大直径可达 1.0 cm。囊壁衬有扁平、柱状或立方形上皮细胞,可与集合管或肾盂相通。囊内含有黄褐色黏稠液体、脱落细胞以及含钙物质。由于集合管扩张、迂曲,尿道引流不畅,该处尿中成石物质浓度显著增大,集合管内可形成海绵肾结石。结石多呈砂粒状,大小不一,形态多样,结石的主要成分是单纯磷酸钙(70%)、草酸钙和磷酸钙混合物(30%)。晚期囊腔可增大,肾锥体也显著增大。并发感染时,肾间质内有程度不一的炎症细胞浸润,肾盏可扭曲、狭窄或梗阻。另外,研究还显示海绵肾结石患者可有尿量减少、高草酸盐尿、尿枸橼酸盐减少及平均 24 h 尿中钙、枸橼酸、尿酸、镁的排泄减少等现象。

**(三)临床表现**

很多髓质海绵肾患者的病变局限、轻微或无并发症,可无任何自觉症状。髓质海绵肾患者的发病年龄可以从 3 周到 70 岁,但是大多数患者出现临床症状在 20 岁以后。主要临床症状如下:肾绞痛(50%~60%);反复发作肾盂肾炎或尿路感染,发生率为 20%~30%,女性患者的发生率高于男性;血尿,可为肉眼血尿或镜下血尿,发生率为 10%~18%;结石形成,多数(40%~90%)患者伴发单侧或双侧多发细小肾结石,结石若排入输尿管,则可出现急性肾绞痛;有 1/3~1/2 的患者可以出现高钙血症,并且有少数患者被发现血液中甲状旁腺激素水平升高;肾功能损害,虽然部分髓质海绵肾患者会出现尿酸化功能不良、部分肾小管性酸中毒,以及尿浓缩功能障碍,但只有少数患者因泌尿系统感染恶化而出现肾衰竭;高血压,出现肾盂肾炎的患者可以发生高血压,但临床上比较罕见。

**(四)诊断与鉴别诊断**

1.诊断

髓质海绵肾的诊断主要依赖于影像学的检查。

(1)超声检查:超声检查经济、简便、无痛、无创,具有一定特征性,可作为普查或长期随访的检查手段。典型超声声像图表现为肾脏大小正常或稍增大,一般无肾盂肾盏积水,肾锥体回声增强,内呈放射状分布、大小不等的无回声区和强回声光点或光团。无回声区为囊状扩张的集合管,强回声光点或光团为多发的钙化及小结石。结石的声影较淡,类似彗星尾,呈扇形或花瓣样分布,后方伴声影,其排列形式具有很强的特征性(图 8-1)。当结石穿透囊壁或由扩大的乳头管进入肾盂时,可在肾盂内见到强回声光点。

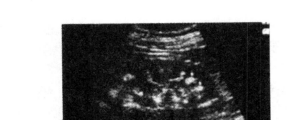

**图 8-1 髓质海绵肾 B 超图像**

注:超声声像图显示锥体部可见呈密丛状排列的强光点回声,后方伴声影。

(2)腹部平片:髓质海绵肾无结石形成,腹部平片则无阳性发现。当有结石形成时,则出现典型的 X 线表现:肾的轮廓大小可正常或稍扩大,圆形、类圆形或不规则形的结石细小,直径多为 2~5 mm,呈簇状(图 8-2)、放射状或粟粒状分布在肾髓质区,如"绽开的礼花样"。有时个别结石可破入肾盂、肾盏内。

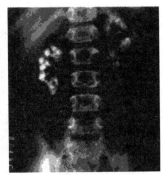

**图 8-2 髓质海绵肾腹部平片**

注:两肾区大小不等的结石影呈簇状分布。

(3)静脉肾盂造影:静脉肾盂造影具有特征性,常可明确诊断,是诊断髓质海绵肾的首选方法。表现为充盈造影剂的肾小管呈粗条状放射状排列于杯口外侧,锥体内扩张,囊腔呈葡萄串状或蒲扇状,边缘清晰,结石位于其内,囊腔之间可以相通,也可不相通;充盈的肾小盏增宽,杯口扩大,其外侧常可见充盈造影剂的小囊环绕,呈花朵样,结石聚集于其中。扩张的集合管显影比肾盏早,而解压后当肾盂肾盏内造影剂已被排空,扩张的集合管内还可显影一段时间(图 8-3)。

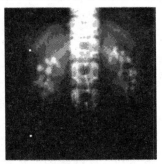

**图 8-3 髓质海绵肾静脉肾盂造影**

注:扩张的囊腔呈葡萄状分布,内有结石。

(4)CT:平扫可见一个或多个肾锥体内多发小结石,散在或簇集成团,呈花瓣样、扇形分布。增强扫描后可见扩张的集合管内造影剂聚集,造成结石影覆盖或结石影增大的假象,扩张的集合管呈条纹状、刷子状或小束状扩张改变(图 8-4)。集合管内的造影剂排空延迟,其原因是输尿管梗阻,集合管扩张,使造影剂潴留。国内、外均有学者发现:CT 能早期发现肾髓质锥体内细小的斑点状结石,并能发现静脉肾盂造影无法显示的肾锥体内扩张的肾集合小管,故认为 CT 有助于髓质海绵肾的早期诊断和并发症的检出。

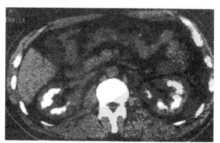

**图 8-4 髓质海绵肾 CT 平扫**
注:肾锥体内多发结石影,呈扇形分布。

(5)MRI:MRI 检查肾内结石在 $T_1WI$ 或 $T_2WI$ 为无信号的病变,若存在积水,则在 MRU 上出现水的高信号。MRI 对钙化、结石不敏感,而且昂贵,一般不作为常规检查。

2.鉴别诊断

依据典型的影像学表现,诊断髓质海绵肾并不困难,但临床上需要鉴别该病与以下疾病。

(1)肾钙质沉着:见于原发性肾小管酸中毒、甲状旁腺功能亢进、维生素 D 过多症、慢性肾小球肾炎等,表现为肾集合管及其周围弥漫性钙盐沉积,钙化可累及肾皮质。

(2)肾结核:一般为单侧性,坏死空洞和钙化不只局限于肾乳头,范围广且其边缘不规则,多为一侧肾盏局限性虫蚀样破坏,有肾盏颈部狭窄和不规则点状、壳状钙化等其他结核征象。患者多有血尿或脓尿以及结核病史,结合病史及实验室检查不难与之鉴别。

(3)多发肾结石:双侧发病者常有反复发作的结石病史,多发性结石常伴有尿路梗阻及肾盂肾盏积水,结石直径也较大,并且分布没有规律性。静脉肾盂造影检查可以与之鉴别。

(4)肾坏死性乳头炎:是由肾内髓质区缺血或严重感染导致的肾实质损害性改变,常限于肾乳头区,常累及双肾,亦可单侧发病。临床上可出现全身症状,如发热、寒战和泌尿系统感染症状,双侧发病可导致肾衰竭。静脉肾盂造影检查,若乳头未完全脱落,造影剂进入乳头周围,则可见肾盏呈杵状变形。若乳头完全脱落,造影剂进入空洞内,但一般每个锥体只有 1~2 个无效腔,且边缘不光整,而髓质海绵肾可在同一锥体内有多个扩大的集合管和囊肿。

(5)钙乳性肾囊肿:其囊肿为紧贴肾窦的小囊肿,分布无规律,囊有结石或钙质沉积,后方伴声影,如结石过小可无声影,但会随体位改变而移动,而海绵肾的结石位于髓质乳头部,不会随体位改变而移动。

**(五)治疗和预后**

髓质海绵肾主要针对并发症进行治疗,无特殊临床症状和并发症时不需特殊治疗,可定期随访,若出现并发症时按不同情况予以处理。当出现泌尿系统感染时应给予有效抗生素。髓质海绵肾患者中特别是合并结石的患者常可发生泌尿系统感染,革兰阳性葡萄球菌是主要致病菌,应对患者做尿细菌培养+药敏试验,根据结果选用有效抗生素,并要对其做长期随访检查。若患者出现结石,应嘱患者多饮水,成人每天至少饮水 2 000 mL,控制高钙饮食以减少钙盐沉积。合并高尿钙症的患者应长期服用噻嗪类利尿剂,有结石形成的患者即使没有出现高尿钙症,也可以服用噻嗪类利尿剂。国外有研究证实,噻嗪类利尿剂可以有效降低尿钙水平、抑制结石形成和增长。如果噻嗪类利尿剂无效或者有服用禁忌,可以口服磷酸盐类药物。因该病多为双侧受累,对于结石的手术治疗应慎重,对肾内结石体积较大或者反复出现临床症状的患者,可以采用体外冲击波碎石术或者经皮肾镜取石术,开放手术并不是必需的。对单侧病变已引起该侧肾功能严重损害的,在全面仔细检查,证实病变确实单侧性,而对侧肾功能正常时,可行患肾切除。当结石进入肾盂肾盏及输尿管内造成尿路梗阻时,要及时发现,早做处理。特别是较大的输尿管结石对肾功能损害较大,要高度重视,尽早行体外冲击波碎石术、经输尿管镜碎石术或输尿管切开取石术。

1976 年 Kuiper 统计有 10% 的髓质海绵肾患者因为出现结石、败血症和肾衰竭而发生不良预后,而近年来由于有效抗菌药物不断出现,结石治疗手段更新,预防措施完善,髓质海绵肾患者不良预后的发生率已经明显降低。

## 二、青少年肾单位肾痨-髓质囊肿病

青少年肾单位肾痨-髓质囊肿病是一组囊性肾病,以肾髓质囊肿形成及隐匿性慢性肾功能不全为特征,临床少见。将这两种病联在一起,主要是因为从病理上不能区分。它们都是遗传性疾病,故有学者统称之为遗传性小管间质肾炎。

### (一)流行病学与病因

该病为一种罕见病,全世界仅报道 300 余例,国内仅十余例。依据遗传方式的不同,分为常染色体显性遗传和常染色体隐性遗传,其中表现为常染色体显性遗传者称为肾单位肾痨(NPH),儿童期常见;表现为常染色体隐性遗传者称为肾髓质囊性病(MCKD),多见于成人,包括 MCKD1(1q21)和 MCKD2(16p13),出现终末期肾病的年龄分别为 62 和 32 岁。自1951 年 Fanconi 首次报道 NPH 以来,陆续报道的 NPH 病例显示了临床表型的异质性。根据出现终末期肾病的年龄不同,主要有 3 种临床表型,即少年型、新生儿型和青年型。少年型最为常见,出现终末期肾病的平均年龄是 13 岁。新生儿出现终末期肾病的年龄在 5 岁以下,通常不到 2 岁。青年型出现终末期肾病的平均年龄为 19 岁。

迄今已发现 5 个不同的 NPH 基因,包括 $NPHP\ 1$(2q13)、$NPHP\ 2$(9q22)、$NPHP\ 3$(3q22)、$NPHP\ 4$(1p36)和 $NPHP\ 5$(3q21),编码蛋白分别为 nephrocystin、inversin、nephrocystin-3、nephrocystin-4 和 nephrocystin-5。$NPHP\ 1$、$NPHP\ 3$、$NPHP\ 4$ 基因突变见于伴或不伴肾外并发症的少年型和青年型 NPH,其中 30%～60% 由 $NPHP\ 1$ 基因突变所致,而 $NPHP\ 3$ 和 $NPHP\ 4$ 突变仅占很小的比例。新生儿型 NPH 的致病基因为 $NPHP\ 2$。$NPHP\ 5$ 基因突变仅见于合并视网膜病变的肾单位肾痨患者。

### (二)组织病理学

该病早期肾组织病变轻微,肾小球仅表现为球周纤维化,或无变化。疾病早期,肾脏中等程度缩小,表面呈不规则细颗粒状,切面见皮质、髓质均变薄,皮髓质界限不清。该处有数目不等(5～50 个)、细小至 2 cm 的圆形薄壁囊肿,内含尿液样液体;晚期类似的囊肿亦可在深部髓质和乳头部见到;大多数皮质亦有细小囊肿(其中 1/4 肉眼看不见)。肾脏活组织检查的病理特点为以肾小管和肾间质病变为主,表现为三联征,即肾小管基膜完整性被破坏,表现为不规则增厚或变薄;小管萎缩和囊性变;肾脏间质细胞浸润和纤维化。显微镜下见到的髓质囊肿为重要特征,定位于远曲小管和髓质集合管(图 8-5),肾小球有广泛的非特异性玻璃样变,伴基膜增厚及上皮细胞足突融合,并有肾小球周围纤维化(图 8-6)、肾小管萎缩和程度不等的斑片状间质纤维(图 8-7)以及炎细胞浸润(图 8-8),小管基膜增厚(图 8-9)、分层、皱缩。此外还有非特异的肾小管间质变化,肾小球周围及间质纤维化,肾小球硬化和玻璃样变。免疫荧光阴性。组织学变化与其他原因导致的肾衰表现类似。

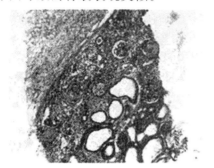

图 8-5　青少年肾单位肾痨-髓质囊肿

(病理切片,HE 染色,10×)

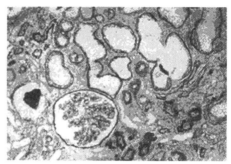

图 8-6　肾小球球周纤维化

(PASM 染色,40×)

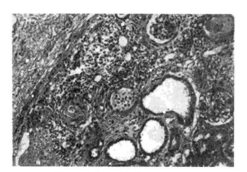

图 8-7　肾小管萎缩和扩张

(PAS 染色,20×)

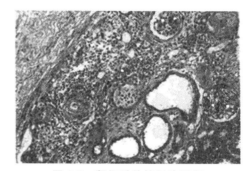

图 8-8　肾间质单核细胞浸润

(HE 染色,20×)

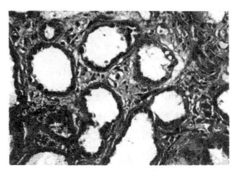

图 8-9　肾小管基膜增厚

(HE 染色,40×)

**(三)临床表现**

该病属于囊性肾病范畴,但与其他类型的囊性肾病不同。依遗传方式、起病年龄及临床表现分为成人型和儿童型。成人型多发病于成人，为常染色体显性遗传，主要表现为肾脏病变，肾外表现较少。儿童型又称少年性肾单位肾痨，为常染色体隐性遗传，少数患者散发，由于无明显的水肿和高血压，往往延误诊断和治疗。儿童型是儿童终末期肾衰竭的主要原因之一，占10%～25%。该型的发病年龄早，首发症状常为多尿，通常是在 6 岁时出现，伴烦渴、遗尿、生长发育迟缓。该病由于肾髓质和肾小管受累，肾浓缩功能及对钠的重吸收功能降低，出现低比重尿，尿中失盐、失钾可致低钠血症、低氯血症及低钾血症；由于肾脏分泌的促红细胞生成素减少，可导致贫血，并且表现较患其他肾病的儿童严重；肾脏 1,25-二羟基维生素 $D_3$ 产生减少，使肠道对钙的吸收减少，血钙水平降低，继而出现继发性甲状旁腺功能亢进，晚期出现肾小球功能减弱，引起氮质血症。部分患儿有肾外表现，包括并发眼、脑、骨骼或肝脏的异常，以色素性视网膜炎较常见，可致失明。

3 种少年性肾单位肾痨的临床表型即少年型、新生儿型和青年型，其临床表现也各具特点。无高血压和蛋白尿的表现是少年型 NPH 的显著特点，新生儿型可有高血压、呼吸衰竭和羊水减少等表现，无蛋白尿和血尿是青年型 NPH 的临床特点。Omran 等对一个有 340 人的家系研究发现，大部分青年型患者以贫血就诊。10%～15%的少年型和青年型患者合并肾外表现，最常见的为视网膜营养不良，病情可轻可重，重者早期出现 Leber 黑矇，轻者表现为轻度视力损害和视网膜色素变性（RP）。合并视网膜病变的肾单位肾痨被称为 Senior-loken 综合征。个别患者也出现其他肾外表现，特别是眼运动不能（Cogan 综合征）、肝纤维化、智力发育迟滞等。

**（四）诊断与鉴别诊断**

1.诊断

由于该病通常起病隐匿且症状缺乏特异性，早期诊断相对困难。国外有文献对此进行了一些探讨。从临床症状上看，有学者报道此类疾病早期贫血较重，与肾功能不全的程度不符。也有学者报道夜间规律饮水现象可能为早期诊断提供线索。家族史也可为早期诊断提供很好的线索。对于慢性肾衰竭患儿，应重视对其家族史的询问，必要时对家族成员进行尿沉渣检查。对于临床疑似且有家族史的病例，首先需通过绘制家系图确定该病的遗传方式。若遗传特点为代代发病，男、女的发病比率相等，则应考虑常染色体显性遗传；若家系中同代有多人发病，且男、女均有发病，则应考虑常染色体隐性遗传，有 NPH 的可能。在实验室检查方面，有学者探讨了影像学技术的早期诊断价值。肾脏 B 超被认为是肾髓质囊性病的一线检查手段，典型特点为肾脏大小正常或稍小，肾实质回声增强，皮髓边界不清，可见多个囊肿。皮髓边界囊肿具有一定的诊断价值。然而，通过对疑似患者的随访发现，囊肿多在疾病晚期出现，早期超声检查通常见不到囊肿。为此 Wise 等探讨了 MRI 的可行性，传统的 MRI 方法不适于肾脏微小病变的检测。但近年来新技术的应用拓展了 MRI 应用的空间，减少了呼吸造成的假象，增加了分辨率。有学者认为，当超声检查得不到确切结论时，MRI 可作为二线检查手段，有可能在疾病的较早期发现囊肿。从肾病理上看，若肾小球病变轻微，肾小管病变严重，具备肾小管病变"三联征"者应高度考虑此病。

尽管国外的文献报道 NPH1 是引起儿童期慢性肾衰竭最常见的遗传性肾脏疾病，且该病的早期诊断对患儿的管理、对其家族成员病情的早期发现和监测以及进一步遗传咨询会有很大帮助，但目前国内对该病尚缺乏足够的重视，教科书上也未强调该病的重要性，文献报道的病例并不是很多，部分病例报道缺乏病理诊断依据。因此，首先要重视该病，对有家族史的慢性肾功能不全患儿，首先应考虑到该病的可能性。

随着基因诊断技术的成熟,国外有学者推荐以下方案:首先通过系谱分析确定疾病的遗传方式,对于临床可疑患儿(表现为多尿、多饮、夜间饮水,继发性遗尿,生长迟缓,贫血,血肌酐水平升高),首先进行肾脏超声检查。如果肾脏超声表现为肾大小正常,回声增强,皮髓边界不清及囊肿,拟诊为 NPH,应行分子遗传学诊断。如果分子遗传学不能确诊,应行肾病理学检查。

随着 NPH 致病基因的发现,对 NPH 的基因诊断已成为可能。目前国外对 *NPHP 1* 的基因突变分析工作开展得较为深入,对其他类型的 NPH 的基因突变分析工作也在进行中。*NPHP 1* 基因长 83 kb,具有 20 个外显子,其 mRNA 长 415 kb。研究发现,80%的少年型 NPH 患儿存在大片段 *NPHP 1* 基因纯合缺失,一些患儿存在杂合缺失合并点突变。

有学者推荐如下基因诊断方案,首先检测是否存在 *NPHP 1* 基因大片段纯合缺失。若存在大片段纯合缺失,可确诊。若不存在,可通过原位杂交检测有无杂合缺失,通过 DNA 测序检测有无点突变。若存在,可确诊。若为阴性,而临床病理符合 NPH,则考虑其他类型 NPH。

国内尚未开展此病的基因诊断,但对于临床疑似病例,可首先通过临床表现、影像和病理特点判断是否为 NPH-MCKD。有条件时最好进行基因诊断。其中尤其需重视绘制系谱图进行家系分析和肾活组织检查。

2.鉴别诊断

需鉴别该病与以下疾病。

(1)常染色体显性遗传性多囊肾病:肾脏增大,皮质、髓质均有囊肿,并常有肝囊肿、颅内动脉瘤等肾外表现。

(2)髓质海绵肾:一侧或双侧肾内单个或多个锥体内集合管的囊性扩张。罕有引起肾衰竭者,反复血尿伴尿路感染,时有肾绞痛和小结石排出,可有轻度肾浓缩功能减退及高尿钙症。

(3)肾小管酸中毒:虽有类似水电解质紊乱及多饮、多尿,可有肾结石、骨软化、生长发育障碍、酸中毒,但尿呈碱性(或中性),无氮质血症,尿比重为 1.20 以上。

(4)尿崩症:以烦渴、多饮、多尿、低比重尿为特点,常无其他症状。

(5)原发性甲状旁腺功能亢进症:常由单一甲状旁腺腺瘤引起,主要特征为高血钙症、肾结石、肾钙化症状(如肾绞痛、血尿及进行性肾功能减退)、骨质脱钙表现(如骨质疏松、骨痛)。

(五)治疗和预后

该病无特殊治疗方法,一般可针对水盐失衡和贫血,采用对症支持治疗。针对慢性肾衰竭,行血液透析和肾移植有一定价值。该病预后差,肾衰竭的紧张速度与遗传方式和性别无关,从诊断到透析的时间为 3～4 年。

（姚　美）

# 第九章　肾衰竭

## 第一节　急性肾衰竭

急性肾衰竭（ARF，简称急性肾衰）是临床常见的一种综合征。由于各种原因引起的双肾排泄功能在短时间内（数小时或数天）肾小球滤过率下降至正常值的50%；代谢迅速减退，氮质废物堆积于体内；水、电解质、酸碱平衡紊乱失调；血肌酐和尿素氮进行性升高（通常血肌酐每天可上升88.4～176.8 $\mu mol/L$，尿素氮上升3.6～10.7 mmol/L），常伴有少尿或无尿，预后情况各异。

急性肾小管坏死导致的急性肾衰竭，临床上常表现为少尿期、多尿期及恢复期3个阶段。急性肾衰竭也有尿量不减少者，称为非少尿型急性肾衰竭。

### 一、病因病机

#### （一）病因分类

急性肾衰竭可见于各种疾病，尤其常见于内科、外科和妇产科疾病。不同原因所致急性肾衰竭发病机制不同，临床表现及治疗预后也不尽相同。若及早诊断和治疗，则肾功能可完全恢复。若病情严重，诊治不及时，或并发多脏器功能衰竭，病死率很高。

按发病因素将急性肾衰竭可分为3类，即肾前性急性肾衰竭、肾实质性急性肾衰竭、肾后性急性肾衰竭。

1.肾前性急性肾衰竭

由于肾前因素而致机体有效微循环血容量减少，肾血流量灌注不足引起急性肾功能损害，肾小球滤过率降低，肾小管对尿素氮、水和钠的重吸收相对增加，使血尿素氮升高，尿量减少，尿比重增高，多见于下列情况。

（1）血容量不足：多种原因的失血、体液丢失，如严重的外伤、外科手术、烧伤、呕吐、腹泻、大量腹水、大量运用利尿剂等。

（2）有效循环血容量减少：常见于肾病综合征、肝功能衰竭，大量应用血管扩张药或麻醉药物等。

（3）循环功能不全：见于充血性心力衰竭、心源性休克、严重心律失常、心脏压塞等。

（4）肾脏血流动力学的自身调节紊乱：见于血管紧张转换酶抑制剂、前列腺素抑制剂等的应用导致肾血流量灌注不足。

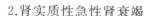

2.肾实质性急性肾衰竭

由于各种肾脏实质性病变或肾前性肾衰竭发展而导致的急性肾衰竭。

（1）肾小管疾病：急性肾衰由肾小管疾病导致者占 $40\%\sim60\%$，其中以急性肾小管坏死（ATN）最为常见。病因可分为两类，即肾毒性物质或肾缺血而致，如药物、造影剂、重金属、有机溶剂、生物毒素，以及血管内溶血、血红蛋白尿、胆红素尿、轻链蛋白及高钙血症均可引起肾小管损伤，导致急性肾衰。

（2）肾小球疾病：任何原因引起急性肾小球肾炎综合征，如各型急进型肾小球肾炎、急性肾小球肾炎、狼疮性肾炎等。

（3）急性间质性肾炎：如药物过敏，如青霉素类、利福平、磺胺类等，严重感染休克败血症所致。

（4）肾小血管和微血管疾病：如原发性或继发性坏死性血管炎、恶性高血压肾损害、妊娠高血压综合征、溶血性尿毒症综合征、产后特发性急性肾衰竭等。

（5）肾动静脉阻塞：常见于肾脏的双侧或单侧肾动脉或肾静脉血栓形成，或胆固醇结晶栓塞，夹层动脉瘤出血压迫肾动脉，导致急性肾衰竭。

（6）某些慢性肾脏疾病：在某些诱因作用下，如感染、心力衰竭、尿路梗阻、使用肾毒性药物、水电解质紊乱等，使肾功能急骤减退，导致急性肾衰竭。

3.肾后性急性肾衰竭

由于各种原因引起的急性尿路梗阻，下尿路梗阻使上尿路压力升高，形成大量肾积水而压迫肾实质，使肾功能急骤下降，常见于结石、前列腺肥大、尿道狭窄、神经源性膀胱、肿瘤、血块堵塞、各种原因引起的输尿管狭窄等。

**（二）发病机制**

急性肾衰是由于多种病因及多种因素参与，常是多种因素综合作用的结果。目前尚无一种学说能完全解释各种急性肾衰病机。现在大多数学者认为：着重于肾缺血或肾中毒引起肾小管损伤学说。

1.肾小管损伤

当肾小管急性严重损伤时，由于肾小管阻塞和肾小管基底膜断裂，引起肾小管内液反漏入间质，从而引起急性肾小管上皮细胞变性坏死，肾间质水肿，肾小管阻塞，肾小球有效滤过率下降。

2.肾小管上皮细胞代谢障碍

肾小管上皮细胞的代谢障碍，导致肾小管上皮细胞坏死。

3.肾血流动力学的改变

肾缺血和肾毒素的作用致血管活性物质释放，引起肾血流学动力改变，导致肾血液灌注量不足，肾小球滤过率下降而致急性肾衰。

主要的血管活性物质有肾素-血管紧张素系统、前列腺素、儿茶酚胺、内皮素、心钠素、抗利尿激素、血管内皮舒张因子、肿瘤坏死因子等。

4.缺血再灌注损伤

肾缺血再灌注损伤主要为氧自由基及细胞内钙含量超负荷，使肾小管上皮细胞内膜脂质过氧化增强，导致细胞功能紊乱，以致细胞坏死。

5.表皮生长因子

肾脏是体内合成表皮生长因子的主要部位之一，但对肾脏的修复与再生起重要作用。急性肾衰时由于肾脏受损,使表皮生长因子合成减少。在恢复期,肾小管上皮细胞的表皮生长因子及其受体数量明显增多,血肌酐和钠滤过分数下降,提示表皮生长因子与肾损害修复有关。

## 二、临床表现

### (一)病史

急性肾衰竭常继发于各种严重所致的周围循环衰竭,严重的肾脏疾病或肾中毒,尿路梗阻等疾病,但也有个别病例无明显的原发病。

### (二)尿量变化

急骤地发生少尿,严重者可无尿(<500 mL/24 h),也有个别病例多尿表现,如处理得当,数天或数周出现多尿期。

### (三)尿毒症症状

患者可不同程度出现腰痛、软弱无力、食欲缺乏,或口中有氨臭味,甚至可出现胸闷气短、烦躁不安、嗜睡、意识障碍等。

### (四)水钠潴留

由于少尿可出现水肿或全身水肿、高血压、肺水肿、呼吸困难、咯血泡沫痰、两肺布满湿啰音,合并脑水肿者甚至可见嗜睡、躁动、惊厥、昏迷等。

### (五)电解质紊乱酸碱失衡

高钾血症可见胸闷、肢体麻木、心率缓慢、心律失常、室颤、停搏、酸中毒出现、恶心呕吐、呼吸深大。

## 三、诊断

由于引起急性肾衰竭的各种疾病,致病因素多种多样而各有很大差异,在治疗手段上也有很大不同,为此诊断与鉴别诊断的确切与否,给予有效治疗的正确与否直接关系到患者的肾功能恢复。虽然有70%~80%的肾功能急性衰竭是由急性肾小管坏死引起的,但也不能主观、简单地做出诊断,所以面对急骤发生少尿和迅速发生氮质血症患者,必须尽可能明确病因,作出正确判断,才能采取相应治疗,消除逆转急性肾衰。

### (一)病史

常继发于各种严重的疾病所致的周围循环衰竭和肾中毒后,如外伤、烧伤、呕吐、腹泻、脱水,严重细菌感染,药物中毒等。原有肾小管、肾小球、间质性肾病、尿路梗阻性疾病等。

### (二)体征

少尿型急性肾衰,可有明显的体征、酸中毒及神经系统改变,如昏睡、烦躁、意识模糊、呼吸深长、血压下降、腰痛等。

### (三)实验室检查与其他检查

1.尿液分析

尿液分析对肾前性和肾小管坏死的急性肾衰竭有重要意义,包括尿常规镜检、尿比重、渗透压、肾衰指数、排泄分数等。

2.尿酶的测定

如 N-乙酰 B 氨基葡萄糖苷酶(NAG);r-谷氨酰转肽酶(r-GT)等均可显著升高。因这些酶来自肾脏,尤其是肾小管,当肾脏、肾小管受损时,尿酶被大量释放入尿液中,故尿酶增多。这是肾脏,尤其是肾小管损伤的重要指标。在检查尿酶留取标本时应注意生殖腺分泌物污染。因这些污染物中酶含量较高,易影响结果的准确性。

3.血液检验

血肌酐、尿素氮急骤上升,$\beta_2$-微球蛋白增高,肾小球滤过率下降。

### (四)指甲、头发肌酐测定

由于指甲和头发的生长都需要相对较长时间,因此,取修剪下来的指甲头发,检测肌酐值,将其与血肌酐值相对照,有一定临床意义。

一般若指甲或头发肌酐正常,而血肌酐升高,则提示急性肾衰竭。若指甲或头发肌酐及血肌酐均升高,则提示慢性肾衰竭。

### (五)肾脏影像学检查

1.彩色 B 超检查

彩色 B 超检查为最常规检查,简便易行,诊断意义大,一般急性肾衰双肾体积增大,肾实质及皮质增厚,肾脏血流动力学改变受阻;诊断肾动脉狭窄和肾脏缺血性灶病变有重要意义。鉴别肾前性急性肾衰和急性肾小管坏死:当急性肾小管坏死时,肾阻力指数(RI)明显升高;当肾前性肾衰不缓解时,RI 进行性升高,而且临床约有一半的急性肾小球肾炎、急性间质性肾炎、狼疮性肾炎患者的 RI 升高。

彩色 B 超可诊断肾后性急性肾衰竭,如对双侧肾积水、结石、肿瘤、前列腺肥大、膀胱源性潴留等尿路梗阻性疾病做出较确切的诊断。

2.CT、MRI 检查

通过体层扫描检查肾脏,可发现肾脏的形态大小、组织结构是否异常,如肾积水、肾周脓肿、肿瘤,对适宜肾静脉造影患者,增强扫描能辨认肾血管,判断肾静脉血栓形成及肾动脉狭窄,主要应用于肾性和肾后性的急性肾衰竭的诊断。

## 四、鉴别诊断

对急性肾衰竭的诊断,首先应明确是否为 ARF,当确认为 ARF 时应鉴别病因、病理性质,是否为肾前性、肾性或肾后性,应采取排除法。因这 3 型的治疗原则大不相同且预后各异,因此鉴别诊断十分重要,以求最佳治疗方案。常需与以下疾病鉴别。

### (一)肾前性氮质血症与急性肾小管坏死鉴别诊断

肾前性急性肾衰竭常由肾外因素引起的周围循环衰竭,肾脏血流灌注不足,而导致肾小球滤过率急剧下降而发病。此时肾脏本身无器质性病变,而是处于一种应激反应状态。

较常见的有:各种原因引发的休克、失钠失水、失血、充血性心力衰竭和严重的肝脏疾病等。但若这种肾前性氮质血症状态持久不能缓解,肾血流量持续灌注不足,时间>2 h,则可能发展至急性肾小管坏死(ATN)。

两者在治疗上截然不同,肾前性氮质血症,需要大量补液补血;而急性肾小管坏死,应严格控制输入液量,以防止急性心力衰竭、肺水肿、水中毒。尿的检查指标可以帮助进一步鉴别,所以鉴别是否肾前性氮质血症与急性肾小球坏死非常重要。

### (二)肾后性氮质血症与急性肾小管坏死的鉴别诊断

肾后性氮质血症又称急性阻塞性肾病,如果及时解除梗阻,肾功能可迅速得到改善,如长期梗阻超过几个月,则可造成不可逆的肾脏损害,如详细询问病史和结合临床检查并不难诊断。如果临床有导致阻塞的原发病因病史,如结石、肿瘤、前列腺肥大、骨盆外伤史、尿道损伤、尿道感染狭窄、宫颈、阴道、会阴放疗后损伤尿道,长期有排尿不利异常者,脊柱外伤,膀胱源性等,通过临床影像学检查多可确诊。

**(三)急性肾小管坏死诊断依据**

(1)既往无肾脏病史,此时发病,有引起急性肾小管坏死的病因,如肾缺血、中毒等。

(2)经补液扩容后尿量仍不增多。

(3)指甲、头发肌酐检验在正常范围。

(4)B超检查显示双肾增大或正常。

(5)多无严重的贫血,只呈中度贫血,但应除外失血和溶血所致贫血。

(6)血尿素氮、肌酐迅速升高,肌酐清除率较正常值下降50%以上。

(7)排除肾前性和肾后性氮质血症和其他因肾脏疾病引起的急性肾衰。

**(四)与肾小球疾病、肾间质疾病及肾血管疾病等肾脏本体引起急性肾衰竭鉴别诊断**

1.肾小球疾病所致的急性肾衰竭

尿蛋白(+++)～(++++),24 h尿蛋白多超过2.0 g,多伴血尿,红细胞管型,颗粒管型,伴有高血压、水肿、原发性肾小球炎所致的急性肾衰,常见于新月体肾炎、重症急性肾小球肾炎及IgA肾病。继发性肾小球疾病,见于系统性红斑狼疮,过敏性紫癜性肾炎等。

2.急性间质性肾炎

有可疑药物应用史,有过敏表现,如皮疹、发热、血IgE升高、尿中白细胞增多、尿蛋白轻微,血尿及红细胞管型尿少见,常表现尿糖阳性,血糖正常。

3.肾血管性疾病

如急性双侧肾静脉血栓形成,双侧肾动脉闭塞,经彩色多普勒,肾血管造影,可确诊。

4.微小血管炎致急性肾衰

临床呈急性肾炎综合征表现,尿蛋白(+++)～(++++)不等,伴血尿及红细胞管型尿,原发性小血管炎ANCA常阳性,继发性血管炎多见于系统性疾病,如系统性红斑狼疮。

5.其他

如肾小管内盐类结晶、肝肾综合征、移植肾排异等,可根据病史和其他相应实验室检查,诊断不难。

对于急性肾衰竭需及时判断病因、采取正确的治疗方案,有时也不容再等待复杂的各项检查结果。况且有些医院不具备相应的检查条件,故详细地询问病史,仔细的体格检查,往往简单的实验检查,如血尿常规及血肌酐、尿素氮等结果进行分析,绝大多数病例可以做出ARF的病因诊断。

## 五、病理诊断

在肾脏疾病中,ARF起病急骤,病因复杂而各异,在临床初步诊断的基础及时治疗,常可很快恢复或延缓进展,如误治失治,有相当数量的患者可在短时期内死亡或进展为慢性肾衰竭而影响预后,为此在有条件的情况下和患者病情允许的条件下,应及早进行病理检查。肾活检在AFR的诊断和治疗中具有很重要的位置,对判断病因和病变性质、轻重程度、预测转归,指导、确立治疗方案有着重要意义。

### 六、诊断标准

#### (一)急性肾衰竭诊断标

1982 年,全国危重病急救医学学术会议拟定标准。

(1)常继发于各种严重疾病所致的周围循环衰竭或肾中毒后,但也有个别病例可无明显的原发病。

(2)急骤地发生少尿(<400 mL/24 h),但也有非少型表现者,在个别严重病例(肾皮质坏死)可表现无尿(<100 mL/24 h)。

(3)急骤发生和与日俱增的氮质血症。

(4)经数天至数周后,如处治恰当,会出现多尿期。

(5)尿常规检查,尿呈等张(比重 1.010~1.016),蛋白尿(常为+~++)、尿沉渣检查常有颗粒管型、上皮细胞碎片、红细胞和白细胞。

#### (二)急性肾小管坏死临床分期

急性肾小管坏死,临床通常分为少尿期、多尿期、恢复期 3 个阶段。

1.少尿期

突然出现少尿(尿量<400 mL/d)或无尿(尿量<100 mL/d),同时伴有氮质血症、电解质紊乱、酸碱平衡失调,一般少尿期持续 2~3 d 到 3~4 周,平均为 10 d 左右。

2.多尿期

少尿期后,尿量逐渐增多,经 6~7 d 尿量可多达 3 000~5 000 mL/d,血尿素氮、血肌酐开始下降,氮质血症症状改善。多尿期因大量水分及电解质随尿排出,可出现脱水和低血钾、低血钠等电解质紊乱情况。

3.恢复期

多尿后肾功能逐渐恢复,血尿素氮、血肌酐降至正常范围。

#### (三)病情分级标准

1.参照原国家卫生部 1993 年颁布的《中药新药治疗急性肾衰竭的临床研究指导原则》分类

(1)重度:血肌酐>884 $\mu$mol/L,血尿素氮>24.99 mmol/L。

(2)中度:血肌酐为 442~884 $\mu$mol/L,血尿素氮为 14.28~24.99 mmol/L。

(3)轻度:血肌酐为 176.8~442 $\mu$mol/L,血尿素氮 7.14~14.28 mmol/L。

2.按每天血尿素氮增加数值分类

(1)重度:每天血尿素氮增加>10.71 mmol/L。

(2)中度:每天血尿素氮增加 5.355~10.71 mmol/L。

(3)轻度:每天血尿素氮增加<5.355 mmol/L。

### 七、治疗

#### (一)防治急性肾衰竭出现

在未进入临床 ARF 之前,就应充分认识到可能导致 ARF 发生的诱因,并采取有效的防范措施,这是最有效预防 ARF 发生的方法。

1.积极控制感染

对机体不同系统的感染,应尽早作出确诊,选择有效的抗生素治疗,防治中毒休克。

**2.及时纠正血容量**

急性缺血性 ARF 在发病初期,多数伴有血容量不足而引发休克,如外伤、产伤、呕吐、腹泻、烧伤等失血失液,应及时纠正补充血液及胶体、晶体液,以纠正血容量不足,是至关重要的一环。这既是治疗措施,也是诊断手段。如难于判断血容量是否充分时,应参考尿比重和尿渗透压指标,80％的患者可明确诊断。另外,还有部分病例可能正处于肾前性 ARF 向肾性过渡阶段,此时,还要防止补充容量过度而发生肺水肿、心力衰竭。在扩容时,严密观察血压、脉搏、呼吸、尿量、尿比重等情况。

**3.利尿剂的应用**

如经过补充容量,若此时尿量仍少于 30 mL/h,可用 20％甘露醇 250 mL 静脉推注(15～20 min)。甘露醇可降低入球小动脉阻力,由于渗透性作用,使血浆水分增加,使肾小球毛细血管内胶体压降低,增加小球有效滤过压,减轻肾小管或间质水肿,临床上可产生渗透性利尿效果。如果仍无效,不主张重复应用,因甘露醇可导致肺水肿,并可能使肾功能恶化。

呋塞米(速尿)的应用:早期应用呋塞米(速尿),有预防发生 ARF 的作用。呋塞米可使扩张的肾内血管前列腺素合成增加,使肾血流重新分配。通过排钠利尿,减轻肾小管肿胀,去除肾小管的阻塞。通常首剂 100 mg 静脉注射,4 h 后再给 200～400 mg,如仍无尿,再重复应用或增加剂量。

**4.血浆代用品及抗胆碱药物的应用**

如低分子右旋糖苷,本品能提高血浆胶体渗透压,吸收血管的水分而补充血容量,维持血压,并能使已经聚集的红细胞和血小板聚集降低,血液黏滞性从而改善微循环,防止休克后期的血管内凝血;抑制凝血因子Ⅱ的激活,使凝血因子Ⅰ和Ⅷ活性降低,及其抗血小板作用均可防止血栓形成,尚具有渗透性利尿作用。静脉滴注后立即开始从血流中消除,$t_{1/2}$ 约为 3 h,临床常用于各种休克的治疗。除补充血容量外,能改善微循环和组织灌注,可用于失血、创伤、烧伤、感染中毒性休克等,还可早期预防因休克引起的弥散性血管内凝血等。

山莨菪碱(654-2)注射液:本品为阻断 M 胆碱受体的抗胆碱药,可使平滑肌明显松弛,并能解除血管痉挛(尤其是纵血管),同时有镇痛作用,注射后迅速从尿中排出,适用于感染中毒性休克。

上述两种药物的应用方法:低分子右旋糖苷 250～500 mL(儿童不超过 20 mL/kg),加入山莨菪碱注射液 20～40 mg,抗休克时滴注速度为 20～40 mL/min,在 30～60 min 可滴注入500 mL。随时观察尿量,如尿量逐渐增多时,可缓慢滴注。疗程和用量视病情而定,通常每天1 次或 2 次,或隔天 1 次。

当初次应用右旋糖酐时需做皮试,如果有过敏体质或皮试阳性者禁用。偶有变态反应,如皮疹、哮喘、热源反应而寒战高热,如发现,应立即停用,对症治疗。用量过大时可致出血。血尿、经血增多、鼻血、皮肤黏膜出血等,有充血性心力衰竭者禁用。

**5.高能物质的应用**

ATP 等高能物质对 ARF 的肾脏有保护作用,输入 ARF 患者体内 ATP 和 $Mg^{2+}$,可使肾小管濒临死亡的细胞恢复功能。$Mg^{2+}$ 可防止 ATP 的脱氨和去磷酸化作用,从而使体内 ATP 维持较高水平,$Mg^{2+}$ 也有助于维持细胞结构。

**(二)一般治疗**

**1.休息**

对所有的 ARF 患者,在少尿期或无尿期应绝对卧床休息,多尿期应注意水分的摄入,注意室内空气流通。恢复期在室内适当活动,仍需注意过度疲劳。

2.营养治疗

急性肾功能不全者,多数存在着营养不良状态,而且在发生 ARF 后,在多种因素作用下可出现高分解状态,也可加重营养不良,可以增加患者的病死率。而且合并其他合并症的概率增高,所以在 ARF 的患者营养治疗中显得尤为重要。

尤其是在机体受到严重打击后,如复杂的外科手术、脓毒血症、复合性创伤和大面积烧伤,在以上情况下出现的 ARF 都有高分解代谢改变。为此,营养治疗显得非常重要。营养支持治疗可以在 ARF 患者中促进肾脏功能的恢复,静脉滴注氨基酸治疗可以使患者的临床症状和代谢紊乱得到显著改善,静脉给予高张糖和必需氨基酸可以减慢肾功能的恶化,并减少对透析的需要。而且胃肠外营养可以导致患者血清钾和磷的下降。另外,在肾脏替代疗法时,可适当提高蛋白质的入量及注意维生素和微量元素的补充。

从营养的补充途径而言,口服是营养补充的最安全、最简便的途径,但对于不能进食口服的 ARF 患者,一般可采用鼻饲、胃肠外营养及静脉疗法等。

**(三)对致病因素的控制**

(1)积极纠正水、电解质、酸碱失衡。

(2)严格控制感染,选择敏感有效的抗生素。

(3)及时纠正休克,补充血容量,或用药物纠正。

(4)消除病因或诱因,脱离、排除毒性损害,禁用肾毒性药物。

(5)及早治疗原发病,如肾后性、梗阻性疾病,采用外科及内科措施。

**(四)急性肾衰竭的透析时机**

国内外学者一般认为:在没有出现临床并发症之前即开始透析,或早期预防性透析是有益的。因为发生 ARF 的年龄不同,原发病不一,病情复杂多变,生理功能紊乱差异较大,内科治疗效果及预后差异较大。医者应详细分析病情的发展,严密观察应用药物等综合治疗。不可逆转者应及时进行血透治疗,防止并发症的产生和加重病情进展。为保持机体内环境的稳定,肾替代疗法具体标准如下。

(1)少尿:24 h<500 mL;无尿:24 h<100 mL 者。

(2)高血钾 $K^+$>6.7 mmol/L。

(3)严重酸中毒 pH<7.1。

(4)氮质血症 BUN>30 mmol/L。

(5)肺水肿。

(6)尿毒症脑病。

(7)尿毒症心包炎。

(8)尿毒症神经病变或肌病。

(9)严重的血钠异常 $Na^+$<115 mmol/L 或>160 mmol/L。

(10)高热。

(11)存在可透析性药物过量。

**(五)非少尿型急性肾衰竭治疗**

临床上很多少尿型 ARF 的早期不表现非少尿型,只不过非少尿期存在时间较短,或被忽视。急性间质性肾炎并发的 ARF,20%~60%为非少尿型。在 ATN 中,由肾毒性引起的 ARF,

11％～25％为非少尿型,造影剂引起的占12％。非少尿型ARF也分肾前性、肾性和肾后性。非少尿型ARF的肾功能ATN菊粉清除率降低,肾小管功能均比肾前性差,但优于少尿型ATN,临床症状,需要透析人数、平均住院日也比少尿型好。

非少尿型ARF很少有水潴留,从临床症状和生化检查指标上看也较轻。多数患者不用透析,肾功损害可以恢复。如果要透析治疗,应注意不要除水或少除水,必要时在透析治疗中需输液以补偿强迫超滤的液体丢失。

另外,注意病因治疗和对症治疗,临床护理等。

(陈 龙)

# 第二节 慢性肾衰竭

慢性肾衰竭(CRF,简称慢性肾衰)是多种原发性或继发性慢性肾脏疾病共同的归宿,是一组进行性肾单位毁损。慢性肾衰竭是以肾脏组织结构变化,排泄功能、内环境的稳定功能、内分泌功能及其他内脏组织功能损害,以及由此产生的代谢紊乱和临床症状为特征的综合征。本病是严重危害人类健康和生命的常见病,近年来患病率明显上升。早期确诊、早期防治各种慢性肾脏疾病尤为重要。

## 一、病因病机

### (一)病因
慢性肾衰竭的发病是由多种因素引起的,一般分为原发性肾病、继发性肾脏疾病及其他疾病所致。

#### 1.原发性肾病
慢性肾小球肾炎在原发性肾病中最为常见,其次为肾小管间质性肾炎、遗传性肾病。

#### 2.继发性肾病
全身系统性疾病和中毒等因素导致的肾脏继发性损害,如糖尿病、系统性红斑狼疮、过敏性紫癜、痛风病、长期高血压、肾血管性疾病、多种药物性肾损害、尿路结石、肿瘤、狭窄、前列腺肥大等梗阻性疾病。

#### 3.其他
血容量的改变,如呕吐、腹泻、失血及手术、烧伤等因素导致血容量减少休克,肾脏血流灌注不足,感染性休克致肾脏血流灌注不足等因素。

### (二)慢性肾衰竭渐进性发展加重因素
慢性肾衰竭进展的因素是多方面的,与肾脏病本身的基础病发展有关,也与其他某些因素有关。

#### 1.高血压
高血压是导致肾小球硬化或残余肾单位丧失的主要因素之一,是影响肾功能进展的主要因素。高血压不仅可加速肾功能损害的进展,还可损害心、脑周围血管等靶器官,从总体上影响患者的预后。如原发性高血压、肾性高血压、肾血管性高血压、内分泌性高血压均可加速肾功能损

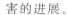

害的进展。

2.蛋白尿的作用

肾小管液中过多的清蛋白、转铁蛋白等均可导致肾小管中产生有害物质,如氧自由基、补体、趋化因子等而致肾小球、肾小管损伤;也可刺激肾内生长因子分泌,引起肾小球系膜细胞增殖,或间质纤维细胞增殖,致细胞外基质增多,促进肾小球硬化或间质纤维化的发展。故临床应重视蛋白尿的诊断和控制,通过蛋白定量的测试结果来判断蛋白尿的严重程度。

3.高蛋白饮食

实验研究及临床观察显示,高蛋白饮食可引起肾小球高滤过、肾小管高代谢、蛋白尿增加、氮质血症及肾组织损伤加重,是导致慢性肾衰进展的重要因素之一。高蛋白饮食可引起实验动物肾组织内血管紧张素Ⅱ及某些生长因子的表达上调,引起肾组织某些固有细胞的凋亡和其他损伤。

4.尿毒症毒素的作用

某些尿毒症毒素如甲基胍、酚类、甲状旁腺激素、AGE 等对肾脏组织具有损害作用,也是慢性肾衰竭病程进展的因素之一。由于 CRF 时 $1,25-(OH)_2D_3$ 的缺乏,低钙血症、高磷血症等因素,可致继发性甲状旁腺功能亢进的发生,过多的甲状旁腺激素可引起软组织转移性钙化,致肾小管上皮细胞内钙沉着过多,引起肾小管间质钙化致肾单位损伤。

5.高脂血症的作用

高胆固醇血症可引起肾小球系膜细胞和内皮细胞的损伤,一定浓度的氧化低密度脂蛋白可刺激系膜细胞分泌细胞外基质,或诱导肾小球系膜细胞凋亡。

6.慢性缺氧

有学者提出"慢性缺氧学说",慢性缺氧可激活肾衰动物肾组织,如血管紧张素Ⅱ和某些生长因子的表达增强,诱导细胞外基质增多,故可促进肾小管间质损伤,在肾组织硬化或纤维化过程中起着重要作用。

7.肾小球后缺血

近年肾小球后缺血在肾间质纤维化中的作用已引起重视,有关实验研究表明,球后缺血与肾小管萎缩、间质纤维化关系密切。

8.其他因素

贫血、营养不良也可能在 CRF 的病程中起一定作用。过度疲劳、情志激动、烟酒嗜好,均可引起血管紧张素的分泌增加、血压升高、肾血流灌注不足,皆可促进慢性肾衰的进展。

(三)病理机制

慢性肾衰竭进展的机制研究已取得了不少进展,学者们提出了不少学说,如健存肾单位学说、矫枉失衡学说、肾单位高滤过学说、肾单位高代谢学说、脂质代谢紊乱学说、尿毒症毒素学说、营养缺乏学说,某些血管活性物质、细胞因子和生长因子在 CRF 中的进展作用等。

1.肾单位高滤过和高代谢作用

有学者研究认为,CRF 时残余肾单位,肾小球出现高灌注和高滤过状态,是导致肾小球硬化和残余肾单位进一步丧失功能的主要原因之一。由于高滤过作用,可促进系膜细胞增殖和基质的增加,导致微动脉瘤的形成,内皮细胞损伤和血小板聚集增强,炎性细胞浸润,系膜细胞凋亡等,所以进一步引发肾小球硬化发展,肾单位损伤进一步加重。另一方面脂质代谢异常,也参与肾小球硬化过程,引起肾小球系膜和内皮细胞的损伤。其机制与过程与中大动脉粥样硬化机制相似。

肾小管高代谢时 CRF 残余肾单位肾小管代谢亢进，是肾小管萎缩、间质纤维化和肾单位进行性损害的重要因素之一。高代谢致肾小管氧消耗增加和氧自由基增多，小管内液 $Fe^{2+}$ 的生成和代谢酸中毒，所引起补体旁路的激活和膜攻击复合物的形成，均可造成肾小管-间质损害。

2.肾小球系膜细胞、肾小球或肾小管上皮细胞表型转化的作用

近来研究表明，肾小球系膜细胞、肾小球或肾小管上皮细胞的表型转化，在肾组织硬化或纤维化过程中起着重要作用，甚至起关键作用。其原因是，在某些生长因子、细胞因子等的刺激或诱导下，肾间质成纤维细胞可转变为肌成纤维细胞。因此，肾间质肌成纤维细胞增多是间质纤维化的重要标志之一。此外，肾小球或肾小管上皮细胞转化，在局灶节段性或球性肾小球硬化中均起重要作用，是评估肾功能损害发展趋势和预后的重要指标之一。

3.细胞因子、生长因子的作用

近年研究表明，某些生长因子、细胞因子和某些炎症介质或化学趋化因子，均参与肾小球间质的损伤过程，并在促进细胞外基质增多中起重要作用，从而促进肾小球硬化肾间质纤维化过程。

4.血管活性物质及醛固酮的作用

肾组织内某些血管活性物质，如血管紧张素Ⅱ、内皮素均参与肾小球、肾小管-间质的损伤过程。在 CRF 中时，这些物质不仅能增高肾小球内压力，而且可促进或刺激肾小球系膜、肾小管-间质的细胞外基质增多，并可刺激转化生长因子过度表达与分泌，并进而引起细胞外基质增多。醛固酮增多也参与肾小球损伤后的肾小球硬化过程。

5.凝血-纤溶因子的作用

某些降解细胞外基质的蛋白酶表达变化，纤溶酶原激活抑制物等表达上调，在肾小球硬化和肾间质纤维化的发生发展中，具有重要作用。

6.肾组织细胞的凋亡作用

CRF 肾小球内细胞凋亡、增多与肾小球硬化及 CRF 程度呈明显正相关，提示细胞凋亡，可能在 CRF 进展中起某种作用。

## 二、临床表现

慢性肾衰竭临床表现非常复杂，呈多样性，无特异性。

### (一)病史及临床症状

1.多有肾病病史

可出现腰痛酸累、食欲缺乏、恶心呕吐、头痛、疲乏困倦或嗜睡，常伴有多系统症状表现。

2.少尿或多尿

部分患者可出现多尿、夜尿增多。

3.高血压

常见高血压，可为原发性高血压的持续或恶化，也可在肾衰过程中发生。

4.水肿或胸腹水

可因水液代谢失调出现水肿，甚则出现胸腹水。

5.贫血

本病患者当血清肌酐超过 300 $\mu mol/L$ 以上时，常出现贫血症状，如面色苍白，或暗黄，无光

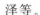

泽等。

**（二）实验室及影像学检查**

1.肾功能检查

血尿素氮、血肌酐上升，血肌酐＞133 $\mu$mol/L，尿素氮＞8.0 mmol/L，肾小球滤过率＜80 mL/min，二氧化碳结合率下降，血尿酸升高。

2.尿常规

蛋白尿、血尿、管型尿、低比重尿。

3.电解质

常表现高钾、高磷、低钙等。

4.B超检查

多数可见双肾缩小，实质回声粗乱。

5.常见并发症

有上消化道出血、肾性骨病、心血管系统等损害表现。

## 三、诊断与鉴别诊断

**（一）诊断**

慢性肾衰竭临床表现复杂，它可累及多个系统，而且各个系统病变的严重程度各有不同。因此症状表现也不一。肾功能损害、代谢障碍及各系统异常表现如下。

1.患有肾系疾病者

如原发性肾小球肾炎和继发性肾脏损害者。

2.肾功能检查

尿素氮、血肌酐持续升高者，肾小球滤过率下降。

3.B超检查

大多数有致肾体积缩小，并回声粗乱表现者。

4.排尿异常

早期常出现多尿、夜尿增多，晚期常有少尿、无尿、水肿。

5.水、电解质紊乱

酸碱平衡失调，出现代谢性酸中毒、高血钾、低血钙等。

6.血液系统症状

贫血、出血倾向、血沉快、低补体血症、白细胞生成障碍。

7.消化系统症状

消化系统是尿毒症的早期表现，常有食欲缺乏、恶心、呕吐、呃逆、大便秘结不爽，也是引起营养不良的主要原因。消化性溃疡、慢性肾功能不全引发消化性溃疡者可占30%左右，症状可不典型或不明显，常引起消化道出血等严重并发症，引发失血休克，危及生命。

8.神经肌肉疾病

患者多数表现为乏力、头痛、注意力不集中、嗜睡、失眠，进而含有性格改变；记忆力减退，反应淡漠，及神经肌肉兴奋性增强，如肌肉痉挛、抽搐；尿毒症末期则可出现惊厥、谵妄、幻觉或昏迷；晚期常有周围神经病变。

9.皮肤病变

面色苍白或暗黄,皮下瘀斑,皮肤瘙痒和表皮脱落,皮肤弹性差,口腔黏膜干黏及尿素霜的形成。

10.内分泌功能失调

慢性肾衰时,垂体、甲状腺功能一般比较正常;血浆活性维生素 D、血浆促红细胞生成素降低,肾分泌前列腺素 $A_2$、$E_2$ 减少。

由于肾降解作用的减弱,胰岛素、胰高血糖素及甲状旁腺素等作用时间延长,血浆胃泌素及血浆血管活性肽激素亦升高。

慢性肾衰时,性功能常有障碍,男性可有阳痿;血浆催乳素常增加可导致男性乳房发育症。女性患者可有性欲差、月经失调、闭经不孕等。

11.代谢失调

主要表现有体温过低,糖耐量降低,高脂血症,蛋白质和氨基酸缺乏,以及代谢产物潴留等,如尿素、肌酐、尿酸等。

12.循环和呼吸系统异常

慢性肾衰竭常表现有高血压、心力衰竭,多由细胞外液容量过多引起;少数患者由高肾素血症引起。

心力衰竭是慢性肾衰的重要死因之一,也是加重尿毒症的重要因素。高血压会引起心血管损害和加重肾损害。

尿毒症因水钠潴留常可引起肺充血水肿,X 线特征是肺门周围充血,呈蝴蝶状分布。

13.微量元素代谢失调与骨病

高磷血症:因消化道吸收的磷和由细胞分解的磷,不能经肾脏充分排出蓄积而成。低钙血症:高磷血症可抑制肠钙的吸收,并能促钙沉积于骨内而导致低钙血症。此外,肾脏病变时,羟化酶减少,活性维生素 D 生成不足,肠吸收减少;尿毒症时 PTH 动员骨钙的作用减弱,均是导致低钙血症的原因。尿毒症骨病常有几种表现。

(1)骨质疏松症,多见于长期透析患者。

(2)纤维素骨炎较常见。

(3)尿毒症性软骨病,常见于小儿肾性佝偻病。

(4)骨硬化症较少见。

14.感染

肾衰竭合并感染是常见的并发症,可促使肾功能恶化,常为主要死因。感染常无明显发热等表现,难于发现。另外,肾衰者较易发生真菌感染。

(二)鉴别诊断

一般而言,慢性肾衰竭诊断并不难,但由于病程时间较长,基础病较复杂,病变可危及全身多个系统脏腑,而且患者主诉某个系统的某个方面。因此,在临床上诊断和鉴别诊断本病应从病史、病因、病性和临床辅助检查进行鉴别诊断。

1.与慢性肾脏病基础上的急性肾衰竭相鉴别

慢性肾衰竭急性加重与慢性肾脏病基础上的急性肾衰竭的鉴别很有临床价值,尤其是对那些缺乏系统的、连续的肾功能测定记录的患者,更应详细地鉴别诊断。因治疗预后不同,慢性肾脏疾病基础上的急性肾衰,常见于以下 4 种情况。

（1）原有肾脏疾病发展加重，经积极治疗可使肾功能恢复，最常见的是狼疮性肾炎。

（2）在原有肾脏疾病过程中，由于并发症或治疗措施不得当，出现肾前性肾脏血流灌注不足，或肾单位血流灌注不足而致的急性肾衰竭。

（3）原有肾脏疾病在治疗用药时导致伴发肾小管坏死或急性肾小管间质肾炎。

（4）如肾脏疾病时的恶性高血压（肾实质性高血压）导致急性肾衰竭。

2.与急性肾衰竭相鉴别

急性肾衰竭发病原因多明显，如感染性休克、外伤、孕产、烧伤、大汗、呕吐、腹泻时失血失液过多、休克引发的肾血流灌注不足，以及药物引起的急性肾小管坏死等，临床不难鉴别。

### 四、诊断标准与分期标准

参照中华内科杂志编委会肾脏病专业组 1993 年拟定标准制定。

**（一）诊断标准**

（1）有慢性肾脏疾病史及肾脏系统疾病病史。

（2）内生肌酐清除率（Ccr）＜80 mL/min。

（3）血肌酐＞133 $\mu$mol/L。

**（二）慢性肾功能不全分期标准，4 个阶段（四期）**

（1）肾功能不全代偿期：Ccr 50～80 mL/min，肌酐 133～177 $\mu$mol/L。

（2）肾功能不全失代偿期：Ccr 20～50 mL/min，肌酐 178～442 $\mu$mol/L。

（3）肾衰竭期：Ccr 10～20 mL/min，肌酐 443～707 $\mu$mol/L。

（4）尿毒症期：Ccr＜10 mL/min，肌酐＞707 $\mu$mol/L。

### 五、治疗

慢性肾衰竭的治疗，因涉及多系统组织的病理功能变化，临床表现各异。为此，治疗本病时以一般治疗、原发病的治疗、对症治疗、并发症的治疗、替代疗法等为法则。其论治原则及目标是控制肾小球硬化的进展，延缓肾功能不全的恶化。

**（一）一般治疗**

1.注意休息

当发现慢性肾功能不全时，即使是在代偿期和失代偿期也要注意休息，可参加轻微劳作和活动，避免疲劳。而对于症状较明显，肾功能损害较严重时，应卧床休息，减少活动，可减轻肾血流灌注不足，延缓肾功能不全的进展。

2.改善居住环境

保持室内空气流动，温湿度适宜，随气候变化增减衣被而预防感染。

3.饮食治疗

饮食治疗是慢性肾衰竭治疗方案中重要一环。在原发病发作初早期就应引起重视，即开始饮食治疗，以防治肾功能不全的发生，缓解尿毒症症状，延缓肾功能不全的进展和恶化。

（1）低钠饮食可减轻水钠潴留而致水肿、高血压的出现。

（2）应用低蛋白、低磷饮食，单用或加用必需氨基酸或 $\alpha$-酮酸（EAAKA）具有减轻肾小球高滤过和肾小管高代谢的作用。

（3）对糖尿病和非糖尿病性肾功能不全者，应用低蛋白饮食［0.6 g/（kg·d）］明显延缓 GFR

下降速度,并可减少糖尿病患者蛋白尿的程度。应用低蛋白饮食加 α-酮酸治疗在延缓 CRF 进展方面,可比单独低蛋白饮食取得更为显著的效果。

(4)必需氨基酸的营养治疗:由于慢性肾衰竭的患者,同时存在着氨基酸的失调,因此,在低蛋白的基础上,加用必需氨基酸治疗,尤其是对中、晚期的慢性肾衰者,不仅可纠正氨基酸代谢紊乱,还可以改善蛋白质的营养状况,应用剂量为 0.1 g/(kg·d),相当于最小需要剂量的必需氨基酸,或在此剂量的基础上加用 1 倍。

(5)食物蛋白的摄入营养:关于食品蛋白的选择,适量补充植物蛋白,如大豆、赤小豆、黑豆。植物蛋白为主的饮食对增加肾小球高滤过的作用低于肉类蛋白质,且植物蛋白含饱和脂肪酸少,不含胆固醇,因而还具有降脂、降压作用,不仅不会导致营养不良,相反还可以改善营养不良的状况。尤其是大豆蛋白是一种安全蛋白,富含有人体所必需氨基酸,而且大豆蛋白能显著降低蛋白尿,对肾病大量蛋白尿及肾衰竭患者可安全使用,用量为每天 30 g 即可。

(6)对于血透或腹膜透析患者蛋白质的补充:因透析患者常有蛋白质的丢失,并可出现营养不良,为此,患者应每天蛋白摄入量 1.0～1.2 g/(kg·d),比正常人大约多 1/3。

(7)高热量的摄入:摄入足够的糖类和脂肪,以保证机体足够的热量,这样就可以减少蛋白质为提高热量而分解,使低蛋白饮食中氮得到充分的利用。另外,还需摄入富含 B 族维生素,尤其是叶酸、维生素 $B_6$ 等的食物。对于病情重、消耗多的患者可通过静脉补充。

(8)水、钠、钾的摄入:有少尿、高血压、水肿者,需限止水钠的摄入;对有少尿、高钾倾向者,应限食富含高钾的食品。

**(二)重视对基础疾病的治疗**

基础疾病是指能引起慢性肾衰竭的原有的肾、泌尿系统基础肾病,包括原发性肾小球、肾小管-间质性病及继发性肾脏疾病。这些疾病均可导致肾脏组织结构改变和功能变化,最终导致慢性肾衰竭。

按病因学和病理学分类,可以分为原发性和继发性肾小球疾病、糖尿病肾病、肾血管性疾病、肾小管-间质性疾病、囊性肾病和移植性肾病等。以慢性肾小球肾炎多见。

**(三)对症治疗**

1.水、电解质、酸碱平衡失调的治疗

肾脏是调节水、电解质和酸碱平衡重要的器官和生理功能之一。对保证机体的正常新陈代谢,稳定内外环境起着十分重要的作用。当各种原因引起的肾脏疾病出现肾衰竭时,水电解质、酸碱平衡就会受到影响,甚至可出现严重的代谢紊乱,当其紊乱程度超过机体正常最大的代偿能力时,可对生命造成极大威胁,如不及时纠正可引起死亡。同时在血透疗法时,也会对机体、水、电解质、酸碱平衡有不同影响。

(1)水代谢失调治疗:机体水的调节主要受肾小球滤过率(GFR)的影响,并通过肾小管稀释-浓缩尿液、再吸收作用来完成。正常肾小球滤过率为 80～120 mL/min。滤过的原尿大部分被肾小管重吸收。正常每天尿量为 1 500～2 000 mL,这主要依赖肾髓质高渗环境及垂体分泌的抗利尿激素(ADH)在肾远曲小管对水重吸收的调节作用。在失水时,尿液可浓缩到 300～400 mL/d,而水过多时,排出稀释性尿液可达 10 L/d,表明肾脏有很强大的稀释浓缩功能。当出现肾衰竭时,由于肾单位的破坏,GFR 下降出现少尿,或由于肾小管-间质受损,不能保持渗透压的梯度,逆流倍增机制作用削弱,使尿稀释、浓缩功能障碍,以致出现夜尿增多或多尿,从而可出现水代谢失调,而致水在机体内潴留或失水。

失水的处理：当肾功能不全时,由于肾对水分的调节能力很差,当患者继发感染、发热、出血、呕吐、腹泻时,更加重了体液的丢失,如不注意适当补液,或不适当应用利尿剂都很容易引起失水。失水临床表现：当肾衰竭出现失水时,除尿毒症其他表现外,可感到口渴、黏膜干燥、乏力、尿量减少和血压下降等症状。严重者出现脱水表现,如嗜睡、幻觉、躁动不安以致昏迷。因严重失水时肾脏灌注不足,GFR下降,血尿素氮、肌酐可增高,而加重尿毒症症状。治疗：一般轻度失水时,可通过口服补液纠正;重度失水时,如重度失水和不能口服者时,急需静脉扩容补液。因肾衰竭患者肾脏调节水的能力差,每天补液总量应分次补给,不宜过量,以免造成水过多,一般最初8 h先补需要量的1/2。另外,补液时严密观察心肺功能,避免补液量过大过快而引发急性心力衰竭、肺水肿。

水过多的处理：一般是在慢性肾衰终末期尿少时,由于肾脏的排泄功能障碍,常可出现水潴留。其发病机制为：①肾小球毁损,或病变使滤过面积减少;②到达髓襻稀释段的滤过液减少,使尿液不能充分稀释;③分解代谢亢进,组织破坏后释出水分,内生水产生过多,超过肾的排泄能力等导致水的潴留,产生水过多。水过多临床表现：当肾衰竭出现水过多时,因机体渗透压发生改变,一般轻度水过多,往往受尿毒症的症状掩盖,仅有体重增加。当机体水分明显增加时,有效血液循环量增加,同时可出现稀释性低钠血症,产生水中毒,表现全身水肿、血压升高、肺水肿及心力衰竭。当血钠明显降低,血浆渗透压下降时,细胞外液向细胞内转移,可引起脑细胞水肿,表现乏力、头痛、厌食、视力模糊、嗜睡、躁动、惊厥、昏迷等神经系统症状。治疗：严格限制水的摄入,静脉滴注呋塞米(速尿),CRF时,用量以每次100~200 mg为宜。有严重低钠血症伴神经系统症状者,可注射高渗盐水,5%的氯化钠6 mL/kg可以提高血钠浓度10 mmol/L,原则上按血钠提到120~125 mmol/L计算用量。心功能不全者应慎用。有肺水肿、心力衰竭、低钠性水肿者立即进行血液透析,清除体内过多水分。

(2)钠代谢失调治疗：钠是体内重要的阳离子之一,是细胞外液最主要的溶质。机体主要是通过钠的排泄量的增加或减少来保持钠的恒定。肾脏是钠的排泄主要器官,占体内钠总排出量的98%~99%,对保钠代谢平衡起着十分重要的作用。当体内钠过多时,尿中排钠增加;反之排钠减少。非肾衰竭患者,在正常饮食条件下,只排泄0.5%~1%经肾小球滤过的钠,而CRF患者$Na^+$排泄分数达30%之多。因此,CRF患者除外GFR下降到极低水平时,一般均能维持体内的钠平衡。肾脏主要是通过肾小管对钠离子的重吸收来调节钠的代谢平衡,而肾小管对钠的吸收多少又受GFR、肾血流动力学、肾自主神经活力、醛固酮、利尿激素及其他体液因子,如前列腺素、血管舒张素、心房肽等影响。每天肾小球滤过钠约为24 000 mmol/L,但实际尿中排出钠仅约占滤过的1%以下,即钠滤过率<1%。肾小球滤过的钠几乎被肾小管重吸收,其中近端肾小管重吸收占60%~70%,正常时吸收量很恒定,并不因进食钠多少而有所差异。维持钠的内环境恒定,主要依赖远端肾小管和集合管精细的调节。由于肾脏调节钠的机制受到破坏,而不能代偿时就会出现钠代谢紊乱。

低钠血症的处理：当血清钠低于135 mmol/L时,可称为低钠血症,但体内总钠含量不一定降低,可能增加或减少,也可以正常。因此,按体钠的情况及引起低钠血症的原因不同,将CRF所致的低钠血症分为两种类型。①稀释性低钠血症(相对低钠血症)：此时体内钠正常或增加,但由于水过多或由于水潴留,较钠潴留更为严重,引起血容量急剧增加,血钠稀释所致。也可以由于低钾时,钠向细胞内转移或用高渗液体时,细胞内水分向细胞外转移,造成血钠减少。稀释性低钠血症常见于CRF患者因长期限盐,少尿或大量补液时。②缺钠性低钠血症(绝对低钠血症）：是指钠的摄入不足，不能补充肾脏或肾外钠的丢失时，血钠及体内钠的总量减少。此时，常伴有失水，且失钠多于失水时。CRF 时出现缺钠性低钠血症，常由于以下因素引起：①肾小管受损，对醛固酮反应性降低致肾小管对钠的重吸收能力下降。较常见的有慢性肾盂肾炎、肾髓质囊性病、先天性多囊肾、止痛药肾病及慢性间质性肾炎等引起的 CRF。②应用渗透性利尿剂也可能会加重缺钠的倾向。③呕吐、腹泻、多汗、过度损失。④不适当的限钠和使用利尿剂致钠丢失过多等。

低钠血症的临床表现：稀释性低钠血症患者常发生水中毒表现；而缺钠性低钠血症由于钠的降低，可导致细胞补液渗透压降低，抗利尿激素分泌减少，肾水分排出增多，钠和水丢失的结果是细胞外液量的减少，有效循环血容量不足，肾血流量降低，进一步促使 GFR 下降。对于病情相对稳定和没有症状的早期 CRF 患者，可出现明显的尿毒症症状。水钠严重缺失者，还可出现头晕、极度乏力、恶心、不思饮食、直立性低血压、脉细而速、肌肉痉挛、抽搐等低血容量症状。严重者可发生低血压，甚至休克而陷入昏迷。

低钠血症的治疗：各种原因引起的 CRF 因其引起低钠血症的病理基础不同，补钠治疗的方法也不尽相同，因此，在纠正低钠血症之前，首先必须准确了解失钠的原因、类型、程度及心肺功能状况，是否伴有其他电解质、酸碱平衡失调存在。补钠治疗的原则和方法是：轻度低钠不合并临床表现者，主要是对基础疾病的治疗，通过饮食调节，增加钠的摄入来补充纠正。稀释性低钠血症主要是因为水在体内的潴留，在补钠的同时应注意应用排钠利尿剂。缺钠性低钠血症，一般是在钠丢失的同时，合并有水的丢失，其治疗原则是在补钠的同时，要补充水分。

按以下公式计算钠的缺失量：[142(mmol/L)－血钠测定值(mmol/L)]×体重(kg)×0.6＝所缺钠量(mmol/L)。将上式除以 17 即需补钠的克数(因 1 g 钠＝17 mmol)，一般可用生理盐水或 3%的氯化钠补充总量的 1/2。前者每 1 000 mL 可提供 $Na^+$ 154 mmol，后者每 1 000 mL 可提供钠 513 mmol，以后根据临床反应和电解质结果酌情补充。缺钠症状明显者也可谨慎给予 5%或 10%的氯化钠，但 3 h 内不能超过 200 mL。通过血透纠正低钠血症时，可将透析液钠浓度调整到 145 mmol/L。CRF 尤其是尿毒症晚期，肾脏调节钠的能力较差，如果摄入钠过大过快，极易导致水钠潴留、水肿、高血压，甚至诱发心力衰竭，或脑桥脱髓鞘病变。故在纠正低钠血症时不能操之过急，应随时测定血钠浓度。纠正治疗的目标：急性低钠纠正达到血钠135 mmol/L即可。慢性低钠血症纠正达到 125 mmol/L 为宜。在补钠的过程中应注意补钾补镁，纠正酸碱平衡失调。高钠血症的处理：高钠血症是指血钠＞145 mmol/L，CRF 时可因机体摄入钠增多，肾脏排泄减少，以及各种原因引起大量失水而多于失钠，导致血液浓缩而发生高钠血症。CRF 患者，高钠血症较低钠血症更常见，尤其是终末期 CRF。肾脏对钠的调节几乎完全丧失，对摄入钠和水的变化不能引起正常的排泄反应，常因尿钠排出减少而致血钠增高。如果此时摄钠过多，极易造成水钠过度潴留出现水肿、高血压，甚至诱发心力衰竭。

高钠血症临床表现：高钠血症使细胞外液渗透压升高，细胞内水移至细胞外，造成细胞内失水。因脑细胞极易受到脱水损害，故临床上高钠血症以神经、精神症状表现为主。症状较重与血钠升高的程度有关，急性高钠血症的临床表现较缓慢发展的高钠血症明显。初期症状表现多不明显，病情逐步发展，则表现为神志恍惚、易激动、烦躁不安、精神淡漠、嗜睡、肌张力增高、腱反射亢进、抽搐癫痫样发作，昏迷甚至死亡。值得注意的是：高钠血症所致的神经、精神症状常易与尿毒症所致的神经系统症状相混淆，故临床应注意鉴别。

高钠血症的治疗：根据 CRF 时引起的血钠增高原因不同，应采取不同的治疗方案。如血钠增高,由于大量失水,主要以补充水分为主,但在纠正高渗状态时不宜过急,以免输液过快,水分进入细胞内造成脑细胞水肿。初期给予 5% 葡萄糖溶液,待血钠回降,尿比重降低后,可适当补充含电解质的溶液,如 5% 葡萄糖盐水。对于钠潴留所致的高钠血症,主要是积极治疗原发病因,限制钠盐的摄入。使用排钠利尿剂,严重者静脉注射呋塞米 $80\sim100$ mg,高钠血症如伴有严重的高血压或心力衰竭,应尽早透析治疗,以祛除过多的水、钠,防止肾功能进一步恶化。

(3)钾代谢紊乱治疗:健康人正常饮食时,每天排钾 $50\sim80$ mmol,其中肾的排泄量占 $90\%\sim95\%$。人体钾离子与钠离子相反,钾离子 98% 存在于细胞内,尽管细胞外液钾离子仅占总量的 2%,血清钾仅占总量的 0.3%,但对维持人体的正常生理功能极为重要。正常血清钾浓度为 $3.5\sim5.5$ mmol/L。钾代谢平衡主要依靠以下几方面。①体内外平衡:钾摄入与排出平衡,正常人每天从尿中排钾 $50\sim100$ mmol(占钾排出总量 80%),必须从食物中摄取 $3\sim4$ g 以补充。醛固酮、血钾浓度,以及全身钾总量是钾体内外平衡的主要调节因素。②细胞内外平衡:细胞内液的钾浓度约为细胞外液的 40 倍,维持两者正常梯度平衡,主要依靠于细胞膜上 $Na^+$-$K^+$-ATP 酶所起的"钠泵"作用,使细胞排钠潴钾。体液 pH 是钾离子细胞内外分布的重要调节因素。

机体对钾平衡的调节能力是很强的,正常人每天排泄滤过钾的 10%,但在进展性的 CRF 患者,其排泄的钾可达正常人的 $2\sim3$ 倍。CRF 时钾代谢平衡机制受到破坏,可出现钾代谢平衡紊乱,但血钾增高或降低视钾的摄入量多少、排出尿量的多少及机体对钾代谢适应能力的变化而异。CRF 患者若 24 h 尿量 $>1\ 000$ mL 时,不伴有严重便秘,或过度钾负荷,即使 GFR $<5$ mL/min 仍可较长时间内维持钾代谢平衡,一般不出现高钾血症,此时,主要是由于远曲小管和结肠在醛固酮等因素作用下排钾代偿性增加。通常正常人经粪便排泄的钾只是摄入量的 10%,而在 GFR$<10$ mL/min 时,粪便排钾量显著增加,可达摄入钾的 $30\%\sim50\%$。CRF 终末期,肾调节钾代偿能力明显降低,在急性内源性或外源性钾负荷增加的情况下,难于维持钾代谢的平衡,尤其是少尿、无尿时,易出现高钾血症。但少数肾功能损害不十分严重者,如 GFR 30 mL/min 左右,并无钾负荷增加。代谢性酸中毒或分解代谢增强病理情况下,也发生持久的高钾血症。有人认为可能是球旁小体压力感受器敏感性降低,肾素分泌不足,继发性醛固酮分泌不足或球-管损害不一致的结果。某些肾小管-间质疾病所致的 CRF,由于肾小管调节钾平衡的能力减退,尿内失钾增多,可出现低钾血症。

高钾血症的处理:当血钾高于 5.5 mmol/L 时为高钾血症,多见于 CRF 终末期。引起高血钾的原因常是由多方面因素所致,但肾衰竭时 GFR 明显降低,少尿、无尿而钾排出减少,是引起血钾增高的主要因素。其他原因还包括:①钾摄入过多,补钾过量,输入大量库血,使用大量含钾药物。②药物所致肾排钾减少,如转换酶抑制剂,保钾利尿药,非激素类抗炎药,β 受体阻滞剂等。③代谢性酸中毒时,钾从细胞内外溢,亦可出现高钾血症,血 pH 下降或升高 0.1,可使血钾提高或降低 0.8 mmol/L。④有效血容量减少。重度失水、休克、血液浓缩,使肾血流量减少,进入肾远曲小管的钠减少,$K^+$、$Na^+$ 交换减少,加以周围循环衰竭,组织缺氧和酸中毒,也促进钾从细胞内释放。⑤感染、手术、创伤、溶血、发热时体内产生钾增加。

高血钾的临床表现:高钾血症主要是由于细胞外液钾离子对心肌、骨骼肌毒性作用而引发的症状。①心血管症状:高浓度钾时对心肌有抑制作用,心率缓慢、心律失常,如室性期前收缩,房室传导阻滞,室颤以至心脏骤停。心电图改变,随血钾上升而恶化。早期 T 波高耸而尖,基底较窄;血清钾达 8 mmol/L,P 波消失,QRS 波改变,血清钾达 10 mmol/L 时,QRS 增宽,以后随着血清钾的进一步升高,ST 段与 T 波融合,T 波增宽,与 QRS 波形成双向波浪形,最后出现心室纤颤。②神经肌肉症状,肌肉应激性减弱,患者乏力、四肢软弱、动作迟缓,以致四肢呈松弛性瘫痪和肌麻痹。也可见肌肉酸痛、四肢苍白、湿冷,偶见神志模糊、嗜睡、腱反射消失。

高血钾的治疗:高钾血症临床上应注意心电图表现及测试血钾浓度,当血钾>5.5 mmol/L时应进行治疗。①停止使用含钾药物及含钾的食物。当血钾>6.5 mmol/L时,应做紧急处理,注射10%葡萄糖酸钙20 mL,可降低静息电位,暂时缓解高钾心脏毒作用,但作用均维持15～20 min,注射后经5～7 min若无效,可重复注射,有效后可再用2～4 g加入10%葡萄糖注射液1 000 mL中,静脉滴注维持。②用5%碳酸氢钠75～100 mL,经5～10 min静脉注射,可碱化细胞外液,促使钾向细胞内转移,尤其是适宜有酸中毒者。另外,50%葡萄糖60 mL加胰岛素10 U静脉注射。③采用葡萄糖-胰岛素溶液静脉滴注,葡萄糖与胰岛素比例为(3 g～4 g):1 U,可促使钾向细胞内转移,但作用较短,必须配合其他治疗。透析疗法:血液透析效果快,使用无钾透析液1 h后,换用正常钾浓度透析液,血液透析是治疗高钾血症最有效的方法。

低钾血症处理:血清钾为3.5 mmol/L时为低钾血症。肾小管调节钾的平衡能力减退而致的低钾血症,在CRF时并不常见,主要见于某些慢性肾小管-间质性病变所致的CRF者,尤其是合并有肾小管性酸中毒患者。也可见于肾后性肾衰,解除尿路梗阻后突然大量利尿时,均可使大量钾从尿中排出。CRF患者也可以因钾摄入不足,腹泻、呕吐、长期使用排钾利尿剂,或继发性醛固酮增多,导致低钾血症。

低钾血症临床表现:轻度低钾血症临床可无表现,当血钾低于3 mmol/L时,可出现倦怠、乏力、感觉异常,由于肠麻痹而腹胀。严重者发生迟缓性瘫痪,呼吸肌麻痹,心脏早期表现为心率较快,房性和室性期前收缩,心电图显示低钾改变,心动过速,ST段下降,T波平坦、倒置,出现U波,以后出现多源性或室性心动过速,严重者心室扑动或颤动,出现阿-斯综合征而猝死。

低钾血症的治疗:治疗前必须先了解患者肾功能情况,尿量多少,及低钾原因。轻者嘱患者多进食含钾高的食物,停用排钾利尿剂,有下列情况之一者,可给予补钾治疗。①血钾低于2.5 mmol/L无症状;②血钾为2.5～3.0 mmol/L有不典型的临床症状;③血钾为3.0～3.5 mmol/L有明显低钾血症症状。轻者采取口服钾,一般给予10%氯化钾30～60 mL分次口服。合并肾小管性酸中毒所致低钾可给予10%氯化钾15～30 mL加入5%～10%葡萄糖注射液1 000 mL中静脉滴注,静脉补钾速度宜缓慢,稀释浓度不超过3%,速度以每小时20 mL为宜(1 mmol=39.1 mg)。

(4)代谢性酸中毒的治疗:体液酸碱的恒定,细胞活动才能正常地进行。正常人血液pH为7.35～7.45,平均7.4,肾脏主要通过重吸收碳酸氢盐和排泄酸性物质来调节人体的酸碱平衡,对维持血pH正常起着十分重要的作用。

人体内的酸性物质主要来源于糖、脂肪、蛋白质氧化分解的最终产物二氧化碳和水,二氧化碳和水在碳酸酐酶的作用下生成碳酸,成人每天生成碳酸60 mL,少部分二氧化碳和碳酸用于合成代谢,大部分则由肺排出体外。

另外,糖、脂肪、蛋白质分解代谢过程中也产生一些有机酸,如β-羟丁酸、乙酰乙酸、乳酸、尿酸等;含磷酸根的物质,如磷脂、核蛋白等;在代谢过程中水解后可释放磷酸;含硫的有机物,如含硫氨基酸,在体内氧化可产生硫酸。这些酸不能变为气体而由肺排出,属非挥发酸,又称固定酸,必须经肾脏随尿液排出体外。正常人每天由固定酸产生的$H^+$为50～90 mmol。酸性物质的另一类来源是从食物中直接摄取,包括服用酸性药物。当CRF患者肾小球滤过酸性代谢产物减少时,会发生磷酸根、硫酸根、乳酸、尿酸等固定酸的潴留。当GFR下降到50～60 mL/min时,对酸负荷的排泄能力开始下降,此时,血清中 $HCO_3^-$ 已减少,由于肺的代偿功能使 $HCO_3^-$ 与 $PCO_2$ 比值保持不变,临床往往无明显的酸中毒表现。当 GFR 下降到 $20\sim30$ mL/min 时,$HCO_3^-$ 维持在 20 mmol/L 左右,血 pH 仍可在正常范围。当肾衰竭进一步加重,GFR $<10$ mL/min时,几乎所有患者均发生酸中毒,$HCO_3^-$ 明显降低,pH 显著下降,阴离子间隙增大。

CRF 患者发生酸中毒的机制:①肾小管重吸收碳酸氢盐减少;②肾小管分泌氢离子、酸化尿液的能力减退;③肾小球滤过酸性代谢废物减少 3 方面因素。

肾小管重吸收 $HCO_3^-$ 的能力减低:正常人尿液的 pH 一般在 $5.0\sim7.0$,最大变动范围为 $4.0\sim8.0$,说明肾脏具有排酸和排碱的功能作用。$HCO_3^-$ 的重吸收是通过肾小管上皮细胞主动分泌 $H^+$。在碳酸酐酶的作用下,$H^+$ 与近端肾小管中的 $HCO_3^-$ 迅速发生反应,产生 $CO_2$。管腔中的 $CO_2$ 弥散到近端肾小管上皮细胞内,形成 $HCO_3^-$ 回吸收入血。实验资料表明,人体在无肾衰竭的情况下发生代谢性酸中毒,血浆 $HCO_3^-$ 水平降低,这时 $HCO_3^-$ 几乎全部被近端肾小管重吸收而排出酸性尿。而 CRF 患者发生酸中毒时,血浆 $HCO_3^-$ 明显下降,但尿中仍有大量 $HCO_3^-$ 而排出碱性尿,这说明肾小管重吸收 $HCO_3^-$ 能力明显下降。然而肾小管重吸收 $HCO_3^-$ 的能力取决于肾小管上皮细胞主动分泌的 $H^+$ 浓度、管腔中 $CO_2$ 弥散程度及碳酸酐酶的含量。通过使用碳酸酐酶抑制剂(乙酰唑胺的治疗剂量为 $3\sim12$ mg/kg)观察到由尿排泄的 $HCO_3^-$ 减少到滤过量的 20%,如加大乙酰唑胺的剂量则尿中的 $HCO_3^-$ 达到滤过量的 50%,这说明肾小管内碳酸酐酶对 $HCO_3^-$ 的重吸收作用起着重要作用。CRF 患者对 $HCO_3^-$ 的重吸收率下降的原因可能是由肾小管功能性改变造成的。这可以解释部分患者肾小管上皮细胞无特殊组织的或生化改变却出现酸中毒的原因,但更多的是因为肾受损,功能肾单位数量减少,碳酸酐酶活性降低,$H^+$ 与肾小管液中的 $HCO_3^-$ 产生 $CO_2$ 减少,不能使 $CO_2$ 弥散到近端肾小管上皮细胞内与水生成 $HCO_3^-$ 回吸收入血,从而使肾小球滤过的 $HCO_3^-$ 随尿排出增多。另外,残存肾单位的肾小管管腔增粗,滤过液流速加快,使滤液中的 $HCO_3^-$ 不能被肾小管充分吸收而经尿排出。除此之外,部分 CRF 患者合并继发性甲状旁腺功能亢进,甲状旁腺激素抑制肾小管上皮细胞碳酸酐酶的活性,这从给动物体内注射 PTH 后其 $HCO_3^-$ 排出明显增多的事实已得到说明。

可滴定酸的生成及排泄减少:正常机体内代谢产生的磷酸盐、硫酸盐被中和生成中性盐($Na_2HPO_4$),后者流经远端肾小管,通过 $H^+$-$Na^+$ 交换转化为可滴定酸:$Na_2HPO_4 + H^+ \rightarrow NaH_2PO_4 + Na^+$,$NaH_2PO_4$ 随尿排出体外,同时通过尿液酸化过程排出 $H^+$,回吸收 $NaHCO_3$,CRF 患者对以上的反应降低,故排泄可滴定酸明显减少。

胺的生成与排泄减少:尿胺的生成底物是氨($NH_3$),氨来自血浆中的谷氨酰胺和某些氨基酸。在肾小管细胞中由谷氨酰胺酶和氨基酸氧化酶催化下生成的氨与肾小管分泌的 $H^+$ 结合成 $NH_4^+$,$NH_3$ 在近端肾小管产生,$NH_4^+$ 则在远端小管生成。

CRF 患者尿胺的排泄量明显减少,因为其肾小管受损害,谷氨酰胺酶减少和肾小管泌 $H^+$ 功能减低,致使胺的生成和排泄量减少。CRF 患者在没有合并症时,阴离子间隙(AG)$>20$ mmol/L者不常见,血清 pH 很少$<7.30$,如阴离子间隙$>20$ mmol/L,提示除有酸性产物潴留及尿酸化功能减低外,还可能有体内酸性物质的产生增多。这种酸负荷增加,可使患者部分出现酸中毒的临床症状,往往需要给予药物纠正。

肾小球滤过酸性代谢废物减少,出现磷酸根、硫酸根和有机酸潴留,导致阴离子间隙(AG)增加,这是尿毒症酸中毒的特征。

CRF 患者酸中毒的临床表现:CRF 患者虽有慢性酸中毒存在,但多数患者尚能耐受,主要是由于一系列肾内外代偿性改变维持体液的 pH,然而这是以机体一系列代偿功能增加为代价的,一旦出现应激情况,则可引起较严重的酸中毒。在中度以上的代谢性酸中毒,二氧化碳结合率 <13 mmol/L(30 容积)时才有较明显的症状。

呼吸系统表现:呼吸深大而长,这种呼吸是对酸中毒的一种代偿性表现。

消化系统表现:食欲缺乏、腹痛、胀闷、恶心呕吐。

神经系统表现:有虚弱无力、头痛、躁动不安,严重者可有昏迷。

心血管系表现:因心肌收缩力减弱,可出现心力衰竭,并使血管扩展,血压下降。

上述症状可能与酸中毒时,体内多种酶的活性受抑制有关,如当 pH<7.2 时,肾上腺素的作用被阻断,而使心肌收缩力减弱。其机制为:①$H^+$ 可竞争性地抑制 $Ca^{2+}$ 与肌钙蛋白中钙结合亚单位结合;②$H^+$ 可影响 $Ca^+$ 内流;③$H^+$ 可影响心肌细胞内质网释放 $Ca^{2+}$。酸中毒通过引起脑组织内 γ-氨基丁酸水平增加、氧化磷酸化过程减弱及 ATP 供应不足而对中枢神经系统产生抑制作用。酸中毒可致患者中枢神经系统代谢紊乱,意识障碍,呼吸中枢和血管运动中枢麻痹从而使患者死亡,是尿毒症最常见的死因之一。

CRF 患者酸中毒治疗:积极治疗原发病,纠正引起酸中毒的原因及改善肾功能是治疗代谢性酸中毒的前提。严重的酸中毒必须及时予以纠正,但对于伴有心力衰竭者若过分强调完全彻底纠正酸中毒而大量静脉补碱,则有一定的危险性,应严格低钠饮食,在严密观察下,给患者以少量多次的碳酸氢钠。需要注意的是要处理的不光是酸中毒本身,而是 CRF 患者的整体情况。

中等度的酸中毒对患者并无十分的影响。

轻度酸中毒($CO_2$ 结合力 17~20 mmol/L)可纠正水、电解质紊乱而得到改善。

中度酸中毒($CO_2$ 结合力 13~16 mmol/L)可口服碳酸氢钠 1~2 g,每天 3 次。

重度酸中毒($CO_2$ 结合力 <13 mmol/L)应严密观察病情及静脉补碱,至 $CO_2$ 结合力升至 17 mmol/L,每提高 1 mmol/L 需要 5% 碳酸氢钠 0.5 mL/kg。

在静脉补碱过程中,当避免低钙抽搐,要酌情给予钙剂静脉注射。如 10% 的葡萄糖酸钙 10~20 mL 静脉注射。

严重而难于纠正的酸中毒,应尽快采用血液透析予以纠正,以抢救患者生命。

2.铝、镁、铜、锌、硒、微量元素代谢异常的治疗

(1)铝:在肾衰竭时,有几种微量元素可滞留于血中,其中值得注意的是铝,铝的排泄量随着肾功能的受损而减少,容易产生高铝血症。加之服用含铝多的药物或食物,或长期透析时用铝含量较高的水而出现铝的蓄积和中毒,临床表现为神经系统、骨骼系统及造血功能受损害。大量的铝沉积,可导致透析性脑病和抗维生素 D 软骨症。

(2)镁:低镁血症一般发生在 GRF 的初早期,其因是镁从粪便中排出增多,在高钙饮食时吸收与镁发生竞争所致。一般临床多无表现。在肾衰终末期,GFR<30 mL/min 时,常有镁潴留,当镁达到 2.5~4 mmol/L 时,临床可表现中枢神经系统功能受到抑制而传递发生障碍,各种反射减退,肌肉软弱无力、吞咽困难、嗜睡、呼吸肌麻痹、心脏传导阻滞等。此时不宜应用含镁药物。通过血透治疗可达到恢复目的。

(3)铜:铜的含量随着 GFR 的降低而逐渐增多。持续高铜血症可加重肾损害,使肾衰竭进一步发展。

(4)锌:锌血浆水平下降是 CRF 患者常见的并发症,已被国内外学者证实。下降程度与血浆

清蛋白水平相平行,其因是患者限制含锌高的肉类、海鲜类食物量所致,血浆清蛋白下降及$1,25-(OH)_2D_3$下降使锌在肠道吸收减少。锌在体内参与多种酶的组成,是某些酶的激活剂,并可稳定、调节、改善细胞膜的功能。所以,当患者长期缺锌时,常可出现贫血,易感染,伤口不愈合及肾损害,未成年患者可致生长发育障碍。当血锌减低时,可增加含锌高的食物或口服锌制剂给予补充。

(5)硒:慢性肾衰竭患者血浆中硒的含量常降低,可能与饮食结构改变有关。硒可促进淋巴细胞产生抗体;并可加强吞噬细胞的功能作用;另外还有抗细胞膜脂质过氧化作用。当硒降低时,易发生肿瘤、贫血、组织损伤、视力减退,易感染等。体内硒减低时,应多进食含硒高的食品或口服硒制剂补充。

## 六、CRF 患者并发症的治疗

### (一)钙、磷代谢异常与肾性骨病治疗

慢性肾衰竭时存在钙、磷代谢异常和肾性骨病。钙、磷代谢异常主要表现为血磷升高,血钙降低及钙磷乘积异常。肾性骨病也称为肾性骨营养不良,主要表现为骨矿化及骨代谢异常,它可以发生于肾功能不全的早期和终末期肾病透析患者,表现为不同的病理类型及病理生理特征,其主要机制包括维生素 D 的缺乏、甲状旁腺功能亢进(甲旁亢)和铝沉积。随着多种肾替代疗法广泛应用,肾性骨病成为尿毒症的主要并发症。

1.病因及发病机制

(1)维生素 D 代谢异常:肾脏是合成维生素 D 活性代谢产物 $1,25-(OH)_2D_3$ 的主要器官,位于近端肾小管上皮细胞线粒体内的 $1-\alpha$ 羟化酶将 $25-(OH)D_3$ 转化为 $1,25-(OH)_2D_3$。维生素 D 的重要作用在于维持正常的钙磷乘积,保证骨矿化。其对骨代谢的调节作用包括:①通过维持正常的细胞外液钙磷水平,增加骨化部位钙磷浓度,促进正常骨化;②直接促进骨有机质如胶原蛋白或其他非胶原蛋白的合成;③增加破骨细胞活性,并抑制成骨细胞的活性。

慢性肾衰患者体内 $1,25-(OH)_2D_3$ 水平降低,其血浆水平与肾小球滤过率(GFR)存在直接关联。慢性肾衰患者 $1,25-(OH)_2D_3$ 降低可能以下列因素有关:①肾实质减少及磷潴留抑制 $1,25-(OH)_2D_3$ 合成;②尿毒症直接影响肾小管线粒体功能,肾小管(主要是远曲小管)线粒体 $1-\alpha$ 羟化酶合成减少,而导致 $1,25-(OH)_2D_3$ 的生成减少;③$1,25-(OH)_2D_3$ 的底物 $25-(OH)D_3$ 缺乏;④酸中毒抑制 $1,25-(OH)_2D_3$ 合成。此外,慢性肾衰患者存在 $1,25-(OH)_2D_3$ 抵抗,生理剂量的 $1,25-(OH)_2D_3$ 不能逆转已形成的骨软化,而超剂量的 $1,25-(OH)_2D_3$ 才能改善临床症状和生化指标。

(2)继发性甲状旁腺功能亢进:慢性肾功能不全早期即出现甲状旁腺激素(PTH)升高,升高程度与肾功能损害程度相一致。$1,25-(OH)_2D_3$ 缺乏及血磷浓度升高导致血钙水平降低,是刺激 PTH 分泌的重要因素。但低钙血症并非慢性肾衰竭的继发甲状旁腺亢进的必要条件。慢性肾衰时,甲状旁腺细胞的 $1,25-(OH)_2D_3$ 受体密度和结合力降低,并且对 $1,25-(OH)_2D_3$ 作用抵抗;血 $1,25-(OH)_2D_3$ 水平下降,导致其对甲状旁腺分泌 PTH 的抑制作用降低。近期发现甲状旁腺细胞存在能结合 $Ca^{2+}$ 的钙敏感受体,慢性肾衰时钙敏感受体减少,从而导致钙调零点上移。

PTH 一方面通过骨细胞上的受体介导提高破骨细胞的数量和活性,促进骨吸收,并通过激活骨膜内原始细胞,加速细胞分解;另一方面 PTH 可使成骨细胞和成纤维细胞增加,促进纤维组织形成。PTH 在循环钙、磷水平的调节中具有重要作用。PTH 能够促进骨质中钙的溶解,增

加肠道钙吸收及远端肾小管对钙的重吸收,从而提高血钙浓度。PTH促进尿磷排泄,这种作用超过了其对骨质中的磷酸盐溶解和肠道磷吸收的刺激作用,最终导致血磷水平降低。

(3)铝中毒:肾脏是机体铝排泄的主要器官,故慢性肾衰患者处于铝中毒的危险之中。透析液和含铝磷结合剂是慢性肾衰患者铝中毒的主要原因。铝中毒对骨骼系统的影响表现为减少骨细胞数量,可使未成熟的成骨细胞死亡,或使已成熟的成骨细胞失活,并且抑制 1-α 羟化酶活性,使 $1,25-(OH)_2D_3$ 生成减少,抑制骨矿化。此外,铝中毒还可导致 PTH 活性降低。

(4)铁的沉积:铁可沉积于矿化骨-骨样组织交界面,铁沉积与动力缺乏性骨病有关。

(5)糖皮质激素与骨病:糖皮质激素可抑制骨形成,但不影响骨吸收,导致骨量减少,易出现骨折。此外,糖皮质激素也可导致骨坏死。

(6)性激素与骨病:雌激素缺乏可造成骨重建失衡,性腺功能异常致雌激素缺乏,可能与女性骨病的发生有关。

(7)透析相关性因素骨病:慢性肾衰患者循环 $\beta_2$-微球蛋白水平升高,$\beta_2$-微球蛋白水平升高沉积在关节中,造成关节与骨病变。透析相关性淀粉样病变多见于长期透析患者,典型表现为腕管综合征,肩、髋、膝和脊柱关节也常易被侵犯。另外,透析方式及透析液钙浓度也可影响血钙、磷水平及酸中毒的纠正,透析膜的生物不相容性,可激活免疫反应,影响骨细胞的活性。

2.病理分类

肾性骨病根据组织形态学改变可以分为 5 种类型,即轻度骨损害型、纤维性骨炎、骨软化、动力缺乏性骨病和混合性骨病。

(1)轻度骨损害型:类骨质覆盖表面增加,骨形成率(每天 1 μm 类骨质表面上新矿化的骨量)不低于正常。

(2)纤维类骨炎:骨细胞增生活跃,骨转化率增高,高骨转运导致不规则排列的异常骨样纤维囊肿形成,骨质减少,交织骨样组织增多并提前被不完全矿化形成异常增粗的骨小梁,周围骨小梁纤维化面积≥0.5%,骨强度降低,骨折危险性增加。

(3)骨软化:骨转运和重塑降低,非矿物性骨基质沉积或骨样容积增加,类骨质覆盖面积增加(≥15%)。

(4)动力缺乏性骨病:与骨软化相似,骨形成率降低,但类骨质覆盖面积不增加。

(5)混合性骨病:由甲旁亢和矿化缺陷引起,骨形成率可升高、正常或降低,但多升高,表骨质覆盖面积增加(≥15%),周围骨小梁纤维化面积增加(≥0.5%)。

3.病理生理类型

按照病理生理学特点,肾性骨病可分为下列类型。

(1)高转化性骨病:按继发性甲旁亢引起的骨病,典型组织形态学改变为囊性纤维性骨炎。

(2)低转化性骨病:包括动力缺乏性骨病、骨软化。

(3)铝中毒性骨病:指铝在骨中沉积引起的骨组织改变,骨铝染色阳性表面≥25%,骨形成率低于正常。铝中毒性骨病不同程度地并发于其他类型肾性骨病中,尤以低转化性骨病多见。

4.临床表现

慢性肾衰竭性骨病临床表现可与肾功能损害程度不平行,部分钙磷代谢异常和肾性骨病,尤其是早期可无临床症状,高转化骨病和低转化骨病的临床表现往往相似。

(1)肾病骨病的典型表现:骨痛和近端肌无力。骨痛常为全身性,以下半身持重骨为重,骨骼畸形致身材矮小,严重者可出现骨折,骨折最易发生在肋骨,骨痛与骨折以低转化性骨病多见。

（2）肌无力：近端肌无力以下肢明显，临床进展缓慢，患者走路摇晃不稳，可出现企鹅步态。

（3）皮肤瘙痒：皮肤瘙痒也是晚期慢性肾衰竭最常见的并发症之一，多见于血 PTH 过高，高血钙、高钙磷乘积者，其他症状表现包括转移性钙化、关节炎、带状角膜炎和红眼综合征等。

5.辅助检查

（1）血钙：在肾功能不全晚期，GFR<30 mL/min 时，血清钙降低，低血钙的发生率较高，甲旁亢所致的骨病和混合性骨病时，血清钙浓度低于正常；而低转化性骨病时，则正常或偏高。

（2）血磷：肾功能减退时患者的血清磷水平升高，通常肾小球滤过率下降 20～50 mL/min 时，血清磷仅开始上升，但某些患者 GFR 为 60 mL/min 时血磷已开始上升。

（3）血 PTH：全段 PTH（iPTH）从甲状旁腺直接分泌入血，测定循环 iPTH 含量比测定某些片段更敏感，具有特异性。慢性肾功能不全患者，PTH 水平随着 GFR 下降而升高。这种病理生理变化，可能是骨矿物质代谢异常最早期的标志。高转运骨病时，血 PTH 水平多在 200 pg/mL 以上，而低转运骨病时，大多低于 100 pg/mL。将血 PTH 和碱性磷酸酶（AKP）水平综合考虑，能够提高判断肾性骨病类型的敏感性，二者均升高为高转运性骨病，二者均下降则多为低转运性骨病。

（4）血碱性磷酸酶（AKP）：AKP 在高转化性骨病和混合性骨病时明显升高，低转化骨病时多数正常。AKP 有许多同工酶，存在于肝、骨和肠道等不同组织和器官，其中骨同工酶（骨特异性碱性磷酸酶，BAP）与成骨细胞活性密切相关。血 BAP 水平能很好地反映骨形成情况，对诊断各型骨病具有很高的敏感性和特异性。

（5）维生素 $D_3$：慢性肾衰时血 1,25-$(OH)_2D_3$ 含量降低，其水平与肾功能水平是平行的。

（6）血清骨钙素：慢性肾功能不全时，骨钙素水平早期即可升高。骨钙素与骨形成指标及骨吸收指标均有一定的相关性，但与骨形成指标的相关性更好。

（7）铝含量检测：机体的铁负荷状态对铝在骨组织中的沉积有重要影响。铁缺乏（铁蛋白<100 μg/L）时，可导致正常铝负荷情况下血铝升高；铁过多时（铁蛋白>800 μg/L）时，即使血铝低于正常（30 μg/L），仍可存在严重的骨铝沉积；只有当铁正常时，基础血铝超过 30 μg/L，才提示铝过多。结合血 PTH 水平不升高（<150 μg/L），则高度提示铝中毒性骨病。

（8）X 线检查：甲旁亢骨病典型 X 线表现是骨膜下侵蚀，主要发生于中指、锁骨远端和胫骨近端。此外，囊性病变和棕色瘤也是其影像学特征。假性骨折带是软骨病的特征性 X 线表现，常见于骨盆和肋骨。X 线检查还能有效发现转移性钙化。

6.诊断

慢性肾衰患者骨病的发生率非常高，开始透析的慢性肾衰患者 98%～100% 有骨组织学改变，但多数患者没有特异性的临床表现。早期诊断较困难，诊断肾性骨病主要依据慢性肾功能不全病史、临床症状和体征、血生化指标、X 线及超声波检查等。

骨活检是确诊及病理分型的唯一方法。

7.治疗

（1）控制磷酸盐代谢：控制高磷血症能够促进血钙升高，PTH 下降，降低钙磷乘积，从而减少转移性钙化。一般要求血磷控制在 1.4～2.4 mmol/L，降低血磷的方法主要限止磷的摄入，使用磷结合剂和透析降低血磷。

常用的磷结合剂包括含铝磷结合剂，如氢氧化铝。此药由于在骨和中枢神经系统的毒性作用，近年已不作为降低血磷的首选药物。

含钙磷结合剂:如碳酸钙、醋酸钙等,钙剂能在肠道结合磷酸盐,在降低血磷的同时,可升高血钙,并可抑制 PTH 的分泌,是目前广泛应用的治疗慢性肾衰钙磷代谢异常的药物,但在严重高磷血症时不主张应用。

(2)调节钙代谢:补充钙剂可升高血钙浓度,抑制甲旁亢,改善骨软化,每天摄入的元素钙应达到 1~1.5 g,血钙浓度应维持在 2.25 mmol/L 以上。

(3)维生素 D 治疗:维生素 D 治疗的目的在于升高血钙浓度,预防、治疗继发性甲旁亢及肾性骨病。与过去相比,近年来应用维生素 D 治疗的指标更为放宽,除骨病理 X 线确定甲旁亢骨病为明确适应证外,血 PTH 超过正常值 2~3 倍,以及儿童慢性肾衰、低钙血症、骨痛、肌肉疼痛及血 AKP 升高等情况也应考虑维生素 D 治疗。但血 PTH 值低于正常值 2~3 倍或高钙高磷血症时,不主张应用维生素 D,原因是慢性肾衰时血 PTH 含量保持 2~3 倍水平,才能维持机体钙磷平衡;而且相对较低水平 PTH 时,使用维生素 D 可能造成动力缺乏性骨病;而高钙高磷血症状态下使用维生素 D 容易导致转移骨化。

对慢性肾衰患者治疗时,必须补充具有生物活性的维生素 D。

目前,临床常用的活性维生素 D 制剂有:$1,25-(OH)_2D_3$(钙三醇)和 $1_a,25(OH)D_3$(阿法骨化醇)通常采用口服给药。对于轻、中度继发性甲旁亢患者,首先给予 $1,25-(OH)_2D_3 0.25~0.5 \mu g/d$,每 1~2 个月根据血钙、磷及 iPTH 水平进行调整,最好在夜间睡眠前肠道钙负荷最低时服药,这样高血钙的发生率低,而同样能达到抑制 PTH 的作用。

发生中、重度继发性甲旁亢时,为提高治疗有效性,减少不良反应,可以进行大剂量维生素 D 冲击治疗。多数采用口服给药,腹膜透析患者每次给予 1~3 μg,每周 2 次,血液透析患者每周 2~3 次。根据血 iPTH 水平调整剂量,血 iPTH 水平为 600~1 200 pg/mL 时,每次 2~4 μg;血 iPTH 水平超过 1 200 pg/mL 时,每次 4 μg;血 iPTH 水平超过 1 600 pg/mL 时,每次 6 μg。

根据病情可选择静脉给药(冲击疗法),其优点是药物不经胃肠道代谢,直接分布到组织中,生物效应高,高钙血症的发生率低,其适应证和剂量与口服冲击疗法相同。静脉冲击疗法尤其是适用于血液透析患者,可在透析后用药。

应用维生素 D 治疗继发性甲旁亢的目标应控制血 PTH 为正常水平的 2~3 倍,即维持于 150~200 μg/mL。其原因是慢性肾衰时,需要比正常人高的 PTH 才能达到正常的骨转化。维持骨形成率及成骨细胞表面,而过度抑制 PTH 还可造成动力缺乏性骨病。应用维生素 D 的其他不良反应还有高钙血症和转移性骨化。为防止这些不良反应,可采用低钙透析液。

注意含钙磷结合剂的使用:严重高血钙时,减少维生素 D 的剂量。对于高血磷、高血钙者禁忌使用维生素 D。

(4)血液净化治疗:根据患者的血钙水平,采用处方透析,或增加透析频度以纠正钙磷代谢紊乱,或者进行血液灌流,有助于体内 PTH 的清除率,但易反跳,不能替代药物治疗。

(5)外科手术治疗:对甲状旁腺功能亢进,甲状旁腺显著增大,X 线检查有纤维性骨炎,骨质疏松改变,血钙>2.87 mmol/L,血 PTH 超过正常水平 5 倍者,持续高 AKP,严重骨痛、肌无力,皮肤瘙痒,转移性钙化,高磷血症等,经内科治疗抵抗无效者可行外科手术治疗。

**(二)并发呼吸系统损害与治疗**

在慢性肾衰竭时呼吸系统受损即使没有明显的临床症状和体征,患者均有机械通气和血流动力学的改变。主要表现:①肺活量下降,轻度限制性通气障碍;②二氧化碳弥散能力减退;③纠正贫血后二氧化碳的弥散能力和血尿素氮呈负相关和肌酐清除率呈正相关。

1.病因、发病机制及临床表现

尿毒症患者由于免疫功能低下,易受外界致病因素的影响而发生支气管炎、支气管肺炎、间质性肺炎、胸腔积液等表现。特别是合并肺部感染,在肺部感染时,有少数患者为结核菌感染,是急慢性肾衰竭的主要死亡原因之一,应特别引起重视。

(1)合并肺部感染:尿毒症合并肺部感染是呼吸系统最常见的问题,是导致慢性肾衰患者死亡的主要原因之一。因慢性肾衰患者细胞免疫功能明显低下,极易发生各类致病微生物的感染,肺结核的发生率也比较高。临床表现常有发热、体温高、咳嗽、咳痰、呼吸困难等。实验室、X线胸片检查有异常表现,结合临床表现诊断并不难。

(2)尿毒症肺:尿毒症肺是一种独特的肺部充血、水肿,其形成原因在于肺水肿、低蛋白血症、间质性肺炎、心力衰竭等有关。患者不一定有全身体液容量过度表现,但有特征性的心腔内压和肺楔压升高。

其发生机制可能与尿毒症毒素致肺的毛细血管通透性增高,微血管中溶质和液体与肺间质之间的交换出现不平衡,肺间质水潴留有关。

X线的表现特征:肺门区呈中心性肺水肿,周围肺区正常,呈蝴蝶状分布。

再则,慢性肾衰竭的患者常发生代谢性酸中毒,影响氧的转运。此外,还可导致肺血管收缩,加重心脏负荷,肺淤血水肿。

(3)尿毒症胸膜炎:尿毒症胸膜炎在尿毒症患者中较为常见,占尿毒症患者15%～20%。发生机制尚不清楚,可能与尿毒症毒素潴留、损害胸膜及炎症发生有关,但与尿毒症严重程度及肌酐、尿素氮浓度无关。胸膜炎可发生于单侧或双侧,大多数患者有胸痛,部分患者可有低热表现。

诊断主要排除感染和其他疾病。当积液较多时,可做胸腔积液穿刺术,积液多为漏出液,少数可为血性。血性积液主要原因可能是血液透析时的肝素化所致。

(4)肺钙化:CRF患者发生转移性钙化很常见,由于同时有肺纤维化、肺水肿、感染存在,诊断很困难,很易忽视,应特别引起注意。其临床表现常诉气短,动则加甚,但临床体征很少。病理改变为肺组织变硬,肺泡间隔为钙化的主要部位,肺泡间隔增宽,重量增加。目前,病理机制尚不清楚,可能与甲旁亢有关。

2.治疗

(1)尿毒症肺的治疗:主要依靠充分的透析清除体内积蓄过多的毒性代谢产物,排除过多的水、钠潴留,减轻心脏负荷,改善肺组织的充血、水肿。同时要积极防治肺部感染,一旦发现应尽早、尽快选用有效的抗生素迅速加以控制,防止对肺的进一步损害。

(2)肺部感染治疗:合并肺部感染者要及时尽早发现,明确诊断。尽早、尽快选择敏感有效的抗生素迅速进行控制治疗,同时祛痰止咳,保持呼吸道畅通。

(3)胸膜炎的治疗:积液多为漏出液,积液较多、胸闷时可做胸腔积液穿刺术治疗。当并发感染时尽快选用敏感有效的抗生素控制。

(4)肺钙化的治疗:注意低磷摄入、调整钙的入量。

**(三)并发循环系统的损害与治疗**

慢性肾衰竭患者继发心、脑血管疾病是最常见和最严重的并发症之一。据有关资料报道,约50%的透析患者死于心、脑血管疾病,是此类患者死亡的第一位原因。病变早期可无明显的临床症状,但影像学检查可发现大动脉内膜-中层厚度增加,并有粥样斑块形成。在血液透析1～3年的患者中,动脉疾病发生率超过5%,明显高于同龄正常人。一旦形成则进展迅速,因此被称为

"加速性心血管病"。慢性肾衰竭和血液透析患者心血管疾病主要包括两大类:①左心室心肌病变导致的心肌病;②冠状动脉供血不足造成的缺血性心脏病。病程进展致晚期,这两种病可互为因果,相互促进,最终导致循环功能衰竭而死亡。

**1.发病原因**

慢性肾衰和行血透的患者,并发心脑血管病变的因素是多方面的,它包括糖尿病、高血压、脂质代谢异常、纤维蛋白异常、贫血、血浆容量扩张、低蛋白血症、促凝血因子、酸血症、氧化应激、动静脉瘘、动脉硬化等的变化,均是心脑血管病变的危险因素。

(1)高血压:高血压在慢性肾衰竭的患者中是最常见的并发症,在透析治疗中,仍有约 65% 的患者未能满意地控制血压。其中有 80%～90% 的患者为容量依赖性高血压,10%～15% 是肾素依赖性高血压。高血压可导致左心室的室腔容积增加,缺血性心脏病以及心功能衰竭,高血压在左心室肥厚形成中具有十分重要的作用,而平均动脉压升高是导致左心室肥厚的关键。平均动脉压升高 1.3 kPa(10 mmHg),左心室向心性肥厚的发生率升高 48%,病死率升高 22%。

(2)动脉硬化:动脉硬化的病理表现为动脉扩张,内膜中层增殖,动脉顺应性降低及动脉波反射的早期恢复下降,最终出现左心室肥厚。血流动力学异常改变,是造成动脉硬化的原因之一。这种病理改变是否可逆,目前尚不清楚。

(3)贫血:贫血是慢性肾衰竭的患者血流超负荷、左心室容量增加及左心室肥厚的原因之一。并且贫血与心功能衰竭,甚至病死率关系密切。

据统计显示:血细胞比容在 0.26±0.05 的范围内,每降低 0.01 患者的病死率升高 14%,血红蛋白低于 80 g/L 时,病死率明显升高。

(4)容量超负荷:血容量增加是导致高血压左心室肥厚的重要原因,动静脉瘘也是与心脏增大增生有关,可导致超负荷的心肌病。目前,对动静脉瘘引起的血流动力学改变而致的危害因素尚缺乏足够的认识。

(5)氧化应激:CRF 的氧化应激是由于体内的氧化物质增加和抗氧化能力下降的双重作用造成的。血液透析患者的氧化水平进一步升高。氧化应激促进体内低密度脂蛋白(LDL)形成氧化修饰型 LDL($_{ox}$-LDL)。循环中高水平的 $_{ox}$-LDL 是动脉粥样硬化形成的重要因素。此外,氧化应激能促进多种糖、脂质和蛋白质的非酶氧化反应,生成具有活泼性质的羰基化合物,如甲基乙二醛、乙二醛、丙二醛及 3-脱氧葡萄糖醛酮等。活性羰基化合物能够直接作用于细胞或修饰蛋白,产生病理效应。

(6)脂质代谢异常:慢性肾衰竭和透析患者,常存在着脂质代谢异常。脂质代谢异常有 3 种情况:①极低密度脂蛋白(VLDL)和中间密度脂蛋白(LDL)升高,并导致高三酰甘油血症。②富含三酰甘油的 LDL 无变化或轻微升高。③高密度脂蛋白中(HDL)中的 $HDL_2$ 成分减少,导致 HDL 胆固醇浓度降低。血液透析患者 LDL 水平升高,而且 LDL 的结构和成分发生改变,无论在体内或体外均比正常人更容易被氧化成为 $_{ox}$-LDL。

(7)钙、磷异常及继发性甲状旁腺功能亢进:低钙血症与缺血性心脏病有明显的关联。甲状旁腺功能亢进可能是心肌细胞死亡和心肌纤维化的主要原因。心肌纤维化导致心肌增殖、扩张性心肌病和心功能衰竭;而钙磷乘积的异常升高会导致血管和心脏瓣膜钙化。

(8)营养不良、低蛋白血症:因尿毒症患者长期胃肠功能紊乱,引发食欲缺乏、恶心、呕吐及长期透析的丢失致使全身营养不良,通常表现为低蛋白血症及氨基酸、微量元素、维生素缺乏。已证实低蛋白血症是缺血性心脏病、心功能衰竭及患者死亡的重要危险因素之一。营养不良可导致心肌坏死和心肌组织及一些重要成分减少,造成左心室扩张,心功能不全。免疫功能低下而常引发细菌、病毒感染。

腹膜透析患者低蛋白血症比血液透析患者更加普遍和严重,这可能是腹膜透析患者晚期(2年后)存活率低于血液透析患者的原因之一。

慢性肾衰的"微血管炎反应状态"是指以细胞因子驱动的,以促氧化过程为特征的慢性炎症状态。营养不良和炎症反应与慢性肾衰患者心血管并发症有密切关系,故近来国外学者提出营养不良-炎症反应-动脉粥样硬化理论,值得引起人们重视和提高认识。

2.发病机制

(1)心肌病。

左心室肥厚:左心室肥厚既是机体为维持正常血流动力学的代偿,也是一种逐步恶化的病理过程。心脏肌节数量增加和管壁增厚能够维持心室壁张力的稳定,降低能量消耗,心脏无须大幅度增加室壁张力,即可产生较高的血管内压力。

然而,左心室肥厚的不利影响在于降低了心肌内毛细血管密度,减少冠脉回流和心内膜下灌注,导致心肌纤维化,引发心律失常和心功能障碍。长期持续的左心室高负荷会导致血液透析患者心肌细胞凋亡发展为心肌病。此外,血液灌流降低营养不良、甲状旁腺功能亢进等均能导致心肌死亡。心肌细胞死亡后,左心室进行性扩张,心肌收缩功能降低。

左心室扩张:即使处于同一血压水平,CRF患者左心室内径也比同龄、同性别正常人明显增大,36%~38%的CRF患者左心室内径超过正常范围。

CRF患者左心室扩张的主要原因是:由于水钠潴留、动静脉瘘和贫血,导致的容量超负荷,心脏持续地高输出,以及由于营养不良、低蛋白血症和心肌灌注不足造成心肌死亡。

动脉病变:影响收缩压和脉压的主要因素是动脉的顺应性和动脉波反射的早期改变。CRF时这两个指标均降低。动脉顺应性降低可导致大动脉扩张和动脉内膜-中层增厚,这种病变类似老年性动脉硬化的改变,但与动脉粥样硬化的改变有所不同,病变原发于血管中层,呈弥漫性扩张和大动脉硬化。动脉增粗及内膜-中层增厚与血管内的血流量和血流速度增加有关。

实验与临床研究均证明,血流的慢性增加可导致动脉内径增宽和动脉壁增厚,使心脏负荷增加。

瓣膜钙化与主动脉狭窄:28%~55%的透析患者被发现有动脉瓣钙化,其原因可能与循环钙、磷水平升高有关。有3%~13%的血液透析患者出现主动脉狭窄,而且病变进展迅速,进一步加重左心室肥厚。

心肌纤维化:发现CRF患者的心脏间质纤维化的严重程度比原发性高血压和糖尿病患者更为严重。其原因为甲状旁腺功能亢进是这种病变的重要原因之一;肾素-血管紧张素系统激活,可能是间质纤维化形成的重要原因,因为血管紧张素转化酶抑制剂(ACEI)对间质纤维化具有抑制作用。此外,细胞外基质蛋白的异常修饰及修饰后蛋白对细胞的激活也可能参与了间质纤维化的形成。间质纤维化可造成心肌收缩功能障碍,左心室顺应性降低和心律失常。

(2)缺血性心脏病。

动脉粥样硬化:缺血性心脏病是CRF及透析患者的主要发病原因。透析患者动脉粥样硬化的发生率明显高于正常人。除高血压、吸烟等一般人群传统的危险因素外,CRF本身特异性危险因素参与了动脉粥样硬化的形成,如血管损伤、凝血因子异常、脂质代谢紊乱、营养不良、氧化应激等。

非动脉粥样硬化性缺血性心脏病：慢性肾衰竭可出现血管平滑肌增殖和内皮细胞损害，心肌毛细血管密度降低，心肌内小动脉壁增厚，血管内膜-中层增殖，以及交通动脉硬化等。这些病变影响心肌供血供氧，尤其发生于大冠状动脉或小冠状动脉血管壁时，容易诱发冠心病。此类病变称为非动脉粥样硬化性缺血性心脏病。并且非动脉粥样硬化性病变还可造成左心室肥厚。另外，CRF时心脏内能量生成转化障碍及调节失衡，而且，继发性甲状旁腺功能亢进使心脏对缺血缺氧的易感性提高。

（3）心功能衰竭：心功能不全是慢性肾衰的严重并发症和重要的死因，占慢性肾衰病死率的45.6％，因心功不全和心律失常而死亡者占慢性肾衰死因的第二位（22.6％）。

心功能衰竭是由于心肌收缩功能障碍或舒张功能障碍造成。事实上舒张功能障碍是透析患者频繁发作及顽固性充血性心力衰竭常见的原因。左心室肥厚也可导致舒张功能障碍。透析患者的心脏病理改变与高血压心脏病相似，但比增生性心肌病轻。心肌纤维化和心肌舒张功能障碍导致的左心室硬化均造成左心室充血障碍。心肌收缩功能障碍与缺血性心脏病、血流动力学改变异常及尿毒症毒素有关。肾脏替代治疗，特别是肾移植术后，心肌收缩功能得到部分甚至完全恢复。心功能不全也可导致缺血性心脏病。左心室肥厚会影响冠状动脉血液供应，不仅造成左心室的局部损伤，还可进一步损害左心室的收缩和舒张功能。

（4）心包炎：心包炎、心包积液是常见的并发症之一，发生率占15.3％。透析患者中有3％～4％死于心包病。心包炎分为尿毒症心包炎和透析相关性心包炎两种。前者主要发生于透析前或透析刚开始时。

心包炎的形成原因与尿毒症毒素、水电解质失衡、继发性甲旁亢和感染等有关；后者可能与透析不充分，以及使用肝素、血小板功能降低和感染等因素有关。表现为纤维素性心包炎，可发展为包囊性、纤维化、亚急性或慢性缩窄性心包炎。

3.临床表现

（1）动脉粥样硬化：动脉粥样硬化和非动脉粥样硬化性心脏病均表现为缺血性心脏病，可出现心绞痛，血液透析时可诱发心绞痛。

（2）心肌病变：最突出的临床表现是左心室肥厚、左心室舒张功能下降、心律失常、充血性心力衰竭，并可导致缺血性心脏病。

（3）心包炎：心包炎时可出现胸痛，卧位及深呼吸时加重。透析相关性心包炎时可有发热，心前区闻及粗糙的心包摩擦音，或触之有摩擦感。可有不同程度的心包积液体征。重则发生心脏压塞，血压突然降低，或透析过程中出现低血压，具有诊断价值。

（4）心功能不全表现：心悸、气短、气促、端坐呼吸、颈静脉怒张、水肿和肝大，严重者，可出现急性左侧心力衰竭。

注意：以上各类心脏病并不是孤立存在的，在病理改变中，可相互影响或同时存在。

4.辅助检查

（1）超声心动图检查：超声心动图检查是一种准确安全检测心脏功能与组织结构的手段。通过超声心动图分析，可以鉴别心功能衰竭形成的主要原因，是心肌舒张功能障碍，还是收缩功能障碍，心肌形态及各瓣膜功能情况，对临床治疗具有重要意义。超声心动图还可应用于无症状透析患者，心血管疾病，心包病的普查诊断，可发现早期心脏病变。

（2）冠脉造影：对病情许可的患者可行血管造影。

5.鉴别诊断

在慢性肾功能不全及肾衰透析的患者中,当出现心功能衰竭或缺血性心脏病症状时,对于心肌病或冠心病的鉴别诊断是非常重要的。

慢性肾衰竭和透析患者并发心脏损害时的表现因人而异,心肌病所表现的向心性左心室肥厚、左心室扩张或心肌收缩功能障碍,在缺血性心脏病时也可能出现。此外,约有 25% 的缺血性心脏病是由非动脉粥样硬化性病变造成。再则,心肌病也能够促进缺血性心脏病的进展。

6.治疗

(1)纠正可逆性危险因素。①控制高血压:将血压控制在 18.7/12.0 kPa(140/90 mmHg)以下。②保证充分透析,适当调整饮食,尽量提高血浆清蛋白的浓度,保持在正常范围。③减轻因水钠潴留和动静脉瘘导致的血流动力学超负荷。④改善贫血状态:应用促红细胞生成素改善贫血,血红蛋白控制在 $100\sim110$ g/L,避免过高。注意纠正贫血过高时导致高凝状态,而诱发缺血性心脏病。在有缺血性心脏病症状的患者,血红蛋白的目标值不宜超过 $100\sim110$ g/L,无缺血性心脏病者也不宜超过 $110\sim120$ g/L。⑤改善治疗脂质异常:将血浆胆固醇、低脂蛋白、三酰甘油降至正常值以下。⑥纠正继发性甲状旁腺功能亢进和钙、磷紊乱,使血清钙>2.2 mmol/L、血磷<2.0 mmol/L、PTH<200 pg/mL 以下。⑦抗氧化治疗:口服维生素 E、维生素 C。⑧补充叶酸或维生素 $B_{12}$,降低血同型半胱氨酸水平。⑨调整饮食,保证精蛋白的补充和富含维生素、微量元素食物的摄入,戒烟酒。

(2)药物治疗。

心功能衰竭的药物治疗。①ACEI 类药物:ACEI 类药物能缓解 CRF 患者心功能衰竭的症状,降低发病率和病死率。本类药品最大的优点是既可治疗心脏收缩功能障碍,也能改善舒张功能,对于射血分数降低至 35% 以下而无症状,或者出现心肌梗死且射血分数低于 40% 的患者,ACEI 对进一步发展为充血性心功能衰竭均具有防治作用。②地高辛:无论是否伴有心房纤颤,地高辛都可用于治疗透析患者的心功能衰竭和收缩功能障碍。然而,因地高辛可提高心肌的收缩力,会影响心脏的舒张功能,故心脏舒张功能障碍的患者应避免使用地高辛。此外,在低血钾时应用地高辛可诱发心律失常。③其他药物:硫酸盐类和肼屈嗪不宜用于心脏舒张功能障碍的患者,对于顽固性心功能衰竭的患者,慎用 β 受体阻滞剂。④心绞痛者药物治疗:长效硝酸盐类药物对 CRF 患者心绞痛同样具有良好效果,然而在血液透析中,出现心绞痛时,舌下含服硝酸盐类药物易引发低血压,故应尽量避免使用。此时,吸氧和减少超滤或液体交换量,通常能够缓解症状。β 受体阻滞剂和钙通道阻滞剂也可用于治疗心绞痛,但是短效钙通道阻滞剂可能导致血压骤然下降,使用时应密切观察。⑤冠状动脉重建:国外统计表明,透析患者行经皮冠状动脉内支架置入术,或经皮冠状动脉腔内成形术后,复发率和病死率均高于非透析患者。但是,术后短期存活率和症状缓解均优于药物治疗。

**(四)并发消化系统损害与治疗**

尿毒症继发消化系统损害是最早、最常见的临床表现。终末期肾衰患者几乎均有消化道症状,但大多数是非特异性的表现,如食欲减退、恶心、呕吐、出血等,尤其是晨起表现为甚。经适当的治疗和低蛋白饮食后或透析后,可使消化道症状有一定程度的缓解。同时肾衰患者也常伴有消化道组织结构和功能的改变。

1.病因及发病机制

(1)体内毒素聚集而致:当肾衰竭时,体内的代谢废物毒素不能通过肾脏排出体外而聚积于体内,可以依赖性地阻断碳水化合物和蛋白质摄入、消化和吸收,这些毒素作用于脑内特异性的受体或神经递质而抑制饮食。

(2)瘦素和神经肽的作用:瘦素和神经肽 Y 在食物摄入和能量消耗方面有重要作用。瘦素在脂肪细胞中产生,当脂肪组织容积大时,通过下丘脑调节机制减少食欲。神经肽 Y 产生于下丘脑,被认为是最具有效应的胃纳刺激物。与其他的肽素激素一样,瘦素从肾脏排出,肾功能不全时排出减少,导致血浆瘦素水平升高。尿毒症患者血瘦素水平升高,仍与体脂成比例。腹透和血透患者即使体质指数正常,而血清瘦素仍高,提示脂肪细胞-下丘脑瘦素调节系统异常。

(3)代谢性酸中毒而致:尿毒症患者存在的代谢性酸中毒,也可以引起恶心、呕吐、食欲减退等消化系统症状。

(4)消化道溃疡表现:慢性肾衰竭患者,消化性溃疡发病率比正常人高,原因尚未清楚,可能与以下因素有关:①低血钙可使胃泌素增加,因而,可能与消化性溃疡的发生有关。②当肾衰竭严重时,由于肾组织破坏严重,前列腺素合成减少,而前列腺素 $E_2$ 能影响胃黏膜血流,具有保护胃黏膜的作用,因而容易发生消化道溃疡。③血尿素氮增高,胃黏膜抵抗力下降,而易发生消化性溃疡。

(5)上消化道出血:上消化道出血是尿毒症患者的重要合并症,浅表黏膜病变或消化性溃疡是上消化道出血的主要原因,尤以前者最常见。原因:①胃和十二指肠血管发育不良。②尿毒症凝血因子变化也是消化道出血的主要原因。慢性肾衰竭患者上消化道出血发生率较正常人高。

2.临床表现与诊断

(1)食欲缺乏:腹部胀闷,口淡无味,进而恶心、呕吐,便秘不畅,口腔炎,口腔溃疡,口中有臭味(主要是由于含脲酶的微生物释放氨所致),以上表现是肾衰竭患者最早、最常见的临床症状。

(2)食管炎:吞咽疼痛,吞咽困难,常提示有食管炎存在。尿毒症患者上消化道出血 10%～17% 为食管炎所致。由于尿毒症患者免疫功能低下,尤其是肾移植后患者,常应用免疫抑制剂,可发生病毒性和真菌性食管炎,可通过食管黏膜活检或食管冲刷图片而诊断。口服酮康唑或静脉滴注两性霉素 B 可控制。

(3)消化性溃疡:多表现反酸、嗳气、上腹部隐痛,有明显的上腹部压痛,常需上消化道钡餐造影及内窥镜检查确诊。

(4)呕血,便血:大便呈柏油样为上消化道出血而致,上消化道出血是尿毒症患者常见重要的并发症,是中、重度肾衰患者死亡原因之一,占肾衰患者死亡的 3%～7%。慢性肾衰竭进行血透患者,常有出血倾向,主要是因为与透析肝素化有关。上消化道出血患者不易停止,多可加重慢性肾衰的贫血程度,还可增加蛋白质的分解代谢,使尿素氮增加,加重患者呕吐和食欲减退等尿毒症症状,形成恶性循环。

3.治疗

(1)食欲缺乏治疗:对于恶心、呕吐,食欲缺乏、厌食者,可通过口服或肌内注射甲氧氯普胺(胃复安)、氯丙嗪进行治疗,中医中药外治和内治疗效尚可。透析后可明显改善尿毒症患者胃肠道症状。

(2)消化性溃疡治疗:溃疡患者的治疗与一般溃疡性病治疗相同,在进行治疗时,一定要区分是否有幽门螺旋杆菌(Hp)感染存在。如阳性应首先应用质子泵抑制剂、胶体铋剂、抗生素做根除 Hp 三联治疗。在抗 Hp 结束后,再予以 2～4 周抑制胃酸治疗。对于 Hp 阴性者,应用任何一种质子泵抑制剂或 $H_2$ 受体阻滞剂进行治疗都可。十二指肠溃疡疗程为 4～6 周,胃溃疡为 6～

8周。也可加用黏膜保护剂,如氢氧化铝凝胶等。$H_2$受体拮抗剂主要经肾排出,因此,慢性肾功能患者应按肌酐清除率而减低用量。

(3)上消化道出血治疗:在上消化道出血时,还应避免使用可导致溃疡的药物。还可应用抗酸药物、血管升压素、生长抑素或局部内镜止血,静脉输注血浆等。

血液透析能否减少出血,还应进一步观察。对透析患者应调整肝素的用量。

**(五)并发血液系统损害与治疗**

慢性肾功能不全可以出现血液系统的多种异常表现,在不同阶段而表现程度不同,但在终末期表现更为明显,如贫血、血小板计数减少、白细胞异常,其中以肾性贫血最为常见。

1.病因及发病机制

(1)肾性贫血是由于多种因素造成的,形成的主要原因有:①慢性肾衰竭时,促红细胞生成素(EPO)合成不足是肾性贫血的主要原因。有90%以上的EPO是由肾组织产生,产生部位在肾远曲小管和肾皮质及外髓管周毛细血管内皮细胞。随着慢性肾衰过程中肾组织的破坏,EPO产生减少,贫血的程度与肾功能损害程度呈正相关。②红细胞生长因子的作用:尿毒症患者血中存在某种抑制红细胞生成的物质,可抑制红细胞增殖和血红蛋白的合成,包括甲状旁腺素、精氨和多胺精氨,某些大分子蛋白等。③红细胞寿命缩短:溶血是红细胞寿命缩短的主要因素之一。④其他因素:尿毒症毒素能干扰细胞膜的功能和膜的稳定性,使红细胞渗透脆性增加。⑤铁缺乏、叶酸缺乏、消化道出血、严重的甲旁亢或甲状旁腺功能减退,以及透析管路残留血过多等。

(2)血小板异常:由于外周血小板破坏增多,血小板数降低,或血小板功能异常而致血小板聚集和黏附能力下降。这些异常可能和某些尿毒症毒素有关,因透析常能迅速纠正出血倾向。

(3)白细胞类异常:白细胞计数多正常,但部分病例有颗粒细胞和淋巴细胞减少。尿毒症患者对所有类型的白细胞均有不良影响,以中性粒细胞的趋化性、吞噬和杀灭细菌的能力减弱最为突出,而导致急性炎症反应和延迟性变态反应的减弱,故尿毒症患者易发生感染。白细胞的异常及功能障碍可能与尿毒症毒素、酸中毒、营养不良及氮质血症所致的体液高渗透压有关。

2.临床表现及诊断

(1)贫血(正细胞正色素性贫血):在慢性肾衰竭继发贫血时,可因不同的基础疾病出现的贫血程度有很大差异。多囊肾肾衰竭患者的贫血常比其他原因肾衰引起的贫血较轻;伴有高血压的肾衰患者,血细胞比容高于血压正常的患者;伴有肾病综合征的患者,贫血程度比无肾病综合征者严重;这可能与大量丢失蛋白、EPO、转铁蛋白和必需氨基酸减少有关。肾性贫血会引起一系列生理异常和表现如下:①组织供氧下降,心排血量增加,心脏增大,心室肥厚,心绞痛,充血性心力衰竭,心悸气短,动则加甚。②月经周期变化,男性者出现阳痿、性功能障碍,儿童患者生长发育迟缓等。③大多表现症状有认知和精神敏感度下降,头昏、乏力、失眠、食欲缺乏等。④单纯性肾性贫血为:正细胞正色素性贫血,如伴有缺铁、叶酸者可出现小细胞低色素性或大细胞性贫血。血红蛋白和/或血细胞比容、红细胞计数降低,网织红细胞计数可降低、正常或轻度升高。

血清铁蛋白饱和度反应铁储备的情况,即储存在肝脏、脾脏和骨髓网状细胞内的铁。转铁蛋白饱和度反应生成红细胞可获得铁,与血清铁蛋白的饱和度一样。血清铁蛋白水平过低或过高,可以精确反映缺铁或负荷过量,血清叶酸水平正常或降低。

(2)出血倾向:临床多表现皮下大片出血发紫,呕血呈酱油色,便血呈柏油状,女性月经过多,时有外伤后可出血不止等。

(3)血常规检查:白细胞计数正常,部分患者粒细胞、淋巴细胞、血小板计数减少。

3.治疗

(1)肾性贫血的治疗。

维持性透析:无论血液透析或腹膜透析均能改善肾性贫血状况,这可能与透析能清除某些抑制 EPO 发挥作用的因子有关。

肾移植:肾移植后可改善贫血状况。

输血治疗:一般认为血红蛋白>60 g/L 时,就能维持机体最低限度的氧供应,不需输血,如果血红蛋白<60 g/L 时,特别是已出现明显贫血症状(如冠状动脉或脑血管疾病的症状加重时等),则应小剂量多次输血。

EPO 及铁剂、叶酸的应用治疗:EPO 的应用疗效明显,是治疗肾衰贫血的一次重大革命,适用于慢性肾衰竭贫血未透析和透析的患者。为使 EPO 充分发挥作用,需补充足够的铁剂、叶酸和其他的造血原料。EPO 治疗 10 d,外周血网织红细胞增多,4 周内血红蛋白和血细胞比容增加,增加速度与 EPO 用量有关。

EPO 的使用方法及用量:应首选皮下注射方法:应用剂量为成人每周 80~120 U/kg(通常每周 6 000 U),每周可分 2~3 次注射。

静脉注射方法:对于刚开始进行血透患者,可用剂量为每周 120~180 U/kg(通常每周 9 000 U),每周分 3 次使用。应用 EPO 如何增减剂量,应每 1~2 周检测 1 次血红蛋白和血细胞比容(Hct),直至达到目标值。目标值为 110~120 g/L,对于绝经期前和青春期患者目标值为 110 g/L,对于成年男性和绝经期后的女性,目标值为 120 g/L。当血红蛋白达到稳定目标值及 EPO 剂量足够时,应每 2~4 周监测 1 次。如果在 EPO 治疗开始后或剂量增加后 2~4 周,Hct 比初始值增长不足 2%时,则 EPO 剂量需增加 50%。如果 Hb/Hct 每个月的绝对值增长超过 30 g/L,或超过目标值,则 EPO 剂量应减少 25%,导致 EPO 反应不足和疗效差的原因有:感染炎症,慢性失血,纤维性骨炎,铅中毒,叶酸、铁或维生素 $B_{12}$ 缺乏,营养不良和溶血,或多发性骨髓瘤等因素。

不良反应主要包括以下几点。①高血压:发生率可达 23%,在开始使用时应严密观察血压,如发现血压升高,应减少 EPO 的剂量,减慢 Hct 上升速度,即可减少高血压的发生率;②头痛:有少数患者应用 EPO 后感头痛,可能与 EPO 用量过大,血红蛋白上升过快,血压上升,血液黏稠度增加有关;③肌痛和输液样综合征:一些患者在静脉使用 EPO 后,可出现肌痛、寒战、出汗等输液反应,这些症状可随着给药或间断给药而消除。

注意事项:血液透析难于控制的高血压患者,某些白血病、铅中毒患者及孕妇禁用,对本品过敏者禁用,癫痫患者、脑血栓形成患者慎用。应用期间应严格检测血压、血栓情况及血清铁含量。

铁剂的应用:机体内铁剂的状况监测指标为转铁蛋白饱和度(TSAT)及血清铁蛋白。

口服补铁:口服补铁剂量为每天至少 200 mg 元素铁。

静脉补铁:如口服补铁或不宜服用的患者,不能保持足够的铁状况时,可在给予右旋糖酐铁 25 mg 实验剂量后,给予 500~1 000 mg 单剂量静脉注射,需要时可重复使用。

血液透析的患者口服铁剂治疗很难保持足够的铁供应,大部分患者需静脉输注铁剂治疗。如TSAT<20%或血清铁蛋白<100 ng/mL,成人每次血透可给予 100~125 mg,共 8~10 次,如果达到目标,则可给予另 1 个疗程。如患者达到目标值,建议每周使用铁剂 25~125 mg 1 次。对于 TSAT≥50%和血清铁蛋白≥800 ng/mL 者应停用静脉铁剂 3 个月,当 TSAT<50%及血清铁蛋白<800 ng/mL 后,再次使用静脉铁剂,剂量减少 1/3~1/2。一旦达到理想的 Hb/Hct

及铁储备,血液透析患者的静脉铁剂用量可以维持于每周 25～125 mg。注意在测定铁指标时需停用铁剂 2 周后进行或至少 7 d 后测定。

补充叶酸 10 mg,每天 3 次,这是因为维持性透析患者在透析中会丢失叶酸。

(2)有出血倾向及出血者的治疗:治疗出血的办法是用透析疗法,然而在透析时全身肝素化,有增加出血的危险性,因此,对有出血倾向的患者,应采用局部肝素化或无肝素透析。在消化道小量出血时,可用抗纤维蛋白溶解的止血药氨基己酸静脉滴注。有学者认为使用雌激素口服有效。

### (六)并发神经肌肉系统损害与治疗

神经肌肉系统的损害是慢性肾衰竭的常见继发症之一。多表现为头痛、睡眠障碍、周围性多神经性病变、麻木、抽搐、疼痛、自主神经紊乱,较少见周围性单神经病变。神经肌肉系统的病变与肾衰竭严重程度水平相关。与原发疾病种类无关。但某些原发疾病同样影响着中枢性和周围性神经肌肉系统,如淀粉样变性、糖尿病、系统性红斑狼疮、结节性多动脉炎、肝功能衰竭和某些先天性疾病。

1.病因及发病机制

尿毒症神经肌肉系统的病变,病理生理机制尚未完全清楚,与以下因素有关。

(1)毒素:与尿毒症毒素(尿素氮、肌酐、胍类物质),肠道细菌代谢产物,PTH,中分子物质等的蓄积相关。

(2)肠道细菌:肠道细菌可以合成尿毒症毒素,发病机制与肠道黏膜通透性升高,细菌产物吸收增加,作用于神经肌肉系统有关。

(3)其他因素:引起加重中枢或周围神经系统病变的因素。①水电解质紊乱:在肾功能快速下降时,常发现低钠血症和水中毒,可以加重和引起尿毒症患者中枢神经系统症状。②酸碱平衡紊乱。③高血压引起脑血管痉挛。④药物毒性、感染、出血等都可以引起或加重神经系统器质性或功能性损害。

2.临床表现及诊断

慢性肾衰竭常引起中枢神经、周围神经、自主神经的病变,常发生于慢性肾衰竭的过程中,并且神经系统病变也与慢性肾衰竭的预后相关。

(1)中枢神经系统病变:常表现为非特异性,与其他中毒性脑病难于鉴别。

早期表现:主要表现头晕脑胀、体倦乏力、注意力不集中、记忆力减退、失眠、易激动或情感淡漠。

中期表现:随病情加重,可出现性格和行为的改变,情绪低落,定向力障碍,综合分析能力下降。有些患者出现幻想、幻觉、幻听、甚至出现自杀倾向。

晚期表现:可出现构音困难、扑翼样震颤、多灶性肌痉挛、手足抽搐,进一步出现意识模糊,昏迷,甚至死亡。小部分可出现脑电图异常,大部分脑电波减慢。

透析治疗后可使上述表现得到不同程度改善,肾移植后将得到极大改善。

(2)周围神经系统疾病:病变症状在临床中出现较晚,常出现于 CRF＜20 mL/min 的患者,或出现尿毒症持续至少 6 个月以后。尿毒症周围神经病变较为常见,男性多见,缓慢进展。

早期表现:远端对称的感觉-运动神经病变。主要侵犯感觉神经,下肢远端的轻度感觉异常,即"不安腿"或"烧灼足"综合征,多发生在晚上,活动后可缓解。

肌肉易激痉挛性疼痛或虚弱:体征包括肌肉萎缩、深腱反射消失、反射异常或缺失(尤其是踝反射)、感觉受损(震动、轻触、压力和疼痛)。透析治疗可以改善严重多发性周围神经病变症状。肾移植后可得到极大的改善。周围神经单神经病变较少见。

神经传导速度(NCV)下降检测是评估周围神经病变的客观证据。在 GFR 下降的患者中发生率是 15%～85%,感觉神经 NCV 减慢发生率为 90%,而运动神经 NCV 减慢发生率仅为 40%。有临床症状的患者,NCV 减低更为明显。

(3)自主神经系统病变:自主神经病变出现于 20%～80%的糖尿病肾病患者,其中严重的肾衰竭患者占 60%。透析患者临床表现为瞳孔缩小,唾液稀薄,心动过速或缓慢,皮肤多汗或干燥等症。

(4)尿毒症肌病:肌肉系统的病变是尿毒症患者常见的继发症之一。常与周围神经病变同时出现。尿毒症肌病肌痛发生的原因是综合性的。

缺乏维生素:维生素的缺乏是主要原因。

甲状旁腺功能亢进:其他尚与继发性甲状旁腺功能亢进,钙、磷代谢紊乱,血管钙化等因素有关。

临床上需与周围神经病变所致的肌病鉴别,后者主要累及下肢远端肌肉,有感觉和传导的障碍,跟腱反射消失。血中磷酸肌酸激酶、无机磷浓度正常或降低。

3.治疗

(1)透析及肾移植治疗:早期和充分的透析治疗可以改善严重的中枢神经系统损害和周围神经病变的症状,但不会完全彻底恢复。成功的肾移植几乎可改善所有患者的神经病变。一般在数天至数月时可显著改善,但不能改善自主神经功能失调。

(2)对症治疗:①对于烦躁失眠、头痛患者,应用地西泮(安定)等镇静催眠药治疗。②对于精神异常患者,如幻想、幻觉、幻听,可使用吩噻嗪类药物,镇静安神治疗。③如出现精神压抑,情绪低落,甚至有自杀倾向者可服用丙米嗪 150～250 mg/d,主要用于预防。④纠正水、电解质紊乱:在治疗的同时,必须注意纠正水、电解质失调,尤其是低钙血症。如低钙血症时应及时静脉注射钙剂纠正,可控制抽搐发作。⑤对于癫痫样发作者,静脉注射地西泮,疗效显著,每次 5～10 mg,呼吸抑制作用较巴比妥类药物为轻。

(3)尿毒症肌病治疗:口服 1,25-$(OH)_2D_3$,首次剂量为 0.5 $\mu g/d$,然后逐渐加大至有效剂量,肌无力还常在 2～3 周内改善。大多数患者在数月内完全治愈,少部分应用 1,25-$(OH)_2D_3$ 无效。应用本药时,最危险的并发症是高钙血症,一旦出现应立即停止服用,使血钙恢复正常水平时再用小剂量维持治疗。

**(七)并发皮肤损害与治疗**

尿毒症患者继发皮肤损害者最常见。其发病率和严重程度随肾衰竭进展而不断加重。透析治疗开展以来,尿素霜已明显减少或消失,而尿毒症的其他损害表现,如迟发性皮肤卟啉病、林赛氏指甲、皮肤肿瘤有增加的趋势。

1.病因病机及临床表现

(1)皮肤病变:尿毒症患者在透析前或透析中均可发生皮肤病变。

主要表现:皮肤干燥、皮肤脱屑、外观像鱼鳞癣样,大多数患者遍及全身躯干和四肢,尤以四肢伸侧为严重。透析治疗难以缓解。

病因及发病机制:可能与汗腺功能受损有关;也可能与维生素 A 的代谢异常有关。也有学者认为,可能与尿毒症患者脂蛋白代谢异常和免疫功能低下有关,常规的润滑剂难以奏效。透析治疗难于缓解。

（2）皮肤瘙痒症：是尿毒症患者最常见的继发病之一，约有半数患者为全身瘙痒。透析可改善部分患者的症状。

病因及发病机制：为PTH引起的高钙血症，使皮肤钙化和刺激皮肤肥大细胞释放组胺被认为是一个主要的致病因素。另外，可能与维生素A过多症、肝素和透析膜的成分变态反应及难以透出的毒性物质有关。皮肤组织活检发现皮肤组织内钙、磷、镁的含量均较无瘙痒的透析患者较高，因而，可能是一个多因素共同作用的结果。

临床表现：部分患者瘙痒均为仅有症状，而无皮肤损害。有些患者可表现为结节性瘙痒，角化性血疹和单纯性苔藓，多见于四肢伸侧，严重者可发生皮肤溃疡。大多数患者常因贫血而面色苍白，色素沉着异常而呈灰黄色。部分患者因有出血倾向而有皮下淤血和血肿；由于甲旁亢PTH增多，而有转移性钙化；由于对阳光过敏，而产生水疱样损害。

（3）皮肤附属器官和血管损伤：是常见的并发症之一。

临床表现：为脱发，多见于腿部和前臂，秃顶少见，毛发检查发现处于生长静止期。长期透析的患者可见汗腺萎缩、皮质腺萎缩，其原因尚不清楚。

病因：维生素A过多可能是致病因素。

林赛氏指甲表现是尿毒症的典型表现，可有指甲色素的改变和营养不良，10%～35%的透析患者可现此类变化。其表现特点远端甲床呈红色、粉红色或棕色，并有明显的分界线，按压后不能明显消退。

尿毒症患者近端皮肤坏死和周围性坏疽罕见，一旦发生则预后较差，多于数月内死亡。大约75%外观正常的尿毒症患者，皮肤活检显示有严重的微血管病变，其病理改变表现为内皮细胞增生或坏死，基底膜增厚。病因有待研究。

2.治疗

皮肤瘙痒症治疗：可用炉甘石洗剂外擦，或止痒酒精外擦。紫外线治疗颇为有效。抗过敏药物疗效不确切。静脉输注利多卡因可减轻瘙痒，但维持时间较短。有资料报道口服活性炭可祛除多种毒性物质，数周后可减轻缓解瘙痒症状，用量为6 g/d。

透析治疗有部分患者可以得到缓解。对于使用各种治疗措施难以缓解者，应考虑甲状旁腺次全切除术。如不能缓解，肾移植可获得满意疗效。

**（八）并发内分泌系统损害与治疗**

尿毒症患者常致内分泌系统功能失调而异常，临床表现的常有：①肾脏产生的促红细胞生成素和$1,25-(OH)_2D_3$不足，导致贫血和骨软化症。②肽类激素代谢清除减少导致其半衰期延长，提高了其在血浆中的水平，维持性透析者血浆中催乳素升高的发生率为70%。③因尿毒症对性腺有毒性作用，可导致性激素产生不足，并可诱导对靶器官对激素的抵抗作用。④胰岛素抵抗表现为对葡萄糖不耐受。⑤尿毒症循环激素抑制物的活性增加，靶器官对生长因子抵抗，使患儿生长迟缓。这里主要阐述CRF患者甲状腺及性腺功能障碍。

1.甲状腺功能障碍

尿毒症患者常伴有甲状腺功能障碍，其甲状腺肿发生率较高。甲状腺功能障碍以甲状腺功能减退为常见。甲状腺亢进者发生率与普通人群无明显差异。

（1）病因病机：甲状腺肿大可能与分泌碘化物不足有关。甲状腺功能减退与CRF患者甲状腺代谢功能异常，甲状腺碘化物不充分，$T_4$转换为$T_3$受抑制，对$T_3$的生热反应受抑制有关。此外,代谢性酸中毒也可影响肾功能。代谢性酸中毒可以诱导甲状腺素分泌减少,甲状腺刺激激素(TSH)水平增高。然而在糖尿病肾病 CRF 患者中,甲状腺功能低下者增多,尤以老年和女性多见。

(2)临床表现。①一般表现:因体温基础代谢率减低,患者常有怕冷、低体温、疲乏无力、嗜睡、体重增加、皮肤干燥、便秘。②神经系统表现:听力下降、深部腱反射减弱或消失。③颜面及足部水肿。④检验室检查:监测血、TSH、$T_3$、$T_4$ 等水平。

(3)治疗:对于证实有甲状腺功能减退的患者,应给予甲状腺素治疗,视病情程度用量酌情。

**2.性功能障碍**

慢性肾衰竭及维持透析的患者常见性功能障碍。性功能障碍可随血透的进行而加重,占 38%~80%,年龄>40 岁者为甚,主要表现为男性阳痿,女子性欲减退,月经失调,子宫出血,囊性卵巢病,CRF 晚期出现闭经不孕,开始透析治疗后部分患者可恢复。

(1)病因及发病机制:性功能减退的原因目前尚未明确,可能与以下因素有关。①精神忧郁:可能引起激素分泌不足而致性功能低下。②锌缺乏:可以引起睾丸萎缩。③性激素水平异常:慢性肾衰者血睾酮水平降低,雌二醇正常,睾酮与雌二醇的比值下降,卵泡刺激素(FSH)正常,黄体生成素(LH)升高。此外,在血透患者中常见男性乳房发育症可能与血透患者催乳素水平升高,血中睾酮及睾酮与雌二醇的比值降低,营养改善有一定关系。④尿毒症患儿常发生发育生长延迟,常与体内产生生长因子抑制物有关。另外,代谢性酸中毒也可干扰生长因子作用,导致肌肉蛋白质代谢缺陷。

(2)治疗:用含锌的透血液可改善性功能,口服锌剂可使血睾丸素水平恢复正常,卵泡刺激素和黄体生成素降低。结合中医中药益肾滋阴壮阳论治。

**（九）并发代谢失调与治疗**

慢性肾衰竭常并发糖、脂质、蛋白质失调,以及代谢废物的潴留,是临床最常见的并发症之一,几乎所有慢性肾衰竭患者和行透析者均存在。

**1.糖类代谢异常**

慢性肾衰竭患者多有葡萄糖耐量的异常,故有"尿毒症假性糖尿病"之称,其空腹血糖正常或略有升高,糖耐量试验呈轻度糖尿病曲线。

(1)病因及发病机制:目前认为,慢性肾衰竭患者的糖耐量异常与靶器官对胰岛素抵抗有关。充分的透析和肾移植可显著提高组织对胰岛素的敏感性,同时也可使胰岛素分泌正常。

尿毒症患者虽有血糖升高,但临床无明显症状。在糖耐量异常情况下,对进行透析的患者,透析液中糖的含量应密切关注及控制。

假性低血糖在慢性肾衰竭或进行透析的患者中并非少见。有学者认为,可能与高胰岛素有关。由于胰岛素在肾的清除和降解发生障碍,胰岛素半衰期延长,血中胰岛素可轻度增加。尿毒症时,供肝糖异生的丙氨酸减少,因而肝糖异生的减少在自发性低血糖反应中可能发挥重要作用。

(2)治疗:防治肾衰竭患者的糖代谢异常,应鼓励多食入复合碳水化合物,如谷类、麦类食物,避免过多摄入精制碳水化合物,如葡萄糖、蜜糖等,以减少三酰甘油的合成,并可改善葡萄糖耐量。

**2.脂质代谢障碍**

慢性肾衰竭非透析尿毒症患者和维持性血透、腹膜透析患者,均可导致高脂血症。

(1)病因及发病机制:①血浆 PTH 水平升高,降低了脂解酶的活性,影响三酰甘油的清除。②由于慢性肾衰竭患者的饮食,常常对蛋白质、钠、钾、水都有严格限制,为提供充足的能量而不得不摄入大量的精制糖,因而增加了三酰甘油的生成。③血浆和肝脏脂蛋白脂酶及卵磷脂胆固醇乙酰转移酶的活性降低。④维持性血液透析时,应用肝素可以耗竭体内脂解酶的活性。透析过程中卡尼汀和赖氨酸丢失,影响脂肪酸氧化而引起三酰甘油升高。腹膜透析患者为透析中提供了一定量的葡萄糖负荷,更进一步刺激了血三酰甘油和胆固醇的升高。

(2)治疗。①饮食治疗:将碳水化合物摄入量减低至总能量的 35%,可以达到减低血三酰甘油的目的。②药物治疗。鱼油:Omega-3 脂肪酸存在于鱼油中,它可以降低血三酰甘油水平,对HDL、LDL 的脂质紊乱也有作用,并能降低血小板聚集,有一定的抗炎作用。同时,还可增强免疫力,也能延缓 IgA 肾病的进展。HMC-CoA 抑制剂:可以抑制胆固醇合成,降低血总胆固醇、LDL 和某些载脂蛋白的水平,并升高 HDL 水平。它可以降低 LDL 载脂蛋白 B100 达 30%,使HDL 水平升高 10%,是目前疗效最好的降脂药物。

3.蛋白质及氨基酸代谢失调

慢性肾衰竭非透析和透析患者常可导致蛋白质代谢异常、营养不良,是由多种因素引起的。

(1)病因及发病机制。①蛋白质摄入减少:各种原因引起的蛋白质丢失增加。由于慢性肾功能患者食欲缺乏,常导致蛋白质的摄入减少,再加上饮食中蛋白摄入限制,这是蛋白质营养不良的重要原因之一。②代谢性酸中毒:由于代谢性酸中毒,引起的必需氨基酸和蛋白质分解增加,也是重要原因。③维持性血液透析治疗的影响:维持性透析患者,常存在慢性炎症状态。血中一些炎症因子(如肿瘤坏死因子、白介素、C 反应蛋白)的增加可以引起食欲不佳,并刺激蛋白质代谢,从而加重蛋白质营养不良。④清蛋白质丢失:维持性血液透析中,低通量的透析器每次可以丢失氨基酸 6～10 g,肽类 2～3 g,高通量透析器每次可丢失平均 8～9 g 氨基酸。腹膜透析(CAPD)患者,每天从透析液中丢失的蛋白约为 9 g,其中清蛋白约 5 g。发生腹膜炎时,蛋白丢失更多。⑤失血:消化道出血、抽血实验室检查等原因也是蛋白质丢失的原因之一。⑥必需氨基酸和蛋白质代谢失调:代谢性酸中毒也是引起蛋白质营养不良的重要原因。代谢性酸中毒患者可加重蛋白质降解,而给予碳酸氢钠纠正酸中毒后,常可恢复正常。

代谢性酸中毒通过增加支链氨基酸的氧化,可促进必需氨基酸的分解代谢。慢性尿毒症患者肌肉内支链氨基酸氧化率的增加,加速了骨骼肌蛋白的分解代谢。

(2)临床表现。①消瘦:由于负氮平衡和每天热量摄入不足,患者常有肌肉消瘦和脂肪组织减少。但患者常因水钠潴留,体重无明显减轻,故常不易察觉。②水钠潴留:尿毒症患者的水钠潴留以细胞内总液量增加为主,常较细胞外液多,这是因为细胞运转功能失调,钠-钾泵作用障碍,大量钠进入细胞内的缘故。当开始维持透析治疗后,随着体内水钠潴留的消除,患者即显示出意外的消瘦。③全身表现:乏困无力、欲静不欲动、头晕、失眠等。

(3)治疗:对于慢性肾衰竭患者和进行维持性透析治疗的患者,除了应限止低生物价值的蛋白质摄入外,还应注意必需氨基酸的补充和足够的热量摄入,以纠正负氮平衡,改善患者的营养状况。

4.代谢废物的潴留及治疗

(1)病因、发病机制及临床表现:当发生慢性肾衰竭时,由于肾小球有效率过滤降低,机体内的一些代谢产物不能经肾脏从尿中排出,如血中的尿素氮、肌酐和血尿酸等废物水平增高,继而可导致机体损害。代谢废物对机体的毒性作用如下。

尿素增多:尿素可随机体分布全身,随汗液分布于皮肤时可在皮肤表面析出结晶,形成尿素霜,从而导致皮肤损伤、瘙痒、干燥、脱屑等表现。

尿毒症口臭:在机体生理功能正常时,15%～40%的尿素在胃肠道分解成氨和二氧化碳。尿毒症时尿素可代偿性地从消化道排泄增多,消化道细菌、尿毒酶的活力增加,尿素经细菌尿素酶的作用,分解为碳酸铵及氨,可形成尿毒症口臭。

消化道症状:也可造成消化道黏膜广泛的炎症和溃疡而出现恶心、呕吐、食欲缺乏、腹泻和消化道出血等一系列症状。

胸肺部表现:尿素及其他潴留的代谢产物,从呼吸道排出,可产生尿毒性肺炎、胸膜炎。

心包:从心包排出可产生尿毒症心包炎,但尿毒性心包炎与血尿素氮、肌酐水平升高不一定平衡。

尿酸增高:慢性肾衰竭时,血尿酸可升高。当肾小球滤过率降至 15 mL/min 时,血尿酸可持续地升高。但应该注意的是当肾小球滤过率严重降低时,血尿酸仍相对升高不大明显,这种情况的出现主要是因为远端肾小管分泌尿酸代偿性增加的结果。在肾衰竭晚期,尿素氮、肌酐急剧上升,而血尿酸上升仍缓慢。尽管尿毒症时血尿酸的升高显著而常见,但继发性痛风性关节炎和痛风石的形成不常见。这种机制尚不明确,有学者认为,高尿酸血症和高血压、高脂血症、硬化性血管病变有关,并可能加速肾功能的进一步恶化。

(2)治疗:①如果血尿酸高并且伴有继发性痛风症时,可使用别嘌醇治疗。②替代疗法:慢性肾衰竭一般讲是不可逆的。当肾功能不全时随着肾小球滤过率进一步下降,代谢废物潴留渐进加重,并可继发损害机体的多脏器组织功能。主要的治疗方法为应尽早血液透析或腹膜透析替代排泄或做肾移植。③合理膳食:根据患者的情况和检验结果,进行合理的膳食调摄,减少代谢产物的生成。④清洁保留灌肠:采用中医中药治疗,保留灌肠,调整肠道菌群及排泄毒素。

**(十)慢性肾衰竭并发感染与治疗**

慢性肾衰竭患者非透析或维持性透析期合并感染是引起死亡的第二位原因。其主要原因是慢性肾衰竭患者免疫功能低下。各种感染明显高于普通人群。免疫功能障碍机制和表现如下。

1.病因病机

(1)生理防御屏障被破坏:慢性肾衰竭患者或透析者,皮肤干燥,汗腺分泌乳酸减少,呼吸道、胃肠道和泌尿生殖道黏膜功能被损害,易被病原微生物侵入。此外,透析患者的肺水肿有利于潜在的病原菌传播,细菌性肺炎发生率增加。

(2)免疫功能异常:尿毒症患者 B 细胞减少,且产生的免疫球蛋白下降和功能降低;T 细胞功能障碍,T 细胞总数也下降,特别是 $T_4$ 细胞显著下降,$T_4/T_3$ 比值下降;单核细胞吞噬功能下降,趋化和杀菌能力受抑;多形核中性粒细胞的趋化性、黏附性和吞噬功能降低;自然杀伤细胞活性受抑;红细胞免疫功能降低。

2.感染部位及临床表现

并发感染常见于呼吸系统、泌尿系统、消化系统、皮肤及血管通道等。

血管通路相关感染是血液透析患者最常发生的并发症,占血液透析患者 28%,使用导管建立的临时性血管通路感染,是动静脉瘘的 7.64 倍。腹静脉留置导管在保留 72 h 以内很少并发感染,但超过 7 d 时感染发生率明显增高。颈内动静脉留置导管感染的发生率相对较低,在保留 3 周以上时感染率增高。永久性血管通路很少引起感染,其中动静脉瘘的感染率更低于人造血管。

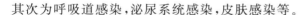

其次为呼吸道感染,泌尿系统感染,皮肤感染等。

临床表现:常有发热、寒战、白细胞计数升高等中毒症状。

3.预防及治疗

感染的预防极为重要,需合理膳食,保证足够的能量;改善居住环境,保证室内温度、相对湿度稳定,空气的流通;生活、活动作息时间的规律;避免过度疲劳,常洗涤以保持皮肤、口腔卫生等。如放置透析导管时,应经常注意管口和皮肤切口周围皮肤清洁消毒,保持导管及导管皮肤口的清洁卫生。

当已发生感染时,应积极选择敏感有效的抗生素,及时治疗,必要时做细菌培养、药敏试验。透析患者要得到有效的血药浓度,因为许多药物可被透析清除,应及时补充。

（赵　佳）

# 第十章 自身免疫性疾病相关性肾病

## 第一节 狼疮性肾炎

系统性红斑狼疮(systemic lupus erythematosus,SLE)是一种累及多系统多脏器的自身免疫性疾病,育龄期女性较易受累。SLE所致肾损害称为狼疮性肾炎(lupus nephritis,LN)。LN是我国常见的继发性肾小球疾病,其临床表现多样。轻者仅表现为无症状蛋白尿或血尿;部分患者表现为肾病综合征,伴有水肿、高血压或肾功能减退;少数患者起病急骤,肾功能短期内恶化甚至发生急性肾衰竭。如活动性病变未得到有效控制,病情迁延不愈,部分患者可逐渐进展至慢性肾衰竭。存在肾小管间质损伤者,表现为低比重尿、低分子蛋白尿,可伴随1型肾小管酸中毒。

### 一、发病机制

LN的发病机制尚不完全明确,可能涉及遗传(基因变异、HLAⅡ类分子多态性、补体遗传缺陷、非组织相容性复合物基因)、环境(药物、部分工业/农业化学衍生物、烟草、染发剂、紫外线)、内分泌紊乱(雌激素、催乳素升高)、免疫系统异常等多个方面。上述致病因素的相互作用可导致:①T辅助细胞活化,B细胞增殖,从而产生损伤性自身抗体。动物实验显示应用抗核抗体PL2-3可诱导肾脏局部产生B细胞刺激因子,导致小鼠自身抗体水平显著升高,并进展为狼疮性肾炎。②免疫应答调节紊乱导致抗体与免疫复合物大量产生而不能下调,从而损伤组织器官。近期在狼疮性肾炎患者MHC基因区域发现了5个与狼疮性肾炎相关的独立危险突变,引起MHCⅠ类和Ⅱ类分子抗原呈递异常,参与了狼疮性肾炎的发病机制。③循环或原位免疫复合物沉积于肾脏不同部位,导致不同的肾脏病理类型。

SLE的组织损害主要与自身抗体的作用有关,体内存在多种高滴度的自身抗体,其中以抗核抗体的阳性率最高(可达95%),主要包括抗DNA抗体、抗组蛋白抗体、抗RNA结合的非组蛋白抗体、抗核糖核蛋白抗体(主要是Smith抗原,简写为Sm抗原),其中抗双链DNA和抗Sm抗体的检测对SLE的诊断具有相对特异性,其阳性率分别为60%和30%。免疫复合物介导大多数内脏的损伤病变(表现为Ⅲ型超敏反应)。肾及其他器官的小血管中可检出DNA-抗DNA复合物的存在;低水平的血浆补体浓度和肾小球等小血管中补体和免疫球蛋白的沉积,则进一步说明免疫复合物为本病发生的重要原因。

## 二、病理

### (一)病理改变

#### 1.光镜

狼疮性肾炎的病理改变复杂多样,主要为肾小球病变。肾小球细胞增生是 LN 的病理特点,细胞增生可发生在不同的部位,如系膜区、毛细血管内或毛细血管外。系膜细胞增生分为轻度增生定义为 $3\,\mu m$ 厚切片中非血管极系膜区有系膜细胞 4~5 个、中度有 6~7 个和重度有 8 个及以上,并伴有基质增多。常伴随系膜区免疫复合物的沉积。毛细血管内增生定义为血管腔内细胞数增多,包括内皮细胞及血液白细胞(中性粒细胞、单核细胞和/或淋巴细胞)浸润,导致毛细血管腔狭窄或阻塞。毛细血管外增生,即新月体形成,壁层上皮细胞多层增生占据 10% 以上的鲍曼囊腔。肾小球在病变范围上可分为弥漫性和局灶性。如病变分布广泛,超过肾穿刺组织全部肾小球数目的 50%,则为弥漫性病变;如小于全部肾小球数目的 50%,称为局灶性病变。

结合临床症状,LN 病理改变又分为活动性病变,或非活动性和慢性病变。活动性病变的组织学特征可表现为中重度毛细血管内增生,纤维素样坏死,肾小球基底膜断裂,浸润白细胞坏死产生核固缩或核碎裂。光镜下可看到免疫复合物主要沉积于内皮下和系膜区,在 Masson 染色中表现为系膜区嗜复红物沉积,或较大的内皮下沉积物沿毛细血管壁节段性沉积,形成血管壁明显增厚,呈强嗜伊红性均质环状结构,称为铁丝圈样或"白金耳"样改变,电镜下显示为毛细血管基膜内皮下大量电子致密物沿管壁沉积所致。在部分区域,由于内皮下新生的基底膜可产生双轨,常常伴有系膜插入。大块内皮下沉积物可突出进入毛细血管腔形成腔内免疫复合物聚集体,形成透明血栓样结构,为假血栓样改变。在一些活动性增生性病变中,肾小球毛细血管腔内的纤维蛋白也可同时积聚,形成均质样真正的微血栓。

苏木素小体是 LN 罕见但是独有的特征,在 HE 染色中表现为模糊、淡紫色结构(裸核),其在细胞死亡后被挤压出来,通常小于正常的细胞核。抗核抗体与这些裸核结合,导致粗染色质凝集,嗜碱性增加,从而产生苏木素小体。苏木素小体可见于活动性毛细血管内增生性肾炎(Ⅲ型或Ⅳ型),但是在活检组织中较少见到(约占 2%),具有诊断意义。

小管间质和血管病变包括肾小管萎缩、间质炎症、间质纤维化、动脉粥样硬化、血管免疫复合物沉积、血栓形成和动脉炎等。这些病变应根据组织累及的程度给予半定量分级(无、轻、中、重)。由于 LN 的分型主要基于小球病变,这些伴随的小管间质病变和血管病变需在肾穿刺诊断报告中单独列出,加以描述。

#### 2.免疫荧光

由于 LN 是由多种自身抗体形成的免疫复合物引起发病,因此免疫荧光检查中多数指标包括免疫球蛋白:IgG、IgA、IgM,均可不同程度阳性,同时补体 $C_3$、C1q 也可不同程度阳性,称为"满堂亮",其为 LN 特异性表现。IgG 染色在免疫复合物中较强,IgG 的各亚型 IgG1、IgG2、IgG3、IgG4 都可阳性,以 IgG3 阳性最多见。轻链 $\kappa$ 和 $\lambda$ 均为阳性。抗磷脂酶 A2 受体抗体一般为阴性。另外,免疫复合物也可沉积于小管、间质和血管。罕见情况下仅见免疫复合物在球外沉积。对患者的皮肤(特别是红斑处的皮肤)做 IgG 免疫荧光检查时,可见表皮与真皮交界处有连续线状阳性,称为狼疮带,有辅助诊断意义。

IgG 免疫荧光染色有时显示肾小管上皮细胞核阳性,呈斑点状分布,提示部分与小管上皮细胞核结合的抗核抗体在冰冻切片的过程中被暴露,称为"组织抗核抗体",但这种现象并不和 LN

疾病的活动程度相关。这种"组织抗核抗体"也可以出现在其他一些有血清抗核抗体升高的自身免疫性疾病中,可能会与免疫复合物沉积相混淆,这时需仔细观察鉴别,以及需要与电镜相结合予以确认。

3.电镜

在电镜中可看到不连续的电子致密物沉积,与免疫荧光相对应。几乎所有的 LN 均存在多少不等的系膜区免疫复合物沉积,伴有上皮下、膜内及内皮下多部位的沉积。轻型 LN(Ⅰ型和Ⅱ型)主要有少量电子致密物在系膜区沉积,而Ⅲ型和Ⅳ型 LN,常在系膜区有大量高密度电子致密物呈团块状沉积,并伴有内皮下和/或上皮下沉积,特别在内皮下大量电子致密物呈弯月状沉积,是光镜中白金耳形态的电镜下结构。Ⅴ型 LN 则以上皮下颗粒状电子致密物沉积为主。此外 LN 的沉积物中也可形成亚结构,如指纹样、晶格状、微管或纤维丝样排列。指纹样亚结构是平行排列的微管状结构,直径在 10～15 nm,这些排列通常是弯曲的,类似人类的指纹,但也可以是直线或者是管状的。注意有时这些亚结构的存在可能同时合并了Ⅲ型混合型冷球蛋白血症,需要细心鉴别。其他 LN 的常见超微结构包括细胞内管网状内容物,通常位于内皮细胞,罕见情况下可见于肾小球上皮细胞和系膜细胞。此结构也可见于干扰素治疗及 HIV 或其他反转录病毒感染。足突融合反映外周毛细血管壁损伤和免疫复合物沉积的程度,大致和蛋白尿的严重程度相关(图 10-1)。

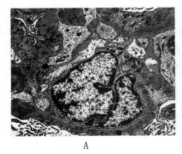
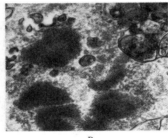
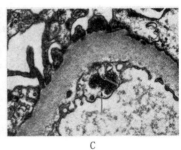

A                              B                              C

**图 10-1　狼疮性肾炎电镜下表现**

A.肾小球系膜区大量致密物沉积,基底膜内、上皮下少量沉积,基膜不规则增厚(EM×3 000);
B.细胞内指纹样亚结构(EM×60 000);C.内皮细胞质内有细胞内管网状内容物(EM×13 500)

**(二)病理分型**

1.病理分型的发展

(1)自 20 世纪 50 年代初肾活检病理检查应用于临床后,研究者发现 LN 的病理组织学表现不一。1974 年世界卫生组织正式公布了 LN 的病理学分类。1982 年国际儿童肾脏疾病研究病理学顾问委员会对上述分类进行了完善。1995 年 Churg、Bernstein 和 Classock 等在原分类基础上进行了改进。国际肾脏病学会和肾脏病理学会工作组根据近年的工作经验,提出了一个更为全面的修订方案。

国际肾脏病学会/肾脏病理学会工作组狼疮性肾炎的病理分型如下。

Ⅰ型(轻度系膜病变):光镜下肾小球正常免疫荧光下系膜区可见免疫复合物沉积。

Ⅱ型(系膜增生性病变):光镜下见单纯系膜细胞增生或系膜区增宽,免疫荧光或电镜下可见系膜区免疫复合物,可能伴有少量上皮下或内皮下复合物沉积。

Ⅲ型(局灶性病变):活动或非活动性的局灶节段(或球性)毛细血管内或毛细血管外肾小球

肾炎,累及少于 50% 的肾小球。一般可见局灶内皮下免疫复合物沉积伴或不伴系膜区改变。①Ⅲ(A):活动性病变:局灶增生性 LN。②Ⅲ(A/C):活动性和慢性病变:局灶增生和硬化性 LN。③Ⅲ(C):慢性非活动性病变伴肾小球硬化:局灶硬化性 LN。

Ⅳ型(弥漫性病变):活动或非活动性的弥漫节段(或球性)毛细血管内或毛细血管外肾小球肾炎,累及超过 50% 肾小球。一般可见弥漫内皮下免疫复合物沉积伴或不伴系膜区改变。此型被分为 2 种:弥漫节段性(Ⅳ-S)LN,即 50% 以上受累小球为节段性病变;弥漫球性(Ⅳ-G)LN,即 50% 以上受累小球为球性病变。节段性定义为少于 50% 血管襻受累的一种肾小球病变。此型包括弥漫性白金耳沉积,但很少或无肾小球增生的病例。①Ⅳ-S(A):活动性病变:弥漫节段增生性 LN。②Ⅳ-G(A):活动性病变:弥漫球性增生性 LN。③Ⅳ-S(A/C):活动性和慢性病变:弥漫节段增生和硬化性 LN。④Ⅳ-G(A/C):活动性和慢性病变:弥漫球性增生和硬化性 LN。⑤Ⅳ-S(C):慢性非活动性病变伴肾小球硬化:弥漫节段硬化性 LN。⑥Ⅳ-G(C):慢性非活动性病变伴肾小球硬化:弥漫球性硬化性 LN。

Ⅴ型(膜型病变):光镜、免疫荧光和电镜下可见球性或节段性上皮下免疫复合物沉积伴或不伴系膜区改变。Ⅴ型 LN 可能与Ⅱ型或Ⅳ型同时出现,在这种情况下,两种类型都需诊断。

Ⅵ型(晚期硬化型病变):超过 90% 的肾小球球性硬化,且残余肾小球无活动性病变。

(2)ISN/RPS 分型历经十余年检验,被认为较以往分型更清楚和准确地描述了病变的特征,诊断重复性较高,是目前主要采用的诊断依据。但在实际应用中仍存在一些问题,主要在分类中每例都要区分球性病变与节段性病变,活动性病变与慢性非活动病变,但这些界限并不明确,常有不同阶段的病变混合,实际操作困难。该分类也有一定的局限性,其侧重于肾小球损害,而对肾小管、间质和血管的病变重视不够。近年来,对 LN 分型中的一些细节进行了重新定义,取消了分类中区分 S/G,A/C 等要求,并做出一些补充和相关推荐。修改后狼疮性肾炎的病理分型如下。

Ⅰ型(轻微系膜病变性 LN):光镜下肾小球基本正常,免疫荧光和/或电镜下系膜区可见少量免疫复合物沉积。

Ⅱ型(系膜增生性 LN):光镜下见肾小球系膜细胞增生及基质增多,系膜区增宽,荧光或电镜可见系膜区免疫复合物,可以伴有少量上皮下或内皮下沉积。

Ⅲ型(局灶性 LN):肾小球出现局灶节段(或球性)毛细血管内皮细胞数增加,或伴少量新月体形成,病变累及少于 50% 的肾小球。荧光和电镜显示系膜区及内皮下为主免疫复合物沉积,可伴有上皮下内皮下多处少量沉积。同时有肾小管灶性萎缩,间质灶性炎症细胞浸润及纤维组织增生。

Ⅳ型(弥漫增生性 LN):肾小球出现弥漫节段(或球性)毛细血管内皮细胞数增加(系膜细胞、内皮细胞增生或循环白细胞),或新月体肾炎。病变累及超过 50% 肾小球。可出现膜增生病变、白金耳、微血栓等多样病变。如出现弥漫性白金耳,但肾小球轻度或无细胞增生,仍属于Ⅳ-LN。荧光和电镜显示系膜区、内皮下、上皮下或膜内多部位较多量或大量免疫复合物沉积。

Ⅴ型(膜性 LN):光镜下肾小球基膜弥漫增厚,可伴有节段性系膜细胞增生和基质增多。免疫荧光和电镜下可见广泛或节段性上皮下为主的免疫复合物沉积,伴或不伴系膜区沉积。如同时有大量内皮下沉积,则说明Ⅴ型 LN 同时合并有Ⅱ型或Ⅳ型病变.在这种情况下,两种类型都需诊断,即Ⅲ型＋Ⅴ型或Ⅳ型＋Ⅴ型。

Ⅵ型(进展硬化性 LN):超过 90% 的肾小球球性硬化,且残余肾小球无活动性病变。肾小管大量萎缩,间质广泛纤维化。

2.病理与临床特点

最新 LN 共分为六型,各病理分型之间可以相互转换或合并。

(1) Ⅰ 型,轻微病变性 LN(图 10-2):光镜下肾小球基本正常,免疫荧光在系膜区可见免疫复合物沉积,同时电镜观察到系膜区存在电子致密物。如果光镜、免疫荧光和电镜均未发现异常,则不能诊断为 Ⅰ 型 LN。

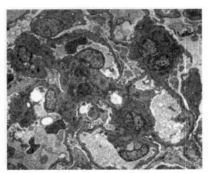

图 10-2　Ⅰ 型 LN

临床上,通常无血尿或蛋白尿,肾功能正常,但可有系统性红斑狼疮的全身表现或血清学检测阳性。

(2) Ⅱ 型,系膜增生性 LN(图 10-3):光镜下,肾小球节段性或较广泛的系膜细胞增生伴系膜基质增多。免疫荧光和电镜检查可显示系膜区为主免疫复合物沉积。

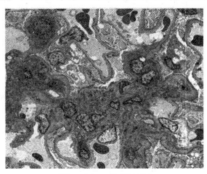

图 10-3　Ⅱ 型 LN

系膜区有电子致密物沉积,伴系膜细胞轻度增生(EM×4 500)

临床上,大部分患者无或仅有轻度肾脏异常的表现,小于 50% 的患者表现为轻度血尿或蛋白尿(<1 g/d),肾功能检测正常,<15% 的患者出现肾小球滤过率轻度下降。如有大量蛋白尿需注意排除足细胞病。尽管肾小球病变相对较轻且呈非活动性表现,但在不超过 25% 的患者血清中可检测到抗体强阳性。

(3) Ⅲ 型,局灶性 LN(图 10-4):病变累及小于 50% 的肾小球。受累肾小球常表现为节段性或球性毛细血管内皮细胞数增加,增生节段可与球囊壁粘连或节段性硬化,或伴毛细血管壁纤维素样坏死和新月体,有时可见透明血栓和苏木素小体。Ⅲ 型 LN 中许多病变都是活动性病变,在描述中需要加以注明。免疫荧光及电镜检查显示 Ⅲ 型 LN 也是系膜区为主电子致密物沉积,但多有内皮下沉积及少量上皮下沉积。

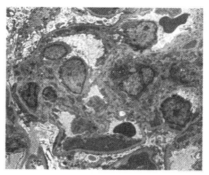

**图** 10-4 Ⅲ型 LN

系膜区和内皮下电子致密物沉积(EM×7 500)

Ⅲ型 LN 临床表现各异,超过 50% 的患者血清学证据提示疾病活动,表现为高滴度抗核抗体、ds-DNA 和低补体血症,但是这些血清学数据并不总是和组织学异常的严重程度相关。约50% 患者存在血尿,25%～50% 的患者出现蛋白尿,约 1/3 患者存在肾病综合征,但是肾功能不全并不常见,仅影响 10%～25% 的患者。1/3 患者出现高血压。节段性硬化较多、非活动性肾小球病变者更常见高血压和肾功能减退。

(4)Ⅳ型,弥漫增生性 LN(图 10-5):累及大于/等于 50% 的肾小球。受累小球中病变可以是节段性或球性。弥漫增生性 LN 主要显示肾小球毛细血管内皮细胞数增加伴系膜基质增多,可伴血管襻纤维素样坏死,或血管壁高度嗜伊红性增厚,即白金耳样改变等病变,以及白细胞浸润、透明血栓、苏木素小体和新月体形成等各种活动性病变不同程度的组合。肾小球增生性改变可类似膜增生性、毛细血管内增生性或新月体肾炎改变。膜增生改变常形成分叶状,伴随系膜插入和基底膜双轨改变。毛细血管内病变除了内皮细胞增生外,常有单核细胞及中性粒细胞浸润。个别病例增生不明显,而白金耳样结构非常弥漫时,也应列入Ⅳ型 LN。肾小球增生性病变可逐渐进展至节段性或球性肾小球硬化。免疫荧光常表现为“满堂亮”现象,主要沉积在系膜区和血管襻。电镜下则可见系膜区、膜内、上皮下及内皮下多部位电子致密物沉积。有白金耳样改变时则见内皮下弯月状大量电子致密物沉积。和Ⅲ型一样,散在的上皮下沉积并不少见,但如果上皮下颗粒样沉积累及至少 50% 肾小球,且在受累的肾小球中累及的毛细血管襻比例超过 50%,需考虑同时合并 V 型(图 10-6)。

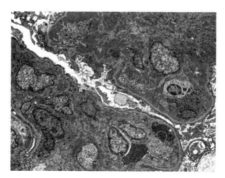

**图** 10-5 Ⅳ型 LN

肾小球系膜区和内皮下大量电子致密物沉积(EM×5 000)

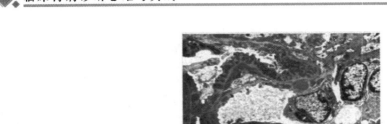

**图 10-6　Ⅳ＋Ⅴ型 LN**

毛细血管基膜上皮下和内皮下均可见大量电子致密物沉积,基膜显著增厚(EM×7 500)

Ⅳ型 LN 临床上常伴随较为严重的肾脏表现,患者常存在活动性血清学标志,包括抗 ds-DNA升高和低补体血症。将近75％患者存在活动性尿沉渣。高血压和蛋白尿较为常见,约 50％患者存在肾病范围蛋白尿。采用肾小球滤过率评估肾功能,约超过 50％的患者可能存在肾功能不全。

(5)Ⅴ型,膜性 LN(图 10-7):定义为弥漫性上皮下颗粒样免疫复合物沉积光镜或免疫荧光显示＞50％肾小球受累,且在受累的小球中累及的毛细血管襻比例超过 50％,常伴随系膜区免疫复合物沉积,可有不同程度的节段性系膜细胞增多。在早期阶段,光镜下肾小球基底膜增厚可不明显,随着疾病进展,由于基质沉积增多,钉突形成可导致基底膜增厚。

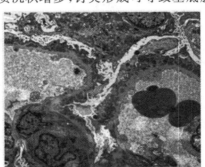

**图 10-7　Ⅴ型 LN**

上皮下和系膜区大量电子致密物沉积(EM×7 500)

免疫荧光 IgG 以肾小球毛细血管襻为主沉积。电镜下除大量上皮下沉积,还可看到散在的内皮下免疫复合物沉积。但如果光镜下看到内皮下也出现较多量免疫复合物,根据累及面积需考虑合并Ⅲ型或Ⅳ型。由于Ⅴ型 LN 也可以引起慢性化病变,导致节段硬化或球性硬化,因此对于这些硬化性病变需仔细鉴别是否既往存在增生、坏死或新月体等,在诊断上决定是否合并Ⅲ型或Ⅳ型。

Ⅴ型 LN 需和原发性膜性肾病和其他原因导致的继发性膜性肾病相鉴别,包括药物、感染(HBV 和 HCV 等)和肿瘤。病理上,LN 可表现为系膜细胞增多、系膜区域内皮下免疫复合物沉积、免疫荧光满堂亮,C1q 染色阳性,球外免疫复合物沉积、组织抗核抗体和内皮细胞管网状内容物等。抗磷脂酶 A2 受体抗体常为阴性,而在大部分特发性膜性肾病患者中抗磷脂酶 A2 受体抗体为阳性。

临床上，Ⅴ型 LN 常表现为较多的蛋白尿和肾病综合征，然而，仍有不超过 40% 的患者存在非肾病范围蛋白尿（<3 g/d），其中约 20% 患者在肾活检时蛋白尿<1 g/d。血尿可存在于半数患者中。活动性血清学证据、高血压和肾功能不全较Ⅲ或Ⅳ型 LN 少见。将近 50% 的患者存在低补体血症。患者可能缺乏肾外表现，肾脏疾病的起始可能早于 SLE 的诊断数月或数年，部分患者发病时抗核抗体阴性。Ⅴ型 LN 患者发生肾静脉血栓形成和肺栓塞的风险较高。

（6）Ⅵ型，硬化型 LN：大于或等于 90% 的肾小球发生球性硬化，且有临床或病理证据显示这些硬化小球由 LN 所致。无活动性病变的证据，大部分小球呈球性硬化，也可能存在一些节段性硬化，残余肾小球可有系膜细胞增多，基底膜增厚或陈旧的纤维性新月体伴鲍曼囊的断裂。此型通常伴随严重的小管萎缩、间质纤维化和动脉硬化。免疫荧光和电镜显示在硬化小球内、小管间质，以及血管壁残存免疫复合物沉积。Ⅵ型可由Ⅲ型、Ⅳ型或Ⅴ型 LN 逐步进展而来，如果没有连续肾活检的资料，很难判断硬化小球是由哪一型转化而来。

此型需和任何原因导致的终末期肾病相鉴别。病理学特征表现为残余免疫复合物沉积，组织抗核抗体阳性和内皮细胞内管网状内容物支持Ⅵ型 LN 的诊断。如果缺乏这些特征性病变，临床 SLE 病史和既往肾活检显示活动性 LN 也支持该诊断。

临床上，肾功能不全和高血压常见。多数患者不存在活动性血清学证据，但是可能持续存在镜下血尿和少量蛋白尿。

### （三）狼疮性肾炎的活动性和慢性指数

狼疮性肾炎的肾活检除了要根据上述病理特点进行病理分型外，还要求对肾组织病变的活动性和慢性损伤进行半定量评分，以利于临床治疗和监测疾病进展提供有效的依据。这些评分应包含在肾活检报告中。目前主要沿用美国国立卫生研究院评分系统（表 10-1）。

表 10-1　美国国立卫生研究院狼疮性肾炎活动性和慢性指数

| 分类 | 项目 | 评分 |
| --- | --- | --- |
| 活动性指数（0～24） | 毛细血管内皮细胞增多 | （0～3） |
| | 中性粒细胞浸润/核碎裂 | （0～3） |
| | 内皮下透明样物质沉积 | （0～3） |
| | 纤维素样坏死 | （0～3）×2 |
| | 细胞/纤维细胞性新月体 | （0～3）×2 |
| | 间质炎症细胞浸润 | （0～3） |
| 慢性指数（0～12） | 肾小球节段和/或球性硬化 | （0～3） |
| | 纤维性新月体 | （0～3） |
| | 小管萎缩 | （0～3） |
| | 间质纤维化 | （0～3） |

0，无；1+，<25%；2+，25%～50%；3+，>50%。因考虑和不良预后显著相关，新月体和纤维素样坏死需双倍积分。活动性指数 0～24 分，慢性指数 0～12 分。尽管尚有争议，但一般认为活动性指数>7 分和慢性指数>3 分与较差的预后相关。

## 三、临床表现

### （一）LN 相关其他肾小球病变

除了典型的肾小球病变分型以外，还需关注其他肾小球损害，应列入诊断中。这些病变包括狼疮足细胞病和抗中性粒细胞胞浆抗体相关性肾炎。

1.狼疮足细胞病

临床常表现为肾病综合征,电镜下可见足突广泛融合,多数患者系膜区可见免疫复合物,但外周毛细血管壁没有沉积物(图10-8)。目前发病机制尚不清楚,可能由于 T 细胞激活所介导,也可能与使用非甾体抗炎药相关,或者偶然合并原发性微小病变/FSGS。激素治疗较为敏感。

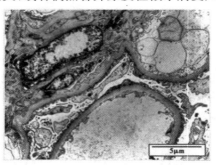

**图 10-8 狼疮足细胞病**

电镜下示肾小球系膜区少量电子致密物沉积,毛细血管襻足细胞足突广泛融合

SLE 患者中偶尔也可发生塌陷型肾小球病变,临床上常表现为大量蛋白尿,肾功能快速进展至终末期,其是否归于特发性塌陷型肾小球病变或属于狼疮足细胞病仍有争议。

2.抗中性粒细胞胞浆抗体相关性肾炎

在部分 LN 患者中,活检表现为显著的肾小球血管襻纤维素样坏死、新月体形成,但却缺乏明确的毛细血管内增生或内皮下沉积物,需考虑存在抗中性粒细胞胞浆抗体相关性肾炎。寡免疫复合物性坏死性新月体性肾炎与 LN 不同,不伴有肾小球免疫复合物沉积。部分典型免疫复合物介导的 LN 患者可能也存在抗中性粒细胞胞浆抗体血清学阳性,提示可能两种自身免疫性疾病的共存。此时治疗需在免疫抑制剂的基础上增加血浆置换等治疗。

**(二)LN 相关性血管病变**

LN 相关性血管病变包括血管免疫复合物沉积、狼疮血管病、血栓性微血管病、坏死性血管炎、动脉粥样硬化等。后四者均与肾脏生存率降低相关。

1.血管免疫复合物沉积

免疫荧光显示免疫复合物沉积于血管壁,IgG 伴或不伴 IgM、IgA、$C_3$、C1q 颗粒样沉积于小动脉的内膜或中层,但并无任何光镜改变,在电镜中也可见颗粒样免疫复合物沉积,发生于 10% 的 LN 患者中,一般不影响预后。

2.狼疮血管病

光镜下发现细小动脉管壁纤维素样坏死,管壁嗜伊红物沉积,管腔狭窄或闭塞,称为狼疮血管病。这些沉积物 IgG、补体和纤维蛋白阳性,提示同时存在免疫复合物沉积和血管内凝血。此病变常见于严重的Ⅳ型 LN 患者中,提示预后较差。值得注意的是,这些病变并无血管周围间质炎症的证据,因此病变本质不是血管炎。

3.血栓性微血管病

血栓性微血管病常发生于抗磷脂抗体综合征的患者中,在 LN 的活检中占 10%～32%。病理上,多发性毛细血管腔内和小动脉内纤维素样血栓形成。另外,肾小球基底膜分层,内皮下疏松层增宽和系膜溶解,血管壁可出现黏液样水肿、红细胞碎片滞留和纤维素样坏死。临床上,呈快速进展性肾衰竭,与成人 HUS 相类似。有研究显示,纤溶障碍可能是部分 SLE 患者易于形成肾脏微血栓的原因之一。另外,ADAMST13 抗体可能导致类似 TTP 样综合征。其他肾小球内的栓子可能和抗磷脂抗体综合征相关。血清中存在狼疮抗凝物的患者易于产生肾小球内栓子。在这些患者中,即使没有伴随的免疫反应的参与,肾小球内的栓子可能是主要的致病事件,从而导致肾脏疾病的进展。血栓性微血管病可与各型 LN 同时存在,也可能是肾活检中独立的表现。

**4.坏死性动脉炎**

相对比较罕见,其特征为小动脉和细动脉的纤维素样坏死,伴随血管壁的炎细胞浸润。在 LN 患者中提示预后较差。

**5.动脉粥样硬化**

动脉血管内膜纤维性增厚和细动脉血管壁的透明变性也可在 LN 患者中发现,尤其存在于高血压和高龄的患者中。这些病变不仅可促进肾脏疾病进展,同时对患者的生存有不利影响。

**(三)狼疮性肾炎小管间质病变**

间质炎症、纤维化、小管上皮细胞改变常发生于 LN 患者中,严重活动性小管间质性肾炎常见于 Ⅲ 型或 Ⅳ 型。在肾病范围蛋白尿的患者中,近端肾小管胞浆内可出现脂质空泡和蛋白吸收滴。近端肾小管损伤常表现为刷状缘丢失、核增大、核仁显著、有丝分裂特征等。在活动性增生性肾小球肾炎中,可见到红细胞管型。严重的增殖性 LN 可出现间质水肿和炎细胞浸润,多数情况下浸润细胞是淋巴细胞和浆细胞,但中性粒细胞也不少见,反映疾病活动性更强。免疫荧光有时显示 IgG 和补体呈颗粒样沿小管基底膜沉积。IgG 在小管壁呈线样沉积较罕见,提示抗肾小管基底膜抗体的存在。颗粒样小管基底膜沉积在电镜下可见电子致密物,而线样沉积者电镜下不能观察到电子致密物。在一些患者中,小管间质疾病可独立于肾小球疾病,甚至在少见的情况下只有小管间质病变,而无肾小球累及。目前研究显示,浸润的 T 细胞和单核细胞通过介导间质损伤和纤维化在 LN 的慢性损伤中起决定性作用。

**(四)狼疮性肾炎的病理类型转化**

LN 表现为多样的临床特点和免疫学特征,上述的分类或亚型也仅代表疾病连续发展的不同阶段。受到临床治疗和患者机体内在因素等的影响,LN 可以从一种类型转化为其他类型,可以自发转化,也可以是治疗的结果。如从 Ⅲ 型病变可转化为 Ⅳ 型。治疗不当的患者中,Ⅱ 型或 Ⅴ 型也可转化为 Ⅳ 型。

**(五)其他**

**1.非狼疮性肾炎**

在 SLE 患者中虽存在临床肾脏损伤的证据,但肾活检也可出现非免疫复合物介导的病理损害,包括微小病变、局灶节段肾小球硬化、IgM 肾病、薄基底膜肾病、高血压肾硬化、淀粉样变和急性过敏性间质性肾炎等。

**2.静息型 LN**

在 SLE 患者中存在肾脏病理学改变,但无临床肾脏损伤的证据。患者尿沉渣、肌酐清除率正常,蛋白尿<300 mg/d,但可存在活动性血清学证据。在静息型弥漫增生性 LN 中,活检可显示活动性 Ⅳ 型 LN 的特征,但无明显的临床表现。

**3.药物诱导的 LN**

其诊断标准:①使用相关药物前无狼疮的证据;②使用药物后出现抗核抗体阳性和至少一项 SLE 的其他临床特征;③终止药物后血清学和临床改善。有超过 80 种药物可引起 SLE,包括肼屈嗪、普鲁卡因胺、异烟肼、甲基多巴、奎尼丁、米诺环素、氯丙嗪等。与特发性 SLE 患者相比,药物诱导的 SLE 患者通常年龄较大,男女比例相等,抗核抗体阳性(99%),抗组蛋白抗体阳性(95%),关节痛、肌痛、胸膜炎和发热较多见。抗 ds-DNA 和抗 Sm 抗体常阴性,血补体大多正常。面部皮疹和中枢神经系统疾病罕见。起病隐匿,可在起始药物治疗 1 个月到数年间起病,肾脏累及较少见(<5%),任何类型的 LN 均可见,局灶增生和新月体形成发生率较高。

## 四、实验室检查

### (一)血液测定

部分患者出现白细胞计数减少,血小板降低,贫血;红细胞沉降率增快,C 反应蛋白增高。

### (二)尿液测定

1.血尿

镜下血尿 80%,肉眼血尿 1%~2%,红细胞管型 10%。

2.蛋白尿

几乎所有 LN 患者有蛋白尿,40%~65%有肾病范围的蛋白尿。

### (三)肾功能检查

40%~80%患者肾功能异常,血尿素氮、肌酐和胱抑素 C 升高;10%~20%呈急进性肾炎表现,1%~2%出现急性肾损伤。

### (四)血电解质测定

高钾血症发生率 15%。

### (五)免疫学试验

1.抗核抗体

狼疮性肾炎患者阳性率在 90%以上,但无特异性。

2.抗 dsDNA

抗 dsDNA 见于 75%未治疗狼疮性肾炎患者,比抗核抗体特异,但不如抗核抗体敏感;高滴度抗 dsDNA 提示存在 SLE,可作为随访的标志物。

3.抗单链 DNA 抗体

许多风湿性疾病阳性,与 LN 病程不相关。

4.Sm 抗体

Sm 抗体诊断 SLE 和 LN 特异性高,但只有 25%~30%患者阳性。

5.抗 C1q 抗体

抗 C1q 抗体反映 LN 活动性比抗 dsDNA 更相关,有预后作用。

6.抗磷脂抗体

抗磷脂抗体包括狼疮抗凝物阳性,密螺旋体实验假阳性,抗心磷脂抗体阳性。

7.补体

在未治疗 LN 患者,$C_3$ 和 C4 降低,C4 降低反映补体经典途径激活。部分 LN 患者,C4 降低但 $C_3$ 正常,说明有遗传性 C4 缺乏或存在冷球蛋白。

### (六)影像学检查

LN 早期,影像学检查肾脏体积大小正常;但在 LN 晚期,肾脏体积缩小。

## 五、诊断

LN虽以肾脏为主要受累器官,但常常伴有其他脏器的损害,包括不明原因的发热、关节炎及皮肤黏膜损害,可有心血管、中枢神经系统、造血系统、消化系统受累及多发性浆膜炎等。

SLE的诊断主要根据美国风湿病学会和狼疮国际临床合作组修订的诊断标准如下。

### (一)临床诊断标准

临床诊断标准包括:①急性或亚急性皮肤狼疮;②慢性皮肤狼疮;③非瘢痕性脱发;④口腔/鼻溃疡;⑤累及≥2个关节的滑膜炎;⑥浆膜炎(胸膜炎或心包炎);⑦肾脏损害(蛋白尿＞500 mg/d,红细胞管型);⑧神经系统损害;⑨溶血性贫血;⑩白细胞计数减少;⑪血小板计数减少。

### (二)免疫学诊断标准

免疫学诊断标准包括:①ANA阳性;②抗ds-DNA阳性;③抗Sm抗体阳性;④抗磷脂抗体阳性;⑤低补体;⑥直接抗人球蛋白试验阳性。

诊断标准是累积的,无需同时符合:患者必须满足至少四项诊断标准,其中包括至少一项临床诊断标准和至少一项免疫学诊断标准,或患者经肾活检证实为LN伴抗核抗体或ds-DNA抗体阳性。

美国风湿病协会发布的LN临床指南中,LN的诊断标准为,在确诊SLE的基础上,出现肾脏损害的表现,如持续性蛋白尿(≥0.5 g/d或≥＋＋＋)或管型(可为红细胞、血红蛋白、颗粒等)。同时肾活检证实肾小球抗核抗体或抗双链DNA抗体阳性,并经肾活检明确病理分型。综合以上即可诊断狼疮性肾炎。

## 六、治疗

LN的治疗包括诱导期和维持期治疗,诱导治疗应尽可能达到完全缓解,至少应达到部分缓解,缓解后的维持治疗时间应至少3年。高危患者需要长期治疗。治疗过程中需要定期随访,以调整药物剂量或治疗方案、评估治疗反应和并发症。提高患者和肾脏长期存活率,提高生活质量是治疗LN的最终目标。

影响LN患者预后的高危因素如下。①患者特征:非洲或西班牙裔男性;儿童起病;频繁复发;不完全缓解;神经精神性狼疮;诊断时蛋白尿＞4 g/d。②血清学特征:抗磷脂抗体或抗磷脂综合征;持续性低补体血症;dsDNA抗体滴度;C1q抗体高滴度。③组织学特征:新月体性肾炎;血栓性微血管病;弥漫性间质小管损伤。

### (一)非特异性治疗

1.羟氯喹

羟氯喹可降低LN的发病率及复发率,并能延缓终末期肾病的进展,减少血管栓塞及具有调脂作用,可作为LN的基础治疗。

2.ACEI/ARB

控制血压、降低蛋白尿。

3.其他

他汀类药物调节血脂;碳酸氢钠纠正代谢异常(如酸中毒);抗凝、抗血小板聚集(尤其在肾病综合征患者中);控制盐和蛋白质的摄入;肥胖者减轻体重等。

## (二)免疫抑制治疗

肾脏病理类型及病变活动性是选择 LN 治疗方案的基础,不同病理类型优先选择的诱导和维持治疗方案见表 10-2。除病理类型和 AI、CI 评分外,治疗方案和药物剂量还应根据患者的年龄、营养状态、肝功能、感染风险、肾脏损伤指标(如尿蛋白定量、尿沉渣红细胞计数和 SCr 水平)、肾外脏器损伤、生育意愿和既往免疫抑制剂的治疗反应等情况进行个体化选择。

表 10-2　狼疮性肾炎病理类型与治疗方案

| 病理类型 | 诱导方案 | 维持方案 |
| --- | --- | --- |
| Ⅰ型 | 激素,或激素＋免疫抑制剂控制肾外狼疮活动 | |
| Ⅱ型 | 激素 | 吗替麦考酚酯或硫唑嘌呤 |
| Ⅲ型和Ⅳ型 | 激素＋吗替麦考酚酯或＋环磷酰胺,或多靶点 | 吗替麦考酚酯或多靶点,贝利尤单抗 |
| Ⅲ＋Ⅴ型和Ⅳ＋Ⅴ型 | 激素＋多靶点,钙调磷酸酶抑制剂或吗替麦考酚酯 | 多靶点或吗替麦考酚酯,贝利尤单抗 |
| Ⅴ型 | 激素＋多靶点,或钙调磷酸酶抑制剂 | 吗替麦考酚酯或硫唑嘌呤,贝利尤单抗 |
| Ⅵ型 | 激素控制肾外活动 | 激素 |
| 狼疮足细胞病 | 激素,或激素＋吗替麦考酚酯或钙调磷酸酶抑制剂 | 吗替麦考酚酯或钙调磷酸酶抑制剂 |
| 狼疮血栓性微血管病＋/－LN | 如肾功能损伤严重,需激素、免疫抑制剂联合血浆置换 | 吗替麦考酚酯、多靶点或硫唑嘌呤 |

### (三)顽固性 LN 的治疗

顽固性 LN 的定义国际上缺乏统一标准,通常认为活动性 LN 接受初始免疫抑制治疗任何时间内出现肾损伤加重(SCr 升高,蛋白尿增加),或诱导治疗 6 个月无反应(未获得部分缓解标准)属于顽固性 LN。顽固性 LN 的治疗:①确认患者依从性(服用吗替麦考酚酯者检测血霉酚酸水平,使用环磷酰胺治疗者,检查其注射记录);②如怀疑转为慢性病变或合并血栓性微血管病等其他疾病,应进行重复肾活检,根据病理改变、血清学和临床指标调整免疫抑制治疗方案;③切换吗替麦考酚酯为环磷酰胺,或环磷酰胺切换为吗替麦考酚酯;④联合吗替麦考酚酯/钙调磷酸酶抑制剂采用多靶点治疗方案或加利妥昔单抗或考虑延长环磷酰胺静脉冲击疗程;⑤静脉注射免疫球蛋白或血浆置换(特别是伴血栓性微血管病或难治性 APS)。还可采用自体干细胞移植或蛋白酶体抑制剂等。

### (四)LN 女性患者的妊娠处理

生育期女性 LN 患者如有生育欲望,前提是 LN 完全缓解至少 3 年再怀孕。在计划妊娠期间,应停用 RAS 抑制剂;免疫抑制治疗强度不应降低;怀孕前至少 3 个月停用吗替麦考酚酯或环磷酰胺,至少 4 个月避免使用生物制剂,换用硫唑嘌呤;如不能耐受硫唑嘌呤,可选用钙调磷酸酶抑制剂治疗妊娠期 LN;如 LN 活动,可加大激素剂量。

## 七、预后

LN 的肾脏 5 年和 10 年存活率已分别上升为 83%～92% 和 74%～84%,其预后与病理类型及其程度、临床症状、治疗疗效、性别和种族等因素相关。

(熊　文)

# 第二节　过敏性紫癜性肾炎

过敏性紫癜是一种急性小血管炎,其临床特征为非血小板减少性紫癜皮疹、非变形性关节炎、胃肠道损害、肾小球肾炎。由于 1837 年 Schönlein 首先报告紫癜与关节炎有关,1874 年 Henoch补充紫癜累及胃肠道,1899 年进一步补充紫癜累及肾脏,因此,过敏性紫癜又称为 Henoch-Schönlein purpura(HSP)。过敏性紫癜性肾炎(Henoch-Schönlein purpura nephritis, HSPN)是 HSP 的肾损害,是一种常见的继发性肾小球肾炎。HSPN 常表现为血尿、蛋白尿,部分患者可伴高血压和肾功能不全。HSPN 患者可因致敏原性质不同、个体反应性差异及血管炎累及的器官和病变程度不同,在临床和肾脏病理上呈现不同的改变,对治疗的反应和预后也有较大差异。部分儿童患者可自愈。

## 一、发病机制

HSP 的发病与细菌、病毒等病原体感染,以及食物(异种蛋白)、药物和其他因素(寒冷刺激、尘螨、昆虫叮咬、植物花粉、动物羽毛吸入和疫苗接种等)的变态反应有关。黏膜免疫的异常导致机体产生糖基化异常的 IgA1 增多,继而导致机体抗糖基化异常 IgA1 的抗体增多,抗原抗体形成复合物,沉积在肾脏,激活补体,导致炎症及肾脏固有细胞损伤、增殖,甚至新月体形成。

## 二、病理

### (一)光镜

HSPN 病理改变类似于 IgA 肾病的病理改变。HSPN 典型的光镜检查特点为系膜增生性肾炎,系膜病变包括系膜细胞增多和系膜基质增宽,可为局灶性或弥漫性。有些病例的病理表现类似于膜增生性肾炎,肾小球基底膜出现"双轨征"。可伴不同程度新月体形成,新月体可"小"可"大"、可"新"可"旧"。新月体可为节段性或环性,可为细胞性,也可为细胞纤维性或纤维性。严重情况下,肾小球内出现中性粒细胞和单个核细胞浸润,甚至出现节段性襻坏死。肾小管萎缩和肾间质纤维化程度与肾小球损伤程度一致。

### (二)免疫荧光

免疫荧光检查可见以 IgA 为主的免疫球蛋白在肾小球内沉积,IgG、IgM 和 $C_3$ 常伴随沉积。主要沉积部位是系膜区,也可见于内皮下。

### (三)电镜

电镜检查可见肾小球系膜区有电子致密物沉积(图 10-9),伴系膜细胞增殖和系膜基质增多。电子致密物也可见于内皮下。免疫电镜证实电子致密物主要是 IgA 伴 $C_3$ 和 IgG 沉积。严重新月体形成时出现肾小球毛细血管壁断裂。

### (四)病理分型

HSPN 按国际儿童肾病研究标准分为六级。Ⅰ级:轻微病变;Ⅱ级:单纯性系膜增生;Ⅲ级:系膜增生伴 50% 以下肾小球新月体形成和/或节段损害;Ⅳ级:系膜增生伴 50%～75% 肾小球有新月体形成和/或节段损伤;Ⅴ级:系膜增生伴 75% 以上肾小球有新月体和/或节段损伤;Ⅵ级:"假性"膜增生性肾炎。

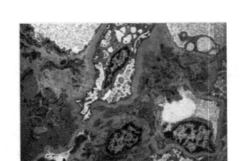

**图 10-9　紫癜性肾炎**
电镜检查可见肾小球系膜区有电子致密物沉积(EM×5 000)

最近有学者将 HSPN 肾脏病理改变给予半定量评分,内容包括肾小球的分叶状、系膜增殖、新月体、粘连、纤维素性血栓、球性硬化、节段硬化,肾小管基底膜增厚、萎缩和扩张,肾间质纤维化、炎症,动脉硬化和动脉壁炎症。分别将这些指标定义为活动性或慢性,并根据严重程度给予 0~3 分,最后计算总分、活动性指数积分和慢性化指数积分。对 53 例患者经过平均 7.3 年的随访,发现这一半定量评分系统对预后的预测价值比国际儿童肾病研究的分级标准更敏感。

### 三、临床表现

#### (一)全身表现

HSP 通常累及皮肤、胃肠道、关节和肾脏,但临床上并不是所有患者均有上述全部器官受累的表现。全身症状包括发热、乏力和虚弱。皮肤病变通常发生在四肢,也可发生于其他部位,表现为出血性皮疹,压之不褪色,皮疹分界清晰,或融合成片。皮肤活检可见 IgA 免疫复合物沉积。25%~90% 患者出现胃肠道表现,如腹部绞痛、恶心、呕吐和血便。关节病变最常累及的部位是踝关节和膝关节,表现为关节痛或关节肿胀。

#### (二)肾脏表现

HSP 肾脏受累情况报道不一,尿常规检查发现 40%~60% 的 HSP 患者发生 HSPN。一般情况下,全身症状和体征出现数天或数周后发生活动性肾脏病变,表现为镜下血尿和蛋白尿。儿童患者即使无肾脏病临床表现,尿检仍能发现红细胞超出正常范围。一些患者临床表现为肾病综合征,少数患者出现肾功能不全表现。肾外临床表现与肾脏病变严重程度无明显相关性。部分患者可以肾脏损害表现作为 HSP 的首发表现。

### 四、诊断与鉴别诊断

#### (一)诊断

HSPN 的诊断必须符合:①有过敏性紫癜的皮肤紫癜等肾外表现;②有肾损害的临床表现,如血尿、蛋白尿、高血压、肾功能不全等;③肾活检表现为系膜增殖、IgA 在系膜区沉积。

#### (二)鉴别诊断

就诊时没有紫癜的 HSPN,需与原发性 IgA 肾病、血管炎肾损害、狼疮性肾炎、急性肾小球肾炎等肾脏疾病鉴别,追问病史,包括回顾皮疹的形态和分布、关节和胃肠道症状有助于 HSPN 诊断。紫癜合并肾损害的患者,需与特发性血小板减少性紫癜、血栓性血小板减少性紫癜鉴别,血小板数量和功能的检查有助于鉴别诊断。

## 五、治疗

本病有一定的自限性,特别是儿童病例。对一过性尿检异常者不需特殊治疗,但应注意观察尿常规变化。对于其肾炎的治疗,以及糖皮质激素和免疫抑制剂的使用,与 IgA 肾病类似,可参照 IgA 肾病的治疗。

### (一)一般治疗

急性期应注意休息、保暖、停用可疑过敏药物及食物,避免接触可疑变应原。腹痛明显和便血者可应用 $H_2$ 受体拮抗剂、肌内注射维生素 $K_1$、阿托品等。酌情采用抗过敏、抗感染、降压和利尿治疗。

### (二)糖皮质激素治疗

临床表现为肾病综合征,或尿蛋白定量>1 g/d,病理表现为活动增殖性病变的患者,可用糖皮质激素治疗。激素可减轻蛋白尿,缓解胃肠道症状、关节肿痛及皮肤紫癜。泼尼松初始剂量 $0.6\sim1.0$ mg/(kg·d),服用 8 周后逐渐减量,每 $2\sim4$ 周减 10%,逐渐减量至隔天顿服,维持量为隔天 $5\sim10$ mg,总疗程 $6\sim12$ 个月以上。对于有细胞性或细胞纤维性新月体形成、毛细血管襻坏死的患者,首选甲泼尼龙冲击治疗,剂量 $0.5\sim1.0$ g/d,静脉滴注,连用 3 d,根据病情需要可追加 1 个疗程,间歇期及疗程结束后,改为泼尼松口服 $0.6\sim1.0$ mg/(kg·d),减量方案同上。

### (三)免疫抑制剂治疗

对于明显新月体形成、单用激素效果不佳的患者,可联合使用其他免疫抑制剂,如环磷酰胺、吗替麦考酚酯、环孢素 A、来氟米特、咪唑立宾、雷公藤总甙等。

1.环磷酰胺

静脉或口服用药。静脉用环磷酰胺剂量为 $0.75/m^2$ 体表面积,每月 1 次,连用 6 个月改为每3 个月静脉滴注 1 次,总剂量<12 g。肾功能不全者环磷酰胺剂量减半;环磷酰胺冲击后如出现血白细胞减少,下次剂量减半或停药。应用环磷酰胺时要注意性腺抑制、出血性膀胱炎、骨髓抑制等不良反应。用药时应充分水化、定时排尿、处理胃肠道症状,如果发生感染则暂缓用药。

2.吗替麦考酚酯

起始治疗剂量成人($1.0\sim1.5$)g/d×6 个月,然后逐渐减量,总疗程 $9\sim12$ 个月。吗替麦考酚酯剂量调整方案:①治疗初期有严重消化道症状者剂量可减半,待症状减轻后逐渐增加至治疗剂量;②治疗过程中如出现血白细胞减少,剂量减半或停药;③如果并发感染,吗替麦考酚酯减至0.5 g/d或暂停,激素同时减量,待感染完全控制后加至原剂量。

### (四)RAS 抑制剂治疗

RAS 抑制剂可使用 ACEI/ARB 治疗,这两类药物除降压作用外,还具有减少蛋白尿、减轻肾脏炎症和纤维化的作用。用药期间注意防止出现低血压、咳嗽、高钾血症等不良反应。

### (五)抗凝治疗

有新月体形成、明显纤维蛋白沉积或肾病综合征患者,可给予低分子量肝素、双嘧达莫、硫酸氯吡格雷、舒洛地特等抗凝、抗血小板治疗。

(刘　迅)

# 第三节 IgG4 相关性肾病

IgG4 相关性疾病(IgG4-related disease,IgG4-RD)是一组可能累及多个脏器的系统性炎症纤维化疾病,常伴血清 IgG4 水平升高。病理特点是 IgG4 阳性浆细胞浸润及席纹状纤维化。IgG4-RD 可累及肾脏,分为两大类。①肾脏直接受累的 IgG4 相关性肾病(IgG4-related kidney disease,IgG4-RKD):包括 IgG4 相关性肾小管间质性肾炎、继发于 IgG4 相关性疾病的膜性肾病;②以肾后性梗阻为主要表现的 IgG4-RKD:包括腹膜后纤维化或输尿管炎性假瘤压迫等,本节旨在介绍 IgG4-RD 直接累及肾脏的病变。

## 一、发病机制

IgG4-RD 病因未明。目前 IgG4-RD 研究多集中于自身免疫性胰腺炎,认为发病可能与遗传因素有关,环境、感染、肿瘤等因素促使机体免疫系统紊乱,最终导致 IgG4-RD 发生。针对 IgG4-RD 发病机制的研究多集中天然免疫和获得性免疫两个方面。研究推测,IgG4 在变应原的耐受性和某些感染因子的应答中起作用,但其生理作用知之甚少,尚未确定 IgG4 抗原靶位,也不清楚 IgG4 抗体的致病性。血清和组织中 IgG4 浓度的升高并不是 IgG4-RD 特有,很多疾病都可能出现,推测 IgG4 抗体本身并不致病,只是代表对于疾病某一过程的反应性调节。IgG4-RKD 是否存在相似的发病机制、IgG4 抗体是否直接造成免疫复合物沉积,诱发肾脏损害,目前尚无针对性研究。

有学者发现活化的 Toll 样受体和核苷酸结合寡聚化结构域蛋白样受体,包括核苷酸结合寡聚化结构域蛋白-2,可以识别致病性微生物成分,诱导外周血 B 细胞产生大量 IgG4。B 细胞中活化的核苷酸结合寡聚化结构域蛋白-2 甚至可以通过不依赖 T 细胞的方式诱导 IgG4 的产生。研究推测,活化的 Toll 样受体和核苷酸结合寡聚化结构域蛋白样受体通过调节 B 细胞活化因子和肿瘤坏死因子家族及其增殖诱导配体从而影响 B 细胞的存活、成熟、抗体生成和转化,诱导不依赖 T 细胞的免疫反应,调节 IgG4 的分泌水平。

在获得性免疫方面,目前认为该病存在变态反应背景并有免疫介导。30%～50%患者有过敏史、嗜酸性粒细胞增多和 IgE 升高。

此外,因 IgG4-RD 常合并自身免疫性疾病,有 30%～70%的 IgG4-RD 患者血清学检查可出现低补体血症及抗核抗体等多种抗体阳性,且对激素治疗敏感,因此有学者认为其发病可能与自身免疫功能异常相关。IgG4-RKD 的纤维化过程及机制研究尚在探索阶段。

## 二、病理

### (一)光镜

1.IgG4 相关性肾小管间质性肾炎

病变呈局灶节段或弥漫分布,皮髓质均可受累,通常与邻近正常组织分界清楚。典型特点为肾间质大量淋巴细胞、浆细胞浸润,同时还可见嗜酸性粒细胞浸润,但少见中性粒细胞浸润。肌成纤维细胞活化,导致细胞外基质过度堆积,间质显著增宽,残存肾小管间距增宽。肾小管区域多为轻度灶性单核细胞性小管炎。炎症细胞浸润区域肾小管萎缩,有的肾小管毁损,仅残留基膜结构,部分肾小管因免疫复合物沉积致肾小管基底膜增厚。PASM 染色可见浸润细胞周围特征性的"席纹状"纤维化。席纹状纤维化,类似于车轮的轮辐,呈螺旋环状,由梭形细胞自中心发出环绕形成,又称"鸟眼"征。Raissian 等将 IgG4 相关性肾小管间质性肾炎肾脏病理分 3 种类型:①急性间质性肾炎,伴少量纤维化;②部分间质纤维化,伴炎症细胞浸润;③寡细胞性重度纤维化。

2.IgG4 相关性疾病的膜性肾病

肾小球大致正常或毛细血管襻增厚,基底膜弥漫增厚、钉突形成,PASM 及 Masson 染色上皮下及钉突之间颗粒状嗜复红蛋白沉积。

3.血管病变

血管也可受累,可见 IgG4 浆细胞动脉炎,小动脉壁 IgG4$^+$ 浆细胞浸润,没有纤维素样坏死。闭塞性静脉炎少见。

**（二）免疫荧光**

1.IgG4 相关性肾小管间质性肾炎

80% 以上的 IgG4 相关性肾小管间质性肾炎患者存在肾小管基底膜的免疫复合物颗粒状沉积,以 IgG 为主,多伴有补体 $C_3$、$\kappa$ 和 $\lambda$ 轻链的沉积。部分患者可观察到 C1q 的沉积。

2.IgG4 相关性疾病的膜性肾病

免疫球蛋白和补体沿毛细血管壁或系膜区呈颗粒状沉积,其中 IgG 和 $C_3$ 沉积最常见。对肾组织中 IgG 沉积的亚型进行检测,发现以 IgG4 亚型为主,其他三型变异较大。特发性膜性肾病系膜区也以免疫复合物 IgG4 沉积为主,故两者要加以鉴别。

**（三）免疫组化**

1.IgG4 相关性肾小管间质性肾炎

IgG4$^+$ 浆细胞的数量增加(高倍镜视野>10 个)、IgG4$^+$/IgG$^+$ 浆细胞的比率大于 40%。

2.IgG4 相关性疾病的膜性肾病

炎症细胞密集区 IgG4$^+$ 浆细胞>10 个/HP 或 IgG4$^+$/IgG$^+$ 浆细胞>40%,抗磷脂酶 A2 受体抗体阴性。

**（四）电镜**

IgG4 相关性肾小管间质性肾炎:肾小管基底膜上有电子致密物沉积;IgG4 相关性疾病的膜性肾病:肾小球上皮下电子致密物沉积。

## 三、临床表现

IgG4-RD 临床表现多样,累及多个器官,如自身免疫性胰腺炎、硬化性胆管炎、库特纳肿瘤、米库利兹病、眼眶炎性假瘤、腹膜后纤维化、自身免疫性垂体炎、桥本甲状腺炎、里德尔甲状腺炎、间质性肺炎、主动脉夹层或动脉瘤等。常伴血 IgG4 升高(>135 mg/dL),但是部分患者血 IgG4 可正常。

**（一）肾脏损害及血清学检查**

IgG4-RKD 常与肾外损害同时或相继出现。IgG4-RKD 累及唾液腺和淋巴结最常见,发病时平均受累脏器数为 3.4 个。近半数 IgG4-RKD 患者出现少至中等量蛋白尿,部分患者可出现血尿,但程度不严重,通常不出现红细胞管型,未累及肾小球的患者罕见出现肾病综合征范围内的蛋白尿。可表现为急/慢性肾衰竭。血清 IgG、IgE 水平升高,伴低补体血症。

### (二)影像学改变

增强 CT 可见肾皮质为主多发强化低密度影;弥漫性肾脏肿大和不强化。可见单发性肾占位病变,类似肾癌。可累及肾盂、输尿管,出现轻度肾盂/输尿管积水,管壁增厚是全周性的,不向周围组织浸润,通常内膜上皮正常,即使管腔狭窄,内腔面也保持平滑。评价肾实质病变方面,增强 CT 最常用,但是对于血肌酐升高的患者,可能诱发对比剂肾病,可改用 MRI 进行评价。

## 四、诊断与鉴别诊断

### (一)诊断

关于 IgG4-RKD 的诊断标准目前有 2 个,分别为日本肾脏病学会 IgG4-RKD 的诊断标准和梅奥医学中心 IgG4 相关性肾小管间质性肾炎的诊断标准。

### (二)鉴别诊断

1.本病与 Castleman 病相鉴别

Castleman 病常伴有全身症状,如发热、体重减轻、盗汗、厌食;患者有肝脾肿大,常见腹水、胸腔积液和心包积液;组织学特点为淋巴结结构保留,淋巴滤泡明显增多,很多表现为扩张、血管增多或退行性改变,滤泡间区浆细胞明显增生,淋巴窦常扩张伴深染的淋巴液。多中心 Castleman 病属于高白细胞介素-6(IL-6)综合征,有时可见高 IgG4 血症和组织中 IgG4 阳性细胞增多,但是没有席纹状纤维化和 TBM 免疫复合物沉积,其治疗反应和预后与 IgG4-RD 不同,即使能满足 IgG4-RD 标准,也不属于 IgG4-RD。

2.本病与抗中性粒细胞胞浆抗体相关性小血管炎相鉴别

抗中性粒细胞胞浆抗体相关性小血管炎主要是肉芽肿性血管炎和嗜酸性肉芽肿血管炎,影像学可出现占位病变,25% 抗中性粒细胞胞浆抗体相关小血管炎在肾间质可出现大量 IgG4 阳性的浆细胞,可伴有大量嗜酸性粒细胞浸润,但是血清抗中性粒细胞胞浆抗体阳性,肾间质有时可见典型的肉芽肿样炎症和坏死,TBM 无免疫复合物沉积,肾小球呈坏死性/新月体性肾炎。而 IgG4-RKD 没有纤维素样坏死,抗中性粒细胞胞浆抗体阴性,TBM 有免疫复合物沉积,可供鉴别。

3.本病与狼疮性肾炎相鉴别

年轻女性多见,多种自身抗体阳性。需要注意以小管间质损伤为主要表现的狼疮性肾炎。狼疮性肾炎除了 TBM 免疫复合物沉积外,可见肾小球的多种免疫复合物沉积,呈现"满堂亮"表现。IgG4-RKD 可出现低滴度抗核抗体阳性,需要鉴别。

4.本病与药物相关 TIN 相鉴别

肾活检可见弥漫性间质水肿,炎症细胞浸润明显,以淋巴细胞、浆细胞和嗜酸性粒细胞为主,其特征性小管表现是小管外单层小、中淋巴细胞浸润。可见肾间质上皮细胞肉芽肿形成。部分病例可见 IgG 线样沉积,但 IgG4$^+$ 浆细胞数比例不高,没有席纹状纤维化。

5.本病与干燥综合征肾损伤相鉴别

原发性干燥综合征最常见的肾损害是小管间质性肾炎。其病理特点以浆细胞和淋巴细胞为主在间质浸润并伴肾小管萎缩及纤维化,TBM 无免疫复合物沉积,免疫组化无 IgG4$^+$ 浆细胞浸润。

6.IgG4 相关性疾病的膜性肾病与原发性肾小球疾病相鉴别

IgG4-RKD 主要累及肾小管间质,但是也可出现小球损害包括膜性肾病。IgG4 是原发性膜性肾病沉积的主要 IgG 亚型。原发性膜性肾病通常 M 型抗磷脂酶 A2 受体抗体阳性,IgG4 相关性疾病的膜性肾病检测抗磷脂酶 A2 受体抗体阴性。

## 五、治疗

根据 IgG4-RD 治疗的国际专家共识,在治疗前必须排除肿瘤和其他类似表现的疾病,如 Castleman 病等。有症状的 IgG4-RKD 主张积极治疗,糖皮质激素是一线治疗。

### (一)糖皮质激素

除非存在反指征,否则糖皮质激素是 IgG4-RKD 的一线治疗药物。起始剂量为 0.6 mg/(kg·d),或 30~40 mg/d,初始剂量维持 2~4 周,后逐步减量,每 1~2 周减量 5 mg/d,维持剂量为 5~10 mg/d,鉴于 IgG4-RKD 激素治疗后复发较为常见,因此多数学者推荐小剂量激素维持至少 2 年。

### (二)免疫抑制剂

对于糖皮质激素抵抗和存在糖皮质激素使用反指征的患者,使用激素联合免疫抑制剂或单独使用免疫抑制剂治疗 IgG4-RKD,如甲氨蝶呤、硫唑嘌呤及环磷酰胺等。最近研究显示,单用利妥昔单抗清除 B 细胞治疗在 IgG4-RKD 的治疗中有效。

### (三)肾移植

肾移植治疗效果目前缺少依据。

## 六、预后

IgG4-RD 是近年来新认识的一种累及多器官或组织的系统性疾病,其长期预后仍不清楚。通常 IgG4-RKD 进展较为缓慢,预后优于其他肾小球疾病和非 IgG4 相关的 TIN,早期(发病后 2 年内)治疗更有助于保护器官功能。多数患者对激素治疗有效,但在激素维持治疗过程中和停药后,部分患者可能复发。

未治疗患者中严重并发症和死亡的原因包括肝硬化和门静脉高压症、腹膜后纤维化、主动脉瘤并发症(包括夹层)、胆管阻塞、糖尿病和其他疾病。有研究表明 IgG4-RD 提高恶性肿瘤风险,IgG4-RD 也可能是一种副癌综合征。在诊断该病时,需要排除和筛查肿瘤。

(刘　迅)

# 第四节　类风湿关节炎相关性肾病

类风湿关节炎(rheumatoid arthritis,RA)是一种慢性炎症性系统性自身免疫病。基因易感和环境因素的相互作用是导致类风湿关节炎发病的主要病因。该病发病高峰为 40~60 岁,女性发病风险为男性的 2~3 倍。临床表现多样,以关节滑膜炎病变为主,可导致关节畸形,也可引起肾脏、心血管等多脏器损害。RA 患者较正常人更易发生慢性肾脏病及肾小球肾炎。RA 患者可发生多种肾脏损害,既可以与疾病本身相关,也可为治疗药物的不良反应所致。

## 一、发病机制

RA相关性肾病病理类型多样,总体以系膜增生性肾小球肾炎和膜性肾病最常见,其中系膜增生性肾小球肾炎占1/3～2/3。根据病因RA相关性肾病主要分为以下三大类。

### (一)RA继发的肾小球肾炎

RA继发的肾小球肾炎包括系膜增生性肾炎、膜性肾病、局灶节段坏死性肾炎和血管炎。系膜增生性肾小球肾炎可能与类风湿关节炎本身有关,因为与无肾病的RA患者相比,肾病患者常伴有更高的类风湿因子(rheumatoid factor,RF)。RF是类风湿关节炎中经典的自身抗体,IgM和IgA型RF是针对IgG Fc片段的致病因子。

### (二)抗风湿药物相关的肾损伤

抗风湿药物相关的肾损伤包括:①非甾体抗炎药可引起急慢性肾小管间质性肾炎;②缓解病情抗风湿药如金制剂(发生率1%～3%)、青霉胺(7%)、布西拉明和抗肿瘤坏死因子α生物制剂可引起膜性肾病。

### (三)继发性淀粉样变

主要与慢性炎症引起血清相关蛋白A升高有关,可导致继发性淀粉样变。

## 二、病理

### (一)系膜细胞增生和系膜基质增多

系膜增生性肾小球肾炎最常见的病理学改变是系膜细胞增生和系膜基质增多,伴或不伴IgA沉积。但其中不伴IgA沉积者比例高于伴IgA沉积者。其次为膜性肾病,少数为局灶节段坏死性肾炎、膜增生性肾炎。免疫荧光:系膜增生性肾小球肾炎多见IgM、IgA和$C_3$沉积。系膜区IgA沉积与类风湿关节炎的持续时间和血清IgA水平升高正相关,系膜区IgM沉积则与IgM类RF的血清水平正相关。系膜增生性肾小球肾炎伴IgA沉积者常伴补体C4、C1q沉积。系膜增生性肾小球肾炎不伴IgA沉积者则以IgM和$C_3$沉积为主。

### (二)RA合并膜性肾病

RA合并膜性肾病病因存在显著差异,我国RA合并膜性肾病患者大多无药物使用史,与RA本身相关;国外报道则相反,药物引起的膜性肾病占绝大多数。推测原因可能与国外金制剂、青霉胺、生物制剂等药物使用较多有关,如依那西普和阿达木单抗引起的膜性肾病,除肾小球毛细血管襻基膜增厚,其系膜区常有免疫复合物沉积,又称为不典型膜性肾病。免疫荧光:膜性肾病患者单纯IgG和$C_3$沉积只占20%,其余80%的患者多伴IgG、IgA或IgM,均同时伴$C_3$、C4、C1q沉积。电镜下主要在肾小球毛细血管襻上皮下颗粒状电子致密物沉积,常伴有系膜区少量沉积。

### (三)局灶节段坏死性肾炎

少数RA可发生局灶节段坏死性肾炎。近年来RA相关局灶节段坏死性肾炎报道日渐增多。病理改变主要为肾小球局灶节段性改变,节段性系膜细胞程度不一的增生及基质增多,多伴有新月体,或伴有节段性纤维素样坏死,并有部分肾小球硬化,局灶节段坏死性肾炎患者球性硬化和伴新月体的比例显著高于系膜增生性肾小球肾炎和膜性肾病患者。免疫荧光多见IgM和$C_3$沉积。

**（四）肾 AA 型淀粉样变性**

肾 AA 型淀粉样变性也是 RA 相关性肾病的一种。RA 是风湿类疾病中最易发生 AA 型淀粉样变性的疾病,约占 83%,常发生在伴有长期活动性、畸形的关节炎患者中。肾小球系膜区大量浅伊红均质物沉积。

**（五）血管炎性肾损害**

约 24% RA 患者可伴血管炎性肾损害。肾脏病理可表现为寡免疫沉积型新月体肾炎或局灶节段坏死性肾炎,可见抗中性粒细胞胞浆抗体阳性。核周型抗中性粒细胞胞浆抗体阳性率差异较大,为 1.7%～68.0%。

**（六）肾小管间质及血管病变**

40% 以上的 RA 患者伴有慢性肾小管间质损伤,包括小管萎缩,间质纤维化和间质单核细胞浸润。以系膜增生性肾小球肾炎伴 IgA 沉积和局灶节段坏死性肾炎患者发生率较高,且小管间质损伤程度明显,而膜性肾病患者小管间质病变则较轻。63% 以上的患者存在间质血管病变,主要表现为小动脉管壁增厚,弹力层分层及细动脉壁玻璃样变性。在系膜增生性肾小球肾炎伴 IgA 沉积和局灶节段坏死性肾炎患者中多见动脉纤维素样坏死和栓塞,小动脉炎细胞浸润。

## 三、临床表现

RA 肾损害临床表现多样,多表现为单纯蛋白尿和/或血尿,甚至出现肾病综合征、肾功能不全。其中蛋白尿发生率 60%,肾病综合征 43%,血尿发生率 45%～58%。

（1）RA 患者系膜增生性肾小球肾炎伴与不伴 IgA 沉积的患者临床表现有所差异。日本研究发现,两组人群在尿检异常和肾功能上无明显差别。国内研究发现,系膜增生性肾小球肾炎伴 IgA 沉积者血尿发生率显著高于不伴 IgA 沉积者,肾功能损害更严重,但尿蛋白水平及大量蛋白尿的发生率低于后者。

（2）RA 合并膜性肾病临床上常表现为肾病综合征,但也可以是非肾病范围蛋白尿或血尿,肾功能不全少见。蛋白尿多在治疗第 1 年出现,停药后可好转,平均需要 9～12 个月缓解。而非甾体消炎药引起的膜性肾病发病快,缓解需 3～10 个月,复发概率小。

（3）RA 伴局灶节段坏死性肾炎患者临床表现较重,多见蛋白尿和血尿,常伴有肾功能下降。有学者总共纳入 10 例伴局灶节段坏死性肾炎的类风湿关节炎患者,均存在血尿和蛋白尿,9 例患者出现肾功能明显下降。激素联合环磷酰胺治疗可使蛋白尿和血尿减轻,RF 和抗中性粒细胞胞浆抗体滴度下降。

（4）近年来,由于更有效控制疾病活动性,RA 伴肾脏 AA 型淀粉样变性发病率有所下降。淀粉样蛋白在肾组织中沉积与肾功能显著负相关,肾小球中无淀粉样蛋白沉积患者肾功能可保持稳定。随着对 RA 的有效治疗,淀粉样物质可以消退,蛋白尿也可缓解。

（5）RA 伴血管炎临床可表现为皮肤溃疡（88%）、神经病变（42%）、脾大、皮下结节、指趾梗死、RF 滴度升高和低补体血症。

## 四、诊断

RA 临床诊断目前参考美国风湿病学会联合欧洲抗风湿联盟修订的诊断标准。RA 患者若伴有血尿、蛋白尿或肾功能异常者,应行肾穿刺活检以明确病理类型。虽然肾脏受累的确切诊断来自肾活检病理,但患者的临床症状和实验室检查也有助于鉴别诊断。例如 RA 患者发生肾功能不全多见于肾脏淀粉样变性及止痛剂肾病,少见于膜性肾病和系膜增生性肾小球肾炎。血尿多见于系膜增生性肾小球肾炎。无应用金制剂、青霉胺和非甾体抗炎药的病史,膜性肾病的可能性较小。继发性淀粉样变性主要见于长期慢性,活动性 RA 患者。

### 五、治疗

如肾脏病变为抗风湿药物(金制剂、青霉胺、环孢素、止痛剂等)的不良反应所致,需立即停用;如肾脏病变由 RA 继发,则以治疗类风湿关节炎为主。以甲氨蝶呤、柳氮磺胺吡啶、来氟米特为代表的缓解病情抗风湿药可以有效减少滑膜炎,降低全身炎症活动。羟氯喹和氯喹可作为辅助用药。缓解病情抗风湿药亦可联合使用,如甲氨蝶呤、柳氮磺胺吡啶和羟氯喹的三联用药已在临床使用。环孢素和金制剂由于药物毒性,当主要药物无效时可使用。近年来以肿瘤坏死因子抑制剂依那西普为代表的生物制剂应用逐步增多,还包括阿巴西普、利妥昔单抗、托珠单抗等。有学者发现,生物制剂治疗类风湿关节炎患者可以有效减缓患者进入 G3 期的风险和肾功能下降的速率。

肾病快速进展者需加用激素和/或免疫抑制剂如环磷酰胺治疗。在伴肾脏淀粉样变的 RA 患者中,依那西普可显著减少蛋白尿及血清淀粉样蛋白 A 水平,并可降低患者血清肌酐水平。

(刘　迅)

# 第五节　强直性脊柱炎相关性肾病

强直性脊柱炎(ankylosing spondylitis,AS)是一种慢性进行性炎症性关节疾病,主要侵犯骶髂关节、脊柱棘突、脊柱旁软组织及外周关节,并可伴有关节外损害,如葡萄膜炎,虹膜炎,肾脏损害,主动脉关闭不全,肺纤维化与囊性变等。AS 以男性多见,男女之比约为 5:1,发病年龄通常在 13~31 岁。AS 的病因未明,流行病学调查发现,基因和环境因素在本病的发病中发挥重要作用。研究证实 AS 的发病和 HLA-B27 密切相关,并有明显家族发病倾向。近年来,文献报道 AS 相关性肾病有所增多,发生率在 AS 疾病中占 10%~30%。

### 一、发病机制

AS 相关性肾病的发病机制主要包括 AS 直接引起的肾脏病变、治疗药物导致的肾脏病变和肾脏淀粉样变性。

#### (一)AS 直接引起的肾脏病变

随着对 AS 发病机制和伴随的肾脏病理的研究深入,发现 AS 相关性肾病可有多种免疫因素介导的病理改变,包括 IgA 肾病和膜性肾病等。国内 AS 相关性肾病病理改变以 IgA 肾病最为多见。AS 和 IgA 肾病有着相同的免疫特点,在 AS 相关性肾病患者中血清 IgA 水平大多升高,提示可能存在着某些导致 IgA 及相关复合物产生过多或代谢障碍的因素。近来研究发现,AS 患者 CD89 表达受损,通过影响 IgA 及其相关免疫复合物的循环利用或分解代谢,改变其与受体结合的亲和力,从而造成肾脏损害。AS 合并膜性肾病比较少见,很难区分这两种疾病同时存在是因果关系还是简单的并存。文献报道 AS 患者体内的循环免疫复合物激活了补体系统,然后通过免疫反应造成肾脏损害。引起 AS 的某些免疫原依靠自身的形状和功能定植在上皮下的基底膜处,然后与血液循环中的特定抗体相结合,形成导致膜性肾病的特定免疫复合物。

### (二)治疗药物导致的肾脏病变

AS 患者需要长期服药治疗,因此出现肾脏损害时往往需要考虑药物性肾损害。非甾体抗炎药是 AS 患者的最常用药物,非甾体抗炎药对于肾脏的影响:①通过抑制舒张血管的前列腺素改变肾脏的血流动力学,影响肾脏的微循环,从而损伤肾功能,造成急性肾损伤;②间质性肾炎;③微小病变。有报道使用青霉胺和金制剂治疗 AS 患者可继发膜性肾病。

### (三)肾脏淀粉样变性

国外报告 AS 患者中肾淀粉样变性的发生率较高,但在国内并不常见。长期持续存在的炎症反应可致 AA 型淀粉样变性。

## 二、病理

### (一)AS 直接相关的肾脏病变

肾活检病理改变并不均一,以 IgA 肾病和膜性肾病最多见,膜增生性肾炎和局灶节段性肾小球硬化少见,常伴有肾小管间质或血管病变。免疫荧光下可见免疫球蛋白如 IgG、IgA 及补体沉积。AS 的基本病变是血管炎症,因此,AS 相关 IgA 肾病既有急性血管炎性病变,表现为新月体形成、襻坏死、肾脏小血管炎症、纤维素样坏死,同时也有慢性血管病变导致的球性/节段性硬化和间质纤维化。

### (二)治疗药物导致的肾脏病变

非甾体抗炎药引起的急性肾损伤,光镜下常见单个或成簇的肾小管上皮细胞脱落,严重时可致肾小管基底膜裸露,裸露区域附近的细胞扁平、变宽。如引发急性间质性肾炎,突出表现为间质弥漫性炎细胞浸润伴间质水肿,浸润细胞主要为 T 细胞、单核细胞、巨噬细胞,可伴有浆细胞、嗜酸性粒细胞和中性粒细胞。如未得到积极治疗,形态学检查可逐渐出现小管萎缩和间质纤维化。非甾体抗炎药亦可导致微小病变,电镜下表现为足突广泛融合。

### (三)肾脏淀粉样变性

初期表现为肾小球系膜区无细胞性增宽,晚期基底膜增厚,大量无结构的淀粉样物质沉积。呈淡伊红均质状,肾小管基底膜、肾间质和血管均可受累。刚果红染色阳性,偏振光显微镜下呈苹果绿双折光现象。电镜下可见无分支、僵硬、排列紊乱的细纤维状结构(直径 8～12 nm)。AS 相关性淀粉样变多为 AA 型,高锰酸钾预处理后刚果红染色转为阴性,免疫组化抗 AA 蛋白染色阳性。

## 三、临床表现

### (一)初期症状

AS 一般起病比较隐匿,好发于青年男性,早期可无任何临床症状,有些患者在早期可表现出轻度的全身症状,如乏力、消瘦、长期或间断低热、厌食、轻度贫血等。由于病情较轻,患者大多不能早期发现,致使病情延误,失去最佳治疗时机。

### (二)关节表现

AS 患者多有关节病变,且绝大多数首先侵犯骶髂关节,以后上行发展至颈椎。少数患者先由颈椎或几个脊柱段同时受侵犯,也可侵犯周围关节,早期病变处关节有炎性疼痛,伴有关节周围肌肉痉挛,有僵硬感,晨起明显。也可表现为夜间疼痛,经活动或服止痛剂缓解。随着病情发展,关节疼痛减轻,而各脊柱段及关节活动受限和畸形,晚期整个脊柱和下肢变成僵硬的弓形,向前屈曲。

### (三)肾脏表现

AS 相关性肾病的临床表现与肾脏病理类型相关,大多出现在 AS 诊断后,偶有在 AS 关节症状之前出现。临床上可表现为尿检异常,包括镜下血尿和/或蛋白尿,其中血尿合并蛋白尿多见,占 46.7%～60.0%。蛋白尿程度不一,多数为少量蛋白尿,大量蛋白尿仅占 10.5%。5.3%～40.0%患者出现慢性肾功能不全,21%患者出现高血压,42.1%患者出现小管间质损害。部分患者也可表现为持续肉眼血尿,急进性肾炎等。

### (四)实验室检查表现

活动期患者可见红细胞沉降率增快,C 反应蛋白增高。轻度贫血和免疫球蛋白轻度升高。RF 多为阴性,但 RF 阳性并不排除 AS 的诊断。虽然 AS 患者 HLA-B27 阳性率达 90%,但无诊断特异性。因为健康人也有阳性。HLA-B27 阴性患者只要临床表现和影像学检查符合诊断标准,也不能排除 AS 可能。

肾脏受累患者表现为镜下血尿,严重时可出现肉眼血尿,常伴不同程度的蛋白尿,部分可达肾病综合征范围,肾功能有不同程度受损。小管间质损害患者表现为尿酸化能力下降、尿 NAG 酶升高和禁水后尿渗透压下降。

影像学检查具有确定诊断意义。AS 最早的变化发生在骶髂关节。X 线片显示骶髂关节软骨下骨缘模糊,骨质糜烂,关节间隙模糊,骨密度增高及关节融合。通常按 X 线片骶髂关节炎的病变程度分为 5 级,0 级:正常;Ⅰ 级:可疑;Ⅱ 级:有轻度骶髂关节炎;Ⅲ 级:有中度骶髂关节炎;Ⅳ 级:关节融合强直。脊柱的 X 线片表现有椎体骨质疏松和方形变,椎小关节模糊,椎旁韧带钙化,以及骨桥形成。晚期广泛而严重的骨化性骨桥表现称为"竹节样脊柱"。对于临床早期或可疑病例,可选择 CT 或 MRI 检查。

### (五)其他表现

AS 可侵犯全身多个系统,并伴发多种疾病,如心血管、肺部及神经等系统损害。25%～30%患者可累及眼部,出现结膜炎、虹膜炎、眼色素膜炎或葡萄膜炎。

### 四、诊断

AS 相关性肾炎的诊断首先是临床明确 AS 的诊断,伴有相应的肾脏病理改变。典型 AS 诊断并不困难,1987 年,Linden 推出 AS 新的诊断标准,此标准提出重视家族史及 HLA-B27 阳性在 AS 诊断中的作用。值得注意的是,部分 AS 患者临床症状(腰痛、腰部活动受限)相对较轻。由于腰背痛是普通人群中极为常见的一种症状,但大多数为机械性非炎性背痛,而本病则为炎性疼痛。国际 AS 评估工作组专家推荐诊断炎性背痛标准为以下 5 项中至少满足 4 项:①发病年龄<40 岁;②隐匿起病;③症状活动后好转;④休息时加重;⑤夜间痛(起床后好转)。符合上述 5 项指标中的 4 项,诊断 AS 炎性背痛,其敏感性为 79.6%,特异性为 72.4%。AS 患者伴发的急性或慢性肾脏疾病,必须考虑 AS 相关性肾病可能,必要时进一步行肾活检明确诊断。Linden 推出 AS 新的诊断标准如下。

(1)炎症性下腰痛,45 岁以前发病。

(2)HLA-B27 阳性或家人有 AS 病史,具有下列任何一项:①无法解释的反复胸痛或僵硬;

②单侧眼葡萄膜炎及肌腱、韧带与骨骼交接处的炎症;③其他血清学检查阴性脊椎关节病变。

（3）腰椎运动范围受限。

（4）扩胸范围受限。

（5）X线证实骶髂关节炎。

## 五、治疗

### （一）针对 AS 的治疗

AS 尚无根治方法。但是患者如能及时诊断及合理治疗,可以达到控制症状并改善预后。应通过非药物、药物和手术等综合治疗,缓解疼痛和僵硬,控制或减轻炎症,保持良好的姿势,防止脊柱或关节变形,必要时矫正畸形关节,以达到改善和提高患者生活质量的目的。

1.非药物治疗

（1）患者教育:对患者及其家属进行疾病知识的教育是整个治疗计划中不可缺少的一部分,有助于患者主动参与治疗并与医师的合作。

（2）体育锻炼:劝导患者坚持合理体育锻炼,以取得和维持脊柱关节的最好位置,增强椎旁肌肉和增加肺活量。

（3）保持正确体位:站立时应尽量保持挺胸、收腹和双眼平视前方的姿势。坐位也应保持胸部直立。应睡硬板床,多取仰卧位,避免促进屈曲畸形的体位。

（4）物理治疗:对疼痛或炎性关节或软组织给予必要的物理治疗。

（5）其他:如戒烟等。

2.药物治疗

（1）非甾体抗炎药:可迅速改善患者腰背部疼痛和晨僵,减轻关节肿胀和疼痛,增加活动范围,对早期或晚期 AS 患者的症状首选治疗,但对于合并肾功能损害的患者应谨慎使用。

（2）生物制剂:抗肿瘤坏死因子-α 拮抗剂,包括依那西普、英夫利西单抗和阿达木单抗。多项随机双盲安慰剂对照试验治疗 AS,总有效率为 50%～75%。

（3）柳氮磺胺吡啶:可改善 AS 的关节疼痛、肿胀和发僵,并可降低血清 IgA 水平及其他实验室活动性指标,特别适用于改善 AS 患者的外周关节炎。

（4）糖皮质激素:一般不主张口服或静脉全身应用糖皮质激素治疗 AS。因其不良反应大,且不能阻止 AS 的病程。

（5）其他药物:部分男性难治性 AS 患者应用沙利度胺后,临床症状和实验室指标均明显改善。对上述治疗缺乏疗效的患者,AS 外周关节受累者可使用甲氨蝶呤和抗风湿植物药。

3.外科治疗

髋关节受累引起的关节间隙狭窄、强直和畸形是本病致残的主要原因。人工全髋关节置换术是最佳选择,置换术后绝大多数患者的关节痛得到控制,部分患者的功能恢复正常或接近正常,置入关节的寿命 90%达 10 年以上。

### （二）针对 AS 相关性肾病的治疗

首先应明确病因,以原发病治疗为主,再根据病理类型进行相应治疗。

1.IgA 肾病

IgA 肾病应在诊断时和随访期间观察蛋白尿、血压和肾小球滤过率以评估肾病进展的风险。如无禁忌证,推荐患者长期使用 ACEI/ARB 治疗。经 3～6 个月有效地支持治疗（包括

ACEI/ARB、控制血压),蛋白尿仍持续≥1 g/d 且肾小球滤过率>50 mL/(min・1.73 m²)时,可考虑糖皮质激素 0.5～1.0 mg/(kg・d)治疗,总疗程半年。

2.膜性肾病

膜性肾病应区分是源于药物还是源于 AS 本身,药物导致的膜性肾病应尽早停药。AS 导致的膜性肾病应积极治疗原发病,蛋白尿患者可给予 ACEI/ARB 治疗。对于上述治疗无效的膜性肾病患者,可考虑糖皮质激素联合免疫抑制剂治疗。

3.药物导致急性肾损伤

尽早停用相关药物,保持内环境稳定,预防和治疗并发症。

4.药物导致小管间质性肾炎

尽早停用相关药物,如肾活检显示有活动性病变,无晚期组织瘢痕化,可考虑糖皮质激素治疗。

5.药物导致微小病变

尽早停用相关药物,并使用糖皮质激素治疗。

6.肾淀粉样变

积极治疗 AS,不宜采用免疫抑制治疗。

## 六、预后

研究证明,有多个指标对判断 AS 的预后有参考价值,包括髋关节炎、腊肠样指或趾、非甾体抗炎药疗效差、红细胞沉降率升高(>30 mm/h)、腰椎活动度受限、寡关节炎和发病年龄<16 岁。AS 相关肾脏损害也不容忽视,其后果严重,是 AS 患者终末期死亡的主要原因之一。

(刘　迅)

# 第六节　自身免疫性甲状腺疾病相关肾病

甲状腺作为人体最大的内分泌腺体,分泌的甲状腺激素作用于全身多种器官和组织,在调节机体生长发育、组织分化、新陈代谢等方面起着重要作用。对于肾脏,甲状腺激素不仅促进肾脏的生长发育,而且对维持正常肾脏功能也具有重要作用。甲状腺功能的异常可以导致肾脏发生多种病理生理改变。一方面,甲状腺激素异常可引起血流动力学改变和水电解质(钾、钠、钙、磷等)紊乱,导致肾脏的排泄功能受到影响;另一方面,某些甲状腺疾病(如自身免疫性甲状腺疾病)本身是由免疫机制异常所致,机体的免疫异常同时也可以导致肾脏损伤,导致继发性肾脏疾病的发生和发展。

自身免疫性甲状腺疾病(autoimmune thyroid disease,AITD)是由遗传因素、环境因素和内源性因素共同作用引起的一组自身免疫性疾病,包括弥漫性毒性甲状腺肿(Graves 病)、慢性淋巴细胞性甲状腺炎(又称桥本甲状腺炎)、特发性甲状腺功能减退、产后甲状腺炎等,患者可有甲状腺功能亢进、甲状腺机能减退或甲状腺机能正常等多种临床表现。与此同时,部分患者常发现有肾脏病变累及,出现自身免疫性甲状腺疾病相关肾病,临床表现蛋白尿、肾病综合征或肾小管功能紊乱,以及肾功能减退。

## 一、发病机制

AITD 相关肾病的确切发病机制至今未明,目前认为与自身免疫紊乱、甲状腺激素异常、抗甲状腺药物,以及脂代谢紊乱、动脉粥样硬化等因素有关。近年研究发现,许多 AITD 是 IgG4 相关疾病的一部分。

AITD 为自身免疫性疾病,患者体内可见多种抗甲状腺成分的自身抗体,如甲状腺球蛋白抗体、甲状腺微粒体抗体、甲状腺胶质抗体和甲状腺细胞表面抗体等。目前,免疫病理已证实了多种甲状腺抗原或相应抗体(如甲状腺球蛋白、甲状腺微粒体抗原、Fucosyl-GM1 抗体等)可沉积在肾小球基底膜或系膜区。此外,甲状腺和肾脏存在共同抗原,如 megalin(gp330)等,AITD 产生的针对甲状腺成分的自身抗体也会同样针对肾脏,导致原位免疫复合物和/或循环免疫复合物形成,参与致病。动物实验证实给家兔注射甲状腺球蛋白,使其抗体产生过剩,可产生上皮免疫复合物沉积,引起膜性肾病。部分 AITD 相关肾病患者采用免疫抑制治疗后蛋白尿明显减少,也支持免疫因素参与疾病发病。

肾脏是甲状腺激素重要的靶器官之一,甲状腺激素水平过高或过低都会造成肾脏结构和功能的改变(表 10-3)。如甲状腺功能亢进(简称甲亢)时由于甲状腺激素产生过多,心排血量增加、周围血管阻力减小等血流动力学的改变可导致肾脏血流量增加,肾小球滤过率、肾小管重吸收率及排泄增加;甲状腺功能亢进时代谢率增加,肾单位需超负荷工作以排泄增加的代谢废物。长期肾脏负担增加势必损伤肾小球滤过膜,通透性增加,致轻度蛋白尿,少数出现大量蛋白尿。肾小管也会受多种因素作用,引起功能失调或上皮细胞损伤。

表 10-3 甲状腺功能异常时肾脏变化

| 项目 | 甲状腺功能亢进 | 甲状腺功能减退 |
| --- | --- | --- |
| 心排血量 | 增加 | 下降 |
| 外周血管阻力 | 下降 | 增加 |
| RAS 活性 | 增加 | 下降 |
| 肾血流 | 增加 | 下降 |
| 肾小球血管收缩 | 下降 | 增加 |
| 肾小球滤过面积 | 增加 | 下降 |
| 球-管反馈 | 增加 | 增加 |
| 肾小球滤过压 | 增加 | 下降 |
| GFR | 增加 | 下降 |
| 蛋白尿 | 增加 | 增加 |
| 肾小管离子转运活性 | 增加 | 下降 |
| 肾小管质量 | 增加 | 下降 |
| 浓缩能力 | 下降 | 下降 |

AITD 相关肾病分为两类,一类主要是由于体内多种自身抗体的调节紊乱,形成免疫复合物在肾脏沉积,引起膜性肾病等改变;另一类可能与治疗抗甲状腺药物对肾脏的损伤有关,其中硫脲类抗甲状腺药物丙硫氧嘧啶是最常见的肾损害药物。20 世纪 90 年代 Dolman 等首先发现丙

硫氧嘧啶可引起抗中性粒细胞胞浆抗体阳性的小血管炎,其可能机制:①丙硫氧嘧啶的代谢产物与三磷酸胸腺嘧啶竞争,因而抑制了外周淋巴细胞 DNA 的合成,进而导致免疫调节异常;②丙硫氧嘧啶的代谢产物作为半抗原可与中性粒细胞胞浆中的多种胞质抗原和胞核抗原等大分子结合,形成具有免疫原性的复合物,被 T 细胞识别,进而活化 B 细胞产生自身抗体;③感染状态下,中性粒细胞被完全激活可以发生脱颗粒反应,释放髓过氧化物酶,使丙硫氧嘧啶转化为反应氧族,造成血管内皮损伤;丙硫氧嘧啶与髓过氧化物酶结合,改变了酶的亚铁血红素结构,之后改变了结构的酶就成为半抗原,可诱导抗中性粒细胞胞浆抗体的产生,介导血管损伤。血管炎影响全身多个系统,以肾损伤最为常见。除了引起新月体肾炎外,抗甲状腺药物还引起 IgA 肾病、微小病变肾病及膜性肾病等其他病理类型的肾病。文献还报道丙硫氧嘧啶可引起药物性狼疮、急慢性间质性肾炎等。

此外,甲状腺功能减退患者常出现代谢紊乱,如高尿酸血症、高脂血症等,均可引起肾脏损伤。甲状腺功能减退患者的血脂异常表现为总胆固醇、甘油三酯增高,尤其是低密度脂蛋白升高为主。血脂异常刺激肾脏固有细胞增殖,导致足细胞足突融合,滤过屏障受损,蛋白尿进一步刺激足细胞转化为纤维样细胞,参与肾小球硬化。同时,高脂血症激活促炎症因子及促生长因子,刺激细胞外基质大量合成,导致肾脏结构与功能的损伤;其次甲状腺功能减退患者常合并动脉粥样硬化,而后者是肾损伤的重要危险因素之一。动脉粥样硬化的形成与血脂异常直接相关。而甲状腺功能减退时舒张外周小动脉平滑肌的 $T_3$ 下降导致的血压升高,以及内皮细胞功能障碍均促进动脉粥样硬化的发生和发展。同时,TSH 可通过减低一氧化氮合酶、前列腺素,升高内皮素-1 影响内皮细胞功能等独立于血脂的途径造成动脉粥样硬化。动脉粥样硬化不仅导致临床上约 90% 肾血管疾病,还作用于肾实质和肾内血管,引起肾脏滤过功能下降及肾组织缺血缺氧,肾脏长期缺血缺氧可引起肾脏不可逆性损伤。

## 二、病理

### (一)光镜

肾穿刺活检显示 AITD 相关肾病的病理类型多种多样,其中最常见病理类型是膜性肾病,其他依次为 FSGS、系膜增生性肾小球肾炎、IgA 肾病、微小病变型肾病。如与抗甲状腺药物有关,则多表现为抗中性粒细胞胞浆抗体相关性血管炎。有报道 AITD 时肾脏病理表现为混合型,如系膜增生并膜性肾病或毛细血管内增生并膜性肾病。个别病例可伴有严重的肾小管间质性肾炎。

### (二)免疫荧光及免疫组织化学

根据病理类型的不同呈不同的免疫荧光表现,大多数患者肾小球基膜和/或系膜区可见颗粒状 IgG、IgM 及 $C_3$ 沉积。药物相关的抗中性粒细胞胞浆抗体相关性血管炎与原发性抗中性粒细胞胞浆抗体相关性血管炎的寡免疫复合物特点不同,荧光检查常提示为免疫复合物型。

经免疫组织化学检查,肾小球毛细血管基底膜上皮侧和/或系膜区可见颗粒状沉积的甲状腺球蛋白等甲状腺相关抗原,但部分患者未检出甲状腺相关抗原或抗体沉积。

### (三)电镜

膜性肾病患者肾小球基膜上皮侧和系膜区可见电子致密物沉积。

## 三、临床表现

本病多见于中年女性,在患甲状腺疾病后不久或数年后发病,也有部分患者肾病表现先于甲状腺疾病症状。AITD 相关肾病临床可表现为肾炎综合征或肾病综合征。多数患者早期表现为轻度蛋白尿,少数患者可表现为肾病综合征,镜下血尿偶见。大多数患者不伴有高血压及肾功能损害,少数可有高血压及肾功能损害。患者肾小管间质损害一般较轻,少数甲状腺功能亢进患者可合并肾小管酸中毒。而药物诱导的抗中性粒细胞胞浆抗体相关性血管炎影响全身多个系统,其中肾脏为最常受累脏器。临床症状多表现为血尿、蛋白尿及水肿等肾炎综合征,严重者甚至发生急性肾损伤。AITD 相关肾病未及时控制的情况下,随着病程延长可发展为尿毒症。

尿素氮、肌酐及尿酸的增高是可逆的,甲状腺激素治疗可逆转和部分恢复患者的肾脏功能。但是,随着甲状腺功能减退时间的延长,许多患者甲状腺功能由暂时性甲状腺功能减退发展成永久性甲状腺功能减退,而永久性甲状腺功能减退促使肾脏损害,甚至发展到不可逆转的肾功能不全,即氮质血症及尿毒症。

AITD 相关肾病临床表现的轻重与肾脏病理类型相关。膜性肾病 Ⅰ～Ⅱ期患者多无血尿、高血压及肾功能损害,局灶节段硬化性病变患者可有血尿、高血压及肾功能损害,系膜增生性肾炎(IgA 肾病)患者则有血尿、蛋白尿。另外有报道,在 AITD 相关肾病过程中,可发生如乙型肝炎、糖尿病、红斑狼疮等新的疾病,并造成机体病情迁延加重,促进病情发展。

## 四、诊断与鉴别诊断

### (一)诊断

目前 AITD 相关肾病的诊断尚无共识,具备以下几点应考虑诊断:①AITD 病史;②血清甲状腺球蛋白抗体、MCA 升高;③蛋白尿;④肾活检:免疫荧光检查发现肾小球基底膜免疫沉积物中有甲状腺球蛋白等多种抗体成分;⑤根据病史、体检及化验检查除外糖尿病、肝病、系统性红斑狼疮、多发性骨髓瘤等导致肾病综合征的其他主要疾病。其中肾活检病理改变在诊断上起着十分重要的作用,不仅为诊断提供较充分依据,还可以确定病理类型,指导制定治疗方案,并提示预后。

该病尽管常有前驱的甲状腺疾病史,但可能数月或数年后才发生蛋白尿或肾病综合征,故极易被忽视。因此,对水肿、蛋白尿的甲状腺疾病患者要动态观察尿蛋白变化,争取做肾脏免疫病理学检查;对肾病综合征患者亦应常规行有关的甲状腺功能检查,对可疑患者还应检测甲状腺球蛋白抗体和甲状腺微粒体抗体,以及免疫学指标的变化,以协助诊断。

### (二)鉴别诊断

肾脏疾病与甲状腺疾病常常同时发生,两者之间存在一定联系。因此,ATID 相关性肾病与原发性肾脏疾病继发甲状腺功能减退的鉴别难度较大,由于肾脏免疫病理的甲状腺相关抗体阳性率低,因此不能以肾组织中是否存在甲状腺球蛋白作为鉴别依据。

肾病综合征时,包括甲状腺结合球蛋白在内的大量蛋白自尿中丢失,可导致继发性甲状腺功能减退。但一般肾病综合征血 TSH 降低、$FT_3$、$FT_4$ 正常或略偏高,而原发性甲状腺功能减退患者血 TSH 升高,$FT_3$、$FT_4$ 减少。

肾衰竭也常常影响到甲状腺分泌、代谢功能,引起 $FT_3$、$FT_4$ 降低。但这种情况下不会引起甲状腺球蛋白抗体、甲状腺微粒体抗体及免疫学指标的变化。

## 五、治疗

AITD 相关肾病的治疗目前尚缺乏共识。病因治疗即积极治疗自身免疫性甲状腺疾病具有重要作用。早期发现、早期诊断加上及时有效地治疗 AITD 甚至可以逆转肾脏损害。对于原发性甲状腺功能亢进患者应用丙硫氧嘧啶或甲巯咪唑等药物,甲状腺功能减退或桥本甲状腺炎患者给予甲状腺激素替代治疗。而甲状腺功能亢进药物引起的抗中性粒细胞胞浆抗体相关性小血管炎,首先应立即停用抗甲状腺功能亢进药物,然后根据临床表现、脏器受累程度及抗体滴度决定是否应用糖皮质激素或免疫抑制剂,必要时血液净化治疗。

针对肾脏病变,文献报道甲状腺激素替代治疗、RAS 抑制剂、糖皮质激素、免疫抑制剂和甲状腺切除术均可能有效。当 AITD 伴少量蛋白尿时单纯甲状腺素替代治疗可能有效;给予 ACEI/ARB 可通过多种机制减少蛋白尿,保护肾功能;根据尿蛋白量和病理类型可加用糖皮质激素,必要时加用环磷酰胺或其他免疫抑制剂;一旦患者出现肾病综合征表现时,单纯肾上腺皮质激素和免疫抑制剂治疗亦不能使蛋白尿减少,更应强调对 AITD 本身的充分治疗。少数文献报道对甲状腺球蛋白抗体、MCA 高滴度阳性患者还可考虑手术切除部分甲状腺,以减少抗原来源,但尚需要更多的临床资料证实。

同时应重视 AITD 相关肾病的并发症治疗及长期随访。长期甲状腺功能减退时可形成高脂血症、高尿酸血症均会加大肾小球动脉硬化及间质损害的概率,辅以降脂、降尿酸治疗可延缓肾脏病变的发展。另外,临床上在肾病综合征时大量蛋白尿可造成甲状腺结合球蛋白的丢失,常可加重甲状腺功能减退,故此类患者的甲状腺替代治疗剂量通常需增加。对仅有血中 TSH 升高者,要注意经常动态监测并检测其他指标,观察有无变化,利于早期发现、早期治疗,且减少并发症的发生。

## 六、预后

AITD 相关肾病的转归与治疗时机、肾脏病变类型相关。AITD 相关肾病如早期发现、早期治疗、有效控制原发甲状腺疾病,同时肾脏病理改变较轻(如微小病变、轻度系膜增生、膜性肾病Ⅰ~Ⅱ期等)的患者预后良好。而治疗延误,甚至出现并发症,则治疗困难,预后不良。需要指出的是 AITD 相关肾病与原发性肾小球疾病相比,更易复发,尤其 AITD 病变活动可导致肾脏损害的进一步加重,并较前更难以治疗。

（刘　迅）

# 第七节　干燥综合征肾损害

干燥综合征是以淋巴浆细胞对外分泌腺体浸润为特点的慢性自身免疫性疾病,受累腺体包括唾液腺和泪腺,患者常出现眼干、口干等症状。除外分泌腺以外,干燥综合征还可累及肺、肾、皮肤等出现相应症状。部分干燥综合征患者出现肾脏损伤,主要导致肾小管间质性肾炎,也可出现肾小球病变。临床可出现肾小管酸中毒、蛋白尿和血尿、肾功能损伤等。干燥综合征也可合并类风湿关节炎、系统性红斑狼疮等,称为继发性干燥综合征。

## 一、发病机制

环境、遗传、病毒感染等多因素导致唾液腺上皮损伤并释放自身抗原,在具有遗传易感性的个体启动了白细胞介素-1和白细胞介素-2的释放,活化T细胞,持续激活B细胞并合成自身抗体,通过多种机制导致肾脏损伤。患者循环中出现自身抗体可与抗原结合形成循环免疫复合物。循环免疫复合物滞留在肾小球,刺激系膜细胞增殖和细胞外基质蛋白的合成,导致肾小球损伤,可出现冷球蛋白相关膜增生性改变。机体可产生针对远端肾小管和集合管各种转运蛋白的自身抗体,作用于肾小管和集合管,导致电解质紊乱和远端肾小管酸中毒。循环中激活的T细胞、B细胞和浆细胞可浸润肾间质,导致间质性肾炎。肾小管自身抗原的表达可进一步增强上述反应。间质炎细胞浸润可导致小管炎,启动小管萎缩和间质纤维化,发展为慢性肾脏病。

## 二、病理

干燥综合征肾损害主要表现为慢性小管间质性肾炎和肾小球病变,以前者为主。

### (一)光镜

1.慢性小管间质性肾炎

局灶或弥漫性淋巴细胞、单核细胞和浆细胞浸润。淋巴细胞浸润常见,T细胞和B细胞的浸润程度相近。B细胞为主的浸润类型占10%。70%患者可出现浆细胞浸润,以浆细胞为主的浸润类型占25%。肉芽肿和嗜酸性粒细胞少见。可见肾小管上皮扁平,基底膜增厚,小管萎缩,间质纤维化。

2.肾小球病变

肾小球病变包括冷球蛋白相关MPGN、膜性肾病,系膜增生性肾炎、IgAN、FSGS和新月体肾炎。冷球蛋白相关性MPGN可见肾小球分叶,系膜细胞增殖,系膜增宽,单核细胞浸润,基底膜增厚"双轨",襻腔内可见包含IgM和IgG的冷球蛋白栓子,电镜下可见微管样结构。

### (二)免疫荧光

除非存在肾小球损伤,一般没有免疫复合物沉积,很少数患者TBM或间质出现IgG和$C_3$沉积。

### (三)电镜

如果存在肾小球病变,可出现系膜区和毛细血管襻电子致密物沉积。肾小管基底膜偶见免疫复合物沉积。

## 三、临床表现

干燥综合征人群患病率0.01%~0.1%,女性好发,男女比例为1:9,多数45~55岁发病。临床表现除了角膜结膜炎(眼干)和口干,10%~30%还可出现皮肤血管炎,其中30%伴冷球蛋白血症,球蛋白升高,补体下降。干燥综合征是最常见的非丙肝感染相关的混合型冷球蛋白血症的原因。2%~9%干燥综合征患者发生非霍奇金B细胞淋巴瘤。有50%~90%的患者SSA阳性,抗核抗体、SSB、RF也可阳性。

干燥综合征肾损害常发生于干燥综合征诊断后2~7年。干燥综合征出现肾损伤的比例差别较大(5%~30%),取决于是否完整地进行肾小管的功能检查,以及是否排除了继发性干燥综合征。

干燥综合征肾损害主要是小管间质性肾炎,占肾活检的肾功能异常患者2/3。TIN可表现为单纯的电解质紊乱,如远端肾小管酸中毒、尿崩症、范可尼综合征、获得性巴特综合征和吉泰尔曼综合征,继发于远端肾小管酸中毒的肾结石和肾钙化;也可出现血肌酐上升,以及少量蛋白尿。

在我国,70%干燥综合征患者出现肾小管酸中毒。但除此以外,TIN 临床症状轻微,发病隐匿,临床表现常常被低估,定期检测晨尿 pH、渗透压、蛋白尿、肾功能和电解质有助于早期发现 TIN。

干燥综合征可累及肾小球,出现蛋白尿和血尿,甚至肾病综合征,冷球蛋白血症相关 MPGN,其次为膜性肾病。冷球蛋白相关 MPGN 占肾活检干燥综合征的 5%~30%。临床表现为急性肾炎综合征、急进性肾炎,可伴冷球蛋白血症血管炎的其他系统损伤。

## 四、诊断与鉴别诊断

### (一)诊断

首先需要满足干燥综合征的诊断标准。根据美国-欧洲原发性干燥综合征诊断标准,如果符合第Ⅳ或Ⅵ项,全部 6 条中满足任意 4 条即可诊断;4 条客观标准中满足 3 条也可诊断。美国-欧洲原发性干燥综合征诊断标准如下。

(1)Ⅰ:有 3 个月以上的持续眼部干涩感,或有反复发作性眼部沙子感,或每天需用 3 次以上的人工泪液。凡有其中任何一项者为阳性。

(2)Ⅱ:有 3 个月以上的持续性口干症状,或有反复出现或持续不退的唾液腺肿大,或进食时需用水送下,凡有其中任何一项者为阳性。

(3)Ⅲ:Schirmer 试验阳性(≤5 mm/5 min)或角膜染色试验阳性。

(4)Ⅳ:下唇黏膜活检,单核细胞浸润灶≥1(浸润灶是指每 4 mm² 的腺体组织内有 50 个以上的淋巴细胞聚集)。

(5)Ⅴ:腮腺造影,唾液腺放射性核素扫描,或唾液流率≤1.5 mL/15 min,3 项中有一项为阳性。

(6)Ⅵ:血清抗 SSA、抗 SSB 抗体有一项达到有诊断意义为阳性。

排除标准:头颈放疗史、HCV 感染、AIDS、淋巴瘤患者、结节病、移植物抗宿主病、使用抗胆碱能药物。

干燥综合征可合并类风湿关节炎、系统性红斑狼疮等,称为继发性干燥综合征,其肾脏损伤与原发性干燥综合征不同,需要鉴别。因为干燥综合征肾损害从临床到病理均不具有特异性,因此诊断干燥综合征肾损害需要临床进一步查找肾外脏器受累情况,明确干燥综合征诊断是否成立。

### (二)鉴别诊断

1.IgG4 相关肾病

IgG4 相关肾病是一种系统性炎症纤维化疾病,可累及多个器官系统,包括胰腺、胆道、主动脉、肺、唾液腺和泪腺、甲状腺、硬脊膜和肾脏等,可引起类似干燥综合征口眼干燥表现,需要和干燥综合征肾损伤相鉴别。IgG4 相关肾病主要类型之一是肾小管间质病变,称为 IgG4 相关性肾小管间质肾炎。IgG4 相关性肾小管间质性肾炎与干燥综合征的鉴别见表 10-4。

表 10-4　IgG4 相关性肾小管间质性肾炎与干燥综合征的鉴别

| 项目 | lgG4 相关性肾小管间质性肾炎 | 干燥综合征 |
| --- | --- | --- |
| 发病年龄(岁) | 65 | 45~55 |
| 性别 | 男性居多 | 女性居多 |

续表

| 项目 | lgG4 相关性肾小管间质性肾炎 | 干燥综合征 |
| --- | --- | --- |
| 急性肾衰竭 | 多见 | 少见 |
| 泪腺及唾液腺肿大 | 轻 | 重 |
| 血清 IgG4 升高 | 显著 | 不显著 |
| 低补体血症 | 有 | 无 |
| 血嗜酸性粒细胞增多 | 明显 | 无 |
| 自身免疫性胰腺炎 | 多见 | 少见 |
| 肾小管间质细胞浸润 | IgG4$^+$浆细胞>10/HP | T、B 细胞及浆细胞 |

2.药物相关性过敏性间质性肾炎

其间质浸润炎细胞以嗜酸性粒细胞为主。

3.结节病

结节病可导致慢性小管间质性肾炎,需要鉴别。但结节病相关的小管间质损伤的主要特点在于肉芽肿形成,干燥综合征很少出现肾间质肉芽肿。

## 五、治疗

对于没有 TIN,肾功能正常的单纯电解质紊乱,如远端肾小管酸中毒,使用碳酸氢钠/枸橼酸钾等药物纠正即可。但在多数情况下电解质紊乱是 TIN 的结果,使用糖皮质激素有助于更好地控制电解质紊乱,改善肾功能,改善 TIN。干燥综合征出现冷球蛋白相关性膜增生性肾炎常需要糖皮质激素联合免疫抑制剂治疗。新近使用抗 CD20 单抗治疗干燥综合征相关冷球蛋白血症血管炎取得较好疗效。

## 六、预后

干燥综合征肾损害临床进展缓慢,预后相对良好。

(刘　迅)

# 第十一章　代谢性疾病相关性肾病

## 第一节　糖尿病肾病

临床实践发现,2型糖尿病(T2DM)患者的肾损害具有很大的异质性,其病理表现部分符合典型糖尿病肾小球病,部分符合非糖尿病肾病(non diabetic renal diseases,NDRD),还有部分肾脏病理表现不典型。

### 一、糖尿病性肾血管病变

糖尿病性肾血管病变是指狭义的糖尿病性肾脏疾病,是糖尿病最常见最严重微血管并发症之一,其患病率随着糖尿病患病人数的增加逐年增加。调查显示,我国1型糖尿病(T1DM)患者的糖尿病性肾脏疾病累积患病率为30%~40%,2型糖尿病为15%~20%。由于2型糖尿病的患病人数多,其所致的糖尿病肾脏病变的人数明显多于1型糖尿病。糖尿病肾病引起的终末期肾病已经成为威胁糖尿病患者生命的主要原因。在我国糖尿病肾病导致的终末期肾衰竭占总的终末期肾衰竭的8%左右,部分经济发达地区已增至15%。糖尿病性肾血管病变导致的死亡在1型糖尿病患者中居首位,在2型糖尿病患者中仅次于大血管并发症。

#### (一)糖尿病性肾血管病变的发病机制

糖尿病性肾血管病变有肾小球硬化,也有肾小管间质的硬化。肾小球硬化在糖尿病肾病早期及中晚期均存在,肾小管病变与肾病的进展密切相关。目前人们认识到2型糖尿病肾损害的临床及病理过程与1型糖尿病相似,只不过2型糖尿病患者肾损害的进展比1型快(每3~4年进展一期),这可能由于2型糖尿病多发生于中、老年人,肾脏已有退行性变,且多有胰岛素抵抗,常合并高血压、高脂血症及高尿酸血症,这些因素也同时损伤肾脏。

近年来,有关糖尿病肾病的发生机制研究的进展主要表现在以下4个方面:①鉴定出一些1型糖尿病和2型糖尿病并肾病的遗传易感基因和因素;②肾小球硬化症与肾血流动力学有关,即与肾入球动脉扩张使肾小球压力升高有密切关系;③清蛋白排泄量既是判断糖尿病肾病病情的良好指标,又是糖尿病肾病的病因之一;④认识到葡萄糖对组织的毒性作用,并将葡萄糖毒性作用的研究深入到了分子水平。1型糖尿病和2型糖尿病其糖尿病肾脏病变的发病时间可能不一致,但最终的病理生理学机制相似,都与高血糖有关。除此之外,2型糖尿病可能还存在其他损害肾脏的因素,如高血压、高血脂、高尿酸、肥胖等代谢异常。可以肯定的一点是,糖尿病肾脏疾病的病因和发病机制是多因素的,各因素之间具有协同或交互作用。

1.遗传因素

并不是所有的糖尿病患者均发生糖尿病肾病。有些患者尽管血糖控制不佳,但并不发生肾损害;而有些患者尽管血糖控制良好,却发生了肾损害,因此提示糖尿病肾脏病变的发生与遗传因素有关。糖尿病肾脏病变种族发病的差异性也提示其与遗传有关。遗传易患性的机制可能包括家族性高血压、胰岛素抵抗、红细胞膜上钠-锂反转移活性升高,以及 N-脱乙酰酶、血管紧张素转化酶基因、$Na^+/K^+$-ATP 酶基因和醛糖还原酶基因的多态性或亚型差异等。在 2 型糖尿病肾脏病变中,基因改变有:血管紧张素转化酶(DCPI)、血管紧张素原(AGT)、转脂蛋白 E、肝细胞核因子(HNF1)、IL 受体 1 拮抗物(IL-1RN)及激肽释放酶 3(KLK3)、基质金属蛋白酶 9 等。在 1 型糖尿病肾脏病变中,应用多态性方法筛出的相关基因主要有:Ⅳ 型胶原(COL4A1)、心房钠尿肽(ANPHpa11)、醛糖还原酶(ALDR1)、G 蛋白亚单位(GNB3)、转化生长因子(TGF)$\beta_1$、血管紧张素 Ⅱ 受体、转脂蛋白 E、内皮素 A 受体及 $\beta_2$-肾上腺素能受体等。以上基因多态性的发现对于了解糖尿病肾脏病变的发病机制有帮助,但仍存在问题,如大多数的检查是在发生糖尿病肾脏病变以后做的,很难确定基因改变是疾病本身的原因还是疾病导致的后果,并且糖尿病肾脏病变常合并其他许多疾病(如高血压、脂质代谢紊乱、心血管病变等),很难确定糖尿病就是导致肾脏病变的唯一因素。另外,糖尿病肾脏病变的发生不一定是单基因异常所致,同时环境因素也是促成糖尿病肾脏病变发生的另一个重要因素。

2.血流动力学异常

肾脏血流动力学异常是糖尿病肾脏病变早期的重要特点,表现为高灌注[肾血浆流量(RPF)过高]状态。导致高灌注的原因主要有:①扩张入球小动脉的活性物质(包括前列腺素、一氧化氮、心房钠尿肽等)过多或作用过强;②肾小管-肾小球反馈(TGF)失常;③肾髓质间质压力过低。常常导致蛋白尿生成,肾小球毛细血管切应力改变,局部肾素-血管紧张素兴奋,以及蛋白激酶 C(PKC)、血管内皮生长因子(VEGF)等基因进一步激活。近来认为,近端肾小管中钠、葡萄糖协同转运过强使钠盐在该处过度重吸收是发病的关键。由于这种过度重吸收使鲍曼囊压力降低,肾小球滤过被迫增多;与此同时又使到达致密斑的氯化钠减少,肾小球反馈的抑制作用减弱;同样的机制又使髓质间质的压力改变,反馈性地使入球小动脉过度扩张。导致近端肾小管对钠离子重吸收过强的原因不明,可能与血管紧张素 Ⅱ 在该处的作用过强有关。不少学者在糖尿病肾脏病变(主要在 1 型)动物模型或患者中发现,与健康对照相反,其肾小球滤过率(GFR)和 RPF 在低盐时不仅不下降,反而更上升,即摄盐与 RPF 改变呈矛盾现象。因此推测:摄盐减少,导致 RAS 更兴奋,近端肾小管摄盐更多,启动增加 RPF 的机制更明显。肾血流量增加和肾高灌注状态可使肾系膜细胞增生。血流动力学改变和一些细胞因子(如 TGF-β 等)的交互作用在糖尿病肾病的发生中起重要作用。血流动力学的异常可通过自分泌或旁分泌使细胞因子和生长因子释放增加,导致细胞外基质蛋白的产生增加。

3.糖代谢异常

(1)高血糖:高血糖对肾脏的影响有以下几方面。①引起肾脏肥大及基膜增厚,增加内皮细胞对清蛋白的渗透性及系膜蛋白质的合成;②导致肾小球内皮细胞、上皮细胞、系膜细胞和肾小管细胞释放转化生长因子(TGF),使细胞增生肥大;③慢性高血糖(尤其是波动性高血糖)增加多元醇通路的活性,在不需要胰岛素的情况下,增加糖的摄取和山梨醇在组织的积累。如在肾组织,山梨醇积聚增多,可引起细胞肿胀,使细胞外液的肌醇进入细胞受限,细胞内肌醇减少,进而影响磷酸化过程,从而使 $Na^+,K^+$-ATP 酶活性降低及细胞生理功能发生障碍。

(2)糖基化终产物:血糖增高时,葡萄糖分子中的羧基可与蛋白质中的氨基结合形成醛亚胺,醛亚胺再发生一个分子结构的重排反应,形成性质较为稳定的酮胺化合物。在糖化蛋白与未糖化蛋白分子之间及糖化蛋白分子之间互相结合,酮胺化合物分子逐渐增大、堆积,互相交联形成更为复杂的糖基化终产物(AGEs),这一过程进行得非常缓慢且不可逆,不需要酶催化,因而多发生在机体内代谢周期长的蛋白质分子,如胶原蛋白、晶体蛋白等。AGEs 可能是一种致尿毒症性毒性物质,与糖尿病肾脏病变的发生发展相关。AGEs 通过与 AGEs 受体(RAGE)结合后发挥作用,RAGE 在各种肾细胞广泛存在,是 AGEs 的信号转导受体。受体刺激后通过激活NF-κB使前炎症细胞因子表达增加,RAGE 也可作为一种内皮细胞黏附受体使白细胞聚集从而产生炎症作用。AGEs 主要在肾小球滤过,近端肾小管重吸收。RAGE 激活导致内皮细胞转变成肌纤维细胞使肾小管萎缩和间质纤维化。在糖尿病,RAGE 自身表达上调。

AGEs 损伤肾小球的机制可能是:①刺激肾小球系膜细胞产生和释放细胞外基质(ECM)成分,引起肾小球肥大、肾小球硬化;②基膜上的 AGE 可"捕捉"循环血液中的蛋白到基膜上,引起尿蛋白排出增多;③引起单核-巨噬细胞向 ECM 迁移;④于局部形成免疫复合物;⑤与血管内皮细胞结合,引起血管通透性增加,促进释放细胞因子和细胞生长因子,引起肾小球增殖性病变。

透析患者可发生"透析相关性肾淀粉样变性",其主要原因是 AGEs 与 $\beta_2$-微球蛋白结合引起淀粉样变性。这些透析患者的血糖可升高,亦可正常,说明蛋白质的糖化和由 AGEs 形成的组织损害并非糖尿病所特有。AGEs 的溶解度低,对酶抵抗,任何原因所致的晚期肾衰竭都不能用透析来清除 AGEs。

AGEs 也加速动脉硬化的进展速度。AGEs 与血管中的蛋白质交联后,改变血管基质成分的结构和功能,使血小板互相聚集,最终形成动脉硬化,使血管弹性下降,脆性增加,但这些改变并无特异性。老年人、肾功能不全者、老年痴呆、皮肤病和白内障患者,也可出现这些病理过程,这可能与这些疾病的病因和病情进展有关。非糖尿病性肾衰竭时,由于尿毒症的氧化作用和羧化作用(氧化应激),使 AGEs 的生成增多并堆积于肾实质内,造成肾脏的各种损害。只是糖尿病患者的蛋白质糖化和 AGEs 生成比其他疾病所致的肾病病变更明显,胰岛移植使血糖正常后,或用药物治疗控制糖尿病后,可防止蛋白质的进一步糖基化,AGEs 的生成亦相应减少。

4.细胞因子和生长因子

(1)生长因子:肾脏多种实质细胞,尤其是系膜细胞合成分泌 TGF-β,并拥有其特异性受体。TGF-β 在糖尿病肾病的发生发展中起着重要的作用,可引起细胞内糖摄入增加。TGF-β 启动分子中有一个被称为"葡萄糖反应元素"的核苷序列,可刺激系膜外基质蛋白的产生,包括纤维连接素以及 I 型、II 型和 IV 型胶原的产生,促进基膜增厚;刺激足突细胞分泌内皮细胞生长因子,从而诱发基膜剥脱与肾小球硬化。高糖、阿马都利及 AGEs 都增加肾小管、系膜细胞TGF-βmRNA和蛋白的表达,通过抑制基质金属蛋白酶从而抑制细胞外基质的降解。结缔组织生长因子(CTGF)是一个富含半胱氨酸的肽(相对分子质量36 000~38 000),目前认为它是在 TGF-β 下游发挥作用,CTGF 可促进肾脏成纤维细胞增殖、细胞外基质合成和化学趋化作用。血管上皮生长因子(VEGF)是一种具有很强微血管渗透性的血管源性因子,可以增加滤过屏障对蛋白的通透性,促进肾小球基膜增厚。VEGF 目前发现至少存在 5 种异构体,在足突细胞、远端小管和集合管均有表达。在足突细胞,细胞外基质蛋白调节 VEGF 的转录。在糖尿病肾病早期 VEGF mRNA 和蛋白的表达是增加的,AGEs 可使 VEGF 表达增加,用抗 VEGF 的单克隆抗体处理糖尿病大鼠,能降低高滤过、清蛋白尿和肾脏肥大。

肾脏是合成胰岛素样生长因子(IGF)的重要部位,系膜细胞上拥有 IGF-1 的受体,并可持续合成和分泌 IGF-1,明显增加 GFR 和肾血流量(RPF),刺激系膜细胞合成胶原Ⅲ。IGF-1 参与糖尿病肾脏病变早期肾小球高滤过和肾小球肥大的发生。PDGF 是一种主要来源于血小板,并对多种细胞具有生长促进作用的肽类细胞活性因子。PDGF 可直接作用于系膜细胞,增加细胞外基质。在代偿性肾肥大及糖尿病肾脏病变的发生机制中,PDGF 及其受体表达增强,使系膜细胞增生,促进肾小球肥大。还有其他的如肝细胞生长因子(HGF)、成纤维细胞生长因子(FGF)等在糖尿病肾脏病变的发病机制中都有一定作用。如 HGF 可导致细胞外基质蛋白在肾小球间质中积聚,导致慢性进行性肾衰竭。FGF 可促进肾小球通透性增加、系膜细胞增殖和活化及新生血管形成等。

(2)肾脏的 RAAS 系统:肾脏能生成肾素、血管紧张素和醛固酮。已经证实 ACEI 和 ARB 能减轻糖尿病肾脏病变,其不仅改善了血流动力学异常,而且还具有抗炎症和抗纤维化的作用。AT Ⅱ 本身在肾细胞能诱导许多前炎症因子、前纤维蛋白生成因子、生长因子、细胞因子、趋化因子的生成。高糖能刺激肾系膜细胞和肾小管细胞肾素和血管紧张素原的产生,继而使局部 AT Ⅱ 浓度增加,然后通过自分泌或旁分泌机制使细胞因子和生长因子分泌增加。局部 AT Ⅱ 的增加可抑制足突细胞 nephrin,nephrin 分子为肾小球滤过屏障,位于上皮细胞足突之间的裂孔隔膜上,它参与肾脏滤过屏障的正常发育并维持其正常功能的表达,使足突细胞对尿蛋白呈超滤过状态,蛋白超滤过又可加重足突细胞的损害。AT Ⅱ 受体通过激活 NF-κB 诱导前炎症因子产生。近期研究发现醛固酮在糖尿病肾脏病变的发生中存在不依赖 AT Ⅱ 的作用,醛固酮拮抗剂-螺内酯能抑制链佐星诱导的糖尿病大鼠肾脏胶原纤维的沉积和 TGF-$\beta_1$ 表达的增加。新的醛固酮拮抗剂——依普利酮能减少 2 型糖尿病患者的微量清蛋白尿。

(3)炎症因子与氧化应激:糖尿病患者的肾组织活检和糖尿病动物模型可发现,在肾小球和小管间质中存在炎症状态和单核细胞浸润。单核细胞趋化因子-1(MCP-1)是巨噬细胞/单核细胞的重要趋化因子。在系膜细胞,高糖可导致 MCP-1 增加。蛋白尿能与高血糖和 AGEs 相互作用,在足突细胞、肾小管细胞促进趋化因子的表达,浸润的单核细胞释放蛋白酶和纤维蛋白生成细胞因子,包括 TGF-β,这些前炎症因子使肾单元破坏。用抗炎症药物如吗替麦考酚酯可防止糖尿病肾脏病变的发展。人 TNF-α 是由 233 个氨基酸组成,相对分子质量为 26 000 的蛋白质,TNF-α 能使过氧化脂质代谢产物增多,在培养的人肾小球系膜细胞中,可诱导前列腺素(PG)等炎性介质的合成。TNF-α 也能刺激胶原的产生和成纤维细胞的增殖。C 反应蛋白(CRP)是一种由肝脏合成非糖基化的聚合蛋白,受遗传因素、激活的单核细胞、成纤维细胞及某些细胞因子如 IL-1,TNF-α,IL-6 等的调节。CRP 也能直接诱导内皮细胞产生血浆 PAI-1 mRNA 和 PAI-1 蛋白的表达,同时抑制一氧化氮(NO)酶,使内皮功能受损。PAI-1 是调节纤溶活性的关键因子。通过基因转染技术使 PA I-1 基因在肾脏中定位表达,结果显示,随 PAI-1 表达水平增加,局部出现细胞外基质(ECM)过度积聚,在肾小球纤维化区域也可检测出 PAI-1 表达增高。白细胞介素-6(IL-6)作为急性时相反应的调节因子,能刺激肾小球系膜的增殖和细胞外基质的产生,促进糖尿病肾病的发生发展。

氧化应激与糖尿病肾脏病变的发生发展密切相关。有研究发现,从 2 型糖尿病的启动到临床发病的多年时间中,当轻度高血糖导致氧化应激后,蛋白氧化损伤就已经发生。而且在糖尿病肾脏病变患者中,氧化应激可促进单核巨噬细胞活化,介导炎症因子释放,导致蛋白氧化损伤。

糖尿病肾脏病变患者的血清蛋白氧化较无糖尿病肾脏病变患者增强,并且与糖尿病肾脏病变氧化应激状态和慢性炎症状态有关。在肾系膜细胞有葡萄糖转运蛋白 4 和 1(GLUT4、GLUT1)。GLUT1 在系膜细胞过度表达刺激细胞外基质蛋白的产生。葡萄糖进入细胞后由于糖酵解和三羧酸循环增加,使电子供体还原型辅酶Ⅰ(NADH)和烟酰胺腺嘌呤二核苷酸磷酸(NADPH)产生增加,其结果使超氧化物增加、解偶联蛋白-1(UCP-1)过度表达、蛋白激酶 C(PKC)激活,这些均可使线粒体活性氧(ROS)产生增加。在足突细胞,高糖可使花生四烯酸代谢通路激活,这是不依赖线粒体产生 ROS 的另一条途径。另外,山梨醇旁路激活也可使氧化应激增加。高血糖使甘油二酯(DAG)形成增加,DAG 增加使 PKC 激活,PKC 激活进一步使有丝分裂原活化蛋白激酶(MAPKs)通路激活,MAPKs 也可能通过 ROS 激活,这些通路之间可能存在交互作用。

5.其他因素

(1)高血压:高血压作为一个危险因素,与糖尿病肾脏病变的发生发展有密切联系。糖尿病肾脏病变与高血压可同时存在,互为因果,形成恶性循环。体循环血压增高,使肾脏呈高灌注和肾血流动力学异常。肾小球内异常的血流动力学通过增加物理的和机械的张力改变肾小球、系膜和上皮细胞的生长和功能,结果导致系膜基质的形成和基膜增厚。异常的肾小球血流动力学也影响某些调节血管舒缩的生长因子肽类的表达,如内皮依赖的松弛因子、内皮素-1 和纤溶酶原激活物等。

(2)脂代谢紊乱:研究发现对糖尿病患者进行强化治疗,包括控制血压、血糖、脂质紊乱,不仅能降低大血管事件,而且可以减少微血管并发症如糖尿病肾脏病变(危险率比 $HR=0.39$)、视网膜病变(危险率比 $HR=0.42$)和自主神经病变($HR=0.37$)。脂代谢紊乱促进肾小球硬化的机制包括:①升高肾小球毛细血管内压;②改变肾小球血液流变学等;③经氧化和糖化的低密度脂蛋白(LDL)清除降解减少,促进单核-巨噬细胞释放多种细胞因子和生长因子如 PDGF-B 等,进一步促进肾小球硬化;④胆固醇合成过程中代谢产物可直接激活 NF-κB、PKC 等,诱导内皮素(ET-1)、转化生长因子-$\beta_1$(TGF-$\beta_1$)等表达。

(3)围产期危险因素:新生儿糖尿病多为先天性或 1 型糖尿病,其发生糖尿病肾脏病变及糖尿病肾脏病变的严重性概率与围产期的一些因素有关。Rudberg 调查瑞士全国糖尿病肾脏病变患者的围产期指标发现,出生时低体重儿与成年后的心血管病变、高血压和胰岛素抵抗有关;孕妇吸烟、文化程度较低也增加子女日后发生糖尿病肾脏病变的可能性。这些因素与遗传因素一起或独立起作用,而持续性高血糖是上述危险因素致糖尿病肾脏病变的前提。

(4)蛋白尿:硫酸乙酰肝素(HS)是硫酸乙酰肝素蛋白多糖(HSPG)的阴离子蛋白多糖侧链。HSPG 存在于基膜的细胞基质中和细胞膜表面。近年来发现,HSPG 的主要结构形式——集聚蛋白存在于肾小球基膜上。实验证明,用肝素酶水解 HS,或用 HS 抗体中和 HS,肾小球基膜的通透性增加,这说明基膜的选择性通透功能主要是由 HS 决定的。但不同疾病引起蛋白尿的发病机制并不相同。例如,由链佐星诱发的糖尿病肾脏病变动物及由含高糖培养液培养的肾小球细胞,高糖通过降调节使 HS 合成减少,HS 的硫化程度降低,出现蛋白尿。

蛋白尿不仅仅是糖尿病肾脏病变的一种表现,而且是肾功能损害的独立预测因素,蛋白尿本身可加重肾小球硬化和肾小管间质损伤,蛋白的滤过和重吸收引起炎症和血管活性物质的释放,导致纤维增殖、间质炎症和系膜细胞损伤。

(5)羰基化应激:在氧化应激过程中,也产生羟甲赖氨酸和戊糖素,并可与丙醛赖氨酸、4-羟化弹性蛋白物、丙烯醛蛋白等一起沉积于糖尿病肾脏病变病灶内。以上五种化合物都是蛋白质的氨基和羟基在氧化应激催化下进行羧基胺缩合的产物。前者由糖类、脂质和氨基酸衍化而来。糖、脂类和氨基酸的毒性产物使蛋白质的羧基化化学修饰过程称为羧基化应激。这类应激可导致糖尿病性肾小球损害。

（6）离子型放射造影剂：离子型放射造影剂为肾毒性物质，糖尿病肾脏病变患者须慎重使用，在有脱水、肾功能严重减退和心力衰竭时须禁用。造影剂对肾小管上皮细胞可能有直接损伤作用，能导致急性肾小管坏死，要尽可能减少低渗、等渗造影剂的用量。

（7）低氧：研究发现轻微贫血能增加 2 型糖尿病伴肾病进展的危险。目前贫血与糖尿病肾脏病变进展的精确机制尚未完全明了。研究认为贫血可能引起肾脏低氧，低氧可诱导 VEGF 和 TGF-β 的生成。细胞因子和生长因子由缺氧诱导因子（HIF-1）调节。

**（二）病理改变**

糖尿病肾脏病变是一种全肾的病变。肉眼观察可见肾脏体积增大，早期肾脏表面光滑，终末期可呈颗粒状肾萎缩表现。组织学基本病变是基膜样物质增多，并累及系膜细胞，同时有毛细血管基膜增厚和系膜细胞轻度增生。电镜检查示系膜细胞中细胞器增多。免疫荧光检查可见有 IgG、IgM、补体 $C_3$ 和纤维蛋白原呈颗粒样沉着基膜，最终导致肾脏出现典型的肾小球硬化，肾脏体积可增大、缩小或正常。早期病理改变是系膜区扩张，主要是由于细胞外基质沉积和系膜细胞增生所致，肾小球基膜增厚也在早期可见，主要是由于细胞外基质合成增加，排出减少。肾小球上皮细胞（足突细胞）通过 $\alpha_3\beta_1$ 和 $\alpha_2\beta_1$ 整合素黏附在基膜，高糖可使整合素表达调节紊乱，足突细胞减少伴功能障碍。

肾小球的病理改变有 3 种类型，包括结节性肾小球硬化、弥漫性肾小球硬化、渗出性病变，其中以结节性肾小球硬化最具特征性，又称毛细血管间肾小球硬化或 Kimnel-Steil-Wilson 结节（K-W 结节）。

1.弥漫性病变

肾小球系膜基质为嗜酸性的 PAS 染色阳性物质，局限于小叶的中央部分或广泛地播散于毛细血管间，与结节相似。肾小球毛细血管基膜有不同程度的增厚，轻者仅少数毛细血管累及，病理表现如系膜增生型肾炎；如果毛细血管较多，基膜增厚较著，则与基膜增生型肾炎相似。在一个患者中可同时存在结节性病变和弥漫性病变。1 型糖尿病患者在糖尿病起病 4 年后即可出现，而在 2 型糖尿病患者则无法预估。

2.结节性病变

完全形成的结节呈近乎圆形或锥形，直径为 $20\sim200~\mu m$，是由糖蛋白、糖和脂质组成的一种透明样沉积物，结节随年龄或病程而增大。增大的结节中心呈分叶状，外周可见同心圆形排列的系膜细胞核。肾小管及间质也可发生病理改变，远端肾小管细胞普遍肿胀，上皮细胞空泡变性，基膜增厚，间质病变主要表现为间质纤维化，晚期可见肾小管萎缩、基膜增厚和管腔扩张。

一般认为，K-W 结节为糖尿病肾脏病变的特异性损害，常呈局灶性分布。需与特发性结节性肾小球硬化症鉴别。后者的肾脏病理特征是肾小球硬化呈结节状，伴入球和出球小动脉硬化，肾小球基膜增厚，并见局灶性肾小球系膜溶解和毛细血管微血管瘤形成。在这些病例中，实际上多数仍存在糖代谢紊乱或糖尿病，真正的特发性结节性肾小球硬化罕见，病因未明，可能是肾小球动脉狭窄致肾小球缺血所致。此外，糖尿病性结节性肾小球硬化还应与继发性局灶性肾小球硬化鉴别。

**3.渗出性病变**

渗出性病变主要表现为包曼囊内的滴状物"肾小囊滴"或肾小球毛细血管周围半月形纤维素帽"纤维素冠"或小动脉玻璃样变。性质似纤维素,有时含脂类物质,病变无特征性。

**(三)糖尿病肾病的分期**

1987年Mogensen建议将糖尿病所致肾损害分为5期,该分期法现已被临床广泛使用。具体分期如下。

**1.1期**

肾小球高滤过期。此期主要表现为患者肾小球滤过率(GFR)增加,可增加20%~40%,同时肾脏体积增大。如果及时纠正患者高血糖,上述变化仍可逆转。此期病理检查除可见肾小球肥大外,无其他器质性病变。

**2.2期**

无临床表现的肾损害期。此期可出现间断微量清蛋白尿,患者休息时尿清蛋白排泄率(UAE)正常(<20 μg/min或UAE<30 mg/d),应激时(如运动等)即增多超过正常值。在此期内,患者GFR仍可较高或已恢复正常,血压多正常。此期病理检查(常需电镜检查确定)已可发现肾小球早期病变,即系膜基质轻度增宽及基膜轻度增厚。

**3.3期**

早期糖尿病肾病期。出现持续性微量清蛋白尿为此期标志,即使患者未活动,UAE亦达20~30 μg/min或30~300 mg/d水平,但是做尿常规化验蛋白定性仍阴性,此期患者GFR大致正常,血压常已开始升高。病理检查肾小球系膜基质增宽及肾小球基膜(GBM)增厚已更明显,小动脉壁出现玻璃样变。由于糖尿病肾病(糖尿病肾脏病变)病理改变并非增殖性病变,故血尿并不突出。一般认为,从此期起肾脏病变已不可逆转。

**4.4期**

临床糖尿病肾病期。从尿常规化验蛋白阳性开始糖尿病肾损害已进入此期,而且,常在此后2~3年内病情迅速进展至大量蛋白尿(UAE>3.5 g/d)及肾病综合征。严重肾病综合征病例常出现大量腹水及双侧胸腔积液,利尿治疗相当困难。此期患者GFR常进行性减低,血压明显升高。病理检查肾小球病变更重,部分肾小球已硬化,且伴随出现灶状肾小管萎缩及间质纤维化。

**5.5期**

肾衰竭期。从出现大量蛋白尿开始,患者肾功能即迅速坏转,常在3~4年内发展至肾衰竭,伴随出现肾性贫血。糖尿病肾脏病变患者常与多数原发性肾小球疾病患者不一样,虽已进入慢性肾衰竭,但是尿蛋白量却不减,仍然呈现肾病综合征。这一特点将会增加晚期糖尿病肾脏病变患者肾脏替代治疗的困难,因为更难维持患者营养,更易出现多种并发症。此时若做病理检查,将只能见到肾脏晚期病变,即多数肾小球硬化、荒废及多灶性肾小管萎缩及间质纤维化。

**(四)实验室检查**

**1.尿蛋白**

清蛋白分子直径小于肾小球基膜滤孔孔径,其电荷极性为负,正常时被肾小球基膜负电荷屏障阻挡而不能通过,当肾小球基膜上的电荷屏障被破坏时,均可使血浆蛋白经肾小球滤出增加、肾小管重吸收减少及组织蛋白释放增加,使尿液中蛋白质含量增加,形成蛋白尿。根据尿清蛋白排出量可将糖尿病肾脏病变分为早期肾病期和临床肾病期。早期肾病期又称微量清蛋白尿期,指24 h或白天短时收集的尿清蛋白排泄率在30~300 mg/24 h(20~200 μg/min)。由于尿蛋受尿液稀释程度及蛋白饮食等诸多影响,因此目前国际上用尿清蛋白/肌酐的比值(mg/g 肌酐)表示,当比值为 30～300 mg/g,肌酐可诊断微量清蛋白尿阳性,但必须 2 次以上阳性,临床上才有意义。夜间尿则其数值下降 25%。如果是半年内连续 2 次尿清蛋白排泄率(UAE)均在 30～300 mg/d,并排除其他可能引起 UAE 增加的原因,如酮症酸中毒、泌尿系统感染、运动、原发性高血压和心力衰竭等,即可诊断早期糖尿病肾脏病变。微量清蛋白尿检测是当前国内、外公认的糖尿病肾脏病变的早期诊断指标。微量清蛋白尿的测定不仅用于糖尿病肾脏病变的早期诊断,还可用于肾功能(GFR)下降的预测。

如常规方法测定尿蛋白持续阳性,尿蛋白定量>0.5 g/d,尿中清蛋白排出量>300 mg/d,或清蛋白的排泄率>200 μg/min,或尿清蛋白/肌酐的比值>300 mg/g肌酐,排除其他可能的肾脏疾病后,可确定为临床糖尿病肾脏病变。在 1 型糖尿病伴明显蛋白尿患者,肾小球滤过功能每年大约下降 12 mL/min,10 年大约 50% 发生 ESRD,20 年大约 75% 发生 ESRD。在 2 型糖尿病中,因为糖尿病症状的不典型,糖尿病起病时间不确定,尿蛋白和肾小球滤过功能的关系变化较大。

2.糖尿病肾病早期诊断的其他生化指标

(1)尿胱蛋白酶抑制剂 C:尿胱蛋白酶抑制剂 C 由肾小球滤过,不被肾小管重吸收和分泌,在近端肾小管上皮细胞被分解代谢。而且不受性别、肌肉量、饮食、炎症、胆红素、溶血等因素的影响。Mojiminiyi 等报道在 DN 早期,尿胱蛋白酶抑制剂 C(CysC)反映肾小球滤过功能较 $\beta_2$-MG、肌酐等更敏感。

(2)Ⅳ型胶原:高血糖刺激肾小球系膜基质中Ⅳ型胶原合成和沉积增加。已发现Ⅳ型胶原在糖尿病患者无尿清蛋白时就高于正常对照者,随着糖尿病肾脏病变进展其增高更明显。在合并其他微血管病变(视网膜病变、神经病变)时,Ⅳ型胶原也都升高,并与尿清蛋白排泄量相关。

(3)硫酸乙酰肝素蛋白多糖(HSPG):在正常情况下,HSPG 维持肾小球毛细血管负电荷屏障。在糖尿病时,肾小球上含量减少,而尿中排出增多。

(4)纤维连接蛋白(Fn):Fn 是肾小球细胞外基质中的固有成分。血浆中 Fn 由肝细胞、血管内皮细胞和血小板产生,与凝血、维持血小板功能、组织修复、红细胞与内皮细胞黏附等有关,与糖尿病微血管病变发生有关。尿中含有 Fn 降解产物,其排泄量也与尿清蛋白呈正相关,与肌酐清除率呈负相关。

(5)转铁蛋白(TRF):TRF 是一种铁结合单体 $\beta_1$ 球蛋白,属铁结合蛋白家族成员之一。成熟的蛋白分子是由一个氨基酸残基组成的单链糖蛋白,相对分子质量为 8 万左右,TRF 的等电点比清蛋白高。一般来说,具有较高等电点的蛋白质更易滤入肾小球囊,因为后者表面负电荷层对其排斥降低。所以当肾小球发生损害时,TRF 要比清蛋白更早从尿中排出。用 L-精氨酸抑制肾小管重吸收 TRF,发现尿清蛋白排泄量不变而 UTRF 排泄量增加,提示尿 TRF 升高可能是由于肾小管重吸收功能障碍,因而认为尿 TRF 既反映肾小球滤过功能,也反映肾小管吸收功能的损害,可能是较尿清蛋白更早地反映肾损害的标志物。

(6)免疫球蛋白:IgG 是血液中主要免疫球蛋白,多数以单体形式存在,主要由脾和淋巴结合成,不经肾小球滤过,故正常人尿液中含量极低。IgG 为基本不带电荷的大分子蛋白,若尿中增多,表示肾小球病变已达到滤孔屏障损伤阶段。

(7)唾液酸:唾液酸(SA)是构成肾小球基膜的非胶原酸性蛋白成分,构成负电荷屏障。基膜损伤时,尿中 SA 排出增多,特别是尿中与糖蛋白结合的 SA 与总 SA 的排泄率比值与尿清蛋白排泄率呈正相关关系。

(8)转化生长因子β(TGF-β):TGF-β是调节肾小球细胞间质沉积物合成和分解的主要生长因子之一。测定尿和血中 TGF-β 的含量可反映肾小球系膜细胞 TGF-β 的生成量,能间接了解肾小球病变的情况,与肾间质纤维化有关。

3.反映肾小管功能障碍的标志物

尿中尚有另一类相对分子质量<7 000 000、可自由滤过肾小球的低分子蛋白质。当肾小管功能正常时,它们可在肾小管全部被重吸收。一旦尿中出现这些蛋白,则表示肾小管重吸收功能障碍。

(1)$\beta_2$-MG:$\beta_2$-MG 是一种低分子蛋白质,其相对分子质量为 11 800,是由 100 个氨基酸残基组成的一条多肽链,易被肾小球滤过。$\beta_2$-MG 从肾小球滤过后,其中 99.9% 部分由近曲小管以胞饮方式摄取,转运到溶解体降解为氨基酸,所以滤过的 $\beta_2$-MG 并不回到血液循环中。正常人血中 $\beta_2$-MG 含量极微,且合成和分泌非常稳定。血中 $\beta_2$-MG 反映肾脏的滤过功能,是判断肾脏早期受损敏感而特异的指标。$\beta_2$-MG 是检查肾功能的一种方法,估计 GFR 较血肌酐敏感,可以早期判断肾脏受损。长期糖尿病引起肾小球动脉硬化,使肾小球滤过功能下降,从而导致血$\beta_2$-MG 增高;当肾小管受损时,$\beta_2$-MG 重吸收下降,$\beta_2$-MG 清除率降低,从而尿中 $\beta_2$-MG 明显增高。总之,血 $\beta_2$-MG 和尿清蛋白的检测都是糖尿病肾脏病变早期极敏感的检查指标,对尿常规检测蛋白阴性的糖尿病患者,经常联合检测血 $\beta_2$-MG 和尿清蛋白,对及早发现肾小球和肾小管的病变,及时控制糖尿病肾脏病变并发症的发生具有重要意义。

(2)$\alpha_2$-MG:有报道在尿清蛋白排出正常时,尿中 $\alpha_2$-MG 已显著升高,并与尿转铁蛋白(UTr)、尿清蛋白排出量正相关,它可能比尿清蛋白更早预示糖尿病肾脏病变。

(3)视黄醇结合蛋白(RBP):游离的 RBP 可自由滤过肾小球,在近曲肾小管有 99.97% 被重吸收,并在血液循环中降解。与 $\beta_2$-MG 相比,无论在酸性尿,还是不同温度中均很稳定。当尿pH>6 时,尿 $\beta_2$-MG 与 RBP 高度相关。故测量尿 RBP 能更可信地反映近曲小管的功能。

(4)尿蛋白-1(UP1):又叫 Clara 细胞蛋白,由终末支气管内 Clara 细胞分泌,青春期男性尿道也分泌 UP1。在 2 型糖尿病患者中,已发现 UP1 比 $\alpha_2$-MG 更敏感地反映肾小管功能。

4.尿酶检测

检测尿 N-乙酰-D 氨基葡萄糖苷酶、碱性磷酸酶、γ-谷氨酰转肽酶、β-半乳糖苷酶(GAL)、溶菌酶、氨肽酶和胸腺核糖核酸酶(RNase)等。常用的有 NAG,其相对分子质量为 130 000,广泛存在于近曲小管上皮细胞溶菌酶体内的一种糖分解酶,主要来源于肾组织。研究发现,在糖尿病肾脏病变早期,NAG 已开始升高,并与肾小球损坏程度呈正相关。有些病程不足 2.5 年,尚无肾脏组织学改变时,NAG 就已显著升高,故可作为早期较敏感的诊断指标。

5.其他蛋白

(1)Tamm-Horsfall 蛋白(T-H 蛋白):相对分子质量为 9 500,位于 Henle 襻升支上皮细胞内。当远曲小管受损时,尿 T-H 蛋白增加,随着肾单位减少其排量也减少,可作为 Henle 襻上升支转运功能的标志物。

(2)$\alpha_2$ 糖蛋白 1(apolipoprotein H,又称载脂蛋白 H):有人比较尿清蛋白阴性的糖尿病患者,尿 $\alpha_2$ 糖蛋白 1 比尿 RBP 升高更明显,可能要比尿 RBP 更敏感地反映肾损害。

糖尿病肾脏病变并不仅是肾小球的病变,肾小管损害可能早于肾小球的损害,因为在尚无尿微量清蛋白时,尿中已有多种肾小管蛋白存在。由于对尿清蛋白的基础与临床研究进行得最早、最多,从目前众多的糖尿病肾脏病变生化标志中看,仍以尿清蛋白预测糖尿病肾脏病变最可信,特别是在肾小球病变时。而在其他的标志中,以 UTr、尿 RBP、N-乙酰基葡聚糖胺(NAG)的测定较为敏感、可靠。由于糖尿病肾脏病变是包括肾小球和肾小管损害在内的发展过程,多种指标的测定能更准确地反映糖尿病肾脏病变的真实面貌。

6.肾活检病理学诊断

肾活检病理学诊断具有早期诊断意义,即使在尿检正常的糖尿病肾脏病变患者,其肾脏也可能已存在着组织学改变。光镜下,可见具特征的 K-W 结节样病变;电镜下,系膜细胞增殖,毛细血管基膜增厚。但由于肾活检是一种创伤性检查,不易被患者所接受。在以下情况下,应作肾活检以排外其他肾病:①有管型尿;②有非糖尿病肾病史;③1 周内尿蛋白迅速增加,蛋白尿＞5 g/24 h;④有蛋白尿而无视网膜病变者;⑤肾功能下降无蛋白尿者;⑥肾功能快速下降而无明显可解释的原因。

7.肾小球滤过率和肾脏体积测量

肾小球滤过率和肾脏体积测量对糖尿病肾脏病变的早期诊断也有一定的价值。早期肾体积增大,GFR 升高,后期 GFR 下降。糖尿病肾脏病变患者的肾脏体积与慢性肾小球肾炎者不一样,无明显缩小。放射性核素测定肾血浆流量和 GFR,可以反映早期的肾小球高滤过状态。肌酐清除率、血肌酐和血尿素氮浓度测定可反映肾功能,但血尿素氮和血肌酐不是肾功能检测的敏感指标。

**(五)临床转归与并发症**

糖尿病肾脏病变一旦形成,其病变的发展是很难逆转的,因而糖尿病肾脏病变治疗困难。糖尿病肾脏病变将依其自然发展规律,由早期进展为中期,再进入终末期。经过积极的干预治疗后,其自然病程会明显延长,病情减轻,预后改善。即使发生了终末期糖尿病肾脏病变,积极的治疗也可改善肾功能。而肾移植可使肾功能恢复正常,但因为糖尿病的存在,单独的肾移植效果较差,移植肾仍可迅速发展为糖尿病肾脏病变。胰-肾联合移植或胰岛-肾联合移植将成为治疗终末期糖尿病肾脏病变的最有效途径。

**(六)防治**

1.一般建议

为了降低肾脏病变风险或延缓肾脏病变进展速度,应当把血糖控制在最佳水平(A 级证据)。

2.筛查

(1)病程≥5 年的 1 型糖尿病患者和所有 2 型糖尿病患者从明确诊断起应当每年检测 1 次尿清蛋白排泄率(E 级证据)。

(2)所有成年糖尿病患者,不管尿清蛋白排泄率如何,都应当每年至少检测 1 次血清肌酐。如果有慢性肾脏疾病(CKD),血清肌酐用来估计肾小球滤过率(GFR)和 CKD 分期(E 级证据)。

由于尿蛋白排泄率存在变异性,因此,3～6 个月内检测结果有 2/3 异常才考虑患者尿蛋白排泄率异常。运动(24 h 内)、感染、发热、CHF、明显高血糖及明显高血压可使尿蛋白排泄率升高。

3.预防

糖尿病肾病预防可分为 3 级:①一级预防是指阻止早期糖尿病肾脏病变的发生;②二级预防是指阻止早期糖尿病肾脏病变向临床糖尿病肾脏病变发展;③三级预防是指阻止已确定为临床糖尿病肾脏病变的患者向 ESRD 发展。

预防的具体措施:①持久而良好地将血糖控制在理想范围内。这是防治糖尿病肾脏病变发生发展的关键,糖尿病防治和并发症试验(DCCT)已肯定了理想的血糖控制能有效地预防糖尿病肾脏病变的发生发展。②持续良好地控制血压。这是保护肾脏并阻止糖尿病肾脏病变进展的重要因素;血压最好控制在正常范围或接近 17.3/11.3 kPa(130/85 mmHg)。③定期检测、及时发现微量清蛋白尿。微量清蛋白尿是早期诊断和逆转糖尿病肾脏病变的重要标志。2 型糖尿病一经诊断就应检查是否有糖尿病肾脏病变,因在 2 型糖尿病诊断时,就有 7%的患者存在微量清蛋白尿;1 型糖尿病在诊断后 5 年要进行糖尿病肾脏病变的评估。如果糖尿病患者开始无微量清蛋白尿,以后每年要对其进行肾病情况评估,尤其是对代谢控制不好者。④系统教育、系统监测和系统治疗糖尿病,这是科学、规范地防治糖尿病肾脏病变的可靠途径。⑤发生糖尿病肾脏病变后,要尽量避免使用对肾有损害和疗效不确切的药物。⑥适时透析及肾或胰肾联合移植可延长患者的生命,减少糖尿病肾脏病变患者的早逝。

### (七)治疗

糖尿病肾病的治疗应是综合性的,除了内科的一般治疗和对症治疗外,特殊而较有效的治疗方法主要有 3 种:①血液透析;②门诊患者连续腹膜透析(CAPD);③肾移植或胰-肾移植。但对糖尿病肾病患者来说,单独的肾移植效果较差,最理想的是胰-肾联合移植或胰岛-肾联合移植。

常规治疗措施主要包括饮食治疗、控制血糖、控制血压、纠正脂代谢紊乱等。

#### 1.一般治疗

(1)戒烟、减轻体质量:吸烟可加重蛋白尿、加速各种原因所致 CKD 的病情进展。体质量指数的增加是 CKD 进展的独立危险因素。肥胖使肾小球内压增加,导致肾脏血流动力学改变,使肾损害发生的危险性增加。体质量减轻可改善血流动力学、减少尿蛋白的排泄。

(2)避免高蛋白饮食:限制蛋白饮食可减少尿蛋白,对于蛋白尿基线水平较高者尤其明显。高蛋白饮食可减弱肾素-血管紧张素系统(RAS)受体阻滞剂的降尿蛋白作用。ACEI 治疗结合低蛋白饮食可获得比单一治疗更好的效果,ACEI 使肾小球后血管扩张,而低蛋白饮食使肾小球前血管收缩,两者均降低了肾小球内压,改善了滤过膜通透性。对于肾功能正常的临床糖尿病肾病患者,蛋白质宜控制在 0.8 g/(kg·d),而对于肾小球滤过率已下降者,蛋白质摄入量应减少至 0.6 g/(kg·d),有条件的可每天补充复方 α-酮酸制剂 0.12 g/kg。肾功能不全时,最好选择动物蛋白,尽量以鱼、鸡等白色肉代替猪、牛等红色肉,一般认为,要少用或不用植物蛋白。但近年的研究认为,干制豆类食物的营养素和纤维素丰富,为高质量蛋白质类,除提供营养成分外,对机体还有某些保护作用,如豆类食品可降低血清胆固醇,改善糖尿病病情,有助于减轻体重。此外,大豆中含有的异黄酮等具有许多生物作用,除降低胆固醇、改善血管功能和维持骨矿密度外,还可减轻女性行经期的不适,对保护肾脏也有益。对肾功能正常的糖尿病肾脏病变患者来说,只要不超过蛋白质的允许摄入量,豆类蛋白质至少不亚于其他来源的蛋白质。透析后按透析要求增加蛋白量,可能对某些患者更有利。总热量基本与非糖尿病肾病患者相似,除非是肥胖患者,一般患者应保证每天 125.5~146.4 kJ/kg 热量,防止营养不良。

(3)限制盐摄入:高盐饮食与蛋白尿加重相关,控制饮食中盐摄入量,可改善蛋白尿。低盐饮食降低蛋白尿与血压降低及肾脏血流动力学改善有关。对于服用 ACEI、ARB 等药物的患者,低盐饮食可增加这些药物的降尿蛋白作用,还具有独立于降压作用以外的降蛋白作用。盐应少于 6 g/d,出现肾功能不全时应降至 2 g/d。

2.控制血糖

英国糖尿病前瞻性研究（UKPDS）、DCCT 等研究均证实,严格的血糖控制可以明显减少糖尿病肾病的发生。但是否有助于延缓糖尿病肾病的发展还缺乏足够的证据。目前多数指南均将糖化血红蛋白 A1c 目标值定为 6.5% 以下,但 2008 年 2 个大型循证医学研究糖尿病和心血管病行动（ADVANCE）、控制糖尿病患者心血管疾病风险性行动（ACCORD）的结果提示,将糖化血红蛋白 A1c 控制在 6.5% 以下,虽然可以减少糖尿病肾病的发生,却不能减少心血管事件,反而可能增加患者的病死率。因此,2008 年美国肾脏病协会指出,无论是否并发糖尿病肾脏病,糖尿病患者的糖化血红蛋白 A1c 应控制在 7.0% 左右,不宜过低。另外,我们在应用糖化血红蛋白A1c 作为血糖监测指标时,需要注意某些疾病状态对其检测值的影响,例如贫血或其他可致红细胞寿命缩短的疾病可导致糖化血红蛋白 A1c 检测值偏低,而尿毒症（由于酸中毒及氨甲酰化的影响）能使检测值偏高。

因此,临床上应积极采取饮食、运动、药物和血糖监测等多种手段,尽可能使患者的糖化血红蛋白A1c<6.5%,空腹血糖<6.0 mmol/L,餐后 2 h 血糖<7.8 mmol/L。由于糖尿病肾脏病变时肾脏对药物的排泄能力下降,有肾功能不全时更明显,使用经肾排泄的药物需相应减少剂量,以避免低血糖的发生,而且在降糖药物的选择上,以不加重肾损害的药物为主。有部分研究提出噻唑烷二酮类（TZDs）可减少蛋白尿,但目前循证医学证据不足。CKD 3～5 期的糖尿病患者由于胰岛素和口服降糖药物的肾脏清除率下降,且肾脏糖异生功能受损,患者发生低血糖风险增加。应该加强血糖监测,调整药物剂量,并避免使用完全依赖肾脏排泄的口服降糖药物如第一代磺胺类、双胍类药物等。在糖尿病肾脏病变的早期和肾功能正常或轻度受损时,1 型糖尿病患者选用胰岛素治疗,可适当加用 α-葡萄糖苷酶抑制剂,2 型糖尿病可选用格列喹酮、非磺酰脲类胰岛素促泌剂、胰岛素增敏剂和 α-葡萄糖苷酶抑制剂。二甲双胍以原型由尿排出,肾功能不全时,可导致其在体内大量聚集而可能引起乳酸性酸中毒,因此,糖尿病肾脏病变患者仅有轻度的肾功能不全时,即应严格禁止使用。由于肾功能受损,胰岛素的降解和排泄均减少,易产生蓄积作用,发生低血糖,因此胰岛素应从小剂量开始,最好选用半衰期短的短效或超短效制剂。

3.降压治疗

高血压可导致糖尿病肾脏病变的发生和发展,并促使肾功能损害加重。研究显示长期有效地控制血压可减慢 GFR 的下降速度和改善生存率,无论对早期或后期的糖尿病肾脏病变都有良好的作用。在微量清蛋白尿阶段,控制血压可完全阻止部分患者糖尿病肾脏病变的进展。降压药物首选 ACEI 和 ARB。常与利尿剂或钙通道阻滞剂（CCB）合用。此外,β 受体阻滞剂等也可选用。理想的抗高血压药物应减慢或阻止肾病进展的作用,而且不增加胰岛素抵抗,对糖、脂肪代谢无不良影响。

（1）RAS 抑制剂。

ACEI:有高血压的糖尿病患者和 CKD 1～4 期的患者应使用 ACEI 或 ARB 治疗,同时联合利尿剂可增强其疗效。ACEI 和 ARB 类药物可通过减少尿蛋白排泄,延缓肾脏病进程。协助研究组卡托普利试验证实,ACEI 用于 1 型糖尿病大量清蛋白尿患者可有效降低清蛋白尿,减慢GFR 下降速度和肾衰竭的发生。

近年来的大量研究证实,ACEI 不仅具有良好的治疗高血压的作用,而且还有许多特殊的肾脏保护作用。如:①ACEI 通过拮抗 ATⅡ相对优势地扩张出球小动脉,改善肾小球内高压、高灌注和高滤过状态;②缩小肾小球滤过膜孔径,改善肾小球滤过膜选择通透性,减少血浆大分子物质滤出,可使蛋白尿减少30％,降低蛋白尿的危害,防止毛细血管基膜增厚;③阻止系膜细胞对一些大分子颗粒的吞噬作用,可减轻因蛋白尿导致的系膜增生;④减慢细胞外基质形成,促进细胞外基质的降解,使已损伤的肾脏组织得到某种程度的恢复;⑤改善肾小管间质的病变。即使是"正常血压"者,ACEI仍有减少尿蛋白、延缓糖尿病肾脏病变肾损害进程的治疗作用。而在临床蛋白尿阶段,抗高血压治疗对减慢糖尿病肾脏病变恶化的疗效相对较差。因此,有人提倡,糖尿病肾脏病变一旦确诊,就应给予一定量的ACEI保护肾脏。ACEI减少了尿蛋白排出量,降低了GFR,其降低尿蛋白排泄量的作用往往比其降压更明显,这是ACEI成为目前控制糖尿病肾脏病变患者高血压中应用最广泛的首选药物的主要原因。但ACEI对1型糖尿病和2型糖尿病并发肾脏病变的疗效有一定差异。在2型糖尿病患者中,ACEI的疗效有差异,有些患者可表现出肾脏保护作用,而另一些患者则没有,甚至其降压作用也很差。其原因未明,可能与个体的疾病特征有关(如ACE基因多态性),也可能与一些肾脏因素改变了机体对ACEI的反应性有关。所谓肾脏因素主要指GFR与尿蛋白排泄率的"偶联",包括肾血管、肾小球、肾小管、肾小管间质及年龄等因素。

糖尿病肾脏病变合并高血压的目标血压:尿蛋白<1 g/d时,血压应降低至17.3/10.7 kPa(130/80 mmHg)[平均动脉压为12.7 kPa(95 mmHg)];尿蛋白>1 g/d时,血压应降至16.7/10.0 kPa(125/75 mmHg)[平均动脉压为12.3 kPa(92 mmHg)]。但对存在肾动脉硬化的老年人,应从小剂量开始,以免降血压过度。若非血压极高需迅速降压,一般宜首选长效ACEI。ACEI较为常见的不良反应为持续干咳,停药可消失,偶可出现高血钾、粒细胞减少、皮肤红斑、味觉异常和直立性低血压等。当肾衰竭进入终末期时,ACEI易于在体内蓄积,使血钾和血肌酐增加不超过30％,如升高十分明显,往往提示有血容量不足、肾灌注减少或肾动脉狭窄等器质性病变存在,应考虑减量或停药。使用ACEI应注意的是:①血肌酐<265 μmol/L,可用ACEI,首选双通道排泄药物;②血肌酐>265 μmol/L,有争议,若使用需高度警惕高血钾(监测血肌酐及血钾变化,用药后两个月,宜每1～2周检测1次);③双侧肾动脉狭窄患者禁用;④脱水患者禁用;⑤孕妇禁用;⑥血液透析患者,需注意所用ACEI药物的蛋白结合率,结合率低者易被透析清除,需透析后服药;⑦ACEI与促红细胞生成素合用,可影响其疗效;⑧与非甾体抗炎药合用时,可能影响ACEI的降压疗效,并致血肌酐异常升高。

ARB:ARB是近十余年来新出现的一类抗高血压药物,疗效与ACEI相似,但作用位点不同。ARB选择性阻滞ATⅡ的1型受体,因此血浆中的ATⅡ增加,ATⅡ又作用于其Ⅱ型受体,使之兴奋,其结果是受ATⅡ的Ⅱ型受体调节的组织出现继发性血管扩张和抗增生作用,从而达到治疗糖尿病肾脏病变的目的。ARB除用于糖尿病肾脏病变的治疗外,对充血性心力衰竭有特别疗效。但对糖尿病肾脏病变的疗效是否比ACEI更佳,尚待进一步观察。RENAAL等试验对2型糖尿病大量清蛋白尿患者的研究证实,ARB可减慢GFR下降速度和肾衰竭的发生。目前的资料显示,与ACEI比较,ARB对心血管的血流动力学影响小于ACEI,达到与ACEI相同降压效应所引起的不良反应比ACEI少。

现用的制剂有缬沙坦和厄贝沙坦。缬沙坦每天用量80 mg,如果血压降低不理想,可将剂量增加至160 mg,或与其他抗高血压药合用。可与食物同服,亦可空腹时服用。突然停用不会出现血压反跳或其他临床不良反应。已知对该产品各种成分过敏者以及孕妇、哺乳期妇女禁用。厄贝沙坦成人通常起始和维持剂量为每次150 mg,每天1次,可与或不与食物同时服用,治疗3周后达到最大抗高血压效应。在部分患者中,每天剂量可增加到300 mg。血容量不足的患者

(例如应用大量利尿剂)起始剂量应为每次 75 mg,每天 1 次。老年人或有肾功能损害的患者,包括透析的患者不必调整起始剂量。ARB 同样有可能引起高血钾,因此要注意监测,特别在肾功能不全时,但其高血钾的发生率和程度均较 ACEI 低。

(2)钙通道阻滞剂:CCB 通过阻断钙依赖的受体后信号传导抑制细胞膜上钙通道,降低细胞内钙浓度,导致血管舒张,降低肾小球毛细血管压力,从而起到保护肾功能的作用。CCB 是美国糖尿病协会推荐的用于糖尿病肾脏病变的二线降压药,不宜单独用于治疗糖尿病肾脏病变高血压,常和 ACEI 或 ARB 合用,有更明显的降压效果和减少蛋白尿的作用,特别适合于收缩期血压增高者。常用药物有尼群地平、氨氯地平、硝苯地平等。尽管理论上 CCB 抑制钙离子通过细胞膜进入胰岛素 B 细胞而影响胰岛素的分泌,但实际应用中,该药小剂量即能起降压作用,而不影响胰岛素分泌和糖代谢。INSIGHT(硝苯地平控释片的国际研究:治疗高血压的一线用药)试验还证实硝苯地平控释片可减少新的糖尿病的发生。

(3)β 受体阻滞剂:一般认为,β 受体阻滞剂可能影响血脂代谢、加重外周血管病变、降低胰岛素的敏感性和掩盖低血糖反应,还可能增加糖尿病的发生率,因此不太适合糖尿病患者的降压治疗。但在英国糖尿病前瞻性研究中,用选择性 $\beta_1$ 受体阻滞剂阿替洛尔和卡托普利治疗 2 型糖尿病患者可同样有效地降低微量清蛋白尿和清蛋白尿的发生率。另一项对 1 型糖尿病合并高血压及蛋白尿的患者进行的短期研究发现,阿替洛尔和依那普利均可以显著降低清蛋白尿,但前者不能抑制 GFR 的下降。因此,美国糖尿病协会推荐其作为治疗糖尿病肾脏病变的二线降压药物。

(4)利尿剂:包括噻嗪类利尿剂和襻利尿剂,其降压机制与减少总体钠量有关。利尿剂尤其是噻嗪类利尿剂可使血糖升高,产生高尿酸血症等,不应作为糖尿病肾脏病变降压治疗的一线药物。一些国际大型研究中提示利尿剂可增强 ACEI 或 ARB 的降压作用,有助于患者的血压达标。

(5)α 受体阻滞剂:哌唑嗪、酚妥拉明对糖和脂类代谢无不利影响,可用于治疗重症高血压,但此类药有反射性心动过速及直立性低血压等不良反应,而糖尿病肾脏病变患者常合并自主神经病变,易出现直立性低血压,因此应用此类药物时应注意。

4.调脂治疗

血脂紊乱[高密度脂蛋白胆固醇(HDL-C)降低、三酰甘油和低密度脂蛋白胆固醇(LDL-C)升高]在糖尿病并发慢性肾脏病患者中十分常见,它增加了患者的心血管疾病风险。

(1)糖尿病并发 CKD 1~4 期患者 LDL-C 目标值应该低于 1 000 mg/L,治疗目标是使其降到700 mg/L 以下。

(2)CKD 1~4 期患者在 LDL-C>1 000 mg/L 时应该开始他汀类药物治疗。研究证实他汀类药物可有效降低 LDL-C 水平,从而降低糖尿病并发 CKD 1~3 期患者的心血管风险。

(3)无心血管疾病的 2 型糖尿病血液透析患者不推荐常规使用他汀类药物治疗。CKD 5 期患者需要区别对待,有大型临床对照试验证实阿托伐他汀不能改善 2 型糖尿病持续性血液透析患者的心血管疾病预后,因此对于无心血管疾病的 2 型糖尿病血透患者不推荐常规使用他汀类药物治疗。

5.降低尿蛋白

蛋白尿不仅是糖尿病肾病的主要临床特征之一,而且也是糖尿病肾病发生、发展的独立危险因素。虽然我们强调控制血糖、血压、血脂,但其控制目标都有一个下限,唯独对于尿蛋白的控制则是越低越好。然而目前还缺乏疗效确切的降蛋白药物,ACEI 和 ARB 类药物仍然是目前公认的降蛋白药物,但其降蛋白效果往往需要应用较大剂量。其他常用的降蛋白药物包括胰激肽原酶、己酮可可碱、前列地尔、舒洛地特及中药等,但对于大量蛋白尿疗效均不肯定。目前,有学者开始尝试应用免疫抑制剂治疗大量蛋白尿,取得了一定疗效,但尚处在临床摸索阶段。

6.科学规律运动

糖尿病肾病早期,可以选择以快走为主的有氧运动,每天饭后半小时左右,避免长时间强度非常大的能持续升高血压的运动。若出现临床蛋白尿就不宜进行较大强度的运动。

7.其他治疗

(1)吡多胺:吡多胺能抑制麦拉德反应,使 AGEs 和羧甲基赖氨酸显著下降,并显著抑制糖尿病大鼠蛋白尿、血肌酐的升高,表明吡多胺能改善氧化还原失衡,抑制糖尿病肾脏病变的进展。

(2)氨基胍(AG):AG 是 AGEs 的抑制剂,能够阻止结缔组织生长因子的表达,降低 AGEs 在组织中的水平,抑制系膜细胞的肥大。目前在美国此类药物已经进入临床研究阶段。一些胍类复合物(氨基胍)比蛋白质中赖氨酸的 ε-氨基更活跃,可与早期糖基化蛋白质形成一种不活泼的物质,代替了 AGEs 的形成,阻止 AGEs 在血管壁上的积累,同时可抑制醛糖还原酶及一氧化氮(NO)合酶的作用。NO 是一种很强的扩血管物质,能直接升高组织血液流量并介导其他内皮细胞依赖的扩血管物质如组胺、缓激肽与 5-羟色胺的扩血管和增加血管通透性的作用。一些动物实验提示糖尿病早期组织器官血流量增加如血管通透性的改变部分由 NO 合成增加所致。目前尚无氨基胍对糖尿病患者慢性并发症防治的临床报道,其药物动力学及临床长期应用的不良反应有待评价。

(3)阿利吉仑:可结合到肾素分子的活性位点上,阻断肾素裂解血管紧张素原,同时抑制血管紧张素 Ⅱ 和醛固酮的产生,伴有器官损害的动物模型发现肾素抑制剂具有远大的前景,临床试验正在进行中。

(4)血管紧张素转化酶-2(ACE2):ACE2 与 ACE 分布基本相同,也存在于肾组织中,能催化 AT Ⅰ 生成 AT129,并催化 AT Ⅱ(128)生成 AT127,通过与其受体结合发挥扩血管等效应,也能通过拮抗 AT Ⅱ 而发挥上述效应。2002 年已有用血管肽酶抑制剂奥马曲拉治疗自发性高血压大鼠的试验,发现它能增加 ACE2 活性,刺激 AT127 生成,降低高血压,但由于其不良反应明显而未应用于人类。目前,这类新药还在继续研究中。

(5)葡萄糖耐受因子(GTF):能够通过增加血糖在肝细胞、脂肪细胞和心肌细胞中的转运而减少脂质过氧化产物的产生,从而逆转糖尿病大鼠糖耐量异常导致的损害。试验表明,与未接受 GTF 治疗的大鼠相比,治疗组能明显降低含氮氧化物的免疫活性,推测 GTF 可能在细胞水平表达胰岛素样作用并减少氧化应激物质的产生而达到治疗作用。

(6)螺内酯:炎症在糖尿病肾脏病变的发病机制中起重要作用,醛固酮通过前炎性介质和致纤维化细胞因子诱导心肌纤维化和血管炎症,还通过 NF-κB 转录途经的激活诱导 MCP-1 的过量表达。实验证明在培养的系膜细胞和近端肾小管细胞,醛固酮的阻断剂-螺内酯能抑制 NF-κB 转录途径的激活和减少 MCP-1 的产生,减慢肾脏炎症进展,对肾脏有保护作用,但对 2 型糖尿病大鼠的血糖和血压并没有影响。

(7)吗替麦考酚酯:是一种新型、高效的免疫抑制剂,主要通过非竞争性、可逆性抑制嘌呤从头合成途径的限速酶——次黄嘌呤单核苷酸脱氢酶,强烈抑制 T、B 细胞增殖而发挥免疫抑制作用。吗替麦考酚酯联合胰岛素治疗糖尿病大鼠在高血压、蛋白尿、肾小球高滤过、巨噬细胞浸润和广泛的肾小球硬化方面比单用胰岛素效果明显,但对血糖影响不明显。

（8）线粒体内膜转移酶44（TIM44）：氧化应激反应中产生的活性氧主要由线粒体产生，在糖尿病微血管病变中起重要作用。TIM44 的功能是将线粒体热休克蛋白 70 结合到 TIM23 复合物上的锚着点，并将线粒体中的一些前蛋白转运到线粒体基质。将 TIM44 质粒通过转基因技术每周注射到单侧肾切除链佐星（STZ）糖尿病大鼠的尾静脉中，8 周后发现该治疗能缓解蛋白尿和肾脏的肥大，抑制超氧化物的产生和肾脏细胞的分裂、凋亡。体外实验证明，TIM44 的转基因治疗逆转了高糖诱导的代谢和细胞异常。这些实验表明 TIM44 可作为糖尿病肾脏病变干预治疗的一个新手段。

（9）蛋白激酶 C（PKC）抑制剂：PKCβ 抑制剂芦布妥林在动物实验中能降低尿清蛋白，使 GFR 正常，减轻肾小球损伤。大剂量的维生素 $B_1$ 的应用可减轻尿清蛋白，可能是阻断了 PKC 所致。

（10）ALT-711：一种 AGEs 的交联断裂剂。在动物实验中，能明显降低血压、尿蛋白排出和肾损害。

（11）醛糖还原酶抑制剂：可减少细胞内山梨醇积聚，能降低糖尿病肾脏病变早期的蛋白尿和 GFR。

（12）弹性蛋白酶：用弹性蛋白酶治疗 2 型糖尿病患者。结果显示：大量蛋白尿组治疗 6 个月及 12 个月后尿蛋白排出无明显差异；微量清蛋白尿组治疗 6 个月及 12 个月后尿蛋白排出均明显下降。弹性蛋白酶为一种胰蛋白酶，能通过水解弹性蛋白调节动脉和结缔组织的弹性蛋白质代谢。在动物实验中，发现弹性蛋白酶可抑制肾小球基膜增厚，对 2 型糖尿病肾病患者也有治疗作用。

8.肾功能不全的治疗

其治疗方案与其他原因所致的慢性肾功能不全相似，包括结肠透析药物的使用（包醛氧淀粉，商品名析清）、透析（以维持性血液透析和持续的不卧床腹膜透析）、肾移植或胰-肾联合移植及支持对症治疗。对于终末期糖尿病肾脏病变患者，只能接受透析治疗，以延长生命。透析时机的选择：无论是血液透析还是腹膜透析，终末期糖尿病肾脏病变的透析时机应稍早于非糖尿病的慢性肾衰竭。当肌酐清除率在20 mol/min时，应考虑透析治疗或肾移植。血液透析治疗 3 年存活率为50%，5 年存活率为30%，9 年存活率仅 10%左右。肾移植 5 年存活率可高达65%，10 年存活率可达 45%左右。因此肾移植是较有效的治疗方法，但单纯肾移植的缺点是不能防止糖尿病肾脏病变的再发生，也不能使其糖尿病并发症和合并症改善。移植后使用免疫抑制剂对糖尿病患者有种种不利影响。因此，胰-肾联合移植为目前最理想的方法。多数糖尿病肾脏病变患者接受的是胰-肾联合移植术，少数患者先行肾移植继行胰腺（胰岛）移植或仅作胰腺（胰岛）移植。不同的移植方式、移植种类及移植程序对疗效有较大影响。资料表明，肾移植是 1 型糖尿病患者伴肾脏病变的有效治疗途径。由于目前尚有移植技术的众多问题没有解决，故必须在手术风险、免疫抑制剂不良反应和生命质量（QOL）之间权衡利弊。对于那些非终末期肾衰竭的糖尿病肾脏病变患者来说，并无充足的理由接受胰（胰岛）-肾移植，除非其糖尿病肾脏病变本身危及生命的风险程度已经超过了移植手术的风险。除同种移植外，近 10 年内已开始在人体内用异种胰岛移植。

总之，对糖尿病肾脏病变目前尚无特效治疗，其治疗应是综合性的，但各期的治疗效果有所不同。治疗应重在预防，定期检测，早期发现，早期治疗，控制血糖及血压在理想水平。对终末期糖尿病肾脏病变患者，胰-肾联合移植为其最理想的治疗选择。

### 二、糖尿病肾感染病变

糖尿病患者免疫功能低下，易发生感染，其发生率为 35%～90%，而且患者多病情较重，感染不易控制，同时感染加剧了糖尿病的糖、脂肪、蛋白质的代谢紊乱，容易诱发高血糖危象。病程的长短和并发症的存在亦与糖尿病肾感染的发生频率密切相关。

#### (一)常见的主要病因

(1)皮肤的完整性是机体抵御细菌的第一道防线，糖尿病的血管及周围神经病变常使皮肤容易破损，导致细菌的入侵。

(2)高浓度血糖利于细菌的生长繁殖，且抑制白细胞的趋化性、移动性、黏附力、吞噬能力及杀菌力，同时糖尿病易存在高黏血症及大中血管病变，导致血流缓慢，妨碍细胞的动员和移动。

(3)糖尿病伴营养不良及低蛋白血症，免疫球蛋白、抗体、补体生产减少。

(4)糖尿病常伴有失水，有利于细菌的生长繁殖。

(5)血管硬化，血流减少，组织缺血缺氧，有利于厌氧菌的生长。

#### (二)糖尿病常见的肾感染

糖尿病常见的肾感染是急性肾盂肾炎和急性局灶性细菌性肾炎，比较严重的感染是肾皮质化脓性感染，急性肾乳头坏死。

1.急性肾盂肾炎(APN)

APN 是由各种病原微生物感染直接引起的肾小管、肾间质和肾实质的炎症。

(1)临床表现：急性肾脏感染主要表现为严重菌尿伴有寒战、高热、腰痛和肋脊角叩痛的一组综合征，查体可以发现肾区叩痛及肋脊角压痛等体征。如尿检提示大量白细胞、大量脓尿或严重菌尿，则可作出急性肾盂肾炎的临床诊断。APN 是肾实质的感染性炎症，病变不仅限于肾盂，在一部分 APN 患者的肾组织内可有瘢痕形成，CT 描述为"急性小叶状肾单位"。这种表现尤见于有糖尿病和有膀胱输尿管反流的 APN 患者。

糖尿病患者存在易于发生泌尿系统感染的背景因素，包括自主神经病变使膀胱排空延迟、发生糖尿病肾病导致机体整体防御功能下降等，导致糖尿病患者的急性肾盂肾炎逐渐增多，且多数反复发作，尤以女性居多。

(2)实验室检查：尿液分析和尿细菌培养有助于确诊急性肾盂肾炎。美国传染病学会对肾盂肾炎的定义是：尿液细菌培养中菌落≥10 000 集落单位/mm³，并有相应的临床症状；菌落计数为 1 000～9 999 集落单位/mm³ 时，对男性和妊娠妇女的确诊有帮助。尿标本通常为无菌技术采集的中段尿。几乎所有急性肾盂肾炎患者均有脓尿，脓尿可经白细胞酯酶试验和氮试验确定。尽管在其他疾病状况下也可见到白细胞集落，但同时出现尿路感染的症状时，则特别提示急性肾盂肾炎。糖尿病患者肾盂肾炎主要的病原菌是大肠埃希菌，其次是 β 链球菌，并且容易发生真菌性感染。

尿液的革兰染色分析和抗体包被细菌检测可帮助选择最初治疗的抗生素，并帮助确定亚临床性尿路上部感染病例的具体患病位置。90% 的急性肾盂肾炎患者的尿液细菌培养呈阳性，尿培养样本的采集应在首次应用抗生素治疗前。并对住院患者进行血液培养，其中约 20% 的患者可呈阳性结果。但是血培养的结果并不能改变急性肾盂肾炎患者的治疗措施，而且阳性结果并不意味着急性肾盂肾炎的病程复杂。因此，血培养在临床不能确诊时有意义。

APN 主要声像图表现为肾盂壁充血、水肿，黏膜糜烂、溃疡形成，肾盂壁厚度≥1.2 mm，呈

"双线征"，其内侧的强回声带为肾盂黏膜表面与肾盂腔内液体所形成的界面反射，中间低回声带为黏膜、肌层回声，外层的强回声带为外膜回声，此为肾盂肾炎的直接征象；同时由于肾盂黏膜表面脓性纤维性渗出物及由于累及肾间质破坏肾小管的重吸收和浓缩能力，毛细血管流体静水压增高，肾盂静脉通透性增高，常引起肾盂轻度扩张，内可见液性暗区，此征可作为肾盂肾炎的间接征象。

（3）治疗。急性肾盂肾炎治疗的目的主要为：①清除进入泌尿道的致病菌；②预防和控制败血症；③防止复发。许多因素可使糖尿病患者易于发生泌尿系统感染，但是血糖控制的不良，并不会直接增加泌尿系统感染的发生。大肠埃希菌仍是主要的病原菌，其次是β链球菌。与正常人相比，糖尿病患者更容易发生真菌感染。抗生素的选择与其他非糖尿病患者一样，但建议用足14 d的疗程，最好静脉用48 h的头孢菌素。如果复发，疗程应延长至6周，并做影像学检查，如果为真菌感染，治疗应更加积极用抗真菌药冲洗肾盂，口服或肠外使用抗真菌药物。在治疗前还应该进行尿培养及药敏试验。如果在用药48～72 h仍未见效，应根据药敏试验选用有效药物治疗，在治疗后追踪复查。如连续治疗5 d后仍有菌尿，则需复查尿细菌培养及药敏试验，并据此改用更有效的药物，静脉用药治疗的时间可以延长至2周，此后改为口服抗生素治疗。如果患者近1年中已有多次症状性尿路感染发作，则应在抗感染治疗的同时进行背景疾病筛查。对于有高热、剧烈腰痛、血白细胞计数显著升高或出现严重的全身中毒症状的中、重度急性肾盂肾炎患者，宜采用联合使用多种抗生素治疗。

2.急性局灶性细菌性肾炎（AFBN）

AFBN是指局限于一个或多个部位的肾实质的无液化细菌感染性炎症。目前认为本病为逆行感染所致，感染范围是由反流到肾脏的叶或多个叶所决定，故也称为急性叶性肾炎。其病因及病理与急性肾盂肾炎相同。

本病多发生于青壮年，急性起病，以患侧腰痛和发热为主要表现，可伴有寒战、恶心呕吐、间断肉眼血尿、尿频尿急、腹痛等非特异性症状。患者血白细胞计数均有不同程度升高，符合急性细菌性炎症的一般表现。绝大多数患者肾功能无明显异常，体检多出现患侧肾区叩击痛，部分患者可触及肿大的肾脏。

影像学检查的典型表现：B超多见患肾体积增大，肿物局部回声减低，皮髓质分界消失。脾脏增大是此病炎症性改变的一个特征。静脉肾盂造影见肾盏穹隆变细，受压移位。CT检查平扫患肾轮廓增大，肿物呈等或低密度改变，边界不清，增强扫描不均匀强化，边界趋于清楚但不规则。CT重建显示楔形改变是AFBN特有征象。

本病属非特异性炎症，及时合理的抗感染治疗后，病灶可以消退，否则可发展为肾脓肿、肾周脓肿。血或尿培养为合理应用抗生素提供了准确依据，在培养未果或阴性时，则按经验用药。如进展为肾脓肿或肾周脓肿，应尽早采用手术引流或B超引导下经皮穿刺抽脓。

3.肾皮质化脓性感染

肾皮质化脓性感染是一种比较少见的肾实质感染性疾病，临床表现与普通的肾盂肾炎极为相似，但其危害性和严重程度要远远超过普通的肾盂肾炎，如治疗不及时可能导致病情恶化甚至死亡。

肾皮质化脓性感染的发病机制较为复杂，局部和全身抵抗力下降，如患有糖尿病，使用免疫抑制剂等易感染此病。主要发病原因是身体其他部位的化脓性感染病灶经血液到达肾皮质并引起感染。脓肿未形成前多称为急性局灶性细菌性肾炎或急性细菌性叶间肾炎、急性多灶性细菌性肾炎,脓肿形成后称肾皮质脓肿、肾皮髓质脓肿和肾多发性脓肿。

肾皮质化脓性感染的诊断和分型主要依靠 B 超和 CT 检查。目前的 CT 平扫加增强被认为是最敏感和有特殊意义的检查方法。它不仅能确定诊断,还能明确病变范围和评估肾感染程度及是否存在其他的潜在疾病(如肾结石等)。MRI 检查主要用于碘过敏试验阳性或不适合做 CT 检查的患者,静脉肾盂造影检查可帮助除外肾结核等疾病,但其表现为间接征象,且需要做肠道准备。

对于肾皮质脓肿,应在积极抗感染的同时,采用手术切开引流或 B 超引导下穿刺引流治疗。一般认为,当脓肿直径＜3 cm 时可保守治疗,直径＞5 cm、中心部液化坏死,且明显突向肾外,或破入肾周围的脓肿应及时手术切开引流,如肾皮质破坏严重,而对侧肾功能正常时,可考虑行患肾切除。术前要积极加强对潜在疾病和原发病的控制,对较短时间内改善患者的病理生理紊乱至关重要。对于糖尿病患者,只有有效控制感染,才能使患者血糖降低,病情稳定。

4.肾乳头坏死

肾乳头坏死又名坏死性肾乳头炎、肾髓质坏死、坏死性肾盂肾炎等。本病多伴发于严重肾盂肾炎、糖尿病、尿路梗阻及止痛剂肾病等,是一种严重的肾间质疾病。本病的发生与肾缺血、髓质乳头血管病变及感染有关。

肾脏血流量的 85%～90%分布在皮质,髓质仅占 10%～13%,越近肾乳头血供越差,其血源几乎皆由近髓肾单位的出球小动脉经直小血管而来,且受髓质中浓度梯度的影响,黏稠度逐渐增高,血流缓慢,故为肾乳头缺血性坏死的常见部位。

(1)临床表现:肾乳头坏死按起病急缓可分为急性和慢性两型;按病理部位可分为肾髓质型及肾乳头型。患者年龄多在 40 岁以上,女性多于男性。急性肾乳头坏死常在糖尿病基础上突然起病,寒战高热,肉眼血尿及脓尿,多伴有尿路刺激征和腰痛等急性肾盂肾炎的表现,如肾乳头坏死组织脱落或血块堵塞输尿管则引起绞痛及少尿,甚至无尿,严重双侧广泛性肾乳头坏死者可出现急性肾衰竭。病情进展迅速,如未及时治疗,预后极差,患者多死于败血症或急性肾衰竭的并发症。慢性肾乳头坏死多在慢性间质性肾炎基础上发生,起病隐袭,临床表现类似慢性间质性肾炎或反复发作性慢性肾盂肾炎,患者可出现肾小管功能障碍,如多尿、夜尿、尿浓缩功能及酚红排泌率降低,尿酸化功能障碍而引起肾小管性酸中毒等,并有持续镜下血尿和脓尿以及进行性肾功能减退,最后出现慢性肾衰竭、尿毒症。

(2)肾乳头坏死的诊断:主要依据如下。①尿液中找到脱落的肾乳头坏死组织,病理检查证实;②静脉肾盂造影见肾乳头部有弓形或环形阴影,乳头坏死脱落或被吸收可见杵状或斑点状阴影及充盈缺损,慢性者尚可见肾髓质及乳头部钙化阴影,肾影缩小,轮廓不规则。如肾功能不全静脉肾盂造影可能不满意,可做逆行肾盂造影明确诊断。临床上如有糖尿病患者出现明显血尿、严重尿路感染、肾绞痛及对治疗反应差,肾功能日趋恶化,应高度拟诊肾乳头坏死,并积极进行有关检查。

(3)肾乳头坏死的治疗:主要是控制病因,积极治疗原发病,防治感染,根据感染细菌种类及药敏结果,早期选用足量有效抗菌药物;加强支持和对症处理。早期局部可予肾区透热或肾囊周围封闭;大量出血应予以止血及输血等;如坏死组织或血块致梗阻时,可插入输尿管导管用链激酶冲洗肾盂或置管引流,并可由此注入抗生素;对单侧急性肾乳头坏死,如呈暴发性感染,或乳头坏死大量血尿不止,或引起严重梗阻者应作病肾切除;双侧广泛肾乳头坏死,出现急性肾衰竭时则按急性肾衰竭处理。

(王　玮)

# 第二节　高尿酸血症肾病

随着经济水平的提高及生活水平的改善,居民饮食结构发生了巨大的变化,高蛋白质和高嘌呤食物的不断摄入,使得高尿酸血症的发生率不断增加。高尿酸血症逐渐变成一种常见病,在西方国家的发病率平均为15%左右,我国发病率约为10%,且近年发病率有增高趋势。高尿酸血症常伴随肾脏疾病和心血管疾病,因此目前对其的研究已成为热点。国外研究发现,高尿酸血症是肾脏疾病发生和发展的独立危险因素,其危险指数高于蛋白尿。为了真正认识高尿酸血症对肾脏的影响,国外已成功建立了高尿酸血症的实验动物模型,这为今后的研究打下了基础,有力地推进了该方面研究的进展。

## 一、定义及病因

### (一)定义

血尿酸水平男性>416 $\mu$mol/L,女性>386 $\mu$mol/L,诊断为高尿酸血症。

### (二)病因

尿酸是嘌呤代谢的终产物,人体内尿酸总量的4/5由细胞内核酸分解代谢产生,其余的1/5是由人体摄入的含有丰富嘌呤的食物产生。尿酸生成过程中有谷酰胺磷酸核糖焦磷酸转移酶、次黄嘌呤核苷磷酸脱氢酶、腺嘌呤琥珀酸合成酶、次黄嘌呤鸟嘌呤磷酸核糖转移酶和黄嘌呤氧化酶5种酶的参与。人体每天生成并排泄的尿酸有600~700 mg,其中1/3通过肠道排泄,另外2/3通过肾脏排泄。尿酸的排泄分为4步:首先100%通过肾小球滤过,然后98%~100%被近曲肾小管重吸收,随后50%左右的尿酸被肾小管重分泌,分泌后的约40%再次被肾小管重吸收。最终从尿中排出的尿酸是重吸收后的剩余部分,大约有10%。

## 二、发病机制

人类缺少尿酸分解酶,而其他大多数动物体内均存在尿酸分解酶,能使尿酸进一步分解成尿囊素,尿囊素为无毒物质,水溶性好,容易随尿排出,很少在体内蓄积,不产生结晶,也不会沉积在组织内形成痛风结石,因此高尿酸血症和痛风是人类特有的疾病,尿酸升高机制可分为产生过多和/或尿酸经肾脏清除过少2种。

### (一)尿酸升高机制

1.尿酸生成过多

(1)外源性的嘌呤摄入过多:血清尿酸含量与食物内嘌呤含量成正比,严格控制嘌呤摄入量可使血清尿酸含量降至60 $\mu$mol/L,尿中尿酸分泌降至1.2 mmol/L,正常人尿中尿酸排出量随血尿酸浓度增加而增加。正常成人进食低嘌呤饮食,每天尿中尿酸排出量可低于400 mg;如进食高嘌呤饮食,每天尿酸排出量可>1 g;在正常饮食情况下,每天尿酸平均排出量为700 mg。可见,严格控制饮食中的嘌呤含量对降低血尿酸是非常重要的。

(2)内源性嘌呤产生过多:内源性嘌呤代谢紊乱较外源性因素更重要。嘌呤合成过程中酶的异常如磷酸核糖焦磷酸合成酶活性增加,次黄嘌呤-鸟嘌呤磷酸核糖转移酶缺乏,葡萄糖-6-磷酸酶缺乏,谷酰胺磷酸核糖焦磷酸转移酶和黄嘌呤氧化酶的活性增加,均可导致内源性嘌呤含量的增加。

(3)嘌呤的代谢增加:某些情况如横纹肌溶解、肿瘤的放化疗、过度运动等都可加速肌肉ATP的降解,产生过量的嘌呤。

2.肾脏对尿酸的清除减少

尿酸通过肾脏代谢的途径主要经过肾小球的滤过、近端肾小管对原尿中尿酸的重吸收、分泌和分泌后重吸收。肾功能减退使肾小球滤过率降低,或近端肾小管对尿酸的重吸收增加和/或分泌功能减退时,均可导致血尿酸升高而致病。

### (二)尿酸引起肾脏损伤机制

1.高尿酸血症引起肾脏内皮细胞的损伤

有研究发现,尿酸可通过抑制 NO 产生和刺激内皮细胞增殖而导致内皮细胞损伤。

2.高尿酸血症诱导高血压和肾小球肥大

有动物实验显示:高尿酸血症的大鼠解剖后发现肾小球肥大、纤维化甚至硬化。

3.高尿酸血症诱导产生肾小球血管病变

高尿酸血症大鼠模型肾脏病理显示:高尿酸血症导致肾脏损伤主要表现为入球小动脉增厚、肾皮质血管收缩,肾小球内高压,轻度小管间质纤维化和肾小球肥大,最终出现肾小球硬化。此外,尿酸可通过激活 P38MAPK 和 AP-1 途径,增加 MCP-1 的表达从而刺激炎症反应,引起血管平滑肌的损伤。

## 三、临床表现

### (一)尿酸肾病

尿酸肾病又称痛风性肾病,该病起病隐匿,多见于中老年患者,85%的患者在 30 岁后发病,男性多见,女性多在绝经后出现。早期表现为轻微的腰痛及轻度的蛋白尿,尿蛋白以小分子蛋白尿为主。由于尿酸结晶沉积于肾小管-肾间质,导致肾小管损伤,所以尿浓缩和稀释功能障碍为肾脏受累的最早指征。晚期,肾病变累及肾小球,使肌酐清除率逐渐下降。

### (二)尿酸结石

原发性高尿酸血症发生尿酸结石的危险性高,是正常人的 1 000 倍,尿酸生成增多且从肾脏排泄量增大,可促进高尿酸患者形成尿酸结石。结石大者可引起肾绞痛及肉眼血尿。大的结石可引起尿路梗阻致使尿流不畅,引起继发性尿路感染,在临床上表现为肾盂肾炎。

### (三)急性尿酸肾病

起病急骤,由短时间内大量尿酸结晶堆积于肾脏集合管、肾盂和输尿管所致少尿型急性肾衰竭。

## 四、诊断及鉴别诊断

具备以下条件提示尿酸肾病的诊断:①男性患者有小至中等量的蛋白尿伴镜下血尿或肉眼血尿、高血压、水肿、低比重尿伴发关节炎症状;②血尿酸升高($>390~\mu mol/L$),尿尿酸排出量增多($>4.17~mmol/L$),尿呈酸性(pH$<6.0$);③肾脏病和关节炎并存或肾脏病前后出现关节炎者。肾活检为肾间质-肾小管病变,在肾小管内找到尿酸盐结晶可确诊。

鉴别要点如下。①尿酸肾病:血尿酸和血肌酐升高常不成比例,血尿酸/血肌酐$>2.5$,而其他原因引起的慢性肾衰竭血尿酸/血肌酐<2.5,并且高尿酸血症出现于氮质血症之前。②高尿酸血症:多为间质性肾损害,并常有尿酸性尿路结石。③排除肿瘤及化疗和利尿剂所导致的继发性高尿酸血症。

## 五、治疗

控制高尿酸血症是防治高尿酸血症肾病的重要措施。

**(一)饮食控制**

避免进食嘌呤含量丰富的食物如动物内脏、沙丁鱼等。避免过多的肉食,肉类含嘌呤多且使尿呈酸性。控制蛋白摄入量,不超过 1.0 g/(kg·d),多食新鲜蔬菜及水果和富含维生素的饮食。避免饮酒,乙醇可使血乳酸量增高,乳酸对肾小管排泄尿酸有竞争性抑制作用。

**(二)多饮水**

每天饮水 2 000～4 000 mL,维持每天尿量 2 000 mL 以上,有利于排除尿酸,防止尿酸盐结晶形成及沉积。

**(三)碱化尿液**

有利于防止尿酸在肾间质沉积,将尿 pH 维持在 6.5～6.8 范围最为适宜。碱化尿可使尿酸结石溶解。但过分碱化有形成磷酸盐及碳酸盐结石的危险。常用的碱性药物为碳酸氢钠 1.0～2.0 g,1 日 3 次,口服;或枸橼酸合剂 20～30 mL,1 日 3 次,口服。

**(四)促进尿酸排泄的药物**

此类药物适用于血尿酸高但肾功能正常的患者。此类药物能阻止近端肾小管对尿酸的主动重吸收,增加尿酸的排泄从而降低血尿酸。常用的药物有:丙磺舒,开始用量为 0.25 g,1 日 2 次,如果没有食欲下降、恶心、呕吐等不良反应,可将剂量增至 1 g,1 日 3 次,口服;当血尿酸水平降至 360 $\mu$mol/L 时改为维持剂量,0.5 g/d。苯溴马隆适用于长期治疗高尿酸血症与痛风。

**(五)抑制尿酸合成的药物**

此类药物通过竞争性抑制尿酸合成过程中的酶来减少尿酸的生成。此类药物不增加尿酸的排泄,对肾脏无损害,适用于大多数血尿酸高的患者。主要有别嘌醇,起始剂量为 100～200 mg,1 d 2 次,口服;必要时增至 300 mg,1 日 2 次,口服;血尿酸水平降至 360 $\mu$mol/L 时改为维持量 100～200 mg/d。肾功能不全者,可酌情减量。常见的不良反应是肝功能损害。

**(六)分期用药**

另外,高尿酸血症的患者特别是关节炎急性发作时,应避免应用水杨酸、噻嗪类利尿剂、呋塞米、依他尼酸等抑制尿酸排泄的药物。急性期控制关节炎疼痛的药物以秋水仙碱效果最好,起始剂量为 0.5 mg,每小时 1 次或者 1 mg,每天 2 次,直至有胃肠道反应如腹部不适、稀便即停药。

新近的一些研究提示高尿酸血症是肾脏病进展的一个独立危险因素。因此严格控制血尿酸是减少肾损害及降低心血管系统疾病发生率的重要措施。

(王 玮)

# 第三节　脂蛋白肾病

脂蛋白肾病(lipoprotein glomerulopathy,LPG)临床通常表现为类似Ⅲ型高脂蛋白血症伴有血清 ApoE 的明显升高,同时肾活检病理可见肾小球内大量脂蛋白栓子形成。自 1987 年日本学者 Saito 等在第十七届日本肾脏病学会地区年会上首次将该病报道后,1989 年 Sak-aguchi 等正式将该病命名为脂蛋白肾病并获公认,目前已报道约 65 例,大多数来源于亚裔,国内自 1997 年陈惠萍等首例报道以来,病例数逐渐增多,其中南京报道例数最多为 17 例,广东、上海、北京等地也有零星报道。发病年龄从 4～69 岁不等,男女之比为 2∶1,多数患者为散发性,少数表现为家族性发病。

## 一、发病机制

本病的发病机制目前尚不十分明确,由于所有患者的血浆 ApoE 水平为正常人 2 倍以上(即使无高脂血症时 ApoE 也异常升高),加上部分患者有明确的家族史,目前普遍认为其发病与脂蛋白的代谢有关,血浆载脂蛋白 E 的异常及载脂蛋白 E 基因变异在本病的发生中可能起了重要作用。

### (一)ApoE 家族及其多态性

ApoE 是由 299 个氨基酸残基组成的糖蛋白,相对分子质量为 34 145,主要存在于血清乳糜微粒(CM)及其残体、极低密度脂蛋白(VLDL)中,也存在于 β-VLDL 及高密度脂蛋白(HDL)的亚群 HDL1 中,主要由肝脏合成,肝外组织如肾、脾、大脑、单核、巨噬细胞也能合成。其一级结构为单链多肽,二级结构为富含 α-螺旋结构和 β-片层结构,以保持分子结构的稳定性,并形成两个分别位于氨基末端和羧基末端的对水解作用较稳定的区域,但其三级结构相对比较松散易变。ApoE 与脂类结合后形成 VLDL、CM 和一部分 HDL,成为构成这些脂蛋白所必需的蛋白成分。ApoE 是存在于肝脏的 LDL 受体及肝与肝外组织 ApoB/E(LDL)受体的配体,在肝脏等组织摄取 CM 残粒、HDL1 及 VLDL 时起重要作用,有助于将外周的胆固醇运至肝脏经代谢排除,ApoE 是血液中最重要的载脂蛋白成分之一,对机体的脂类代谢影响极大。第 140～160 位氨基酸为受体结合部位,该位置的氨基酸发生变化,会改变 ApoE 与受体的结合力,从而影响脂类代谢。

### (二)ApoE 的遗传多态性

*ApoE* 基因位于 19q13.2,该染色体还编码 ApoC-2 及 LDL 受体基因。该基因包括 4 个外显子和 3 个内含子。*ApoE* 基因经过点突变成为复等位基因,故在人群中常表现为遗传多态性,即出现多种异构体。根据正常人群中血清 ApoE 蛋白等电聚焦电泳的带谱表型可以将 ApoE 分为 3 种异构体即 E2、E3、E4,它们分别是等位基因 ε2、ε3、ε4 的编码产物,这 3 种表型的氨基酸序列在 112/158 位存在多态性。E3(112Cys/158Arg)是最常见的表型,其次为 E4(Cys112-to-Arg),E2 较少见,有 4 个基因型,分别为 E2(Arg158-to-Cys)、E2(Lys146-to-Gln)、E2(Arg145-to-Cys)、E2-Christchurch(Arg136-to-Ser),其中 E2(Arg158-to-Cys)最常见。这种基因型和表型之间的矛盾提示,在 LPG 患者中存在 ApoE 异构体。不同的 ApoE 异构体与脂蛋白受体亲和力不

同,目前 LPG 可能的发生机制如下:不同的 ApoE 异构体对肝脏 ApoE 受体结合力不同,导致清除减少;不同 ApoE 异构体所带电荷不同,受肾小球基膜负电荷屏障的作用,而使其清除产生差异;脂蛋白对毛细血管襻和系膜区有亲和性,而在肾脏局部原位沉积;肾脏本身能够产生 ApoE,局部代谢清除障碍。

也有人认为脂蛋白肾病发生的另一可能机制是 *ApoE* 基因存在多个突变位点。对 *ApoE* 基因型和表型不符的 LPG 患者的 ApoE 进行测序分析,发现所有患者均携带新的突变位点,目前报道的有 *ApoE-2 Kyoto*(25Arg→Cys),*ApoE-2 Sendai*(145Arg→Pro),*ApoE-1 Tokyo*(在 141～143 缺失 Leu,Arg,Lys),*ApoE-1* 在 487～540 外显子 54bp 的缺失(在 156～173 缺失18 个氨基酸),ApoE Maebashi(在 142～144 缺失 3 个氨基酸)。最近,美国又报道了 1 例新的突变位点(Arg147→Pro)。而将 *ApoE2 Sendai* 基因转染到 *ApoE* 基因缺失的小鼠,使小鼠患 LPG,进一步证实 ApoE2 Sendai 与脂蛋白肾病有关。尽管如此,*ApoE* 发生突变是否是 LPG 的发病机制仍存在争议,如国内陈姗等对 17 例 LPG 患者 *ApoE* 基因的全长序列分析,并未发现基因突变的存在。同时目前已知的 ApoE 突变体很多,但不同基因型或不同突变体患者临床表现和肾脏病理改变并未发现明显差异,是否还有其他因素参与了脂蛋白肾病的发病还需进一步探索。

### (三)ApoE 多态性与 LPG

尽管 LPG 常伴有高脂血症或类似Ⅲ型高脂蛋白血症,但绝大多数患者病变仅限于肾脏,这一现象似乎表明 LPG 在原位形成。Watanabe 等报道一种肾脏形态学改变类似 LPG 的非肥胖和非糖尿病大鼠,血浆胆固醇和三酰甘油水平无明显升高,认为聚集在肾小球中的 ApoE 和 ApoB(与血浆脂质水平无关)加速了肾小球病变的进展和蛋白尿。因此,有人提出 LPG 的发生是由于 ApoE-2 与肝脏 ApoB/E 受体的结合力远比 ApoE-3 低,从而导致了携 ApoE-2 基因型患者血清 ApoE 水平的升高,此外,ApoE-2 比 ApoE-3 多带一个负电荷,肾小球基膜的负电荷屏障使 ApoE-2 的清除率较低,从而导致其在肾小球的沉积。尽管如此,目前对异常 ApoE 的脂蛋白结构引起肾小球直接损害的发病机制尚未完全清楚。

## 二、病理改变

### (一)光镜

肾小球体积明显增大,毛细血管襻高度扩张,襻腔内充满淡染的、无定形、不嗜银的"栓子"(脂蛋白栓子),可为层状及网眼样结构,有时呈现为"指纹样"外观。无明显"栓子"的肾小球可见系膜区轻至重度增宽,基质增多,由于重度系膜增生,肾小球也可呈现分叶状改变。晚期肾小球则呈现局灶节段或球性硬化。系膜细胞及基质呈轻重不同的节段性增生,基膜未见明显增厚。周围肾小管细胞中可见散在的细小脂滴,间质未见明显病变。

### (二)免疫组化/免疫荧光

油红 O 染色阳性和苏丹Ⅲ阴性证实襻腔内为脂蛋白"栓子",而特征性病变为特殊免疫荧光染色可发现栓子内有 ApoB、ApoE 和 ApoA 沉积,尤其是 ApoB 和 ApoE 必不可少。此外常可见免疫球蛋白和补体沿肾小球毛细血管襻沉积,但无特异性。

### (三)电镜

肾小球毛细血管襻腔内充满排列成指纹状的低电子密度的嗜锇样物质(脂蛋白"栓子"),内含有许多大小不等的颗粒和空泡,红细胞和内皮细胞被挤压至毛细血管襻边。其他非特异性超微结构改变包括上皮细胞足突融合、微绒毛化、胞质内富含溶酶体、系膜细胞和基质的插入及新形成的基膜等。

## 三、临床特点

LPG病变主要累及肾脏,且以肾小球受损为主。典型LPG临床表现为中至重度蛋白尿,常表现为肾病综合征;异常血浆脂蛋白类似Ⅲ型高脂蛋白血症;常伴肾功能进行性减退。最近尚有研究发现大多数患者呈多形性镜下红细胞尿。LPG患者可以有高脂血症,尽管大多数患者以三酰甘油升高为主,但患者血脂的改变仍缺乏特征性。最具有特征性的指标是血清ApoE水平异常升高,常高于正常的两倍以上。但系统受累的临床表现罕见,动脉粥样硬化、肝功能异常等病变也不常见。部分患者血压可升高,但恶性高血压少见。肾脏体积常增大。近年来解放军肾脏病研究所总结了16例脂蛋白肾病,与Saito等于1999年总结的全世界32例患者相比较(其中25例为日本患者),发现中国人脂蛋白肾病患者虽然在年龄分布、男女性别比,以及临床表现和病理改变上与国外报道一致,但还存在自己的一些特点:①国外常见家族性发病,亲属中可见蛋白尿,肾功能异常和血浆ApoE水平升高。而国内的研究中仅2例表现为家族性发病,尚未发现大的家系发病。②国外报道脂蛋白肾病可为轻重度蛋白尿,多表现为肾病综合征,血尿不常见。而国人多存在不同程度的镜下血尿。③国外高脂血症不常见,有时类似Ⅲ型高脂血症,血浆ApoE常为正常值的2倍以上,而国内的研究中所有患者均存在高三酰甘油血症,总胆固醇正常或只是轻度升高,ApoE虽显著增高,但仅5例超过正常值2倍以上。④此外,国人多存在不同程度贫血,而且贫血和肾功能、小管间质病变无相关性,骨髓中未见大量脂质沉积。⑤多数患者肾脏体积明显增大。

## 四、鉴别诊断

### (一)肾脏原发性脂类沉积症

1.Fabry病

临床上主要表现为感觉异常、肢端疼痛及血管角质瘤。肾脏受累时,常表现为蛋白尿,尿浓缩功能受限。病理检查见肾小球足细胞呈严重的泡沫样改变,电镜下可见大量含有髓磷小体的溶酶体聚集,系膜细胞及内皮细胞也可有类似改变。肾小管以远曲小管和集合管受累为主,血管内皮细胞常出现空泡样变,严重者可出现动脉硬化。

2.Niemann-Pick病

本病鞘磷脂在单核巨噬细胞及内皮细胞中蓄积。肾脏受累的主要特征性病变为肾小球毛细血管内皮、足细胞、小管上皮、血管内皮及肾间质中有较大的空泡细胞存在。

3.异染性白质萎缩病

大脑是本病的主要受累器官,但肾脏也常出现脂类的异常沉积。肾脏脂类沉积主要发生在远端集合管、远曲小管及髓襻细段的细胞内,肾功能常不受影响。

4.黏膜脂质病

本病主要累及机体的成纤维细胞。在肾脏主要累及肾脏成纤维细胞、肾小球足细胞,表现为明显的气球样变,内含多量清亮的空泡。

5.家族性卵磷脂胆固醇酰基转移酶缺乏症

肾损害是本病的主要表现之一,患者可出现蛋白尿、镜下血尿,晚期有时可发生终末期肾衰竭。病理上主要表现为肾小球内泡沫细胞的积聚及系膜区内皮下出现大量致密的不规则样颗粒。

6.家族性Ⅲ型高脂血症

脂蛋白肾病患者存在某些类似Ⅲ型高脂血症的脂蛋白代谢紊乱的临床表现,因此以下几点有助于两者鉴别:脂蛋白肾病患者不存在加速性动脉硬化症的临床表现;脂蛋白肾病患者不发生黄色瘤和透壁性心肌梗死;Ⅲ型高脂血症患者常为 ApoE2/2 表型;Ⅲ型高脂血症患者肾小球系膜区可见泡沫细胞,无确切的肾小球形态学改变。

**(二)继发性脂类沉积病**

1.肾病综合征

各种原因导致的肾病综合征,大量脂类物质经滤过重吸收后,都会导致其肾内沉积,其主要累及近端肾小管,表现为空泡变性;也可累及肾小管基膜,引起基膜的增厚、撕裂及空泡变性。

2.Alport 综合征

本病无高脂血症,肾脏主要表现为基膜增厚、撕裂及变薄等改变。

3.肝硬化

肝病累及肾脏的主要表现为系膜区增宽、系膜基质增生、系膜区及内皮下出现致密的不规则脂类颗粒沉积。

**(三)其他肾小球肾炎**

1.局灶性节段性肾小球硬化

本病无论在疾病早期还是晚期,肾小球毛细血管襻膨胀不明显,无脂蛋白栓子。

2.膜增生性肾小球肾炎

本病增生性病变明显,呈分叶状,周边襻弥漫双轨征,无脂蛋白血栓。

## 五、治疗

到目前为止,LPG 尚无可靠治疗方案。曾经应用激素、免疫抑制剂和抗凝药物治疗,但效果欠佳,近年来采用降脂及免疫吸附等疗法取得了较好效果。降脂治疗不仅能减少尿蛋白,改善高脂血症,而且有可能逆转肾小球病理变化。如 Arai 等使用苯扎贝特(400 mg/d)治疗 1 例 LPG ApoE2Kyoto(Arg25Cys),2 年后血浆清蛋白从 2.1 mg/mL 渐升至 4 mg/mL,病理检查肾小球内脂蛋白栓子几乎完全消失。Ieiri 等联用非诺贝特(300 mg/d)、戊四烟酯(750 mg/d)、二十碳五烯酸乙酯(1 800 mg/d)和普罗布考(500 mg/d)治疗 1 例 36 岁表现为肾病综合征的 LPG 的女性患者,11 个月后尿蛋白消失,肾小球内脂蛋白栓子完全消失。

解放军肾脏病研究所黎磊石院士于 2000 年首次创新性地使用葡萄球菌 A 蛋白(SPA)免疫吸附(IA)治疗 LPG,8 例 LPG 患者接受 SPA 免疫吸附治疗后,尿蛋白、血清肌酐、胆固醇、三酰甘油及 ApoE 水平均明显下降,重复肾活检示肾小球毛细血管襻内脂蛋白栓子显著减少或消失。长期随访显示,吸附治疗有保护肾功能,延缓疾病进展的作用,对 LPG 患者定期行免疫吸附治疗有益于延缓疾病进展,改善患者预后。全血脂蛋白直接吸附(DALI)是最近发展起来的新的血脂净化技术,可以直接从全血中清除脂蛋白。吸附柱由聚丙烯酸盐配体包裹的聚丙烯酰胺珠组成,带负电荷的聚丙烯酸盐配体与带阳电荷的 ApoB LDL 和 Lp(a)结合,选择吸附这些脂质成分,使血 LDL、Lp(a)及 TG 水平明显下降。脂蛋白肾病患者体内可能存在 ApoE 变异体,其与 LDL 受体的亲和力下降,而致清除减少,而 DALI 治疗可通过化学作用直接清除血中的脂蛋白成分,减少局部的脂蛋白沉积。既往 Saito 等曾报道 2 例应用特异性 LDL 吸附治疗脂蛋白肾病的患者,治疗效果不佳。但解放军肾脏病研究所应用 DALI 治疗 1 例患者后,肾组织局部脂蛋白栓子明显减少,患者尿蛋白减少,血肌酐维持稳定。

尽管如此,LPG 治疗仍仅限于个案报道,均缺乏有力的数据支持。LPG 致终末期肾病肾移植亦偶有报道,但移植后 LPG 均复发。

(王　玮)

# 第四节　肥胖相关性肾小球病

1997 年世界卫生组织明确宣布肥胖是一种疾病。近 20 年其发病率明显升高,已成为当今世界一个非传染病性流行病。2004 年 10 月卫生健康委员会公布我国成人超重和肥胖人数已分别为 2 亿和 6 000 多万,大城市成人超重率与肥胖率分别高达 30.0％和 12.3％。而且青少年的肥胖率也在逐年升高,2010 年教育部公布的全国学生体质与健康调研结果显示,7～22 岁城市男、女生及农村男、女生的肥胖检出率分别为 13.33％、5.64％,和 7.83％、3.78％;超重检出率分别为 14.81％、9.92％和 10.79％、8.03％。现已明确肥胖是许多疾病的起源,它不仅能诱发代谢综合征、糖尿病、高血压及动脉粥样硬化,而且它还能导致及加重肾脏病。

肥胖引起的肾脏病被称为"肥胖相关性肾小球病"(obesity-related glomerulopathy,ORG),包括"肥胖相关性肾小球肥大症"(obesity-associated glomerulomegaly,OB-GM)及"肥胖相关性局灶节段性肾小球硬化"(obesity-associated focal and segmental glomerulosclerosis,OB-FSGS)。该病最早由 Weisinger 等于 1974 年报道。近年随着肥胖患者日益增多,ORG 发病率也在迅速增加。

## 一、ORG 的临床病理表现、诊断及应思考的问题

### (一)临床表现

患者肥胖(尤其是呈腹型肥胖),肾脏病起病隐袭。OB-GM 病初仅出现微量蛋白尿,而后逐渐增多,直至出现大量蛋白尿(尿蛋白>3.5 g/d),肾小球滤过率(GFR)增高(提示出现肾小球高滤过)或正常;OB-FSGS 常呈现中、大量蛋白尿,GFR 逐渐下降,而后血清肌酐增高,直至进入终末肾衰竭,但是与原发性局灶节段性肾小球硬化(FSGS)相比,其肾功能坏转速度较慢。ORG 镜下血尿发生率低(约 1/5 患者),不出现肉眼血尿;呈现大量蛋白尿时,很少发生低蛋白血症及肾病综合征;伴随出现的脂代谢紊乱常为高三酰甘油血症,胆固醇增高不显著。这些特点均可在临床上与其他肾小球疾病鉴别。

在目前绝大多数有关 ORG 的报道中,肥胖都只用体质指数(body mass index,BMI)来判断,并认为要达到肥胖标准才可能发生 ORG。西方国家常用美国国立卫生研究院(NIH)1998 年制订的标准,即成人 BMI 25～29.9 为超重,30～34.9 为Ⅰ度肥胖,35～39.9 为Ⅱ度肥胖,>40 为Ⅲ度肥胖。我国常用中国肥胖问题工作组 2002 年制订的标准,即 BMI 24～27.9 为超重,>28 为肥胖。但是,应用 BMI 此指标来判断肥胖存在如下问题:①BMI 是测量整个身体质量,其结果能受肌肉、骨骼等因素影响,而出现"假性"降低或升高,此时即不可能准确反映肥胖。②即使 BMI 增高是由肥胖引起,它也不能区分此肥胖是内脏脂肪或皮下脂肪增多引起,不能反

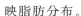

映脂肪分布。

近代研究显示,身体脂肪的分布与肥胖相关性疾病(代谢综合征、糖尿病、高血压、高脂血症、心血管疾病及肾脏病等)的发生密切相关。现已了解内脏脂肪组织与皮下脂肪组织在结构及功能方面存在极大差异,只有腹型肥胖(又称内脏性肥胖或中心性肥胖)才易诱发胰岛素抵抗,引发各种肥胖相关性疾病,包括ORG。因此,在临床上已涌现出不少能反映腹型肥胖的检测指标,它们包括腰围(waist circumference,WC)、腰围臀围比率(waist-tohip ratio,WHR)、腰围身高比率(waist-to-height ratio,WHtR)等人体测量指标,以及腹腔计算机断层扫描(于腰椎4-5平面做CT扫描测量其皮下及腹腔脂肪组织面积)和空气置换体积描记(用全身光密度测定法去检测身体成分)等器械检查。用器械检查判断腹型肥胖的敏感性及特异性均较高,但是需要相应设备,检查费用较贵,无法应用于流行病学调查;人体测量指标无须特殊设备,操作容易,在流行病学调查中已广泛应用,但是这些检查较易出现误差,而且具体应用它们预测肥胖相关性疾病风险时,不同人体检测指标的敏感性及特异性仍有不同,需要注意。

我们自己的资料显示,有的患者BMI并未达到肥胖标准,只在超重水平,但是具有腹型肥胖,且临床呈现GFR增高和/或微量蛋白尿,此时做肾穿刺病理检查证实已罹患ORG。所以对ORG患者肥胖的判断,腹型肥胖似乎更重要。

**(二)病理表现**

光学显微镜检查是确诊ORG的关键检查,并能清楚地区分OB-GM(仅呈现肾小球肥大,有时可伴轻度系膜细胞增生及基质增加)与OB-FSGS(在肾小球肥大基础上出现局灶节段性肾小球硬化病变,有时可伴少数球性硬化)。此FSGS绝大多数为门周型FSGS(旧称经典型FSGS),其形成可能与肾小球高滤过相关,但是有时也能见到其他类型的FSGS,如非特殊型FSGS等。免疫荧光检查OB-GM为阴性,而OB-FSGS与原发性FSGS相似,有时在病变肾小球的受累节段上见到IgM和$C_3$沉积。电子显微镜检查于呈现大量蛋白尿的患者可见不同程度的肾小球足突融合。

通过光学显微镜检查,确定肾小球肥大是诊断ORG的病理基础,因此如何判断肾小球肥大就极为重要。这会涉及以下3个问题。

1.来测量肾小球大小的方法

文献报道的测量方法有:Cavalieri测量法、Weibel-Gomez测量法、数密度测量法、肾小球两平行剖面测量法及肾小球最大剖面测量法等。一般认为Cavalieri测量法获得的结果最可靠,可以作为测量肾小球容积的金标准,但是此方法需要做肾组织连续切片,较耗费肾组织,难以应用于组织块较小的肾穿刺标本检查。目前应用得最多的是肾小球最大剖面测量法,此方法简单易行,而且其检测获得的肾小球容积结果与Cavalieri法所获结果具有很强的相关性。Kambham等改良了肾小球最大剖面测量法,他们不再计算肾小球容积,而以此剖面上的肾小球毛细血管襻直径来反映肾小球大小,更为简单实用。我们在光学显微镜下用计算机图像分析系统测量肾小球直径,包括直接测量法检测(直接测量毛细血管襻最大剖面上相互垂直的两条最长直径,求平均值),及间接测量法检测(从毛细血管襻的边缘勾画出肾小球最大剖面,测其面积然后计算直径,取平均值),都同样获得了良好结果。

2.成人肾小球大小的正常值

不同种族人群的肾小球大小常不同。早在20世纪90年代,Moore等即发现,澳大利亚土著人Aborigine的肾小球容积显著大于非土著人;同样,Lane等发现,美国亚利桑那州的比马人(印

第安人的一个部落)肾小球容积显著大于白种人,而黑种人及非比马部落印第安人的肾小球大小在上述二者之间。所以,检查获得国人自己的肾小球大小正常值范围十分重要。欲用正常人肾组织标本来检测肾小球大小几无可能,怎么办?一般都是用肾小球几无病变的肾穿刺标本作为替代来进行测量。医学统计学讲:"所谓'正常人'不是指完全健康的人,而是指排除了影响所研究指标的疾病和有关因素的同质人群",所以这样测量是合理和允许的。Kambham 等以孤立性血尿或轻度蛋白尿的患者来替代正常人进行测量,测获肾小球直径的正常值范围为 168 $\mu m$ ± 12 $\mu m$,所以>192 $\mu m$(均数加 2 倍标准差)为肾小球肥大;我们选择临床为无症状性血尿和/或轻度蛋白尿、病理诊断为肾小球轻微病变或薄基底膜肾小球病、血糖及体重正常的患者替代正常人进行检测,肾小球直径的正常值范围直接测量法为 147.1 $\mu m$ ± 19.4 $\mu m$,间接测量法为 146.6 $\mu m$ ± 19.5 $\mu m$,无论用哪种测量法若肾小球直径>186 $\mu m$ 即为肾小球肥大。所以,不考虑人种区别,盲目挪用国外的生理正常值于国人是不可取的。

3.诊断 ORG 需要检测肾小球数量

至今没有明确规定诊断 ORG 需要检测肾小球数量。但是正如肾穿刺标本中的肾小球数一样,肾小球越多,代表性越大,诊断越可靠。为了获得更多的具有最大剖面的肾小球[指具有血管极和/或尿极的肾小球,及大于上述最小含极肾小球的无极肾小球],可以多切切片,但是这会耗费宝贵的肾穿刺标本。无法这样做时,至少要仔细看完各种染色的全部病理片,来找寻最多的最大剖面肾小球。

**(三)诊断及鉴别诊断**

1.诊断

ORG 目前尚无统一的诊断标准,可以参考如下标准进行诊断:①肥胖(尤其是腹型肥胖)。②临床以蛋白尿为主,从呈现微量蛋白尿直至大量蛋白尿,但是大量蛋白尿患者很少出现肾病综合征;OBGM 患者早期 GFR 可增高,而 OB-FSGS 患者晚期可出现肾功能损害。③病理检查呈现肾小球肥大,不伴或伴局灶节段性硬化(前者为 OB-GM,后者为 OB-FSGS)。④能排除其他肾脏疾病。

在上述诊断标准中,应该用什么指标来判断肥胖,这需要明确。目前不少研究都仅用 BMI 来判断,正如前述,这有很大局限性。我认为可以参考代谢综合征诊断标准中判断肥胖的指标,将其应用到 ORG 诊断中来。代谢综合征判断肥胖的指标有一衍变过程。1998 年世界卫生组织(WHO)最早制定的代谢综合征诊断标准中,肥胖用了 BMI、WC 及 WHR 3 个指标判断;2001 年美国胆固醇教育计划成人治疗组第 3 次报告(NCEP-ATPⅢ)制定的标准,已将其改为 WC 一个指标;而 2005 年国际糖尿病联盟(IDF)制定的新标准,不仅仍然沿用 WC 一个指标,而且强调 WC 增高是诊断代谢综合征的必备条件。为什么会有这样的衍变呢?这与对腹型肥胖在肥胖相关性疾病发病中的重要作用认识越来越深入相关。ORG 的发病机制在某些方面与代谢综合征十分相似,为此,在 ORG 诊断标准中突出腹型肥胖的地位十分必要。

2.鉴别诊断

最需要与 ORG 鉴别的肾脏病是早期糖尿病肾损害,两者都能由腹型肥胖引起,而且临床-病理表现有重叠。糖尿病肾损害第 1 期呈现 GFR 增高,第 2 期间断(常在应激时)出现微量蛋白尿,此时做肾穿刺病理检查,主要见肾小球肥大,出现微量蛋白尿后还可能见到轻度肾小球基底膜增厚及系膜基质增宽(常需电镜检查才能发现)。除基底膜轻度增厚外,OB-GM 完全可以呈现上述全部表现。鉴别要点是看临床有没有糖尿病存在,如果有糖尿病,特别是电镜检查见到肾小球基底膜明显增厚时,应该诊断早期糖尿病肾损害,否则诊断 OB-GM。

另外,还需要注意,其他非 ORG 的肾小球疾病导致较多肾小球硬化时,残存肾小球也会代偿性肥大,此时不要误认为 ORG,应结合临床资料全面分析。

## 二、ORG 发病机制的研究现状及思索

### (一)ORG 是肾小球足细胞病

肾小球疾病似有这样一个规律,临床以肾炎综合征(血尿,轻、中度蛋白尿,水肿,高血压,乃至肾功能损害)为主要表现者,病理常呈现为肾小球系膜细胞或系膜及内皮细胞病变(细胞增生等);而临床上以大量蛋白尿或肾病综合征为主要表现者,病理常表现为足细胞病变(足突融合等)。

ORG 以蛋白尿为主要临床表现,早期出现微量蛋白尿,后期呈现大量蛋白尿。电镜检查可以见到各种足细胞损伤表现,包括足细胞肿胀、肥大,胞浆空泡变性;足突宽度增加,轻度足突融合;足细胞密度及数量减少;足细胞从基底膜上剥脱等。而且这些足细胞损伤(如足细胞密度及数量减少和足突形态改变)与临床上的蛋白尿及肾功能损害密切相关。因此,ORG 是一个足细胞病,现在已成共识。

绝大多数的足细胞病在呈现大量蛋白尿后,即很快出现肾病综合征,但是 ORG 与它们不同,呈现大量蛋白尿却很少发生肾病综合征,这是为什么?有学者认为这与肾小球足细胞损伤程度、蛋白尿严重度和选择性相关;与肾小管上皮细胞重吸收及降解滤过蛋白的能力相关;与本病尿蛋白增加缓慢,机体足以动员代偿机制抗衡蛋白尿的后果相关,并认为这现象在肾小球高滤过性肾病中普遍存在。上述机制的解释已被一些文献转载,但是它们都具有足够说服力吗?第一个解释似乎认为 ORG 患者足细胞病变轻所以不出现肾病综合征,但是从上述电镜检查所见及患者蛋白尿程度看,这一解释不能成立;第二个解释推测与近端肾小管上皮细胞处置滤过蛋白的能力增强相关,支持此推测的实验证据足吗?肾小管又为什么会出现这一代偿反应?有待说明;第三个解释可能最合理,但是 ORG 时机体产生了哪些代偿机制去抗衡蛋白尿后果?学者并未详述,上述第二种解释是否正是这个代偿机制之一,都非常值得今后深入研究。

### (二)脂肪细胞因子在 ORG 发病中的作用

肥胖时常见脂肪细胞数量增多和/或体积肥大。既往认为脂肪细胞仅是一个能量储存场所,而近代研究发现,它更是一个非常活跃的内分泌器官。脂肪细胞能分泌许多被称为脂肪细胞因子的活性物质,它们包括一些主要由脂肪细胞分泌的因子,如瘦素、脂联素、抵抗素、内脏脂肪素、网膜素、降脂素、酰化刺激蛋白(ASP)、禁食诱导脂肪因子、adiponutrin、apelin 等;同时也包括一些已在其他细胞发现的因子,如肾素、血管紧张素 Ⅱ(AT Ⅱ)、纤溶酶原激活物抑制物(PAI-1)、转化生长因子-β1(TGF-β1)、肿瘤坏死因子-α(TNF-α)、白介素-1β(IL-1β)、白介素-6(IL-6)、白介素-8(IL-8)、白介素-10(IL-10)等。

关于脂肪细胞因子在 ORG(包括 OB-GM 及 OBFSGS)的发病中发挥什么作用,现在已有一些认识。

1.脂肪细胞因子与足细胞损伤

足细胞损伤能够表现为形态和/或功能异常,并由此引起蛋白尿。脂肪细胞因子失调是足细胞损伤的一个重要原因。现有资料已有如下发现。

脂联素基因敲除小鼠能出现肾小球足突融合及蛋白尿,而给予脂联素后上述病变能够逆转,

提示脂联素在维持足细胞正常功能上具有重要作用。进一步研究显示,脂联素的足细胞保护效应是通过活化 AMPK 及抑制活性氧而获得。

ATⅡ能增加足细胞胞浆游离钙,进而活化氯离子通道,使足细胞去极化;ATⅡ还能使足细胞过度表达瞬时受体电位阳离子通道蛋白 6(TRPC6,它定位于足细胞裂孔隔膜,参与足细胞信号传导),导致足细胞肌动蛋白细胞骨架重组,足细胞受损,发生蛋白尿。

另外,现已知 ATⅡ抑制剂及过氧化酶体增殖体激活受体 γ(PPARγ)激动剂的肾脏保护效应,部分系通过抑制 PAI-1 而发挥,由此提示 PAI-1 对足细胞也可能有害。

2.脂肪细胞因子与肾小球节段性硬化

OB-FSGS 是 ORG 的一个重要病理类型,肾小球节段性硬化的发生也与脂肪细胞因子密切相关。现有研究资料有如下发现。

瘦素能促进肾小球内皮细胞增殖,上调其 TGF-β1 和 TGF-βⅡ型受体表达,增加Ⅰ型胶原和Ⅳ型胶原合成;并能刺激肾小球系膜细胞肥大,上调其 TGF-βⅡ型受体表达和Ⅰ型胶原合成。肾小球细胞外基质蓄积是 OB-FSGS 发生的基础。动物实验显示,给大鼠输注瘦素可诱发肾小球硬化;瘦素转基因小鼠的肾组织Ⅳ型胶原及纤连蛋白 mRNA 的表达显著上调。进一步证实了瘦素的致病作用。

ATⅡ能致高血压,系统高血压传入肾小球即能诱发球内高压、高灌注及高滤过(所谓“三高”);ATⅡ能收缩肾小球入、出球小动脉,对出球小动脉作用更强,也能使球内“三高”发生。肾小球内“三高”对 OB-FSGS 发病具有重要作用。ATⅡ还能与胰岛素协同,显著上调系膜细胞 TGF-β1 及细胞外基质表达,参与 OB-FSGS 致病。

新近发现肾素可以不依赖 ATⅡ,而通过与前肾素/肾素受体结合,刺激系膜细胞合成 TGF-β1、PAI-1、Ⅰ型胶原及纤连蛋白,因此肾素也能直接对 OB-FSGS 发病发挥作用。

TGF-β1 可促进细胞外基质合成,PAI-1 可抑制细胞外基质降解,均促进 OB-FSGS 发病,这已为共识不再详述。

### (三)内分泌素在 ORG 发病中的作用

肥胖患者常出现胰岛素抵抗等内分泌功能紊乱,它们也参与 ORG 致病。

1.胰岛素的致病作用

脂肪细胞因子能通过“脂肪胰岛素轴”对胰岛素发挥重要调控作用,其中瘦素、抵抗素、ASP、PAI-1、TNF-α 及 IL-6 能促进胰岛素抵抗,而脂联素、内脏脂肪素和网膜素则能拮抗胰岛素抵抗,如果它们的调控作用发生紊乱,即会出现胰岛素抵抗及高胰岛素血症。

胰岛素能刺激胰岛素样生长因子(IGF)产生。胰岛素和 IGF-1 可通过磷脂酰肌醇激酶/蛋白激酶(PI3K/Akt)信号转导途径,活化内皮细胞一氧化氮合成酶,导致一氧化氮合成增加;同时,还能减少血管平滑肌细胞内钙离子($Ca^{2+}$)浓度及 $Ca^{2+}$-肌球蛋白轻链敏感性,而导致血管舒张。肾小球前小动脉的扩张,即能导致肾小球内“三高”。持续的肾小球内“三高”将促进 OB-FSGS发生。

此外,胰岛素还能直接上调系膜细胞的 TGF-β1 及细胞外基质(Ⅰ型胶原、Ⅳ型胶原、纤连蛋白及层连蛋白)表达,致 OB-FSGS。

2.醛固酮的致病作用

脂肪细胞能够分泌醛固酮释放因子(ARF),ARF 能刺激肾上腺皮质合成醛固酮,因此肥胖患者常出现高醛固酮血症。而肾小球足细胞表面具有盐皮质激素受体,醛固酮能通过此受体作用及损伤足细胞。SHR/cp 代谢综合征大鼠常出现足细胞损伤及蛋白尿,醛固酮是其致病因素;高盐饮食能加重肾脏病变,与其能活化醛固酮受体相关。现已知醛固酮是通过诱导效应激酶 Sgk1(即血清和糖皮质激素诱导蛋白激酶 1)、活化 NADPH 氧化酶及产生活性氧等机制而导致足细胞损伤。

### (四)对 ORG 发病机制研究的一些思考

#### 1.内分泌与自分泌及旁分泌

脂肪细胞因子的上述各种效应都是通过内分泌途径而发挥(脂肪细胞分泌这些因子入血,然后通过循环作用于远隔脏器而发挥效应)。可是,近年发现某些所谓脂肪细胞"特异"的细胞因子如脂联素,也可能被一些非脂肪细胞合成,我们即发现肾小球内皮细胞可以合成及分泌脂联素,而 Cammisotto 等发现肾小球内皮细胞、系膜细胞及足细胞都有脂联素受体,这就提示我们肾小球内皮细胞分泌的脂联素,能否在肾小球局部以自分泌及旁分泌形式对 ORG 发病发挥调节作用(包括拮抗 ORG 发生)呢? 这非常值得研究。

同样,前文已谈,脂肪细胞能分泌 ARF,ARF 能通过血循环到达肾上腺皮质,刺激醛固酮分泌。而近年发现足细胞也具有合成及分泌醛固酮的功能,那么 ARF 是否也能通过血循环到达足细胞,促其合成醛固酮,然后以自分泌形式在肾小球局部发挥致病作用呢? 同样值得研究。

#### 2.致病因子与保护因子

在临床工作中我们存在着一个困惑,即同等肥胖(包括腹型肥胖)的患者为什么有的发生 ORG,有的不发生 ORG? 甚至有时极度肥胖的患者不发生 ORG,而超重水平的患者却发生了 ORG? 也就是说,肥胖患者在 ORG 发病上可能存在易感性差异,那么是什么因素在决定这个易感性呢? 应该说机体同万物一样,永远处在矛盾的对立与统一中,肥胖时前述的许多因子在促进 ORG 发病,但是机体又一定有保护因子,能与之斗争而拮抗 ORG 发病。只有致病因子与保护因子失衡,前者占优势时 ORG 才发生。因此,在研究 ORG 的发病机制时,大力寻找可能的保护因子十分重要。现在比较肯定的是脂联素是重要的保护因子之一,我们最近的研究发现 α-klotho 也可能是另一个保护因子。若对保护因子有了充分了解,即有可能寻获新的干预治疗途径。

## 三、肥胖相关性肾小球病的治疗对策及防治展望

从前认为 ORG 是一个良性疾病,但是其后观察发现,部分 OB-FSGS 患者确能逐渐进展至终末肾衰竭。所以,对 ORG 应积极治疗,以尽力延缓或阻止肾脏病进展。ORG 需要综合治疗,下列措施可考虑应用。

### (一)减轻体重治疗

ORG 是由肥胖导致,因此减肥是最有效的治疗方法。动物实验及临床观察均证实,减轻体重可显著减少尿蛋白,延缓肾损害进展。甚至体重仅仅中度下降,数周后尿蛋白即能显著减少。Morales 等对慢性肾脏病(CKD)肥胖患者进行研究发现,患者体重从 87.5 kg±11.1 kg 减至 83.9 kg±10.9 kg,仅减少 4.1%±3%($P<0.05$),5 个月后尿蛋白即从 2.8 g/d±1.4 g/d 减至 1.9 g/d±1.4 g/d,减少 31.2%±37%($P<0.05$)。

#### 1.改变饮食及生活习惯

欲减轻体重首先应改变不良生活习惯,减少饮食热量摄入,增加体力活动。但是,要做到这一点并不容易。这必须与营养师配合,由营养师亲自指导患者膳食;并应加强宣教,将疾病知识教给患者,使他们充分认识减肥重要性,自觉坚持治疗。

**2.减肥药物**

上述治疗无效时才考虑应用药物,而且药物治疗也需与控制饮食及增加体力活动配合,才能获得良好效果。减肥药物曾经有如下 3 种:神经末梢单胺类物质(5-羟色胺和去甲肾上腺素)再摄取抑制剂,盐酸西布曲明(1997 年批准上市);胃肠道脂肪酶抑制剂,奥利司他(1999 年批准上市);及选择性大麻素 CB1 受体阻滞剂,利莫那班(2006 年批准上市)。临床试验已证实这些药物在减肥上确有疗效,能减少患者体重的8%～10%,其最大疗效常在持续服药 20～28 周时出现。

但是,这些药物的不良反应必须充分注意。盐酸西布曲明因能升高血压,增加心、脑血管事件,2010 年后已被欧盟、美国及我国药监部门禁用;奥利司他由于可能诱发肝功能损害,乃至肝功能衰竭,2010 年后也已被药监部门责令修改药物说明,加以警示。利莫那班也有引起患者情绪障碍的报道。

**3.外科手术**

对于那些极度肥胖(如 NIH 标准中 BMI＞40 kg/m² 的 Ⅲ 度肥胖),及应用上述各种方法减肥无效的患者,还可考虑做胃肠改道手术。几位学者报道了手术减肥后 1～2 年的治疗疗效,术后 1 年与术前比较,体重(包括 BMI)显著下降,肾小球高滤过状态减轻,尿清蛋白排泄量减少,而且此疗效能巩固至术后 2 年。

**(二)胰岛素增敏剂治疗**

胰岛素抵抗在 ORG 发病中占有重要地位,故可考虑应用胰岛素增敏剂对 ORG 进行治疗,包括双胍类药物如二甲双胍及噻唑烷二酮类药物,包括曲格列酮(1997 年上市)、罗格列酮(1999 年上市)及吡格列酮(1999 年上市)。

二甲双胍能增加组织对葡萄糖的利用,抑制肝糖原异生及肝糖输出,并能减少肠壁对葡萄糖的摄取,从而降低血糖。该药不良反应较轻,主要为胃肠反应(腹胀、腹泻、恶心、呕吐及食欲减退)。但是,肾功能不全时要减量使用(CKD3a 期)或禁用(CKD3b～5 期),因为该药是从肾脏排泄,肾功能不全时药物体内蓄积,可能引起严重乳酸酸中毒。

噻唑烷二酮类药物是通过激活 PPARγ 而发挥治疗效果,动物实验及临床观察均显示,这类药物对肥胖 Zucker 大鼠及 2 型糖尿病肾病患者均具有确凿肾脏保护效应,能减少尿清蛋白排泄,并延缓肾损害进展。但是,这类药能增加肥胖(增大脂肪细胞体积),并能导致水钠潴留而加重心力衰竭。更重要的是,在广泛应用后还发现曲格列酮具有严重肝毒性,有诱发急性肝衰竭风险,罗格列酮能显著增加心血管事件(心肌梗死、脑卒中),增加死亡风险,所以这两个药已先后于1999 年及 2010 年被许多国家(包括我国)责令禁用或慎用。此外,2011 年美国药监部门对吡格列酮也发出了警告,认为长期服用此药有增加膀胱癌风险,应加以注意。

**(三)拮抗血管紧张素 Ⅱ 治疗**

由于 ATⅡ 也参与了 ORG 发病,所以可应用 ACEI 和/或 ARB 来进行干预治疗,同其他CKD 治疗一样,伴随或不伴高血压的 ORG 患者均可应用,以减少尿蛋白排泄及延缓肾损害进展。临床上至今仅有少数应用 ACEI 或 ARB 治疗 ORG 的零星观察,例如 2001 年 Kambham 等报道,18 例接受 ACEI 治疗的 ORG 患者,尿蛋白平均下降了 1 g/d;同年 Adelman 等报道,3 例美国非洲裔 OB-FSGS 少年接受了 ACEI 治疗,结果尿蛋白从 2.9 g/d 下降至0.7 g/d;同年Praga 等也报道,12 例接受 ACEI 治疗的 OB-FSGS 患者,治疗前半年尿蛋白从 4.6 g/d±3.3 g/d下降到 2.4 g/d±1.3 g/d,但是其后尿蛋白逐渐增加,至治疗 1 年时已回复至治疗前水平,不过其中多数患者体重也同时增加,有学者分析体重增加可能影响了 ACEI 疗效。今后很需要进行用ACEI 或 ARB 治疗 ORG 的大样本临床试验,观察长期治疗后患者尿蛋白及肾功能的变化,以寻获更有说服力的证据。

**（四）ORG 合并症的治疗**

ORG 患者常合并代谢综合征，因为两者发病都与肥胖（尤其腹型肥胖）相关。在治疗 ORG 时，对代谢综合征的其他组分如高血压、糖代谢紊乱（包括糖尿病）、脂代谢失调（主要为高三酰甘油血症及低高密度脂蛋白胆固醇血症）及高尿酸血症等也要同时治疗，因为它们都能加重肾脏损伤，加速 ORG 进展。而且，治疗这些并发症时一定要达标（医师应熟悉它们的治疗目标值，此处不再赘述），治疗而不达标，对保护靶器官（包括肾脏）而言，与未行治疗无本质区别。

**（五）对肥胖相关性肾小球病防治的展望**

1.加强对 ORG 危险因素研究，对高危患者早期实施干预

正如前述，肥胖患者在 ORG 发病上存在着易感性差异，我们推论这与体内 ORG 致病因子与保护因子的体内状态相关，二者失衡且前者增多和/或后者减弱时 ORG 即易发病。因此，对这两组矛盾因子及其平衡状态进行研究，并从中寻获预测 ORG 发病的临床实验室指标，对指导 ORG 防治十分重要。已有学者在这方面做了一些探索，发现 WC 增粗和/或腰椎 4-5 平面计算机断层扫描腹腔脂肪面积增大、胰岛素抵抗（用 HOMA-IR 评估）、血清胰岛淀粉肽（又称淀粉素）水平增高及血清脂联素水平下降均可能影响 ORG 发病。我们最近发现血清 α-klotho 水平下降也与 ORG 发病相关。目前对 ORG 发病危险因素的了解还十分不够，研究还需要继续深入，而且单凭其中一个危险因素很难预测 ORG 发病，只有对多种危险因素进行综合分析，并做出危险分层，才可能得到良好预测效果。利用此危险分层从肥胖人群中筛选出 ORG 高危患者，早期实施干预，对 ORG 防治具有重要意义。

2.深入研究 ORG 发病机制，进一步寻获有效治疗措施

只有深入了解疾病发病机制，才能有针对性地寻找有效治疗措施。正如前述，对胰岛素抵抗在 ORG 发病中作用的了解，促使临床医师应用胰岛素增敏剂治疗 ORG。又如，对 AT Ⅱ（包括脂肪细胞产生的 AT Ⅱ）在 ORG 发病中作用的认识，又促进临床应用拮抗 AT Ⅱ 药物对 ORG 进行治疗。有学者相信，随着醛固酮在 ORG 发病中致病作用研究的深入，应用醛固酮拮抗剂对某些 ORG 患者进行治疗也将成为可能。今后欲想获得更多的 ORG 有效治疗措施，深入研究 ORG 发病机制是前提及基础。

（王　玮）

# 第五节　代谢综合征肾损害

## 一、代谢综合征的定义

代谢综合征（metabolic syndrome，MS）是由遗传基因（胰岛素、胰岛素受体及受体后胰岛素信号传递途径中物质基因突变）和环境不利因素（如体力活动减少、营养过度等）综合作用导致机体出现胰岛素抵抗（IR）而诱发。多个国际学术机构都对 MS 做出诊断标准或定义，1999 年世界卫生组织对 MS 所作的定义是糖耐量减退或糖尿病，并伴有另外 2 项或 2 项以上的成分，如高血压、高三酰甘油血症和/或低高密度脂蛋白（HDL）胆固醇血症、中心性肥胖或微量蛋白尿。2005 年

4月14日,国际糖尿病联盟(IDF)又发布了 MS 的新定义:中心性肥胖(定义为欧洲人男性腰围 >94 cm,女性腰围>80 cm,中国人、日本人及南亚人有其种族特有的腰围标准),并有以下诸项中的2项:①三酰甘油升高,至少1.7 mmol/L(150 mg/dL);高密度脂蛋白-胆固醇降低[男性<0.9 mmol/L(40 mg/dL),女性<1.1 mmol/L(50 mg/dL)];②血压升高,高于17.3/11.3 kPa(130/85 mmHg);③空腹高血糖,定义为血糖>5.6 mmol/L(100 mg/dL)或过去诊断过糖尿病或糖耐量受损。几项大型流行病学研究显示,MS 的各种成分之间并非互相独立,而是彼此相关的,它们均与高胰岛素血症存在一定的关系。IR 是 MS 的中心环节,是共同病因学基础,但血管内皮功能异常、微量蛋白尿、高瘦素血症、高尿酸血症、高凝状态等非传统因素亦参与其中。

## 二、代谢综合征肾损害的流行病学

代谢综合征发病率日益增加。由于 MS 患者具有高血压、高血糖、高血脂、肥胖等多种代谢紊乱,而这些因素单独或合并存在时均可引起肾脏损害,甚至肾衰竭,因此对代谢综合征与肾脏疾病的关系更加值得关注。微量蛋白尿(microalbuminuria,MA)是肾脏受损的早期标志物之一。来自第3次美国国家营养健康调查报告的多因素分析显示:代谢综合征能显著增加慢性肾脏病(CKD)和微量蛋白尿的危险性(经过调整的相对危险比分别为 2.6 和 1.9);并且随着代谢综合征组分数目的增加,CKD 和微量蛋白尿的危险性也相应增加(含有 3、4、5 个组分时,则 CKD 的多变量调整相对危险比分别为 3.38、4.23、5.85;微量蛋白尿的多变量调整相对危险比分别为 1.62、2.45、3.19)。最近,一项 6 217 例的流行病学研究表明代谢综合征患者发生 MA 和慢性肾脏疾病的危险性分别增加5.85 倍和 3.1 倍,Rowley 等最新的研究表明,代谢综合征患者中 MA 的发生率为 22.2%(男性)、26.9%(女性),并且随着代谢综合征数的增加,MA 的发生率可增高至 36%。

## 三、代谢综合征对肾脏的损害作用

实验研究发现代谢综合征动物模型较正常动物肾小球滤过率(GFR)和肾血浆流量显著增加,血浆肾素和胰岛素浓度均高出 2～3 倍;早期肾脏病理改变为肾小球体积增大,鲍曼囊腔扩大,系膜细胞增生,肾小球转化生长因子 β 表达增加。代谢综合征可引起肾小球高灌注、高滤过状态进而使肾小球增生肥大,如不给予积极干预则引起肾脏组织结构重塑,最终导致肾脏纤维化和肾功能的进行性丧失。

## 四、代谢综合征对肾脏损害的表现和可能机制

### (一)代谢综合征的中心性肥胖导致的肾脏损害

肥胖是代谢综合征的核心组成成分,目前国外有研究显示肥胖可导致肾脏的损害,即肥胖相关性肾病(ORG)。Kambham 等分析 1986—2000 年间 6 818 例肾活检资料后发现:ORG 的发病率从 0.2%增加到 2%,ORG 临床起病隐匿,发病年龄较晚,与原发性局灶节段性肾小球硬化(FSGS)相比,较少出现大量蛋白尿和肾病综合征,血浆清蛋白较高,血浆胆固醇较低,水肿的发生较少。肥胖相关性肾病肾脏病理在光镜下表现为两种形态,单纯性肾小球肥大者称为"肥胖相关性肾小球肥大症"(OB-GM),肾小球肥大及局灶节段性肾小球硬化者称为"肥胖相关性局灶节段性肾小球硬化症"(OB-FSGS),还有一部分表现为类糖尿病样改变,如轻度、灶性系膜硬化或轻度系膜增生等。OB-GM 患者肾小球滤过率(GFR)常增高或正常,OB-FSGS 患者 GFR 常随

肾脏病理改变加重而下降,但肾功能损害进展相对缓慢。以往认为 ORG 预后好,较少进展为终末期肾脏疾病(ESRD),但此后有研究显示 OB-FSGS 的 5 年肾存活率为 77%,10 年肾存活率为 51%。肥胖相关性肾病的具体机制尚不明确,但有研究表明脂肪组织分泌的脂肪细胞因子可激活交感神经系统,并通过肾素血管紧张素和肾脏浓缩作用而减弱尿钠排泄,增强肾小管对钠的重吸收导致水钠潴留,引起继发性高血压,也可由于其引起的长时间的肾小球高滤过导致肾小球的损伤。而脂肪组织通过分泌瘦素、TNF-α 和 IL-6 会影响能量代谢,促进炎症反应,通过增加胰岛素抵抗、氧自由基的增多、减少抗氧化酶的表达等机制均可引起肾脏损伤。总的来说,肥胖可能通过肾脏血流动力学改变、系膜细胞增生和肥大、脂质的沉积及高瘦素血症等机制加重肾脏损害。

**(二)代谢综合征的胰岛素抵抗引起的肾脏损害**

目前认为胰岛素抵抗最常发生于代谢综合征患者,是发病的中心环节及致病基础。它不仅提示了新发糖尿病、心血管事件及全因死亡的高危险性,同样也是发生肾损害、导致肾衰竭的独立危险因素。且有动物实验证实,肾脏的结构和功能改变在发生临床糖尿病前的高胰岛素血症阶段已出现。临床可表现为蛋白尿、高血压,也可是肾病综合征。病理改变是肾小球毛细血管基膜的增厚,系膜基质增多和肾小球的硬化,典型表现为结节性肾小球硬化和弥漫型肾小球硬化症。其损伤机制分析:①胰岛素抵抗对肾脏的直接影响:胰岛素主要作用于肾小管,胰岛素抵抗时出现的高胰岛素血症使血压的钠敏感性增加,肾小球内压力增高,从而导致微量蛋白尿。Vedovato 等研究证实肾小球内压力与微量蛋白尿及胰岛素抵抗程度呈正相关。②胰岛素抵抗通过生长因子加重肾损害,胰岛素抵抗及高胰岛素血症增强肾小球系膜细胞分泌胰岛素样生长因子(IGF-1),并促进细胞增生,抑制系膜细胞的凋亡,降低基质金属蛋白酶的活性,导致基质增多及肾脏的纤维化,IGF-1 还可以显著增加肾血流量和肾小球滤过,加重肾脏损害。多元醇通路活性的增加引起肾脏细胞功能异常。③胰岛素抵抗通过一氧化氮加重肾损害:胰岛素可促进一氧化氮释放增加从而导致内皮依赖性的血管舒张,而 IR 可导致内皮功能障碍,引起微量蛋白尿。④另外有研究显示,胰岛素抵抗的一个特征是游离脂肪酸(FFA)的增多,导致血管内皮功能受损,进而可能导致肾脏损害。胰岛素抵抗所致肾小球血流动力学改变引起肾脏高滤过、高灌注以及蛋白激酶 C(PKC)活性升高最终导致肾小球细胞外基质增多、积聚等。

**(三)代谢综合征的高脂血症和肾脏损害**

高脂血症可以引起肾脏损害在动物实验及临床研究中都得以确认,Moorrh 等首先提出"脂质肾毒性"的概念,动物研究结果表明血脂异常与局灶性肾小球硬化和肾功能损害有密切的关系。有研究表明 MS 患者随血脂升高,血、尿 $\beta_2$-MG 升高,UAER 增加。脂质紊乱肾损害可表现为肾小球脂质的沉积、肾小球硬化和上皮细胞的损伤、系膜细胞增多和细胞外基质的聚集及肾脏间质的损伤。高血脂可刺激肾脏固有细胞增殖及细胞外基质大量合成,加速肾功能恶化。肾小球内脂质聚集,单核细胞吞噬脂质形成泡沫细胞。泡沫细胞可以释放多种炎症因子,促进系膜基质产生,从而参与肾小球硬化的发生。而且高脂血症对足突细胞有直接毒性作用。在诱导的肥胖及 2 型糖尿病动物模型中发现三酰甘油和胆固醇合成的重要转录因子 SREP-1/2 表达增多,LDL 增多,脂质沉积损伤内皮细胞,导致动脉粥样硬化而引起肾脏的损害。

**(四)代谢综合征的高血压肾脏损害**

在代谢综合征人群中高血压患病率极高。高血压是肾脏损害的重要独立危险因素,能增加肾脏疾病的发病率及肾衰竭的发生率和致死率。高血压肾损害病理改变主要表现为良性肾血管硬化。入球小动脉较出球小动脉更易受累,表现为动脉玻璃样变和动脉肌内膜增厚、管壁-管腔比值增加、顺应性下降、管腔狭窄,引起某些肾单位的缺血性皱缩至硬化、肾单位功能低下、肾小管萎缩及肾间质纤维化、肾小管功能受损。临床上病情进展缓慢,患者常首先出现夜尿多、尿比重低及尿渗透压低等远端肾小管浓缩功能障碍表现,尿改变轻微(轻度蛋白尿、少量镜下血尿及管型尿),而后才逐渐出现肾小球功能损害。其损伤机制是高血压引起的血流动力学改变和非血流动力学因素如活性氧簇的增加和代谢异常等导致肾脏血管及肾脏实质的损伤。2002年Fogo等对62例高血压肾硬化症患者肾脏病理进行了半定量分析,发现血压水平与肾脏形态学变化并不平行,支持其他因素参与致病;目前认为脂肪组织本身也是一个"内分泌器官",它能够分泌包括PAI-1、瘦素、抵抗素等能参与局灶节段肾小球硬化致病的物质。国际著名肾脏病学者Kincaid-Smith最近提出的新观点认为高血压肾硬化症患者中肥胖和胰岛素抵抗比高血压本身发挥更大致病作用。

**(五)代谢综合征与尿酸相关性肾脏损害**

代谢综合征中肥胖、高脂血症、糖耐量异常可分别引起嘌呤代谢加速,抑制肾小管上皮细胞对尿酸的排泄以及促进5磷酸核糖合成途径,尿酸生成增多,尿酸盐析出结晶,沉积于肾小管及间质,引起高尿酸性肾病,表现为间质性肾炎、肾小管功能受损及肾脏尿酸结石。Toprak等对266名高尿酸血症患者研究发现,肾病发生率为15.1%,而血尿酸水平正常的人群,肾病发生率仅为2.9%,提示高尿酸血症是肾脏功能损害的又一危险因素。Abate等进一步研究发现,胰岛素对正常肾脏的尿液酸化功能具有调控作用,由于尿酸性肾结石患者对胰岛素抵抗而使肾脏$H^+$排泄增加、尿$NH_3^+$和枸橼酸等碱性物质排泄减少导致尿pH过低,提示尿$NH_3^+$排泄减少和低尿pH可能是肾脏对胰岛素抵抗的表现之一,这些缺陷可导致尿酸沉淀增加而促进尿酸结石的形成。这可导致尿酸沉积的危险,进而引起或加重以肾小管间质损害为主的慢性痛风性肾病。研究证实肾损害与血尿酸升高的水平和持续时间长短呈正比。即使是轻度尿酸增高也会导致血管收缩、肾小球高压,引起肾脏损害。

**(六)代谢综合征与慢性炎症反应所致肾脏损害**

目前已经证实,炎症标志物升高与代谢危险因素及动脉粥样硬化性疾病进展加速有关,继而加重了MS患者肾脏损害的发生和发展。脂肪组织内大量脂肪细胞和巨噬细胞均可释放多种炎症因子,如C反应蛋白(CRP)、细胞因子白细胞介素-6(IL-6)、肿瘤坏死因子-α(TNF-α)、瘦素、转化生长因子-β(TGF-β)。上述因子促进并加重了肾小球肥大,激活肾素-血管紧张素系统,导致肾小球出现高灌注、高滤过、加重肾小球硬化。2型糖尿病患者血液中的CRP、IL-6、TNF-α等炎症标志物和炎症因子较健康人群显著升高。而高血糖导致的氧化应激又可加剧炎症反应。所以系统性慢性炎症直接参与了糖尿病的发生与发展。炎症因子不仅可以通过调节炎症过程的关键激酶IKK等,导致外周组织IR,而且也会诱发胰岛β细胞本身的IR而影响葡萄糖对胰岛素合成和分泌的调节作用。早在2005年Sesso及其同事报道:在女性健康研究的参加者中,血清CRP水平增加与发生高血压的危险呈正相关。这种高的CRP水平可以增强炎症反应,而直接作用于动脉壁、内皮细胞或其他细胞,促进动脉炎症,升高血压,促进动脉粥样硬化形成,最终导致肾脏损害。

总的来说,代谢综合征由于其包含的多个因素,其导致的肾脏损害的机制可能是相互联系,表现多样性,且肾脏损害的临床表现也是多种多样的。

## 五、代谢综合征引起肾脏损害的预防与治疗前景

虽然肾脏具有强大的代偿功能,代谢综合征引起的肾脏损害可能是隐匿性和慢性迁延的,但

仍应给予足够重视。丹麦 Steno 糖尿病中心研究证实全面控制 MS 各组分,可使 2 型糖尿病患者肾脏损害风险下降 61%,危险比率为0.39(95%可信区间,0.17～0.87),所以防治 MS 肾损害必须对其各危险因素进行综合干预。在二级预防方面,应特别强调对代谢综合征的基本发病机制的治疗和调节,进而防止代谢综合征各危险因素对肾脏等器官的损害。

改变不良的生活方式,包括戒烟、改变饮食结构、适量增加运动以降低体重,可改善胰岛素抵抗,降低蛋白尿,最终达到预防及改善糖尿病和心血管疾病目标。合理的饮食(低胆固醇、减少单糖摄入量,增加蔬菜、水果、粗粮)能显著降低肾小球的高压力、高滤过状态以及减轻肾小球肥大等组织学改变,而且应该作为首选和基础治疗。有研究发现,通过减轻体重可以减缓高血压,减少 MA,减轻肾脏高灌注、高滤过状态。降低体重最适宜的目标为 1 年内降低体重的 7%～10%,持续体重减轻直至 BMI<25 kg/m²。研究显示,通过控制饮食能减少代谢综合征的流行程度,改善内皮细胞功能,改善血浆三酰甘油、血糖、血压水平。增加体力活动应以实用、规律、适度为原则,推荐标准方案为每周至少 5 d,每天至少 30 min 中等强度运动(如快走)。单纯吸脂术也能达到改善腹型肥胖的目的,但并不能改善胰岛素抵抗和心血管危险因素。通过改变生活方式逆转体内 IR 状态,积极控制血糖、血压、调节脂代谢紊乱,改善机体代谢紊乱对肾脏也具有积极的保护作用。

综合性治疗代谢综合征的各危险因素包括:①控制体重,如饮食和运动,必要时辅以减肥药物如奥利司他及盐酸西布曲明。②控制血脂,主要降低 TG 和 LDL-C 水平及升高 HDL-C 的水平,可选用他汀类或贝特类药物治疗,力争使各项血脂指标达到正常水平。研究表明积极的降脂治疗可以改善肾小球滤过、减少蛋白尿的排出,并可抑制慢性免疫炎症反应。③控制血压,首选 ACEI 和 ARB,必要时联合钙通道阻滞剂、β受体阻滞剂等其他降压药治疗,目标血压应控制在18.7/12.0 kPa (140/90 mmHg)以下。糖尿病患者目标血压降至 17.3/10.7 kPa(130/80 mmHg),若出现临床糖尿病肾病,尿蛋白>1 g/d时则需降低至 16.7/10.0 kPa(125/75 mmHg)。ACEI 和 ARB 类药物尚有对肾脏直接的保护作用。Toblli 等证实,联合应用贝那普利和依贝沙坦降压治疗,可以明显减轻大鼠肾小球硬化。④降低胰岛素抵抗及调节糖代谢异常是代谢综合征的治疗中心环节,目前改善胰岛素抵抗常用药物有 ACEI/ARB、PPARγ 激动剂、二甲双胍类降糖药等,特别是 ACEI/ARB 类药物能促进胰岛素信号传导,增加胰岛素的敏感性,增加葡萄糖转运子-4 的表达和活性,增加脂连素的水平,降低 TNF-α、IL-6 等水平。某些 ARB 类药物如替米沙坦尚能选择性激活 PPARγ,增强胰岛素敏感性,降低 TG 和 LDL-C,减轻炎症及氧化应激的发生,降低血压,抑制血管平滑肌和内皮细胞的增生。研究发现 2-羟基雌二醇能抑制肥胖的发展,提高内皮功能,控制血压,降低血浆胆固醇水平。同时有研究证实 MS 患者给予抗炎及抗氧化应激治疗及上调 AMPK 和丙二酰 CoA 的表达也可能是有效的干预手段。

随着对 MS 肾损害发病机制的深入研究,全面控制和干预 IR、肥胖及 MS 各个组分,监测肾脏损害的早期指标,可以减轻和延缓与 MS 相关的肾脏病变的发生及发展。

(汤 娜)

# 第十二章　感染性疾病相关性肾病

## 第一节　人类免疫缺陷病毒相关性肾病

人类免疫缺陷病毒相关性肾病（HIV-associated nephropathy，HIVAN）是 HIV 感染引起的以大量蛋白尿、快速进展性肾衰竭为临床特点，塌陷型肾小球硬化和不同程度小管间质损伤为主要病理表现的肾脏疾病。HIVAN 主要发生在具有 APOL1 风险变异的非裔人群。随着高效抗反转录病毒治疗的广泛使用，HIVAN 逐渐减少，但是 HIV 合并其他肾脏病逐渐增加。HIV 患者可出现免疫复合物介导肾病，命名为"HIV 免疫复合物型肾病"，该名词有时也被用于描述 HIV 感染背景下，类狼疮样肾炎或 HIV 背景下感染相关肾炎。因为病理类型多样，与 HIV 的关系尚未明确，推荐直接使用具体的疾病名称取代 HIV 免疫复合物型肾病。该类型包括类狼疮样肾炎（病理出现"满堂亮"免疫复合物沉积，缺乏狼疮的临床和血清学表现）、狼疮性肾炎、IgA 肾病，膜性肾病和膜增生性肾病。长期的高效抗反转录病毒治疗，以及治疗 HIV 并发症和并发症的药物也可能带来肾毒性。上述表现可统称为 HIV 感染背景下肾脏损伤。本节主要就经典的 HIVAN 进行介绍。

### 一、流行病学

截至 2015 年底，全国艾滋病综合防治信息系统中现存活 15 岁及以上的 HIV 感染者 57.1 万，全人群感染率 0.058%。全国 31 个省、自治区、直辖市，93% 的县、区报告当地有 HIV/AIDS 患者，报告病例数超过 1 万的省份达到了 15 个。我国伴肾损伤的 HIV 患者接受肾活检少，HIVAN 的报道更少。究其原因，可能和高效抗反转录病毒治疗的普及，以及我国人群缺少 APOL1 风险基因有关。

### 二、发病机制

HIVAN 发病机制研究有较大的进展。现认为 HIVAN 是 HIV 直接感染肾小球上皮细胞和肾小管上皮细胞所致。HIVAN 患者肾小球足细胞和肾小管上皮细胞可以检出 HIV 基因组，但是在不伴肾损伤或伴免疫复合物性肾小球肾炎的 HIV 患者中检出极少。研究显示，肾脏上皮细胞是 HIV 病毒的贮存库，即使外周血 HIV 无法检出的患者，肾小管上皮细胞内仍可存在 HIV 复制。HIV 转基因小鼠可出现与人类 HIVAN 相似的肾脏病理表现和蛋白尿、肾功能不全。该模型小鼠没有 CD₄ 耗竭和机会感染,提示 HIV 的基因表达产物可以诱发 HIVAN。HIV-1 表达的 Nef 蛋白在 HIVAN 的发病中起重要作用。Nef 蛋白能刺激足细胞增生和去分化。Nef 蛋白的结合位点 PXXP 发生突变的转基因模型肾脏病变明显减轻。Vpr 和 Nef 有协同效应,诱导产生非塌陷型 FSGS 表型和小管间质损害。TGF-β 也参与 HIVAN 发病。HIVAN 患者肾小球和小管 TGF-β 表达增加;TGF-β 可促进细胞增殖和肾小球硬化,提高系膜细胞 HIV 基因的表达;HIV 感染细胞释放的 tat 蛋白可提高 TGF-β 表达。其他细胞因子(如 IL-1、IL-6、TNF-α 等)也参与了 HIVAN 发病。

HIVAN 的发病具有遗传易感性。HIVAN 主要发生在非裔人群,其患病率是其他人群的 18~50 倍。染色体 22q13 位点与非裔美国人发生 FSGS 和 HIVAN 风险相关;进一步研究发现 *APOL1* 基因相邻区域的 2 个错义变异(*S342G* 和 *I384M*,*G1* 等位基因)和一个 6bp 缺失(*N388del*:*Y389del*,*G2* 等位基因)与 FSGS 和非糖尿病性终末期肾病发病有关。G1 与 G2 不会共存于同一染色体。APOL1 变异与非裔美国人发生 FSGS(OR 17)和 HIVAN(OR 29),以及南非人发生 HIVAN(OR 89)密切相关。缺乏 APOL1 风险变异的埃塞俄比亚人不发生 HIVAN。在没有 HIV 感染情况下,携带 2 个 *APOL1* 风险等位基因的个体,预估发生 FSGS 的风险为 4%,而感染 HIV 后发生 HIVAN 风险则高达 50%。但是 20%~30% 的 HIVAN 非裔美国人没有携带或仅携带 1 个 *APOL1* 风险等位基因,提示其他遗传、病毒或环境因素也与 HIVAN 发病相关。

*APOL1* 风险基因与 HIV 患者免疫复合物肾病发病无关,但是提示 CKD 进展风险。美国数据显示只有 3% 经活检证实的免疫复合物肾病患者存在高危基因型。南非研究显示 79% 的 HIVAN 患者携带高风险基因型,但是仅 25% 的 HIV 伴免疫复合物肾病患者携带。普通人群的研究显示,*APOL1* 高风险基因型提高 CKD 进展的风险;非 HIVAN 的 HIV 阳性肾病患者中,携带两个高风险等位基因型提高肾功能恶化的速率和发展为终末期肾病的风险。APOL1 介导肾病的机制尚未清楚,可能与 HIV-1 和 APOL1 之间存在相互作用有关。HIVAN 相关的 APOL1 变异体蛋白和 HIV 蛋白可能靶向足细胞中相同或相关的细胞内通路。

### 三、病理

HIV 感染背景下肾损害类型多样,本节着重介绍 HIVAN。

#### (一)光镜

典型 HIVAN 累及肾小球、小管和间质。肾小球病变主要表现为局灶节段肾小球硬化(塌陷型)。光镜下肾小球主要改变为脏层上皮细胞肥大、增生,肥大的上皮细胞胞浆包含有粗空泡和 PAS 染色阳性的蛋白吸收小滴。足细胞的上述表现可仅局限于单一毛细血管襻的少数细胞,也可表现为多数毛细血管襻的足细胞增殖,形成"假新月体"。相邻毛细血管襻扭曲、塌陷,管腔狭窄,局部肾小囊腔可相对扩张。随疾病进展,可出现毛细血管襻闭锁,节段硬化,肾小球脏层上皮细胞可呈花冠样围绕在塌陷硬化的肾小球毛细血管襻周围。系膜细胞和系膜基质无增生,毛细血管襻内无增生细胞。

肾小管-间质性损害在 HIVAN 患者中非常明显,病变程度常与肾小球病变不成比例。可见肾小管上皮细胞变性和再生,刷状缘脱落、消失,上皮细胞扁平。肾小管腔内可见 PAS 淡染或阴性、复红染色阳性的蛋白沉积物。肾小管明显扩张,呈微囊样,可延伸至鲍曼囊腔。扩张的肾小管在 HIVAN 患者中十分常见,其直径至少为正常肾小管腔的 3 倍。近曲小管上皮细胞胞浆内见蛋白及脂滴。间质常有不同程度的水肿和淋巴细胞浸润,浆细胞和单核细胞很少。疾病进展期可见不同程度的肾小管萎缩,间质纤维化。有高血压病史的患者可出现动脉硬化的表现。

### (二)免疫荧光

肾小球塌陷硬化区 $IgM$,$C_3$ 和 C1q 染色阳性。未硬化的毛细血管襻常无免疫荧光沉积。足细胞胞浆和近端肾小管上皮细胞内蛋白吸收滴可呈清蛋白、IgM、IgA、IgG 染色阳性。

### (三)电镜

电镜下可见肾小球脏层上皮细胞体积明显增大,胞浆内大量圆形、致密的次级溶酶体形成,可见膜包被的大空泡形成,直径可超过毛细血管襻。足突广泛融合,胞浆微绒毛化。足细胞部分或完全从基底膜脱落。肾小球基底膜皱缩、折叠、毛细血管襻腔狭窄、闭锁。

管网状结构也称管网状包涵体,在 HIVAN 患者常见,是由直径 25 nm 有分支的微管状结构呈网状聚集形成,被内质网或核膜包被。它们的生化成分包括酸性糖蛋白和脂质。该结构见于肾小球内皮细胞、管周毛细血管和小动脉内皮细胞胞浆内,甚至间质浸润的淋巴细胞、单核细胞胞浆内也可见。管网状结构的产生目前认为和干扰素暴露有关。除了 HIVAN,管状包涵体还可见于系统性红斑狼疮,干扰素使用者和其他一些病毒感染。1980—1990 年约 90% 以上 HIVAN 患者肾组织中可见这种超微结构,但进入高效抗反转录病毒时代,这种结构相当少见,可能与抗病毒治疗减少了病毒的复制有关。除了管网状结构,HIVAN 患者的淋巴细胞和单核细胞胞浆还可见圆筒状囊泡,该结构也见于系统性硬化症,狼疮和干扰素使用者。细胞核的变化并不少见,主要表现为各种核小体形成,实际上是核包涵体,包含有各种致密/浅淡的颗粒状/纤维状聚集物,常见于小管和间质细胞,推测与病毒感染有关,但不限于 HIV 感染。HIVAN 还可出现细胞核颗粒化,细胞核被粗大的颗粒样物质取代,推测源于核膜的破坏所致。细胞核的颗粒纤维样结构是染色质被颗粒/纤维样结构取代,主要在尸检患者中发现。

## 四、临床表现

HIVAN 典型临床表现为突然出现的大量蛋白尿,快速进展的肾衰竭。患者蛋白尿为非选择性,可无或伴有不同程度镜下血尿或肉眼血尿;多数患者无高血压,甚至进展至肾衰竭的患者亦可无高血压;无水肿或仅伴有轻度水肿;肾小球滤过功能进行性快速下降,多在数周至数月内进入终末期肾病。患者常已有数年 HIV 病史,$CD_4$ 计数常下降。在高效抗反转录病毒时代,HIVAN 出现的时间可能更早,$CD_4$ 计数可正常。患者肾功能恶化的速度与 HIV 感染的临床表现无直接联系。超声提示双肾体积正常或增大,即使进入终末期肾病,双肾体积也常常不缩小。

## 五、诊断与鉴别诊断

### (一)诊断

HIV 相关性肾病的病理诊断应具备:①HIV 感染病史或诊断 HIV 感染实验室证据;②临床以大量蛋白尿和短期内快速进展的肾衰竭为主要表现;③肾脏病理表现为塌陷型局灶节段肾小球硬化,微囊样肾小管扩张,电镜下可见管网样结构,荧光阴性或节段性 IgM、$C_3$、C1q 沉积。

### (二)鉴别诊断

1.特发性塌陷性肾小球病

塌陷性肾小球病也称为塌陷型 FSGS,除多见于 HIVAN 外,尚可见于原发性肾小球疾病或其他病因所致。特发性塌陷性肾小球病无 HIV 感染病史或诊断 HIV 感染的实验室证据。需要排除可导致塌陷性肾小球病的其他病因,如病毒感染(细小病毒 B19、巨细胞病毒、EB 病毒),药物毒性等。

**2.特发性 FSGS**

除外塌陷型 FSGS,特发性 FSGS 还包括顶端型、细胞型、门周型和非特异型。HIV 患者也可以出现非塌陷型 FSGS。接受高效抗反转录病毒治疗的患者中,非特异型 FSGS 常见。此类患者病毒载量极低,很难从病理上与高血压小动脉肾硬化、老化和 APOL1 相关肾病区分。小管间质病变常不明显,足细胞病变也比 HIVAN 轻。

**3.海洛因肾病**

鉴别海洛因肾病和 HIVAN 较为困难。明显的塌陷型肾小球病伴微囊性肾小管扩张更常见于 HIVAN,海洛因肾病更倾向特发性 FSGS 表现,透明变性更明显。

**4.HIV 背景下弥漫系膜增生和微小病变病**

围产期感染 HIV 的儿童可出现弥漫系膜增生和微小病变型肾病,此类患者临床症状较 HIVAN 轻,肾功能常正常,可出现内皮细胞管网状内涵体和弥漫足突融合,罕见微囊样小管和间质炎症。在高效抗反转录病毒时代该病发病减少。

**5.HIV 背景下免疫复合物肾病**

HIV 患者可出现免疫复合物介导肾病,包括类狼疮样肾炎(病理出现"满堂亮"免疫复合物沉积,血清学阴性,缺乏狼疮的临床表现)、感染相关性免疫复合物肾炎、狼疮性肾炎、IgA 肾病、膜性肾病和膜增生性肾病,需要鉴别乙型肝炎和丙型肝炎感染与上述疾病的关系。

HIV 相关狼疮样肾炎是 HIV 患者出现的病理上类似狼疮性肾炎,但是缺乏狼疮的系统性表现的一类肾病,可表现为局灶/弥漫增殖和/或膜性肾病,免疫荧光呈现"满堂亮",电镜下可见管网样结构。在美国主要黑人受累,在欧洲,白人和黑人各半。临床可表现为血尿,蛋白尿乃至肾病综合征。抗核抗体和 dsDNA 阴性,补体下降。在抗病毒基础上,可使用糖皮质激素和 ACEI。预后较差,肾移植后可复发。

**6.HIV 背景下肾小管间质及血管病变**

HIV 患者除了经典的 HIVAN 导致的小管间质损伤以外,还可以出现缺血或中毒导致的急性小管损伤及坏死。药物相关性损伤包括抗反转录病毒药物、抗生素、质子泵抑制剂、非甾体抗炎药等。核苷反转录酶抑制剂可抑制 DNA 聚合酶损伤线粒体,出现血肌酐升高,蛋白尿和肾性糖尿,电镜改变类似线粒体 DNA 耗竭综合征,可见巨大线粒体,线粒体的嵴破碎、扭曲,外形异常。

## 六、治疗

虽然目前尚无随机对照研究指导 HIVAN 治疗,但是大量观察的证据显示有效的抗反转录病毒治疗可以预防 HIVAN 的发病,诱导其缓解,延缓肾病进展,提高 HIV 患者的存活。因此一旦诊断 HIV 即应启动高效抗反转录病毒治疗。

目前国际上共有六大类 30 多种药物(包括复合制剂),分别为核苷类反转录酶抑制剂、非核苷类反转录酶抑制剂、蛋白酶抑制剂、整合酶链转移抑制剂、膜融合抑制剂及 CCR5 抑制剂。国内的抗反转录病毒治疗药物有核苷类反转录酶抑制剂、非核苷类反转录酶抑制剂、蛋白酶抑制剂、整合酶链转移抑制剂及膜融合抑制剂五大类(包含复合制剂)。

一旦确诊 HIV 感染,无论 $CD_4^+$ T 细胞水平高低,均建议立即开始治疗。启动抗反转录病毒治疗后,需终身治疗。初治患者推荐方案为 2 种核苷类反转录酶抑制剂类骨干药物联合第三类药物治疗。第三类药物可以为非核苷类反转录酶抑制剂或者增强型蛋白酶抑制剂(含利托那韦或考比司他)或者整合酶链转移抑制剂;有条件的患者可以选用复方单片制剂。

初始抗反转录病毒治疗(启动或调整)48 周后血浆 HIV-RNA 持续≥200 拷贝/毫升;或病毒学反弹:在达到病毒学完全抑制后又出现 HIV-RNA≥200 拷贝/毫升,提示病毒学治疗失败。应首先评估患者的治疗依从性、药物-药物或药物-食物相互作用;尤其依从性是治疗成败的决定因素。对于病毒学治疗失败者应进行耐药性检测,依据结果进行抗反转录病毒二线治疗。二线治疗方案的选择原则是使用至少 2 种,最好 3 种具有抗病毒活性的药物(之前使用的药物种类中具有抗病毒活性的药物);任何二线治疗方案都应包括至少一个具有完全抗病毒活性的蛋白酶抑制剂加用一种未曾使用过的药物(如 INSTs、膜融合抑制剂)。肾小球滤过功能减退时,抗反转录病毒药物剂量应根据肾小球滤过率调整。在治疗 HIV 病毒的同时,应该搜寻和治疗 HIV 患者常见的并发症,如结核、乙型肝炎、丙型肝炎等。高效抗反转录病毒治疗和 ACEI/ARB 是 HIVAN 患者的一线治疗。ACEI/ARB 可以减少尿蛋白,稳定肾功能,适合早期使用。使用糖皮质激素治疗 HIVAN 存在争议,国外学者观察 21 例肾活检证实的 HIVAN 患者,其中 13 例接受糖皮质激素治疗,平均血清肌酐为 548 $\mu mol/L$;尿蛋白为 6.6 g/d,激素治疗组尿蛋白明显下降,住院率和严重感染率无差异,提示此类患者使用糖皮质激素是安全有效的,但仍然需要更大样本研究证实。随着抗病毒治疗的普及,HIVAN 的发病减少,免疫复合物介导的肾病、非塌陷型 FSGS 等逐渐增加,对于此类患者宜在抗病毒治疗的基础上,评估患者的免疫状态,对肾病病因进行治疗。对于抗病毒药物相关性肾病,宜减量停药,换用其他肾毒性小的药物。

HIVAN 患者发展为终末期肾衰竭,透析是维持患者生命的有效方法,接受高效抗反转录病毒治疗治疗的 HIV 患者存活率与 HIV 阴性患者相当。接受抗病毒治疗的 HIV 患者中,血液透析和腹膜透析的预后相似,治疗方式的选择取决于患者的偏好和地区资源。动静脉瘘是首选的血管通路,人工血管和导管植入有较高的感染和血栓风险。HIV 阳性的腹膜透析患者可能有较高的导管感染风险;然而,腹膜透析置管的失败率与 HIV 阴性患者相似。因为 HIV 病毒在腹膜透析材料和液体中可持续存在,腹膜透析耗材(废液等)必须正确丢弃。腹膜透析液需用含氯消毒剂处置后才能作为医疗废液排放,尤其居家腹膜透析患者需给予指导。

HIV 阳性患者肾移植后 1 年和 3 年生存率居于美国肾移植人群的中位。HIV 阳性患者肾移植后 5 年和 10 年的存活明显高于未移植的患者。HIV 控制良好的患者接受肾移植是安全的。HIV 阳性患者可以接受一般人群通常的免疫抑制治疗方案。

## 七、预后

HIVAN 患者如果不接受抗病毒药物干预,会迅速进展为肾衰竭。高效抗反转录病毒的治疗明显减少 HIVAN 的发病,延缓肾功能的恶化,提高了生存率。但是 HIV 患者发生肾病的风险仍高,HIVAN 的发病虽然减少,但免疫复合物肾病、药物相关肾损伤,以及随着 HIV 患者长期存活而逐渐出现的老龄化相关肾损伤及糖尿病肾病等逐渐增加。早期评价 CKD 危险因素,早期防控,有助于 HIV 患者肾功能的保存,减少 CKD 进展的风险。

(齐娟娟)

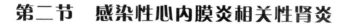

# 第二节　感染性心内膜炎相关性肾炎

感染性心内膜炎相关性肾炎是继发于心瓣膜感染的肾小球肾炎。曾有栓塞性非化脓性局灶性肾炎、局灶栓塞性肾炎、局灶节段增生坏死性或硬化性肾小球肾炎等称谓。继发于亚急性细菌性心内膜炎者,常由链球菌感染已有病变的心瓣膜所致,多见于原有风湿性心内膜炎患者;而继发于急性细菌性心内膜炎者,由金黄色葡萄球菌感染原本正常的心瓣膜,多见于静脉吸毒人群。临床表现为血尿、蛋白尿和低补体血症,弥漫性肾小球肾炎患者可出现肾功能障碍,少数患者抗中性粒细胞胞浆抗体可阳性。肾活检显示50％病例为弥漫性或局灶性肾小球肾炎,其余病例为Ⅰ型MPGN。临床上需与其他部位感染引起的肾小球肾炎、原发性Ⅰ型MPGN、狼疮性肾炎、抗中性粒细胞胞浆抗体相关性肾炎、IgA肾病等相鉴别。

## 一、流行病学

尽管心内膜炎相关肾炎的发病率尚无准确统计,但大家公认抗生素使用减少了发病率。个别较大样本研究显示:男性患者较女性为多;发病人群从年轻为主到以老年为主转变,可能与糖尿病的发生率增加有关;优势病原微生物从链球菌转变为金黄色葡萄球菌,可能与亚急性、急性细菌性心内膜炎此消彼长有关。

## 二、发病机制

研究表明感染性心内膜炎血液培养中最常见的病原体是金黄色葡萄球菌(53％),其中有56％的甲氧西林耐药性,链球菌是第二常见的病原体(23％)。

### (一)链球菌

亚急性细菌性心内膜炎主要为草绿色链球菌,其次为凝固酶阴性表皮葡萄球菌,其他尚有放线菌属、肠球菌属、缓症链球菌、流感嗜血菌属、淋病奈瑟球菌、鹦鹉衣原体、汉赛巴尔通体等。若为牛链球菌、微黄色奈瑟球菌感染,常伴有血清抗中性粒细胞胞浆抗体滴度升高。本病多在风湿性心内膜炎基础上发生,细菌侵犯原有病变的瓣膜。

### (二)金黄色葡萄球菌

急性细菌性心内膜炎主要为金黄色葡萄球菌,细菌侵犯正常瓣膜。由葡萄球菌感染引起的心内膜炎相关性肾小球肾炎明显增多,全部病例中超过50％、致死病例中超过33％为此菌感染。静脉吸毒人员罹患葡萄球菌感染性心内膜炎中40％～70％继发肾小球肾炎。

### (三)免疫性损伤

免疫性损伤是本病的主要发病机制。相关证据:①肾小球存在免疫复合物;②已经证实有循环免疫复合物;③血清低补体;④许多患者发病与补体经典途径活化有关;⑤此病患者的肾脏提取液与自身血培养的细菌起反应。此外,细菌胞壁抗原(如葡萄球菌)可能以非免疫方式活化补体而参与发病。

### (四)其他

静脉吸毒、心瓣膜病、丙型肝炎病毒感染和糖尿病常与本病共存,提示其与本病发生有密切关系。心脏介入手术导致的心脏感染,也与本病发生有关。涉及的心瓣膜包括三尖瓣(43%)、二尖瓣(33%)和主动脉瓣(29%)。

### 三、病理

#### (一)肉眼观察

肾脏正常或充血肿大,67%患者肾脏有出血点。重症病例可有肾脓肿、肾梗死,梗死与单支或多支弓形动脉或大的小叶间动脉栓塞有关,而非免疫介导的血管炎。

#### (二)光镜

##### 1.肾小球

在有学者报道的 49 例心内膜炎相关肾炎中,53%为新月体性肾小球肾炎。小球内见中性粒细胞浸润、核碎片和新月体形成,毛细血管襻可见节段纤维素样坏死;亦可见毛细血管内血栓形成、系膜节段或叶状增生或硬化等改变。33%为弥漫增生性肾小球肾炎,其中部分为弥漫性毛细血管内增生性肾小球肾炎,毛细血管腔狭窄或闭塞,系膜基质轻度增多。10%为轻度系膜增生性肾小球肾炎,吸收期常只显示系膜增生。4%为局灶增生性肾炎。膜性增生性肾炎罕见,镜下见弥漫毛细血管内增生,基底膜双轨征,系膜区叶状增宽,内皮下嗜复红蛋白沉积。慢性病例和非细菌性心内膜炎病例常见小球硬化和球囊粘连。除非败血性栓子,小球内无病原体。

##### 2.小管间质

急性小管损伤、红细胞管型十分常见,可有小管萎缩;普遍有间质炎症,即使处于治疗后静止期也不例外。

##### 3.其他改变

可见动脉内膜非特异性增厚,但血管炎罕见。长期反复发作的心内膜炎偶有肾淀粉样变并发症,抗生素或其他药物可能导致间质性肾炎。

#### (三)免疫荧光

光镜下不管为弥漫病变还是局灶病变,免疫球蛋白和补体均广泛沉积,偶见"满堂亮"现象。一般呈颗粒状荧光,沿小球毛细血管壁分布,有时在系膜区沉积;几乎均有 $C_3$ 沉积,37%病例只有 $C_3$ 沉积;IgG、IgA 和/或 IgM 见于 27%～37%的病例,12%的病例以 IgA 为主,IgG 和 IgM 可见于大的内皮下沉积物中;亦有线性荧光报道,但并不意味有抗基底膜抗体形成;6%病例无明显免疫球蛋白和 $C_3$ 沉积。偶在小球中检测到细菌抗原。

#### (四)电镜

内皮下、上皮下和/或系膜区沉积物常见。少数光镜下弥漫增生性肾小球肾炎病例有上皮下驼峰状沉积物。得到有效治疗后,毛细血管壁沉积物首先消失,系膜区沉积物可持续 6 个月以上。单纯的坏死性病例可没有沉积物。55%病例可有广泛足突融合。

有学者报道一例未见小球沉积物,毛细血管襻系膜基质节段轻度增生,上皮细胞可见胞浆脱落、足突节段融合等改变,小管间质炎细胞浸润。

### 四、临床表现

主要表现在感染性心内膜炎和肾小球肾炎两方面。

#### (一)感染性心内膜炎

典型的感染性心内膜炎可有心瓣膜功能障碍、败血症和栓塞等表现,患者可有心脏杂音、发热、白细胞升高、视网膜出血(Roth 点)、贫血、肝脾大、皮疹等一系列表现。若为急性感染性心内膜炎,心功能障碍十分突出。也有部分轻症患者,临床表现不明显。

### (二)肾小球肾炎

约 20% 心内膜炎患者有肾脏病征象,其中血尿常见,肉眼血尿可能与肾炎有关或者与败血症栓塞导致的肾梗死有关。蛋白尿通常较轻,可有管型尿,肾病综合征罕见。弥漫性肾小球肾炎可能导致肾功能障碍,表现为尿素氮和肌酐升高。抗生素出现前,尿毒症发生率在 5%~10%;抗生素使用后,尿毒症发生率降为 3%~4%。

实验室检查显示:半数以上患者低补体,其中 C3 较 C4 降低更普遍;少数患者抗中性粒细胞胞浆抗体阳性,PR3 或 MPO 或两者兼有;类风湿因子和冷球蛋白亦可阳性。

## 五、诊断与鉴别诊断

临床感染性心内膜炎病史和相关表现(特别是心瓣膜损伤表现和血培养阳性),肾脏病理检查显示肾小球肾炎,两者兼备即可确诊。须与以下疾病鉴别。

### (一)其他部位感染灶引起的感染后肾小球肾炎

各种感染均有类似的肾活检表现(如骨髓炎、脓肿、分流术、导管感染),需要结合临床病史和辅助检查来鉴别。

### (二)IgA 肾病

IgA 肾病无感染性心内膜炎病史,肾小球毛细血管丛坏死、血栓形成和内皮下沉积更多见于心内膜炎相关性肾炎。

### (三)抗中性粒细胞胞浆抗体相关的寡免疫沉积坏死性肾小球肾炎

本病肾小球内缺少沉积物,有时仅从形态上很难与心内膜炎相关的坏死性肾炎相鉴别,需要结合病史。

### (四)狼疮性肾炎

除了病史不同外,狼疮性肾炎患者的小球内免疫球蛋白沉积更广泛。

### (五)膜增生性肾小球肾炎

显著的坏死多提示心内膜炎相关肾炎,再结合病史,不难鉴别。

## 六、治疗

### (一)抗微生物治疗

抗微生物治疗为最重要治疗措施。用药原则:①早期治疗,在连续送 3~5 次血培养后即开始治疗;②充分用药,选用敏感抗生素,足量、长疗程;③静脉用药为主;④病原不明时,急性者用对金黄色葡萄球菌、链球菌和革兰阴性杆菌均有效的广谱抗生素,亚急性者选用针对链球菌有效的抗生素;⑤血培养已明确病原体,则用最敏感抗生素治疗。

较常用的药物为青霉素类、头孢类抗生素和万古霉素,真菌感染可用两性霉素 B 治疗。

### (二)外科手术治疗

严重瓣膜病致心力衰竭、真菌性心内膜炎、充分使用抗菌药物效果不佳、反复发生大动脉栓塞等情况下,应进行瓣膜置换手术。

### (三)抗肾小球肾炎治疗

皮质激素、环磷酰胺联合上述的抗生素治疗可收到一定效果。免疫抑制剂使用以不加重心内膜炎为度；尽量避免使用有损肾脏的抗生素。对于肾衰竭患者，注意纠正水电解质和酸碱平衡紊乱，血浆置换和透析治疗在其他治疗难以奏效的情况下可以考虑。

### 七、预后

因为基础疾病较严重，所以总体上感染性心内膜炎相关肾炎预后欠佳。有报道显示，在38例随访中，8例死亡，4例发展为终末期肾病，14例持续肾功能不全，12例肾功能恢复。肾脏的各种病理类型中，坏死性和新月体性肾小球肾炎预后差。

（齐娟娟）

## 第三节　急性链球菌感染后肾小球肾炎

急性链球菌感染后肾小球肾炎（acute poststreptococcal glomerulonephritis，APSGN）主要发生在儿童和青少年，成年和老年患者发病少但病情较重。本病急性起病，常在发病前1～2周有上呼吸道感染史，临床表现为血尿、蛋白尿、高血压、水肿、少尿及肾功能损伤，即急性肾炎综合征。

### 一、流行病学

1827年，Richard Bright首先记述急性肾炎与某些感染，特别与猩红热有关。1881年，Pasteur和Sternberg首次识别并分离了引起急性肾炎的病原微生物链球菌，并将其命名为APSGN。此后，多种引起肾小球损伤的病原微生物陆续被报道，随将这一类由感染引起的免疫介导的急性肾炎称为急性感染后肾小球肾炎（acute post-infectious glomerulonephritis，APIGN）。

尽管常有APIGN的报道，但因其多呈自限性病程，且常被感染的系统症状所掩盖，因此APIGN的确切发病率很难确定。来自美国、法国、日本等发达国家报道，近年来由于对链球菌感染的有效控制，APIGN的比例和数量都有所下降。APIGN的病原微生物已经从链球菌转变为金黄色葡萄球菌逐渐增多的趋势。2005年，Carapetis等综合11项研究评估了全球APSGN的发病率，最后得出：发展中国家其发病率大约为成人24.3例/10万，儿童2例/10万；而在发达国家为成人6例/10万，儿童0.3例/10万。全球每年APSGN的新发人数约为472 000例，96％发生在发展中国家，其中儿童占86％，每年约有5 000例（1％）因病情严重而死亡。但由于大部分研究仅仅包含了出现症状的患者，而亚临床表现的患者例数是有症状患者的4～19倍，因此这些统计数据很可能被低估。

日本学者统计日本亚洲人群APIGN的发病率，在20世纪70年代、80年代、90年代和21世纪其发病率分别为2.4％、1.1％、2.6％和2.1％。其中APIGN在70年代几乎全部为急性肾小球肾炎包括急性链球菌感染后肾小球性肾炎（APSGN）。20世纪90年代以来急性肾小球肾炎逐渐减少为40％～50％，金黄色葡萄球菌感染相关性肾炎在APIGN中的比率显著增加到30％。

## 二、发病机制

链球菌感染后肾炎是公认的免疫复合物介导的肾小球肾炎。免疫复合物在肾小球沉积有三种可能机制：①免疫球蛋白(抗体)和细菌抗原结合形成循环免疫复合物沉积于肾小球；②链球菌抗原滤过后滞留在肾小球基底膜，之后与抗体结合形成原位免疫复合物；③抗细菌抗原的抗体与正常肾小球结构交叉反应形成原位免疫复合物。

免疫复合物沉积于肾小球基底膜的上皮细胞下，激活补体等炎症介质，导致毛细血管内皮细胞和系膜细胞增生及以中性粒细胞为主的炎细胞浸润，这些炎症细胞及病变的肾小球细胞又可以产生一系列炎症介质，如细胞因子、蛋白酶类及活化氧代谢产物等引起肾小球炎症病变。一次致肾炎链球菌株感染后形成的免疫复合物沉积，肾小球尚有能力清除(主要通过炎症细胞的凋亡过程)或中断上述免疫-炎症的恶性循环，使急性肾炎病变呈自限性。

### (一)细菌致肾炎抗原

目前认为链球菌致热外毒素 B 及其酶原前体链球菌致热外毒素 B 是重要致肾炎抗原。链球菌致热外毒素 B 是唯一能在上皮下"驼峰"中检测到的病链球菌蛋白。另外链球菌肾炎相关血纤溶酶受体可激活纤溶酶并与之结合，可能进一步激活补体及趋化因子，从而导致肾脏损伤。

### (二)细胞介导免疫机制的炎症反应

患者肾小球系膜区及肾间质常可见巨噬细胞及辅助 T 细胞浸润，伴肾脏及循环中细胞间黏附因子-1、淋巴细胞功能相关抗原等细胞因子上调，上述改变与尿蛋白程度相关，提示浸润的免疫细胞在本病的炎症反应过程中起作用。

### (三)宿主易感性

人类白细胞抗原(human leukocyte antigen，HLA)基因的相关性研究发现一些家庭 20%～40% 的亲属后来发生 APIGN。在抗原呈递过程中至关重要的 II 类 HLA 基因与 APIGN 较高的发病率有关，具有等位基因 HLA-DRB1 * 03011 或 HLA-DRB1 * 1105 的埃及儿童分别具有 3.71 和 3.57 的 APIGN 相对风险。在日本研究中，虽然没有发现与 HLA-DRB1 等位基因的相关性，但是在 HLA-DP5 的儿童中发现 APIGN 发病率显著增加。

## 三、病理

### (一)光镜

1.肾小球

急性期肾小球体积增大呈分叶状，内皮细胞和系膜细胞增生，伴中性粒细胞、单核细胞浸润，偶有淋巴细胞、嗜酸性粒细胞浸润，毛细血管腔有不同程度的狭窄乃至堵塞。严重病例可伴有新月体形成，这往往提示预后不良。基底膜无明显病变，Masson 染色可见基底膜外侧(足细胞下)有团块状嗜复红蛋白沉积；有时可见系膜区嗜复红蛋白沉积。随时间推移，中性粒细胞及肾小球总细胞数减少；至病程后期以肾小球系膜细胞及基质增生为主，中性粒细胞基本消失，少数病例迁延不愈，呈系膜病变，出现局灶性硬化。

2.肾小管

肾小管上皮细胞呈现空泡变性及颗粒变性等急性肾小管损伤改变，远端肾小管可见到红细胞管型，后期可有肾小管萎缩。

**3.肾间质**

水肿,见少量中性粒细胞、单核细胞、淋巴细胞及嗜酸性粒细胞浸润。

**4.肾血管**

除毛细血管充血外,血管罕有病变,若出现血管炎改变,需要排除其他诊断。

### (二)免疫荧光

以 IgG 及 $C_3$ 为主沿毛细血管壁颗粒状沉积,$C_3$ 沉积强度大于 IgG,且呈粗大颗粒状,常有备解素及纤维蛋白相关抗原节段状沉积,偶可见 IgM、IgA、Clq、C4 等少量沉积。随时间延长,强度逐渐减弱。有时发现毛细血管襻和系膜区均有沉积,有的病例自始至终仅有 $C_3$ 的沉积。肾脏小血管及肾小管很少见免疫沉积物。Sorger 等把免疫沉积分为三型。①星空型:约见于 30% 患者。免疫球蛋白 IgG 及 $C_3$ 呈弥漫颗粒状,不规则分布于毛细血管襻及系膜区。临床上多见于病变早期;②花环型:约见于 25% 患者。沉积物主要沿毛细血管襻连续排列,系膜区沉积物相对较少。临床呈持续的蛋白尿,甚至肾病综合征,预后较差,而且重复肾穿刺可发现肾小球系膜增生硬化、小纤维性新月体形成;③系膜型:约见于 45% 患者。免疫沉积物主要见于系膜区。$C_3$ 较 IgG 常见。见于青少年病情较轻者,或疾病恢复期。应当指出,日常工作中,经常见到不符合上述三型的荧光染色。

### (三)电镜

电镜下可见肾小球内皮细胞、系膜细胞增生及炎症细胞浸润,导致管腔闭塞。上皮下电子致密物"驼峰状"沉积为本病电镜特点,较常见于近系膜区的上皮下部位。少量电子致密物也可见于系膜区及内皮下。电子致密物在疾病恢复吸收期可见原驼峰状电子致密物沉积部位呈现吸收状态的电子透明区。足细胞足突在"驼峰"外侧节段性融合(图 12-1)。

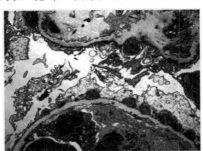

**图 12-1　毛细血管内增生性肾小球肾炎**

肾小球上皮下电子致密物"驼峰状"沉积,足细胞足突节段性融合(EM×2 500)

## 四、临床表现

### (一)潜伏期

大部分患者有前驱感染史(咽部或皮肤),常在发病前 1～2 周,超过 4 周者极少见。

### (二)一般表现

急性肾炎综合征表现为血尿、蛋白尿、高血压、水肿、少尿及肾功能损伤。血尿、蛋白尿常为起病的早期症状,约 40% 患者出现肉眼血尿;70%～90% 的患者可出现水肿;高血压在老年患者更多见;大部分患者起病时尿量<500 mL/d;肾功能损伤常有一过性氮质血症;患者常有疲乏、厌食、恶心、呕吐、嗜睡、头晕、视力模糊及腰部钝痛等全身表现。

**（三）实验室检查**

尿常规表现红细胞尿及蛋白尿,尚可见红细胞管型、颗粒管型及少量肾小管上皮细胞及白细胞;红细胞沉降率常增快、血清总补体活性(CH50)及 $C_3$、C5、备解素均明显下降;抗链球菌溶血素"O"滴度上升,链球菌培养阳性。

## 五、诊断与鉴别诊断

**（一）诊断**

典型病例,通过患者病史及相应实验室检查,可帮助临床确诊本病。在临床诊断不肯定时需要肾活检病理诊断。以光镜病理形态作为病理诊断的基础,结合临床、免疫荧光及电镜检查进一步确诊。

**（二）鉴别诊断**

1.各种继发性毛细血管内增生性肾小球肾炎

如毛细血管内增生性 IgA 肾病,免疫荧光检查 IgA 在系膜区强阳性沉积;毛细血管内增生性狼疮性肾炎,患者有狼疮病史,免疫荧光表现"满堂亮";毛细血管内增生性乙型肝炎病毒/丙型肝炎病毒相关性肾炎,通过临床病史、病因实验室检查及免疫荧光、电镜可鉴别。

2.$C_3$ 肾小球肾炎和致密物沉积病

对于荧光下仅有 $C_3$ 沉积的恢复期 APSGN,需与 $C_3$ 肾小球肾炎鉴别,一般通过临床病史、实验室检查来鉴别。只从形态来看,有时很难鉴别,还需要定期随访。若基底膜内有高密度条带状沉积物,则考虑致密物沉积病。

3.系膜增生性肾小球肾炎

恢复期 APSGN 以系膜细胞增生为主需与其他系膜增生性肾小球肾炎相鉴别。电镜检查大多可见上皮下电子致密物沉积(有时沉积物溶解成透明区),再结合临床及实验室检查。

4.MPGN

临床上,起病过程与急性肾炎很相似,但膜增生性肾小球肾炎无自愈倾向,故诊断为急性肾炎者如病程超过两个月仍无减轻应考虑膜增生性肾小球肾炎;病理形态上,恢复期毛细血管内增生性肾小球肾炎,出现节段双轨征,类似膜增生性肾小球肾炎,必须仔细询问病史、观察荧光、电镜进一步鉴别。与冷球蛋白血症相关的 MPGN,沉积物在内皮下或系膜区,可见"微血栓"或微管状亚结构。

5.与其他病原微生物感染后急性肾炎鉴别

其他细菌感染后肾炎,病理改变可类似链球菌感染后肾炎,呈弥漫性增生及渗出性肾小球肾炎,其中金黄色葡萄球菌感染患者表现为 IgA 为主的免疫球蛋白沉积。如伴有原发性心脏病及感染性细菌性心内膜炎的全身表现或局部脓肿等感染灶可鉴别。

## 六、治疗

本病是自限性疾病。基本上是对症治疗,主要环节为预防和治疗水钠潴留、控制循环血容量。急性起病后必须卧床休息,直至肉眼血尿消失。应给富有维生素的低盐饮食,控制蛋白质入量,水肿严重且尿少者,应控制入水量。出现肾功能不全、氮质血症者,应限制蛋白质入量,给予高质量蛋白质(含必需氨基酸的蛋白质,如牛奶、鸡蛋等)。患者应同时限制钾摄入量。

### （一）对症治疗

常用噻嗪类利尿剂,必要时可用襻利尿剂利尿;用钙通道阻滞剂(如硝苯地平 20～40 mg/d)及肼屈嗪、哌唑嗪控制血压;控制心力衰竭。

### （二）感染灶治疗

在病灶细菌培养阳性时,应积极应用青霉素或大环内酯类抗生素治疗,有预防病菌传播的作用。大部分作者观察到,在肾炎起病之后又无活动性感染时应用抗生素治疗,对于肾炎的病情及预后没有作用。

### （三）透析治疗

本病于以下两种情况时应用透析治疗。①少尿性急性肾衰竭,特别是呈高钾血症时。②严重水钠潴留,引起急性左心衰竭者。

## 七、预后

本病预后好,临床与病理完全恢复的见于 92％的儿童、60％的成人。近数十年来,随着医学水平的提高,治疗措施的完善,严重并发症的控制,其死亡率明显下降。当一些患者肾衰竭难以恢复时,如能及时给予透析治疗,几乎全部患者均可自愈。

与本病有关的一些预后因素包括以下几点。①发病:流行发病预后较散发者好;②年龄:少年儿童患者预后较老年患者好,尤其有免疫缺陷的背景,如糖尿病或恶性肿瘤的老年患者预后更差。对成年人预后报告不一致;临床上呈严重而持续的高血压和/或肾综合征和/或肾功能损害者,预后差;病理方面有新月体形成,电镜下呈不规则驼峰者预后差。而前驱感染、血尿严重程度、血补体下降、血清抗链球菌溶血素"O"滴度上升程度与预后均无关。

（齐娟娟）

# 第四节　乙型肝炎病毒相关性肾小球肾炎

乙型肝炎病毒相关性肾小球肾炎(hepatitis B virus associated glomerulonephritis,HBV-GN)是指乙型肝炎病毒感染之后出现的一种继发性肾小球肾炎。为我国常见的继发性肾小球肾炎之一,多见于儿童及中青年。具体发病机制目前还没有完全清楚,可能与免疫复合物介导、乙型肝炎病毒直接感染、自身免疫紊乱、患者的遗传背景等多种因素有关。HBV-GN 临床表现及病理类型多样化,以膜性肾病及膜增生性肾小球肾炎为主要病理改变,临床表现为肾炎综合征、肾病综合征、蛋白尿、镜下血尿。目前核苷酸类抗病毒药物的治疗,可一定程度地降低蛋白尿,改善其预后。

## 一、流行病学

HBV-GN 的发病存在地区性差异,其发病率与 HBV 的发病率密切相关。HBV 是我国常见传染性疾病,而在美国和西欧,慢性 HBV 感染的患病率总体较低,因此我国 HBV-GN 发生率明显高于欧美国家。2006 年流行病学调查结果显示,我国 1～59 岁 HBsAg 携带者达 7.18％。HBV 感染伴 HBV-GN 发病率为 6.8％～20.0％。HBV-GN 占肾活检病例的比例各单位报道不一。一组 13 519 例肾活检资料统计,HBV-GN 占 2.5％,另一组 5 157 例肾活检资料中确诊为 HBV-GN 患者占 4.4％,20 家医院儿童 2 315 例肾活检资料中 HBV-GN 占 8.7％。乙型肝炎疫苗纳入儿童计划免疫后 HBV-GN 的发生率明显降低。

儿童 HBV-GN 发生率高于成人。HBV-GN 多见于儿童及青壮年男性,儿童患者男女比例为 4∶1,而成人男女比例则为(1.5～2)∶1。一组 413 例成人 HBV-GN 中,男性患者多见,占 72.2％,男女比例 2.6∶1,平均年龄为 29±12.8 岁,20～40 岁患者占 55.2％。

## 二、发病机制

HBV-GN 发病机制尚未完全阐明,主要有以下几种机制。

### (一)HBV 抗原-抗体复合物沉积于肾脏引起免疫损伤

HBV 抗原-抗体复合物沉积于肾脏引起免疫损伤包括循环免疫复合物和原位免疫复合物沉积两种方式致病。循环免疫复合物沉积的部位不同引起不同类型的病理改变,HBsAg、HBcAg 相对分子质量较大,与相应的抗体形成循环免疫复合物沉积于系膜区及内皮细胞下,形成膜增生性肾炎、系膜增生性肾炎或 IgA 肾病等。而 HBeAg 相对分子质量较小,能够通过肾小球内皮细胞和肾小球基底膜沉积于上皮细胞下,通过原位免疫复合物机制引起膜性肾病。免疫复合物沉积后激活补体,形成膜攻击复合物 C5b-9,刺激和损伤足细胞,使其分泌多种蛋白酶、细胞因子、血管活性物质及细胞外基质,共同介导肾小球基底膜的损伤,引起蛋白尿等临床表现。免疫复合物沉积于肾小管则造成肾小管上皮损伤,诱发炎症反应及间质纤维化等。近年已明确 HBV-IgAN 属于独立的一种疾病,与原发性 IgAN 存在本质的不同,肾组织局部大量 C4d 沉积,揭示局部补体激活是经典途径介导,对照研究显示其临床表现及病理改变较原发性 IgAN 严重。

### (二)HBV 直接感染肾脏固有细胞引起损伤

原位杂交证实儿童或成人 HBV-GN 患者肾组织中 HBVDNA 均可呈阳性,主要分布于肾小球上皮细胞、内皮细胞、系膜细胞及肾小管上皮细胞内。在 HBV 血清学或肾组织阳性的 IgAN 中 HBV-DNA 阳性率达 92％。证实了 HBV 可直接感染肾组织并原位表达 HBV-DNA,从而参与 IgAN 的发生。肾组织 HBV-DNA 表达越多,其临床表现越严重。

### (三)细胞免疫参与介导 HBV-GN 肾损伤

在 HBV-GN 患者的肾活检组织中肾间质常见炎症细胞浸润,以淋巴细胞、浆细胞和单核细胞为主,双重免疫标记染色观察,发现肾组织 HBcAg 阳性的肾小管细胞周围出现 T 细胞聚集,并见 T 细胞直接接触或侵入肾小管,甚至使肾小管结构不完整或消失,表明 HBV 感染的肾细胞直接受到 T 细胞的攻击,细胞免疫参与介导 HBV-GN。

### (四)免疫功能紊乱及自身免疫反应

HBV-GN 存在 T 细胞亚群失衡,细胞毒性 T 细胞活性降低,$Th_1/Th_2$ 失衡,机体细胞免疫受到抑制,对 HBV 清除能力下降,导致 HBV 在体内持续存在而诱发肾病的发生。HBV 感染后体内出现多种自身抗体,包括抗核抗体、AntidsDNA 及其他自身抗体,参与其肾脏病的发生。

### (五)遗传因素

HLA DQB1＊0603 与儿童 HBV-MN 明显相关,为遗传易感基因。成人 HBV-MPGN 与 HLA-DRB1＊1502、HLADRB1＊0601 明显相关,而 HBV-MN 则与 HLA-DRB1＊1501 密切相关。

**（六）其他因素**

肾组织纤溶酶原激活物/纤溶酶原激活物抑制物-1（tPA/PAI-1）失衡、尿转化生长因子-β1和结缔组织生长因子高表达、细胞周期调节蛋白表达异常、高尿酸血症、肾小球足细胞损伤、内皮细胞表型改变等机制可能参与 HBV-GN 进展。

## 三、病理

### （一）光镜

成人 HBV-GN 表现为多种病理类型，包括膜性肾病、MPGN、系膜增生性肾小球肾炎、IgA肾病、局灶节段性肾小球硬化等。少数报道 HBV 还可引起新月体性肾炎和毛细血管内增生性肾炎。其中，最常见的病理类型为膜性肾病，高达 60%。儿童 HBV-GN 的病理改变以膜性肾病和 MPGN 为主，其他病理类型少见。

**1.膜性肾病**

与特发性膜性肾病不同，HBV 患者表现为不典型膜性肾病，光镜下除肾小球毛细血管壁增厚、上皮侧钉突形成外，常伴有一定程度系膜细胞增生、系膜基质增多等改变。

**2.膜增生性肾小球肾炎**

光镜改变无法与特发性 MPGN 区分，表现为肾小球细胞数明显增多，毛细血管襻呈分叶状，系膜细胞增生和系膜基质增多，肾小球基底膜增厚、双轨征形成。系膜区和内皮下可见嗜复红物质沉积。与丙型肝炎病毒感染相比，HBV 感染引起混合性冷球蛋白血症仅见个案报道，混合性冷球蛋白血症多表现为 MPGN。

**3.IgA 肾病**

HBV-GN 也可引起 IgA 肾病病理改变。绝大多数 HBV-GN 伴有不同程度的肾小管间质病变，发生率达 81%，约 2/3 患者存在肾内小动脉病变，其病变程度与肾小管间质的病变程度呈正相关。

### （二）免疫荧光

肾组织可见多种免疫球蛋白（IgG、IgA 及 IgM）及补体 $C_3$、C4、C1q 沉积，此"满堂亮"现象占HBV-GN 的 18.6%。大部分患者可见 C4 或 $C_3$ 沉积，部分患者可见两者同时沉积。免疫复合物沉积模式与具体病理类型有关，表现为 MPGN 者，可见 Ig 和补体沿肾小球毛细血管壁及系膜区沉积；表现为 MN 者，除 IgG 沿肾小球基底膜细颗粒状沉积外，亦可见少量免疫复合物沿系膜区及内皮下沉积，同时抗磷脂酶 A2 受体抗体检测阴性，提示为继发性膜性肾病；HBV-IgAN 可见 IgA 团块或粗颗粒沿系膜区，伴或不伴内皮下沉积，肾组织大量 C4d 沉积，且与 IgA 重叠沉积。

肾组织检测出乙型肝炎相关抗原为本病诊断的必备条件。肾组织内 HBsAg 单独沉积占71.7%，HBsAg 和 HBcAg 同时沉积占 23.5%，HBcAg 单独沉积占 4.8%。HBV 抗原主要沉积于肾小球毛细血管襻和系膜区，达 87.2%，少数 HBV 抗原可沉积于肾小管基膜、管周毛细血管壁、入球小动脉壁、小叶间动脉、小静脉壁、直小血管等其他部位。

### （三）电镜

不同病理类型的 HBV-GN 患者超微结构改变不同，但绝大多数伴有系膜细胞和/或基质增生，电子致密物呈多部位沉积，以系膜区沉积为主，占 72.9%，上皮下沉积者占 37.1%，内皮下及基膜内沉积相当，均占 16.6%。少数病例电镜检查可见病毒样颗粒（直径 30～70 nm）及管网状包涵物。

HBV 相关膜性肾病，除上皮下电子致密物沉积、基底膜增厚、钉突形成等改变外，常伴系膜区或内皮下电子致密物沉积、系膜细胞和/或内皮细胞增生(图 12-2)。MPGN 电镜下表现为系膜细胞增生、系膜基质增多,系膜细胞向内皮下插入形成双轨,系膜区和内皮下电子致密物沉积。系膜增生性肾小球肾炎可见系膜细胞增生、系膜区基质增多及系膜区电子致密物沉积。

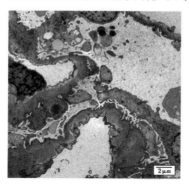

**图 12-2　HBV 相关膜性肾病**

肾小球基膜内可见分布不均匀的电子致密物沉积,致基膜厚薄不一,节段系膜区亦见电子致密物沉积

## 四、临床表现

HBV-GN 临床表现多样性,包括肾病综合征、肾炎综合征、蛋白尿伴血尿、单纯蛋白尿及单纯性血尿等类型,部分患者存在一定程度的肾功能减退。413 例 HBV-GN 资料显示肾病综合征最为常见,占 47.9%,蛋白尿合并血尿、单纯蛋白尿型、单纯血尿分别占 42.4%、6.5%、3.2%。伴贫血者占 27.1%,伴有高尿酸血症者占 35.6%,15% 伴血肌酐升高。大多无肝病症状,部分患者丙氨酸氨基转移酶升高,部分患者可伴有低补体血症,下降程度较轻。肝活检提示慢性活动性肝炎或慢性迁延性肝炎,少数为肝硬化。儿童与成人 HBV-GN 有所不同,比较见表 12-1。

**表 12-1　儿童与成人 HBV-GN 的比较**

| 项目 | 儿童 | 成人 |
|---|---|---|
| 传播途径 | 垂直传播:远东地区、中国<br>水平传播:美国、非洲和欧洲 | 垂直传播:中国<br>水平传播:HBV 高发地区<br>吸毒及性传播:非高发地区 |
| 发病年龄 | 垂直传播:婴儿期<br>水平传播:5～7 岁 | 任何年龄,中青年为主<br>20～30 岁占 30.5% |
| 性别 | 80% 为男孩 | 男性为主,男:女:(1.5～2):1 |
| 临床表现 | 无症状尿检异常<br>肾病综合征型为主<br>高尿酸血症较少见 | 肾病综合征型及蛋白伴血尿型较常见,单纯蛋白尿型及单纯血尿型少见<br>高尿酸血症 31.3% |
| 病理类型 | MN 为主,其次 MPGN<br>肾小球硬化率较低<br>肾小管病变较轻<br>肾小动脉病变发生率较低、病变较轻 | MN 为主、其次系膜增生性肾小球肾炎、IgAN 及 MPGN,而 MCD/FsPGN、FSGS、SGN 较少见<br>肾小球硬化率较高<br>肾小管间质病变较重<br>肾小动脉病变发生率较高,病变较重 |

| 项目 | 儿童 | 成人 |
|---|---|---|
| 治疗 | α-干扰素（IFN-α）治疗为主、不能耐受则选用拉米夫定 | 以核（苷）酸类药物为主，必要时联合激素及免疫抑制剂（FK506、吗替麦考酚酯等） |
| 预后 | 肾功能95%正常 | 25%进展至肾功能不全，甚至终末期肾病 |

注：FsPGN，局灶系膜增生性肾炎；SGN，硬化性肾小球肾炎。

## 五、诊断与鉴别诊断

### （一）诊断

HBV-GN 的确诊依赖肾脏病理，目前通用诊断标准：①血清 HBV 抗原阳性；②患肾小球肾炎，并除外狼疮性肾炎等继发性肾小球疾病；③肾组织找到 HBV 或 HBV 抗原沉积。其中以第③项为最基本条件，缺此项不能诊断为本病。随着分子生物学技术广泛应用，此诊断标准已受到挑战。儿童符合上述条件的第①、②条，且病理改变为 MN 者可诊断为 HBV-GN。原位杂交检测肾组织 HBV-DNA 较为敏感，可作为诊断 HBV-GN 的重要依据之一，尤其对血清 HBV 抗原阴性者。鉴于 HBV 抗体特异性问题，肾组织 HBV 检测可能会存在一定比例的假阳性，在血清 HBV 抗原阴性时，HBV-GN 病理诊断需谨慎。尿 HBV-DNA 与肾组织 PreS1/PreS2 检测或许可进一步提高 HBV-GN 的诊断率。

### （二）鉴别诊断

HBV-GN 部分患者免疫荧光表现为"满堂亮"现象，电镜下电子致密物多部位沉积，需与狼疮性肾炎鉴别。狼疮性肾炎多伴贫血、多浆膜腔积液、关节疼痛、口腔溃疡、脱发等全身多系统损害，无乙型肝炎病毒感染史，血抗核抗体阳性，组织中乙型肝炎病毒标记物检测阴性等，以资鉴别。

## 六、治疗

HBV-GN 治疗需要在关注患者血清 HBV 标志物的同时，充分考虑到患者的年龄、性别、肾功能、肾脏病理类型及分期。HBV-GN 治疗包括抗病毒治疗、激素和免疫抑制剂及对症处理，其中核苷酸类似物已成为治疗 HBV-GN 的基石，而核苷酸类似物及免疫抑制剂联合使用可提高 HBVGN 的治疗缓解率。

### （一）抗病毒治疗

抗病毒治疗可提高 HBeAg 的阴转率，使 HBV-DNA 下降、可降低蛋白尿，在一定程度上延缓肾脏病进展。有分析表明，抗病毒治疗降低蛋白尿作用与 HBeAg 的阴转率密切相关。抗病毒治疗是治疗儿童 HBV-GN 的主要方法，采用重组 α-干扰素（IFN-α）治疗，每次 3～6 mU/m²（≤10 mU/m²），每周皮下或肌内注射 3 次，疗程至少 3 个月，高剂量、长疗程（12 个月）IFN-α 疗效更好。不能耐受或不愿意接受 IFN-α 治疗的儿童 HBV-GN 可采用拉米夫定治疗，剂量 3 mg/（kg·d），疗程 1 年，无效则改为其他核苷酸类似物治疗。成人 HBV-GN 则首选核苷类抗病毒药物，肾功能损害或存在肾功能损害高风险的慢性乙型病毒性肝炎患者，应采用恩替卡韦、替比夫定或福马酸丙酚替诺福韦、抗病毒治疗，前两者需根据肾功能状态减少剂量或延长给药时间，福马酸丙酚替诺福韦则不需调整剂量，25 mg。尽量避免使用阿德福韦酯及替诺福韦酯，后两种具有潜在肾脏毒性风险。拉米夫定是一种胞嘧啶核苷酸类似物，通过抑制 RNA 反转录酶实现抗 HBV。有研究表明单用拉米夫定治疗 HBV-GN 6～12 月完全缓解率为 40％～60％,疗效较高,甚至有研究表明它在尿蛋白缓解率方面优于干扰素。研究发现拉米夫定联合血管紧张素转换酶抑制剂或血管紧张素受体拮抗剂治疗轻中度蛋白尿 HBV-GN 患者时不仅改善肝功能还能降低 24 h 尿蛋白水平。不过拉米夫定的 HBeAg 转阴率较低,长期应用拉米夫定存在 HBV 耐药性变异,即 YM-DD 变异的风险,耐药率高达 67％,限制了拉米夫定的长期应用。恩替卡韦治疗 HBV-GN 能够有效改善患者的肝、肾功能,安全性好。有研究发现恩替卡韦联合小剂量吗替麦考酚酯治疗 HBV-GN 对 HBV-DNA 及肝功能无明显影响,疗效肯定且安全。在对比 23 例他克莫司联合恩替卡韦与 19 例单用恩替卡韦治疗 HBV-GN 的疗效时,发现恩替卡韦单一治疗 HBV-GN 24 周的尿蛋白缓解率 42％,完全缓解率 16％,而两者联合治疗 24 周后尿蛋白缓解率达 87％,完全缓解率 52％。

抗病毒治疗的适应证主要根据血清 HBV-DNA 水平、血清 ALT 和肝脏疾病严重程度决定。一般慢性乙型肝炎的抗病毒指征:血清 HBV-DNA≥105 拷贝/毫升伴血清 ALT 上升超过正常上限的 2 倍者;如果 HBeAg 阴性者则 HBV-DNA≥104 拷贝/毫升者即可;对持续 HBV-DNA 阳性、达不到上述治疗标准,存在肝脏炎症(2 级以上)或纤维化、30 岁以上伴肝硬化或肝癌家族史或肝硬化客观证据者,HBV-GN 抗病毒指征:①达到上述标准者;②存在大量蛋白尿,血清 ALT 上升在正常 2 倍以内,但 HBV-DNA≥105 拷贝/毫升者;③病情需要使用激素和/或免疫抑制剂治疗的 HBV-GN 患者,无论 HBV-DNA 水平高低均要预防性抗病毒治疗。当肾功能异常时抗病毒药物的剂量应根据估算肾小球滤过率进行调整。

**(二)激素和免疫抑制剂治疗**

不主张单独使用,必须在抗病毒治疗的基础上使用。肾病综合征型或蛋白尿伴血尿型,如果病理类型较轻,如微小病变型肾病、局灶系膜增生性肾炎、系膜增生性肾小球肾炎、IgAN 及 MN,且肾小管间质病变及肾内小动脉病变不严重者,则在抗病毒基础上可考虑使用激素和/或免疫抑制剂。如肾小球硬化程度高,CKD 已达 4 期或以上,不主张使用激素和免疫抑制剂。单纯蛋白尿型和单纯血尿型则不需要应用激素和免疫抑制剂。血清 HBV-DNA 水平较高者,先抗病毒治疗 2～4 周使其降低后再考虑使用激素和免疫抑制剂。激素以中小剂量为主,如泼尼松片 0.5 mg/(kg·d)(血清 HBVDNA 较高者)或 1 mg/(kg·d)(血清 HBV-DNA 正常者),疗程 6～12 个月。免疫抑制剂选用肝细胞毒性较小或对 HBV 复制有抑制作用的药物,如吗替麦考酚酯 1.0～1.5 g/d,2 次/天,或他克莫司 2～4 mg/d(谷浓度 5～10 ng/mL)。此外,小剂量雷公藤总甙片(10 mg/次,3 次/天)、来氟米特(10～20 mg/d)也可选择。儿童 HBV-GN 使用激素和免疫抑制剂要慎重。在治疗过程中要密切监测肝功能及血清 HBV-DNA 水平,谨防药物的肝毒性及促进病毒复制的药物不良反应,如果有明显异常则及时调整剂量或停药。

**(三)ACEI/ARB 治疗**

此两类药物具有降低肾小球球内压,降低高滤过等作用,一定程度地减少尿蛋白、延缓肾病进展。在 HBV-GN 病理为 IgAN、MN、MPGN、FSGS、系膜增生性肾小球肾炎伴有肾小球硬化者,尤其蛋白尿＞0.5 g/d 者均有应用指征。抗病毒治疗联合 ACEI/ARB 可使部分 HBV-GN 缓解或部分缓解。

**(四)抗凝治疗**

HBV-GN 以 MN 最为常见,约 50％呈肾病综合征表现,往往存在高凝状态,血栓栓塞的风险增加。当血清蛋白低于 20 g/L、血 D-二聚体高、纤维蛋白原高时应用低分子量肝素和/或华法林预防性抗凝,至血清蛋白高于 30 g/L 后停用。抗血小板聚集药物,如氯吡格雷或双嘧达莫等也可用于 HBV-GN。

### (五)对症处理

如降压治疗,除 ACEI、ARB 外,钙通道阻滞剂、β 受体阻滞剂及其他降压药均可使用,将血压控制在 17.3/10.7 kPa(130/80 mmHg)以下。高脂血症者,应予降脂治疗,首选药物为他汀类药物。此外,肾功能下降患者,还应予低蛋白饮食、复方 α-酮酸等治疗。

### (六)肾脏替代治疗

部分 HBV-GN 可进展为终末期肾病而需要肾脏替代治疗,包括血液透析、腹膜透析及肾移植。血液透析要独立隔离透析机透析。肾移植虽不是禁忌证,但肾移植术后抗排异药物对肝功能的影响要重视。

## 七、预后

HBV-GN 预后并不乐观,且差异较大。国内学者对 302 例 HBV-GN 进行了随访,中位随访时间 62 个月(12～237 月)。终点事件定义为血肌酐翻倍、终末期肾病及死亡。结果其 3 年、5 年、10 年、15 年的肾脏无事件累积生存率分别为 96.9%、88.8%、76.3%、59.8%。病理类型、肾小球硬化程度、肾内小动脉病变程度、肾小管间质病变程度、血尿酸水平、血压、估算肾小球滤过率、尿蛋白、激素/免疫抑制剂治疗、抗病毒治疗及能否短期缓解是 HBV-GN 预后的影响因素,其中高血压、高尿酸血症、肾小球硬化是其预后的独立危险因素(OR 值分别为 2.48、1.93 及 2.23),获得短期缓解为其独立保护因素。病理类型是决定预后的关键因素之一,硬化性肾炎、MPGN、FSGS 预后较差,其次为 IgAN、MN,而系膜增生性肾小球肾炎、微小病变型肾病及 FsPGN 预后较好。肾穿刺时患者的尿蛋白定量<1 g/d 者预后较好,进入上述终点事件的发生率较低。获得短期缓解者预后较好,因此临床上要设法将患者的蛋白尿控制<1 g/d,甚至更低。合理使用抗病毒药物及激素和/或免疫抑制剂可改善患者的预后。

(齐娟娟)

# 第五节　丙型肝炎病毒相关性肾小球肾炎

## 一、流行病学

丙型肝炎病毒(hepatitis C virus,HCV)是小分子单链 RNA 病毒,黄病毒科成员,可经血液、血制品、静脉吸毒、性与母婴传播,我国属于 HCV 感染高流行区,HCV 感染率为 0.43%,全国约有 1 000 万人,全球约有 1.7 亿人感染 HCV,每年新发感染者约 350 万例。1993 年,Johnson 等首次报道了 HCV 感染患者并发 MPGN,认为 MPGN 与 HCV 感染密切相关,自此,HCV 感染所致的肾炎逐渐引起临床关注。进一步研究发现,混合性冷球蛋白与 HCV 感染尤为密切,常导致肾脏损害,称为 HCV 相关的冷球蛋白血症性肾小球肾炎。

丙型肝炎病毒相关性肾小球肾炎(HCV-GN)多在 50～70 岁发病,女性略多,发生率存在地域差异,日本 MPGN 患者中 HCV 感染发生率达 60%,美国则为 10%～20%。根据 HCV 基因组序列差异,可将 HCV 分为 6 个主要基因型(G1-6),每个基因型与其他基因型之间存在 25%～35% 的序列差异。在 HCV 每个基因型中,还可以根据序列差异分为多种基因亚型(以英文字母表示),每个基因亚型与其他基因亚型存在 15%～25% 的序列差异。我国大部分地区流行的 HCV 基因型为 G1b 型。

## 二、发病机制

HCV-GN 发病机制尚不明确,目前认为由免疫复合物介导,包括混合性冷球蛋白介导(80%)和循环免疫复合物介导(20%)的肾脏损伤。

### (一)混合性冷球蛋白介导

冷球蛋白是一种免疫复合物,根据其免疫化学组成分为 3 型:Ⅰ 型为单克隆冷球蛋白,由一个细胞克隆的淋巴细胞合成的免疫球蛋白组成,多为 IgM 或 IgG,也可见 IgA、κ 轻链;Ⅱ 型为单克隆和多克隆的混合冷球蛋白,由两种不同的免疫球蛋白组成,以 IgG、IgM 最多见;Ⅲ 型为混合多克隆冷球蛋白,由两种或两种以上的多克隆免疫球蛋白组成。与 HCV 相关的冷球蛋白血症主要为 Ⅱ 型,其主要成分为 IgM-κ,具有类风湿因子(RF)活性。

B 细胞介导的体液免疫是 HCV 感染致混合性冷球蛋白的主要发病机制。HCV 侵入人体后,壳蛋白需与受体 CD81 分子结合,B 细胞与肝细胞均表达 CD81 受体,为 HCV 感染的靶细胞。HCV 感染后,B 细胞活化阈值降低,外周血 B 细胞多克隆增生,血循环中出现大量具有 RF 活性的 IgM-κ,冷球蛋白作为免疫复合物沉积于肾小球,IgM-κ 与肾小球系膜基质具有很强的亲和力,形成的免疫复合物在肾小球内皮下和系膜区沉积,继而通过局部补体的活化,趋化因子的形成,白细胞、单核细胞和中性粒细胞的聚集、氧化、蛋白酶和细胞因子的释放,造成肾小球固有细胞和基底膜损害,致系膜细胞增生、炎症细胞渗出,以及肾小球基底膜的渗透性改变,导致肾炎发生。

### (二)循环免疫复合物介导

HCV 感染诱发特异性体液免疫应答反应,产生抗 HCV 的中和抗体,进而形成循环免疫复合物,主要为 IgG 型循环免疫复合物,在肾小球沉积并激活补体,导致肾小球肾炎。此外,循环中的抗体也可与沉积于肾脏中的 HCV 抗原结合形成原位免疫复合物。免疫复合物沉积在肾小球系膜区和内皮下,病理主要表现为 Ⅰ 型 MPGN,少数可沉积于上皮侧,形成 MN 或 Ⅲ 型 MPGN。

此外,RT-PCR 可在患者冷沉淀物、尿液及肾活检组织包括肾小管上皮细胞和间质的炎症细胞中检测出 HCVRNA。采用抗 HCV NS3 和抗 HCV NS5 单克隆抗体也证实了肾组织中存在 HCV-Ag。但肾组织中检测到的 HCV 病毒复制在 HCV-GN 的发病中作用还不很清楚,肾组织的直接感染可能参与了肾炎的发生。

## 三、病理

目前已报道 HCV 患者数种类型的肾脏病理改变,常见的为混合性冷球蛋白血症肾炎、MPGN、膜性肾病,其他病理类型为 IgA 肾病、FSGS、系膜增生性肾小球肾炎、小管间质性肾炎及少见的纤维性肾小球肾炎和免疫触须样肾小球病。无论哪种病理类型,电镜下约一半患者于肾小球内皮细胞及上皮细胞胞浆内,少数在肾小球基膜内可见直径为 55～62 nm 的病毒样颗粒。

### (一)混合性冷球蛋白血症性肾炎

肾脏病理改变多样化,从轻度系膜增生到 MPGN。MPGN 患者可见肾小球毛细血管内细胞增生,包括系膜细胞、内皮细胞和活化的单核细胞。肾小球基底膜增厚呈双轨改变。约 1/3 患者存在肾小球毛细血管腔内"血栓"形成,其至堵塞毛细血管腔,其主要成分为沉积的冷球蛋白。少数肾活检可见到小动脉血管炎。免疫荧光检查可见系膜区和内皮下 IgM 和 IgG 呈强阳性。伴有毛细血管内"血栓"形成者,"血栓"IgM 和 IgG 也呈阳性反应。电镜检查可见内皮下沉积物,且可突向血管腔甚至充填毛细血管腔。该沉积物可无定型或呈纤维样,也可表现为晶格样或指纹样。在横断面的切片上可表现为成束有机排列的微管(图 12-3)。

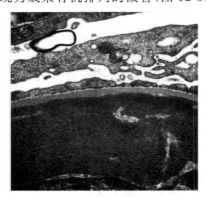

**图 12-3　HCV 相关的冷球蛋白血症性肾炎**

电镜下可见内皮细胞下电子致密物沉积,呈微管样结构(EM×30 000)

### (二)MPGN

光镜下肾小球分叶状、弥漫系膜细胞及内皮细胞增生、系膜区和内皮下嗜复红物沉积及肾小球外周襻双轨形成。Ⅲ型 MPGN 病变与Ⅰ型 MPGN 相似,除肾小球毛细血管襻系膜区和内皮下嗜复红物沉积外,肾小球基膜外侧亦见嗜复红物沉积。免疫荧光染色见 IgG、IgM、C$_3$,呈颗粒状或块状沿肾小球毛细血管襻分布。

电镜观察 HCV-GN 的Ⅰ型 MPGN 大量电子致密物在肾小球系膜区、内皮下沉积。Ⅲ型 MPGN 除系膜区、内皮下外,还可见电子致密物在上皮下沉积。肾小球呈现毛细血管内增生,系膜区不同程度的增宽,系膜基质插入至内皮下及新形成双轨。

### (三)膜性肾病

目前尚不清楚 HCV 感染与膜性肾病之间是否存在关联。一些小型研究显示,膜性肾病可能由慢性 HCV 感染导致,但相关数据并不一致。与 HCV 阴性的肾移植患者相比,HCV 阳性肾移植患者的膜性肾病患病率明显增高,提示 HCV 可能与膜性肾病有关。病理表现为肾小球基底膜增厚,上皮下钉突形成,伴系膜细胞增生。与特发性膜性肾病不同,肾脏抗磷脂酶 A2 受体抗体免疫组化染色阴性。

## 四、临床表现

### (一)肾病表现

HCV-GN 肾脏受损的临床表现轻重不一,可表现为血尿(多为镜下)、轻度至肾病范围的蛋白尿、高血压及程度不等的慢性肾功能不全,部分患者最终发展为终末期肾衰竭。约 20% 表现为肾病综合征,25%表现为急性肾炎综合征。此外,HCV 也可引起急性肾损伤,多与急性或严重冷球蛋白血症引起的肾小球毛细血管襻内大量冷球蛋白沉积或血管炎有关,在患者容量不足、感染或严重肝病时更易发生。

### (二)混合性冷球蛋白血症表现

混合性冷球蛋白血症是 HCV 常见的并发症,它是一种系统血管炎,呈现慢性反复发作。除肾脏病变外,冷球蛋白血症患者通常表现出非特异性全身症状,包括皮肤紫癜、关节疼痛、发热、周围神经炎等。患者血清中存在大量冷球蛋白时,遇冷四肢发凉可造成血流受阻而皮肤颜色变深,严重者四肢末端疼痛甚至坏疽。实验室检查冷球蛋白和类风湿因子阳性。低补体血症表现为严重 C4 下降,但 $C_3$ 水平可正常或轻度下降。最常见的冷球蛋白血症是 Ⅱ 型,其特征是含有一个多克隆 IgG 和单克隆 IgM-κ 类风湿因子。

### (三)肝炎表现

HCV-GN 患者肝脏受损的临床表现通常较 HBV-GN 患者轻,多数患者仅见单项 ALT 升高或长期持续不降或反复波动,病情严重者少见;部分患者转氨酶始终正常,且无急性肝炎病史。HCV 感染较 HBV 感染更易导致肝脏病变慢性化发展,25%患者合并肝硬化,少数患者可能发展为肝细胞性肝癌。

## 五、诊断与鉴别诊断

### (一)诊断

目前国内外尚无 HCV-GN 的统一诊断标准,诊断时可从以下线索考虑。

1.HCV 感染及其相关肾小球肾炎的血清学诊断

(1)血清抗 HCV 抗体阳性。

(2)血清 HCV-RNA 阳性。

(3)血混合性冷球蛋白阳性。

(4)类风湿因子阳性。

(5)补体水平可降低。

2.肾小球肾炎的诊断

主要依据为肾活检病理检查,排除了其他疾病继发的肾小球肾炎,如肿瘤(B 细胞肿瘤、弥漫性淋巴瘤、慢性淋巴细胞白血病等)、自身免疫性疾病(系统性红斑狼疮、类风湿关节炎、干燥综合征等)、感染性疾病(乙型病毒性肝炎、AIDS 等)。

3.肾组织切片中有 HCV 感染的证据

(1)肾组织检测到 HCV-RNA 为最为直接的证据。

(2)电镜检测直径为 30～45 nm 的 HCV 颗粒。

目前,在肾组织切片中查找 HCV 感染证据存在一定的困难,此项工作并未普及,因此,HCV-GN 的诊断应根据病史、实验室检查及肾脏病理综合分析后作出诊断。

由于 HCV-GN 患者的肾外症状常较肾脏受累发生早,临床上出现皮肤紫癜、关节痛、类风湿因子阳性和低补体血症应考虑到冷球蛋白血症的可能性。如能检测到冷球蛋白特别是能进一步分型则显著缩小鉴别诊断范围。Ⅱ 型和 Ⅲ 型冷球蛋白血症者应尽快寻找 HCV 感染的证据。血清抗 HCV 抗体和 HCV-RNA 的检测有助于明确诊断。也可检测冷沉淀物中的抗 HCV 抗体和 HCV-RNA。

## （二）鉴别诊断

HCV-GN 应与原发性小血管炎、狼疮性肾炎和 HBVGN 等疾病鉴别。小血管炎患者血清抗中性粒细胞胞浆抗体阳性，狼疮性肾炎患者血清自身抗体阳性等有助于鉴别诊断。由于 HCV 感染与 HIV 感染途径类似，且 HIV 也可引起肾损害，因此对疑诊 HCV-GN 患者应除外 HIV 感染。

# 六、治疗

HCV-GN 的治疗主要从抑制病毒复制及免疫反应两方面着手。对症治疗包括利尿、降压、降脂、保肝保肾治疗，应用 ACEI、ARB 等。

## （一）一般治疗

合理的饮食和营养摄入有利于肝病的修复，每天热量供给 $30 \sim 35 \ kcal/(kg \cdot d)$。肾功能不全的患者需要低蛋白饮食，以延缓肾脏病变进展。水肿患者应适当控制水和盐的摄入。选用 ACEI 和/或 ARB 以减少蛋白尿。

## （二）抗病毒治疗

抗病毒治疗是慢性 HCV 感染的基础治疗。肾脏疾病患者生存质量指南建议所有合并 HCV 感染的 CKD 患者，均行抗病毒治疗。首选无干扰素的治疗方案，具体治疗应根据 HCV 基因型、病毒载量、肾小球滤过率、肝纤维化分期等因素进行个体化选择。

1.新型直接抗病毒药物治疗

该药的问世是丙型肝炎治疗史上的革命性突破。这类药物靶向作用于 HCV 的特异性非结构蛋白，从而破坏病毒复制和感染，几乎可使 HCV 被永久性清除。根据作用机制及治疗标靶的不同，新型直接抗病毒药物分为 NS3/4A 蛋白酶抑制剂、NS5A 抑制剂、NS5B 聚合酶抑制剂三大类。肾功能稳定和/或非肾病范围蛋白尿的 HCV 相关肾小球疾病患者，使用新型直接抗病毒药物治疗作为初始治疗，治疗时联合使用 ACEI/ARB 降低尿蛋白。

harvoni 适用于基因型 1、4、5、6 丙型肝炎患者和 HCV/HIV-1 共感染患者等。口服 1 片，空腹或随餐服用，1 次/天，12 周为 1 个疗程。viekira pak 是一种全口服无 α-干扰素丙肝鸡尾酒疗法，由固定剂量 ombitasvir/paritaprevir/ritonavir（25 mg/150 mg/100 mg，1 次/天）和 dasabuvir（250 mg，2 次/天）组成。viekira12 周治疗方案取得了满意的疗效，持续病毒应答高达 99%，包括最难治的基因型 1 丙型肝炎群体。simeprevir 是第三个被 FDA 批准的治疗慢性丙型肝炎的 NS3/4A 蛋白酶抑制剂，适用于基因 1 型慢性丙型肝炎，需联合聚乙二醇干扰素及利巴韦林，不可单独使用。达卡他韦是欧盟批准的第一个 NS5A 抑制剂，通过与 NS5A 蛋白结合而发挥作用。适用于 HCV 基因型 1、2、3、4 型的成年患者。目前并推荐其与其他直接抗病毒药物或干扰素联合利巴韦林治疗。

索非布韦为 HCV 核苷类聚合酶抑制剂，无需与干扰素联合使用的直接抗病毒药物，在基因型 1、2、3 或 4 型慢性丙型肝炎患者的疗效已确定。

目前已有新型直接抗病毒药物成功治疗新发或复发的 HCV-GN 的成功报道，有限的病例资料显示，新型直接抗病毒药物治疗后病毒持续应答率为 92.5%，肾病完全和部分缓解率为 68.5%，其中 43% 患者在新型直接抗病毒药物基础上加用了免疫抑制治疗。新型直接抗病毒药物在肾病治疗中的有效性和安全性仍需较大样本、较长时间观察。

**2.干扰素治疗**

IFN-α 通过调动机体固有免疫机制和获得性免疫机制对抗 HCV,也能通过诱导受 HCV 感染的细胞产生抗病毒蛋白发挥对抗 HCV 的作用。在新型直接抗病毒药物问世之前,IFN-α 一直是人类抗击 HCV 感染的唯一选择。但单用短效 IFN-α 对 HCV 感染的总体有效率仅有 20%。聚乙二醇干扰素与利巴韦林联合治疗方案停药后的持久病毒学应答率为 49%～61%,疗效较单独应用 IFN-α 优越。抗病毒治疗者蛋白尿与血清冷球蛋白均明显减少,患者肾功能保持稳定。干扰素的不良反应常见,如发热、骨髓抑制、身体疲劳、头疼、贫血和精神沮丧等。由于新型直接抗病毒药物疗效好,不良反应小,服用方便,故临床实践指南不推荐使用干扰素治疗 HCV-GN。

**(三)免疫抑制治疗及血浆置换**

冷球蛋白血症、肾病综合征或快速进展性肾衰竭患者除新型直接抗病毒药物治疗外,还需进行激素、免疫抑制剂伴或不伴血浆置换治疗。抗病毒治疗无效的活动性 HCV-GN 患者也建议使用免疫抑制治疗,特别是冷球蛋白血症肾损害患者。

糖皮质激素和免疫抑制剂可抑制 B 细胞产生类风湿因子、控制急性血管炎的炎症反应。肾病综合征可考虑使用足量激素联合免疫抑制剂,如泼尼松 1 mg/(kg·d),6 周后缓慢减量,联合环磷酰胺 2 mg/(kg·d)或吗替麦考酚酯(0.75 g,2 次/天)等。对病情明显活动或大量新月体形成者,可使用激素冲击治疗,甲泼尼龙:0.5～1.0 g/d,连续 3 d。抗 CD20 单抗(如利妥昔单抗)可与 B 细胞上的 CD20 结合,并引发 B 细胞溶解,可以选择性清除产生 IgM-κ 的 B 细胞,已被肾脏疾病患者生存质量指南建议推荐为 HCV-GN 的一线免疫抑制药。利妥昔单抗每周 375 mg/m² 体表面积,疗程 4 周。利妥昔单抗的优点是可以避免大量免疫抑制剂及其不良反应,且无直接的致癌作用,应用相对安全。血浆置换可清除血浆中的冷球蛋白,每次 3 L,每周 3 次,连续 2～3 周,适用于严重混合性冷球蛋白血症者。免疫抑制治疗过程中须注意监测患者免疫功能和病毒复制状态,尽量避免长期应用,以减少感染、肝炎复发等药物不良反应。

## 七、预后

HCV-GN 预后差异较大。肾脏病可时轻时重、反复发作,既可自发缓解,也可治疗后缓解。早期报道约 1/3 患者可维持缓解,1/3 恶化和缓解交替,另有 1/3 临床隐匿。约有 10% 的患者进展到终末期肾病。意大利一项回顾性多中心研究显示 HCV-GN 的 10 年存活率已经达到 80%,发病时患者血肌酐超过 133 μmol/L 者预后差,多数死于心血管疾病。随着新型直接抗病毒药物问世与使用,HCV-GN 预后有望得到改善。

**(齐娟娟)**

# 第十三章　肾脏疾病的血液净化治疗

## 第一节　腹膜透析

### 一、定义及概述

　　腹膜透析、血液透析和肾脏移植是目前治疗肾功能不全的主要有效方法。腹膜透析与血液透析相比具有优势。持续不卧床腹膜透析（continuous ambulatory peritoneal dialysis,CAPD）具有设备简单、操作易行、对中分子物质清除更为有效及对残余肾功能保护得较好等特点。腹膜透析特别适合儿童、老年人和存在血液透析禁忌等人群,是特别符合我国国情需要的一种有效肾脏替代治疗手段,具有良好的发展前景。

### 二、适应证和禁忌证

#### (一)适应证

1.急性肾衰竭或急性肾损伤

如何选择腹膜透析的时机、方式及透析剂量,应根据患者的临床状态与生化指标综合考虑。

2.终末期肾病

(1)各种病因导致终末期肾病。

(2)肌酐清除率(Ccr)或估算的肾小球滤过率(eGFR)低于 10 mL/min,糖尿病患者 Ccr 或 eGFR 不低于 15 mL/min。

(3)尿毒症症状明显者,即使没有达到上述数值,也可考虑开始进行腹膜透析治疗。

(4)如出现药物难以纠正的急性左心衰竭、代谢性酸中毒或严重电解质紊乱,应提早开始透析。

3.急性药物与毒物中毒

腹膜透析适于腹膜能够清除的药物和毒物,或尽管毒理作用不明,而临床需要的各种中毒患者均可选择腹膜透析。尤其对口服药物中毒或口服浓度高的毒物,或存在肝肠循环的药物或毒物,或不能耐受体外循环的重症中毒患者,腹膜透析有其独特的治疗优势。

4.水电解质和酸碱平衡失调

对内科无法纠正的水、电解质和酸碱平衡失调,可选择腹膜透析。

5.其他

发生内科或药物治疗难以纠正的下列情况。

(1)发生充血性心力衰竭。

(2)发生急性重症胰腺炎。

(3)发生严重高胆红素血症。

(4)发生高尿酸血症等。

**(二)禁忌证**

1.绝对禁忌证

(1)腹膜广泛粘连或纤维化。

(2)腹部或腹膜后手术导致严重腹膜缺损。

(3)有外科无法修补的疝。

2.相对禁忌证

(1)腹部手术3 d内,腹腔置有外科引流管。

(2)腹腔有局限性炎性病灶。

(3)肠梗阻。

(4)腹部疝未修补。

(5)严重炎症性或缺血性肠病。

(6)晚期妊娠,有腹内巨大肿瘤及巨大多囊肾。

(7)严重肺功能不全。

(8)腹部皮肤严重感染。

(9)长期蛋白质及热量摄入不足导致严重营养不良。

(10)严重高分解代谢。

(11)有硬化性腹膜炎。

(12)患者不合作或为精神病患者。

(13)过度肥胖。

## 三、腹膜透析导管的选择、植入及维护

**(一)腹膜透析导管的主要类型及选择**

1.慢性腹膜透析导管

以导管外固定2个或以上涤纶套为标志。标准Tenckhoff导管含有2个涤纶套,将导管分为腹腔段、皮下隧道段和皮外段。根据导管腹腔段末端的形状不同,可分为直管和卷曲管。

鹅颈管的特征是2个涤纶套之间有一定型的弯曲,使导管的出口处向下。部分学者认为可降低隧道口感染率。也有研究提示鹅颈管与Tenckhoff管的2年保存率、腹膜炎的发生率和出口感染率无差异。腹膜透析导管的选择主要取决于患者的实际情况与植管医师的技术及经验。

2.急性腹膜透析导管

其主要指单涤纶套腹膜透析导管。

**(二)腹膜透析导管的植入**

常用腹膜透析导管植入方式分为3种:手术法、穿刺法和腹腔镜法。其中手术法植管最常用。

1.术前准备

(1)患者评估:了解患者有无腹膜透析禁忌证。

(2)凝血功能检查:做血常规、凝血全套检查。如患者接受常规血液透析治疗,应在血液透析第 2 d 后进行手术。

(3)常规备皮。

(4)肠道准备:患者应自行大便或灌肠,排空膀胱。

(5)术前用药:一般无须常规预防性使用抗生素。如有必要,可在术前当天和术后 12 h 各使用 1 次抗生素。如临床患者需要,可术前 30 min 肌内注射 0.1 g 苯巴比妥。

(6)定位:在腹膜透析导管植入前应正确定位。其目的是将腹膜透析导管末端置于腹腔最低处,建立通畅的腹膜透析通路。

大多数学者认为,腹膜透析导管的植入点应以耻骨联合上缘为起点,根据不同的导管类型垂直向上 9～13 cm 比较适宜;标准直管的植入点为从起点向上 9～10 cm,卷曲管的植入点为从起点向上 11～13 cm(图 13-1)。

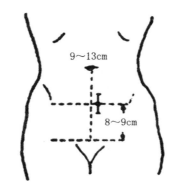

图 13-1　腹膜透析导管的植入点定位

确定导管植入点位置时应综合考虑患者的身高、体重、腹水量和手术者的习惯,以保证腹膜透析通路顺畅。

2.手术法植管的操作步骤

(1)切开皮肤:让患者取仰卧位,常规消毒铺巾,以 1% 的利多卡因局麻。以标记好的植管点为手术切口中点,选择旁正中切口,纵行切开皮肤 2～4 cm。

(2)切开腹直肌前鞘:分离皮下,暴露腹直肌前鞘。切开腹直肌前鞘,钝性分离腹直肌,暴露腹直肌后鞘或腹膜。

(3)切开腹膜:提起并切开腹直肌后鞘,暴露腹膜后提起腹膜,其上做一个约 0.5 cm 的小切口,提起腹膜,用小圆针、4 号线做荷包缝合,不结扎,注意不损伤肠管。

(4)植管:用生理盐水冲洗腹膜透析导管,在导丝引导下将导管缓慢地送入直肠膀胱陷凹或直肠子宫陷凹,切忌硬性插入导管。在送入导管过程中应询问患者有无便意或肛门坠胀感。经导管灌入 1 L 腹膜透析液或注入 100～200 mL 生理盐水,如果引流量超过注入量的 1/2 或引流呈线状,则可在涤纶套下方收紧腹膜荷包并结扎。证实无液体渗出,可用 7 号线间断缝合腹直肌前鞘。

(5)皮下隧道:确定导管出口点位置。不同类型导管的出口处不完全相同,直管出口处应位于腹膜切口的上外侧方(45°),鹅颈管出口处则位于腹膜切口下外侧方。导管浅层涤纶套应距离皮肤隧道口 2～3 cm,防止涤纶套脱出皮肤。将导管与隧道针相连,将隧道针从出口处穿出引出导管。

(6)缝合皮肤:缝合皮肤之前应首先再次检查导管的通畅情况,间断缝合皮下及皮肤,以无菌敷料覆盖伤口。

3.植管后开始腹膜透析的时机

(1)植管后应用适量腹膜透析液冲洗腹腔,每次灌入 500 mL 腹膜透析液直至引流液清亮后用肝素封管。

(2)建议在植管 2 周后进行腹膜透析。

(3)若需立即进行透析,建议在卧位或半卧位下或用腹膜透析机进行,每次灌入量为 500～1 000 mL,根据患者的耐受情况逐步加至 2 000 mL。

**(三)皮下隧道和出口处护理**

(1)进行出口处护理时应戴帽子和口罩,操作前常规洗手。

(2)定期清洗隧道口,可采用生理盐水清洗隧道口,再用含碘消毒液给隧道口皮肤消毒后用无菌纱布覆盖。如无感染,每周至少应清洗消毒 1 次。

(3)保持导管出口处干燥。

(4)患者无论在伤口感染期还是愈合期均不应行盆浴和游泳。淋浴时应用肛袋保护出口处,淋浴完毕,应及时对出口处清洗、消毒。

**(四)连接管道及其维护**

(1)术后 2 周内应特别注意固定导管,否则可导致出口处损伤和愈合不良。应使用敷料或胶布固定导管,在进行各项操作时注意不要牵扯导管。

(2)外露导管及连接管道之间应紧密连接,避免脱落。

(3)在进行外露导管及连接管道维护时不可接触剪刀等锐利物品。

(4)连接短管使用超过 6 个月必须更换,如有破损或开关失灵,应立即更换。如果患者在家透析时发现连接短管或外露短管导管损伤或渗液,应停止灌入透析液,立即到腹膜透析中心就诊。

(5)碘伏帽为一次性使用,无须使用消毒剂,不可用碘伏直接给短管消毒。

## 四、操作程序

以双连袋可弃式"Y"形管道系统为例。

**(一)组成与连接**

双连袋可弃式"Y"形管道系统的基本特征为"Y"形管道系统中的 2 个分支分别与新透析液袋和引流袋以无接头形式相连接,"Y"形管的主干以接头形式与延伸短管上的接头相连接。目前该系统以"双联系统"名称在中国市场上推广应用。

**(二)换液操作**

(1)清洁工作台面,准备所需物品,如夹子、口罩、延伸管接头小帽。从恒温箱中取出加温至37 ℃的腹膜透析液,并检查物品的原包装上的有效期、透析液袋的容量、透析液的清澈度和浓度、有无渗漏等。

(2)将连腹膜透析导管的延伸短管从衣服内移出,确认延伸短管上的滑轮是否关紧。

（3）剪去多余指甲，戴好口罩，常规六步法洗手。

（4）折断"Y"形管主干末端管道内的易折阀门杆，并移去主干接头上的防护罩，打开延伸短管接头上的小帽，将"Y"形管主干与延伸短管连接。

（5）关闭与新透析液袋相连的"Y"形管分支，折断新透析液袋输液管内的易折阀门杆。

（6）打开延伸短管上的滑轮，将患者腹腔内的液体引流进引流袋，引流完毕，关闭延伸短管上的滑轮，打开与新透析液相连的"Y"形管分支上的管夹，进行灌入前冲洗，冲洗时间为 5 s，30～50 mL 冲洗液被引入引流液袋。

（7）关闭与引流袋相连的"Y"形管分支上的管夹，打开延伸短管上的滑轮，使新的透析液灌入患者的腹腔，灌入完毕，关紧延伸短管上的滑轮同时夹紧与新透析袋连接的"Y"形管分支。

（8）将"Y"形管主干末端接头与延伸短管接头分离，将小帽拧在延伸管接头上。

（9）观察引流袋内引流液的情况，称重记录后弃去。

## 五、腹膜透析液

腹膜透析液是腹膜透析治疗过程中必不可少的组成部分，除了具有无菌、无毒、无致热原，符合人体的生理特点外，还应与人体有着非常好的生物相容性，长期保持较好的腹膜透析效能，延长慢性肾衰竭腹膜透析患者的生存率。

**（一）一般腹膜透析液要求**

（1）电解质成分及浓度与正常人的血浆相似。

（2）含一定量的缓冲剂，可纠正机体代谢性酸中毒。

（3）腹膜透析液渗透压等于或高于正常人的血浆渗透压。

（4）配方易于调整，允许加入适当药物以满足不同患者的病情需要。

（5）一般不含钾，用前根据患者的血清钾离子水平可添加适量的氯化钾。

（6）制作质量要求与静脉输液相同，无致热原，无内毒素及细菌等。

**（二）理想腹膜透析液的要求**

（1）具有可预测的溶质清除率和超滤率。

（2）可为患者提供所缺乏的溶质并能清除毒素。

（3）可提供部分营养物质而不引起代谢性并发症。

（4）pH 在生理范围内，等渗，有碳酸盐缓冲剂。

（5）渗透剂很少被吸收，无毒。

（6）生物相容性好，对腹膜功能及宿主防御功能无影响。

（7）无致热原，无内毒素，无致敏性，无细菌。

**（三）腹膜透析液的基本组成**

含乳酸腹膜透析液对腹膜刺激小，但有肝功能损害者不宜用。含醋酸腹膜透析液有扩张血管的作用，对腹膜刺激较大。临时加入碳酸氢钠，以防止发生碳酸钙结晶，引起化学性腹膜炎或堵管，这类腹膜透析液适用于有肝脏损害者。目前我国市场上销售的透析液是以乳酸盐作为缓冲剂的。

钙浓度为 1.25 mmol/L 的腹膜透析液为生理钙腹膜透析液，有助于降低高钙血症和转移性钙化的发生率，适用于高钙血症、血管钙化及高血磷需用含钙的磷结合剂患者。目前常用腹膜透析液的配方见表 13-1、表 13-2、表 13-3。

表 13-1 腹膜透析液的基本成分

| 成分 | 浓度 |
| --- | --- |
| 葡萄糖 | 1.5～4.25 g/L |
| 钠离子 | 132～141 mmol/L |
| 氯离子 | 95～102 mmol/L |
| 钙离子 | 1.25～1.75 mmol/L |
| 镁离子 | 0.25～0.75 mmol/L |
| 醋酸/乳酸根/碳酸氢根 | 35～40 mmol/L |

注:渗透压为 346～485 mOsm/L,pH 为 5.0～7.0。

表 13-2 Dianeal 腹膜透析液(100 mL)

| 成分 | | | | | 离子浓度(mEq/L) | | | | | 渗透压 (mOsm/L) | pH |
| --- | --- | --- | --- | --- | --- | --- | --- | --- | --- | --- | --- |
| | 葡萄糖 | 氯化钠 | 乳酸钠 | 氯化钙 | 氯化镁 | 钠 | 钙 | 镁 | 氯化物 | 乳酸盐 | |
| 含 1.5% 的葡萄糖 | 1.5 g | 538 mg | 448 mg | 25.7 mg | 5.08 mg | 132 | 1.75 | 0.5 | 96 | 40 | 346 | 5.2 |
| 含 2.5% 的葡萄糖 | 2.5 g | 538 mg | 448 mg | 25.7 mg | 5.08 mg | 132 | 1.75 | 0.5 | 96 | 40 | 346 | 5.2 |
| 含 4.25% 的葡萄糖 | 4.25 g | 538 mg | 448 mg | 25.7 mg | 5.08 mg | 132 | 1.75 | 0.5 | 96 | 40 | 346 | 5.2 |

表 13-3 Extraneal 腹膜透析液(100 mL,pH5.5)

| 成分 | 质量 | 离子 | 渗透压(mOsm/L) |
| --- | --- | --- | --- |
| 腹膜透析药 | 7.5 g | 钠离子 | 133 |
| 氯化钠 | 540 mg | 氯离子 | 96 |
| 乳酸钠 | 450 mg | 钙离子 | 1.75 |
| 氯化钙 | 25.7 mg | 镁离子 | 0.25 |
| 氯化镁 | 5.1 mg | 乳酸根 | 40 |

### (四)腹膜透析液其他成分的加入

商品腹膜透析液内一般不需要、也不主张加入药物或其他成分,只有在病情需要时且严格无菌操作下慎重加入其他成分。

1.肝素

肝素主要用来防止腹膜透析液中蛋白凝固堵塞管路及肠粘连的发生。慢性维持性腹膜透析时一般不加肝素。但在发生腹膜炎时,可加适量肝素,直至腹膜炎得到控制。

2.抗生素

发生细菌性腹膜炎时应根据细菌的种类及药敏试验选用适当的抗生素加入腹膜透析液中,根据病情变化随时调整剂量。

3.胰岛素

对糖尿病患者可于腹膜透液中加入适量胰岛素以控制血糖。在 CAPD 患者的腹膜透析液内加入的胰岛素量为皮下注射量的 2～3 倍,应使空腹血糖低于 7.8 mmol/L(140 mg/dL)或餐后 1 h 血糖低于 11.1 mmol/L(200 mg/dL)。应严密监测血糖水平并随时调整剂量。注意腹膜透析袋及腹膜透析管道均可吸附胰岛素。

**4.其他**

如合并腹痛,可在腹膜透析液内加入适量利多卡因。如有蛋白凝块,可加入适量尿激酶。为提高溶质的清除率可加入适量血管扩张药物。

**（五）常用维持腹膜透析液渗透性的物质**

**1.葡萄糖**

葡萄糖是目前腹膜透析液常用的渗透剂之一,也是腹膜透析超滤的主要动力。透析液中葡萄糖含量一般为1.5％、2.5％或4.25％。增加透析液中葡萄糖浓度,可提高透析液的渗透压,增加超滤能力。

**2.葡聚糖**

葡萄糖聚合体溶液可增加腹膜超滤效率及肌酐清除率,延长CAPD患者的生存期。可用葡聚糖腹膜透析液替换高渗葡萄糖腹膜透析液做夜间交换,亦可将其用于进行自动化腹膜透析患者的长时间留腹。葡聚糖腹膜透析液对糖尿病患者更为有益。

**3.氨基酸**

在伴有营养不良的CAPD患者的腹膜透析液中加合适的氨基酸成分,可能改善CAPD患者的蛋白质营养状态,但可引起血BUN水平上升及酸中毒。

# 六、处方及调整

腹膜透析的方式及剂量应个体化。根据患者的残余肾功能及腹膜转运特性调整透析处方,确保充分透析,提高患者的生存率和生活质量。

**（一）调整腹膜透析处方的必备指标**

影响腹膜透析充分性的因素包括腹膜转运特性、体表面积、残余肾功能及透析方式。调整处方必备指标包括腹膜平衡试验值、体表面积、残余肾功能及透析方式。

1.腹膜平衡试验(peritoneal equilibration test,PET)

(1)标准PET的操作。

标准PET的基本原理:在一定条件下,计算腹膜透析液浓度和其与血液中肌酐浓度之比、其与葡萄糖浓度之比,确定患者的腹膜溶质转运类型。

其测定方法如下。①标本采集:在进行PET的前夜应行标准CAPD治疗,夜间腹膜透析液在腹腔内停留8～12 h。让患者取坐位,在20 min内完全引流出前夜的留腹液,并测定其容量。然后患者取仰卧位,将加温至37 ℃的2 L 2.5％的葡萄糖透析液以每2 min 400 mL的速度准确地在10 min内全部灌入腹腔。在灌入过程中,为保证腹膜透析液完全混合,每灌入400 mL透析液,患者需左右翻转、变换体位。在腹膜透析液留腹0 h、2 h和4 h时收集透析液标本,在腹膜透析液留腹2 h时抽取血标本。腹膜透析液留腹4 h后,让患者取坐位,20 min内排空腹腔内的透析液,并测定引流液量。②标本检测:测定透析液及血液中肌酐和葡萄糖的浓度。在测定腹膜透析液的肌酐浓度时,由于受透析液内葡萄糖的干扰,最好采用肌酐矫正因子进行矫正。矫正肌酐浓度(mg/dL)＝肌酐浓度(mg/dL)－葡萄糖浓度(mg/dL)×矫正因子。③PET的计算和结果评估:计算0 h、2 h、4 h透析液与血液中肌酐的浓度比值,计算2 h、4 h与0 h透析液与葡萄糖浓度的比值。根据PET结果,将腹膜转运特性分为以下4类:高转运、高平均转运、低平均转运和低转运。

在患者基础腹膜转运特性确定后,如需再测定患者腹膜转运特性有无改变,可采用快速PET。其操作方法与标准 PET 相似,只需在透析液留腹 4 h 时留取透析液和血标本,分别测定腹膜透析液和血液中肌酐浓度的比值、和葡萄糖浓度的比值。此外,应精确测量透析液的排出量。

(2)PET 值与透析方式的选择:高转运患者适合短时透析,如 NIPD、DAPD、NTPD。高平均转运患者,适合 CCPD 或标准 CAPD。低平均转运患者初期可行 CCPD 或标准 CAPD,当残余肾功能丧失时,宜行大剂量 CAPD。低转运患者宜行大剂量 CAPD 或血液透析。

(3)动态观察 PET 的临床意义:在腹透初期,腹膜转运功能会有轻微变化,然后趋向平衡。因此基础 PET 的测定应在腹透开始 2～4 周进行。此后每 6 个月重复 1 次,动态观察 PET 的变化,有助于纠正透析过程中出现的各种问题。建议应在患者处于平稳状态或腹膜炎痊愈 1 个月后做 PET 检测。若出现透析不充分、营养不良,则需寻找下列原因:①伴发疾病。②是否有残余肾功能减退。③摄入评估。然后根据残余肾功能及腹膜转运特性调整处方。

(4)PET 值与处方调整:为长期腹膜透析患者选择透析方式应以腹膜转运特性为依据,应根据患者的腹膜转运特性、体表面积、体重及残余肾功能来决定达到最后目标剂量所需的透析引流量。

(5)应用 PET 调整处方的注意事项。①对培训期透析液排出量高或低的患者可考虑提前进行腹膜平衡试验,以确定其腹膜转运特性为高转运还是低转运。②对高转运患者可通过增加透析液交换次数和缩短透析液存留时间,来达到最大的超滤量。③对低转运和低平均转运患者可通过增加最大的灌入剂量来提高清除率。④对低转运和低平均转运患者采用 APD 方式透析时,应增加总的夜间治疗时间,增加透析液的存留时间,增加白天透析液存留和/或次日交换,增加灌注量。

2.残余肾功能(RRF)

定期评估残余肾功能,根据残余肾功能调整透析处方,使患者达到充分透析。

(1)残余肾功能下降常见于原发病因、透析液渗透压负荷、高血压、炎症和肾毒性药物等。

(2)残余肾功能下降与透析方案调整:当透析患者的尿量减少或无尿时,应增加透析剂量及透析次数,以弥补经尿液中所排出的清除量。

**(二)调整处方**

调整透析处方的必备因素包括 24 h 透析液总量、每次交换量、腹膜透析液留腹时间、交换次数及透析液的葡萄糖浓度。

1.透析剂量

透析剂量包括 24 h 总灌注量和每次交换的灌注量。目前临床上使用较多的透析剂量为 6～8 L/d,但腹透患者的透析剂量与透析方式、残余肾功能、体表面积、机体代谢状态及腹膜转运状态等密切相关。所以选择个体化的透析剂量在临床实践中有十分重要的意义。

2.每个周期透析液留腹时间

根据透析方式(如 IPD 30 min 至 1 h,CAPD 4～8 h),透析是否充分,超滤量等因素来决定每个周期透析液留腹时间。

3.交换次数

根据透析方式(如 IPD 每天 10～20 次,CAPD 一般每天交换 3～5 次),超滤效果和透析充分性等因素决定交换次数。

### 4.葡萄糖浓度

目前常用透析液中葡萄糖浓度为1.5%、2.5%和4.25%,超滤量的多少与透析液含糖量、透析周期的长短、透析液入量的多少及腹膜超滤效能等因素有关。

### (三)处方调整步骤

在开始腹膜透析时,应首先对患者的临床状态、体表面积及残余肾功能进行评估,制订初步的透析方案。透析2～4周进行腹膜平衡试验,同时进行透析充分性评估,如达到治疗目标,按原方案继续透析,如未达到治疗目标,可根据调整处方的变量更改透析方案,直至达到治疗目标。处方调整步骤见图13-2。

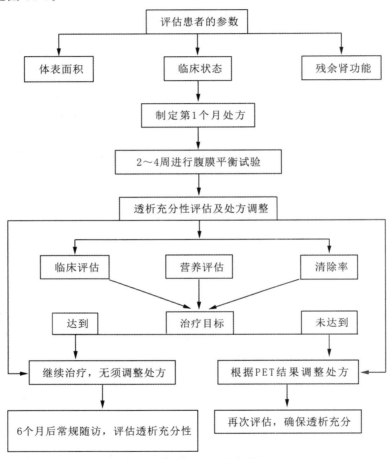

**图13-2 腹膜透析处方调整程序**

## 七、充分性评估及保障

### (一)腹膜透析充分性的定义

腹膜透析充分性一般指:①透析后患者身心安泰、食欲良好、体重增加、体力恢复,慢性并发症减少或消失,尿毒症毒素被充分清除。②透析剂量足够或透析剂量满意,目前公认目标最小透析剂量标准为CAPD每周Kt/V>1.7,肌酐清除率超过50 L/(W·1.73 m²)BSA。③达到一定透析剂量时患者死亡率和发病率不会升高,再增加剂量,死亡率和发病率也不会下降,低于此剂量则死亡率和发病率均会升高。临床上不能采用单一指标评估透析充分性,应根据临床表现、溶质清除率和水钠清除状况综合评估。

**（二）评估指标**

1.临床状态

观察有无尿毒症毒素和水钠潴留所导致的相关临床表现或生化异常,评估血压和容量控制情况、酸碱平衡状态、脂质代谢、心血管危险因素、营养状态、钙与磷的代谢、骨稳态、炎症状态等。

2.溶质清除

指标包括小分子和中分子溶质清除情况,其中尿素清除分数（Kt/V）是评估透析充分性的重要定量指标。

3.水钠清除

容量控制是腹膜透析的重要目标,应对患者的容量状态进行监测:包括临床有无高血压、水肿、心功能不全等水钠潴留表现。多频生物电阻抗分析可就患者的容量状态、营养状态等提供更多信息。原则上超滤量应根据患者的尿量和液体摄入量。一般无尿患者每天的超滤量应超过 $1\,000\ \mathrm{mL}$。

**（三）透析充分标准**

1.临床状态

（1）食欲尚可,无恶心、呕吐、失眠及明显乏力等毒素潴留症状。

（2）处于正常容量状态,无容量依赖性高血压、心力衰竭、肺水肿及外周水肿表现。

（3）营养状况良好,血清蛋白浓度不低于 $35\ \mathrm{g/L}$,SGA 正常,无明显贫血。

（4）无明显代谢性酸中毒和电解质紊乱的表现。

2.溶质清除

小分子溶质清除应达到最低目标值:CAPD 患者每周的总尿素清除分数应在 1.7 以上。应注意即使小分子溶质清除达到最低目标值,如有症状或体征,也应考虑透析不充分。

3.透析充分性标准计算

透析充分性常以残肾尿素清除率（Kt）与腹膜尿素清除率（Kt）之和表示。

（1）腹膜 Kt（mL/min）＝（透析液尿素氮/血尿素氮）×24 h 透析液排出量。

其中,透析液排出量单位为 mL;血和透析液尿素的单位为 $\mu mol/L$ 或 mg/dL。

（2）总 Kt/V＝（残肾 Kt＋腹膜 Kt）×7/V,以实际体表面积除以 1.73 来矫正计算结果。

$$V=2.447-0.095\,16A+0.170\,4H+0.336\,2W（男性）$$

$$V=-2.097+0.106\,9H+0.246\,6W（女性）$$

其中 A 为年龄,单位为岁;H 为身高,单位为 cm;W 为体重,指理想体重,单位为 kg。

**（四）保证透析充分性的措施**

1.定期评估

出现透析不充分时应仔细寻找导致透析不充分的可能原因,如患者透析依从性差、透析处方不当或透析处方未个体化、对体内的水评估不当或出现有机械性并发症（如透析引流不充分或透析液渗漏）。

2.定期监测

在腹膜透析时,残余肾功能包括清除小分子溶质,而且在保持液体平衡、磷的控制及清除中分子毒素中也发挥了重要作用。此外,残余肾功能与透析患者的血管钙化以及心肌肥厚有关。

残余肾功能是影响腹膜透析患者透析充分性的重要因素,应特别注意透析时残余肾功能的保护。一旦出现残余肾功能改变,应相应调整透析处方。透析开始后 6 个月内,建议每月测定 1 次残肾尿素清除分数和肌酐清除率;6 个月后每 2 个月测定 1 次,直到残肾 Kt/V<0.1。

3.腹膜转运特性评估和腹膜保护

腹膜转运特性存在个体差异,而且透析过程中腹膜转运特性呈动态变化,因此应根据患者的腹膜转运特性,确定个体化透析处方或调整透析剂量,以达到最佳透析效果。透析开始后 2～4 周应行 PET 试验,将 PET 值作为患者的基础值,以后每 6 个月复查 1 次 PET;如临床怀疑腹膜功能改变,应及时复查 PET;有腹膜炎,应在炎症控制 1 个月以后才行 PET 检查。通常临床使用标准 PET 或快速 PET,如出现超滤功能异常,可使用 4.25% 的腹膜透析液代替 2.5% 的腹膜透析液进行腹膜平衡试验,以评估腹膜超滤能力(modified PET)。

4.个体化透析处方

应根据患者的残余肾功能、腹膜转运特性、体重及饮食等情况,制订个体化透析方案,并根据患者的残余肾功能和腹膜转运特性调整透析剂量。在确定或调整透析方案时,应选用适当葡萄糖浓度的透析液,增加钠水清除率以保证患者处于正常容量状态。

## 八、并发症及处理

### (一)导管出口处及隧道感染

导管出口处感染是指导管出口处有脓性分泌物和/或红肿,病原微生物培养可为阳性或阴性。皮下隧道感染是指皮下导管隧道出现红肿和疼痛,病原微生物培养可为阳性或阴性。

1.常见原因

(1)导管出口方向未向下。

(2)皮下隧道太短,涤纶套外露。

(3)导管周围渗漏或血肿。

(4)导管经常牵拉可减慢皮肤隧道口及隧道愈合过程。

(5)污染或未注意局部卫生。

(6)全身性因素,如营养不良、糖尿病、长期使用肾上腺糖皮质激素。

2.处理

(1)局部处理:首先最好行局部涂片和病原菌培养,培养结果出来前应先行经验性治疗,给予口服抗生素治疗。培养有结果后再根据培养的致病菌选用敏感的抗生素。

(2)全身用药:感染严重时应静脉给予敏感抗生素。

(3)对经局部处理及全身用药 2 周,感染难以控制者,应考虑拔除导管或消除皮下袖套。

3.预防

(1)外涤纶套与皮肤出口处距离应为 2 cm,出口处方向最好向下。

(2)术后妥善固定导管,避免过多牵拉,加强导管维护。

(3)定期清洗出口处皮肤,保持其清洁、干燥。

(4)在隧道口愈合期及感染期避免盆浴及游泳。

(5)如果患者鼻部携带有金黄色葡萄球菌,于鼻腔涂用抗生素软膏。

**(二)腹膜透析相关感染性腹膜炎**

1.常见原因

(1)接触污染:包括透析液交换时污染、碘伏帽重复使用、透析液袋破损及透析管或连接导管破损或脱落。

(2)皮肤出口处和隧道感染。

(3)腹泻或接受肠镜检查。

(4)其他原因有牙科手术、静脉留置针、腹膜透析内导管生物膜形成、子宫手术等。

2.危险因素

高龄、糖尿病、残余肾功能减退、低清蛋白血症及营养不良、长期使用肾上腺糖皮质激素以及使用生物不相容性透析液等均为腹膜透析相关感染性腹膜炎的危险因素。

3.病原菌

常见的病原微生物为凝固酶阴性葡萄糖球菌、金黄色葡萄球菌、链球菌,革兰阴性菌有逐渐增多的趋势。真菌性腹膜炎和分枝杆菌腹膜炎临床上相对少见。感染途径不同,病原菌不同。

4.临床表现及诊断

临床表现如下。①透析液混浊伴或不伴腹痛。②透析液常规白细胞计数$>100/\mu L$;多核细胞占比$>50\%$。③病原微生物阳性。满足其中2条或2条以上则可诊断。

5.处理

(1)早期诊断:一旦出现腹膜透析液混浊,无论有无腹痛,应怀疑腹膜炎。及时留取第一袋混浊透析液送检,检查内容包括细胞计数和分类、革兰染色和病原学培养。

(2)一旦考虑为腹膜透析相关性腹膜炎,留取标本后即应开始经验性抗感染治疗。如腹水混浊明显或疼痛剧烈,可采用数袋1.5%的腹膜透析液冲洗腹腔。

(3)初始治疗可经验用药。应联合使用抗生素,选用覆盖革兰阴性菌和革兰阳性菌的抗生素。如有发热等全身症状,应同时局部用药和静脉用药,静脉用药应选择对残余肾功能影响较小的药物。对一般病原菌用抗生素疗程为2周左右,对金黄色葡萄球菌、铜绿假单胞菌及肠球菌等疗程为3周。

(4)腹水感染时为避免纤维蛋白凝块形成,可在腹膜透析液中加入适量肝素。

(5)一旦诊断为真菌性腹膜炎,则应拔除导管,使用抗真菌药物。

(6)对结核性腹膜炎一般采取四联疗法。局部和全身用药相结合。对治疗无效者拔除导管并继续抗结核治疗。

6.预防

(1)持续改进质量。教育患者采用正确的无菌技术:洗手、戴口罩、不可触碰无菌部位等。监督患者的操作技术并进行再培训:集中注意力、保持换液桌面的清洁、换液时光线要充足等。建立标准的规程,寻找腹膜炎发生的原因并进行相应改进。

(2)预防出口处和隧道感染。

(3)加强腹膜透析患者的教育和培训。内容包括腹膜透析的环境要求、透析管的护理、卫生常识、腹膜透析液质量的检查、无菌操作的训练、腹腔感染的观察与处理等。

(4)纠正营养不良。充分透析,加强营养,注意残余肾功能保护等。

### (三)腹膜透析导管功能障碍

1.常见原因

(1)血块、纤维蛋白凝块、脂肪球阻塞,大网膜包裹,腹膜粘连形成小套袋包裹腹透管。

(2)导管受压扭曲。

(3)导管尖端移位。

(4)功能性引流障碍(患者便秘或膀胱充盈等)。

2.临床表现

导管功能障碍主要表现为透析注入或引流单向障碍,也可表现为注入和引流双向障碍。根据导管功能障碍出现时间可分为导管立即功能障碍和导管迟发功能障碍,前者为手术过程中出现的引流障碍,后者为磨合期后开始 CAPD 或在治疗任何时候出现的注入或引流障碍。

3.预防与处理

(1)导管立即功能障碍多与透析导管置入位置不当、开放小切口手术、经皮穿刺或套管针技术难有关,腹腔镜和床旁 X 线检查有助于确定原因。变换透析导管置入位置并再次评估导管功能。

(2)当透出液含血性物、纤维块时,应预防性使用肝素(500~1 000 U/L)。出现功能障碍可使用尿激酶封管。

(3)若无效,属于不可逆性阻塞,或可能为大网膜缠绕,均需重新置管。

(4)如为功能性引流障碍,应适当活动,给予轻泻剂,以生理盐水灌肠刺激肠道运动后,引流即通畅。

### (四)透析液渗漏

1.常见原因

(1)植管手术中腹膜荷包结扎得不严密。

(2)腹膜存在先天性或后天性缺陷。

(3)腹膜透析液注入腹腔后导致腹内压升高。

2.临床表现

腹膜结构完整性被破坏后透析液漏出到腹腔以外的部位(胸腔、腹壁或会阴部)。根据发生时间可分为早期渗漏(术后 30 d 内)和晚期渗漏(术后 30 d 后)。临床表现与透析液渗漏部位有关。

(1)胸腔积液:双侧,右侧多见。少量积液可无症状,量大者可出现呼吸困难。取平卧位或使用高渗透析液时症状加重。

(2)管周渗漏:出口处潮湿、肿胀。

(3)会阴部和腹壁渗漏:腹壁肿胀。男性患者的阴囊肿大,女性患者的阴唇肿胀。

3.检查方法

(1)体格检查:有胸腔积液体征,管周渗漏时出口处潮湿、肿胀,会阴部和腹壁渗漏在取站立位时明显。

(2)可对管周渗漏者行局部 B 超检查。

(3)CT 造影扫描。

(4)腹腔内注入锝标记聚合清蛋白后有肺闪烁现象以及胸腔积液葡萄糖浓度升高有助于胸腹膜裂隙的诊断。

4.预防与处理

(1)术前评估：多次手术、慢性腹水、多次妊娠、肥胖、有皮质类固醇使用史、甲状腺功能减退、多囊肾、慢性肺病、腹壁薄弱等患者容易出现。

(2)直视手术时发生率低。

(3)于腹中线旁正中切口,荷包缝合妥帖,仔细缝合腹直肌前鞘。术后 10～14 d 开始透析,如期间需要紧急透析,则采用仰卧位、小剂量,减少腹腔压力。

(4)透析液渗漏后感染率升高,应使用抗生素。

(5)对胸腔积液有明显症状者可胸腔穿刺放液。

(6)对手术修复、临时性血液透析、低透析液量 CAPD 及 APD 无效者改行血液透析。

(7)早期渗漏时可停止透析 2 周,如不能控制,以 CT 确定渗漏部位,手术修复。

**(五)疝**

1.常见原因

(1)多次手术、慢性腹水、多次妊娠、肥胖、有皮质类固醇使用史、甲状腺功能减退、慢性肺病、营养不良等导致腹壁薄弱。

(2)腹膜透析时腹内压升高,取站立位、用大容量透析液以及使用高渗透析液时更为明显。

(3)腹正中切口。

2.临床表现

(1)轻者仅见腹壁局部肿块。

(2)重者可出现肠梗阻或肠坏死。

(3)少数患者可并发腹膜炎。

3.处理与预防

(1)术前仔细评估有无导致腹壁薄弱危险的因素,有无疝病史。

(2)如出现疝,特别注意观察有无肠梗阻或肠坏死表现。

(3)如透析前有疝,在腹透置管前手术修复疝。

(4)术后取仰卧位、容量递增至少 2 周,或使用 APD。

(5)尽可能手术修复。

**(六)出血性并发症**

1.常见原因

(1)有凝血功能障碍,使用抗凝药。

(2)术中不慎损伤腹壁动脉及其分支。

(3)女性月经期血液反流至腹腔。

2.临床表现

其与出血部位有关,可出现腹壁血肿、出口处出血及血性透析液。

3.预防与处理

(1)术前评估凝血状态和预防凝血。

(2)手术时避免损伤腹壁血管。

(3)做小切口,仔细止血,切口不宜靠外。

(4)出现血性腹水,用 0.5～1 L 冷生理盐水或腹膜透析液冲洗。

(5)伤口或出口处出血,要压迫止血。

(6)如大出血,需外科手术处理。

### (七)腹膜衰竭

**1.常见原因**

腹膜衰竭与多次腹膜炎或长期使用生物不相容性透析液导致腹膜结构和功能异常有关。

**2.临床表现**

(1)Ⅰ型腹膜衰竭:腹膜对小分子溶质转运有障碍。

(2)Ⅱ型腹膜衰竭:腹膜对水及溶质转运均有障碍。

(3)Ⅲ型腹膜衰竭:由腹腔淋巴吸收增多所致。

**3.预防与处理**

(1)防治腹膜炎,使用生物相容性透析液。尽量少用高糖透析液,为增加超滤可加用艾考糊精透析液。

(2)将腹膜透析方式改为短存留,夜间不保留透析液,但需兼顾溶质清除。

(3)休息4周,暂时给予血液透析。

(4)无效者改行血液透析。

### (八)蛋白质和能量摄入不足

**1.常见原因**

(1)透析不充分,毒性产物潴留,使蛋白质和热量摄入量减少。

(2)代谢性酸中毒、感染(包括腹膜炎)等导致高分解代谢状态。

(3)伴随疾病,如糖尿病、心力衰竭、慢性炎症、恶性肿瘤、肝脏疾病等,可使CAPD患者的蛋白质和能量摄入量减少。

(4)透析液中蛋白质、氨基酸和微量元素丢失。

(5)残余肾功能减退。

**2.营养状态评估方法**

(1)评估血清蛋白(Alb)和前清蛋白(Pre-A),如Alb<35 g/L或Pre-A<30 mg/dL,应注意存在营养不良。

(2)评估每天蛋白摄入(DPI),一般建议DPI达每天1.2 g/kg。

(3)采用主观综合性营养评估法(四项七分模式。四项:体重、厌食、皮下脂肪、肌肉重量;七分:1~2分为严重营养不良,3~5分为轻重度营养不良,6~7分为营养正常)。

(4)人体测量。

**3.预防与处理**

(1)加强透析,注意小分子溶质清除特别是水钠平衡。应根据患者的残余肾功能及腹膜转运特性设计个体化透析处方。

(2)注意保护残余肾功能,避免使用肾损害药物。

(3)防治可能导致营养不良的并发症,如感染、代谢性酸中毒等。

(4)心理干预,增强患者成功透析的信心。

(5)每6个月进行1次营养评估,做个体化营养指导。

### 九、患者管理与培训

#### (一)植管前宣教与培训

主要内容包括透析目的、开始透析时机、透析方式的选择(血液透析/腹膜透析/肾移植的方法介绍、血液透析、腹膜透析、肾移植的优点与缺点)等。

#### (二)植管后宣教与培训

主要内容包括正常肾脏的结构与功能、尿毒症的临床表现及其后果、腹膜透析的治疗原理、腹膜透析的具体操作步骤及要点、无菌操作概念、腹膜透析导管护理、液体平衡的监测和保持、腹透患者的饮食指导、居家透析的条件、意外事件的处理等。

#### (三)患者随访期宣教与培训

主要内容包括简单介绍透析相关的并发症及预防方法、定期操作的再培训、针对随访中出现问题的再培训、组织活动、交流腹透经验、提高生活质量等。

**(毛雨河)**

# 第二节　血　液　透　析

### 一、定义及概述

血液透析利用弥散、超滤和对流原理清除血液中有害物质和过多水分,是常用的肾脏替代治疗方法,也可用于治疗药物或毒物中毒等。

### 二、患者血液透析治疗前准备

#### (一)加强专科随访

(1)慢性肾病 4 期[估算肾小球滤过率 eGFR<30 mL/(min·1.73 m²)]患者均应转至肾脏专科随访。

(2)建议每 3 个月评估 1 次 eGFR。

(3)积极处理并发症和合并症。①贫血:建议外周血的血红蛋白(Hb)水平<100 g/L,开始促红细胞生成素治疗。②骨病和矿物质代谢障碍:应用钙剂和/或活性维生素 D 等治疗,建议维持血钙 2.1～2.4 mmol/L、血磷 0.9～1.5 mmol/L、血甲状旁腺激素(iPTH)70～110 pg/mL。③高血压:应用降压药治疗,建议控制血压于 17.3/10.7 kPa(130/80 mmHg)以下。④其他:纠正脂代谢异常、糖代谢异常和高尿酸血症等。

#### (二)加强患者教育,为透析治疗做好思想准备

(1)教育患者纠正不良习惯,包括戒烟、戒酒及饮食调控。

(2)当 eGFR<20 mL/(min·1.73 m²)或预计 6 个月内需接受透析治疗时,对患者进行透析知识宣教,增强其对透析的了解,消除顾虑,为透析治疗做好思想准备。

#### (三)对患者进行系统检查及评估,决定透析模式及血管通路方式

(1)系统询问病史及体格检查。

(2)进行心脏、肢体血管、肺、肝、腹腔等器官和组织的检查,了解其结构及功能。

(3)在全面评估基础上,制作患者病历档案。

**(四)择期建立血管通路**

(1)对于 eGFR<30 mL/(min·1.73 m²)患者进行上肢血管保护教育,以避免损伤血管,为以后建立血管通路创造好的条件。

(2)血管通路应于透析前合适的时机建立。

(3)对患者加强血管通路的维护、保养、锻炼教育。

(4)建立血管通路。

(5)定期随访、评估及维护保养血管通路。

**(五)患者 eGFR<15 mL/(min·1.73 m²)时,应更密切随访**

(1)建议每 2~4 周进行 1 次全面评估。

(2)评估指标包括症状、体征、肾功能、血电解质(血钾、血钙、血磷等)及酸碱平衡(血 $HCO_3^-$ 或二氧化碳结合力、动脉血气等)、Hb 等指标,以决定透析时机。

(3)开始透析前应检测患者的肝炎病毒指标、艾滋病病毒和梅毒血清学指标。

(4)开始透析治疗前应对患者的凝血功能进行评估,为透析抗凝方案的决定做准备。

(5)透析治疗前患者应签署知情同意书。

## 三、适应证及禁忌证

患者是否需要血液透析治疗应由有资质的肾脏专科医师决定。肾脏专科医师负责患者的筛选、治疗方案的确定等。

**(一)适应证**

(1)终末期肾病透析指征:非糖尿病肾病 eGFR<10 mL/(min·1.73 m²),糖尿病肾病 eGFR<15 mL/(min·1.73 m²)。

当有下列情况时,可酌情提前开始透析治疗:有严重并发症,经药物治疗等不能有效控制,如有急性心力衰竭、顽固性高血压、高钾血症、代谢性酸中毒、高磷血症、贫血、体重明显下降和营养状态恶化,尤其是伴有恶心、呕吐等。

(2)急性肾损伤。

(3)药物或毒物中毒。

(4)严重水、电解质和酸碱平衡紊乱。

(5)其他:严重高热、低体温等。

**(二)禁忌证**

无绝对禁忌证,但下列情况下应慎用血液透析。

(1)颅内出血或颅内压增高。

(2)有药物难以纠正的严重休克。

(3)严重心肌病变并有难治性心力衰竭。

(4)活动性出血。

(5)有精神障碍,不能配合血液透析治疗。

## 四、血管通路的建立

临时或短期血液透析患者可以选用临时中心静脉置管,建立血管通路,需较长期血液透析患者应选用长期血管通路。

## 五、透析处方确定及调整

### (一)首次透析患者(诱导透析期)

1.透析前准备

透析前应有肝炎病毒、艾滋病病毒和梅毒血清学指标,以决定透析治疗分区及血透机安排。

2.确立抗凝方案

(1)治疗前患者凝血状态的评估:评估内容包括患者出血性疾病发生的危险、临床上血栓栓塞性疾病发生的危险和凝血指标的检测。

(2)抗凝剂的合理选择:①对于临床上没有出血性疾病的发生和风险,没有显著的脂代谢和骨代谢的异常,血浆抗凝血酶Ⅲ活性在50%以上,血小板计数、血浆部分凝血活酶时间、凝血酶原时间、国际标准化比值、D-二聚体水平正常或升高的患者,推荐选择普通肝素作为抗凝药物。②对于临床上没有活动性出血性疾病,血浆抗凝血酶Ⅲ活性在50%以上,血小板数量基本正常,但脂代谢和骨代谢的异常程度较重,或血浆部分凝血活酶时间、凝血酶原时间轻度延长,国际标准化比值轻度增大,具有潜在出血风险的患者,推荐选择低分子肝素作为抗凝药物。③对于临床上存在明确的活动性出血性疾病或明显的出血倾向,或血浆部分凝血活酶时间、凝血酶原时间明显延长,国际标准化比值明显增大的患者,推荐选择阿加曲班、枸橼酸钠作为抗凝药物,或采用无抗凝剂的方式实施血液净化治疗。④对于以糖尿病肾病、高血压性肾损害等疾病为原发疾病,临床上心血管事件发生风险较大,而血小板数量正常或升高、血小板功能正常或亢进的患者,推荐每天给予抗血小板药物,做基础抗凝治疗。⑤对于长期卧床具有血栓栓塞性疾病发生的风险,国际标准化比值较低,血浆D-二聚体水平升高,血浆抗凝血酶Ⅲ活性在50%以上的患者,推荐每天给予低分子肝素,做基础抗凝治疗。⑥合并肝素诱发的血小板减少症,或先天性、后天性抗凝血酶Ⅲ活性在50%以下的患者,推荐选择阿加曲班或枸橼酸钠作为抗凝药物。此时不宜选择普通肝素或低分子肝素作为抗凝剂。

(3)抗凝方案。①普通肝素:一般首剂量0.3~0.5 mg/kg,追加剂量5~10 mg/h,间歇性静脉注射或持续性静脉输注(常用);血液透析结束前30~60 min停止追加。应依据患者的凝血状态个体化调整剂量。②低分子肝素:一般选择60~80 U/kg,推荐在治疗前20~30 min静脉注射,无须追加剂量。③局部枸橼酸抗凝:枸橼酸浓度为4.0%~46.7%。以临床常用的4%的枸橼酸钠为例,滤器前持续注入4%的枸橼酸钠,180 mL/h,控制滤器后的游离钙离子浓度为0.25~0.35 mmol/L;在静脉端给予0.056 mmol/L的氯化钙生理盐水(将80 mL 10%的氯化钙加入1 000 mL生理盐水中),40 mL/h,控制患者体内游离钙离子浓度为1.00~1.35 mmol/L;直至血液净化治疗结束。也可采用枸橼酸置换液。重要的是,临床应用局部枸橼酸抗凝时,需要考虑患者的实际血流量,并应依据游离钙离子的检测相应调整枸橼酸钠(或枸橼酸置换液)和氯化钙生理盐水的输入速度。④阿加曲班:一般首剂量250 μg/kg,追加剂量2 μg/(kg·min),或以2 μg/(kg·min)持续滤器前给药,应依据患者血浆部分活化凝血酶原时间的监测结果,调整剂量。⑤无抗凝剂:治疗前给予0.4 mg/L(4 mg/dL)的肝素生理盐水预冲,保留灌注20 min后,再给予生理盐水500 mL冲洗;血液净化治疗过程中每30~60 min给予100~200 mL生理盐水冲洗管路和滤器。

(4)抗凝治疗的监测:由于血液净化患者的年龄、性别、生活方式、原发疾病以及合并症不同,患者的血液凝血状态差异较大。为确定个体化的抗凝治疗方案,应实施凝血状态监测,包括血液净化前、净化中和结束后凝血状态的监测。对不同的药物有不同的监测指标。

（5）并发症的处理:主要并发症包括抗凝不足引起的凝血而形成血栓栓塞性疾病、抗凝太过而导致的出血及药物本身的不良反应等。根据病因不同而做相应的处理。

3.确定每次透析治疗时间

建议首次透析时间不超过 3 h,以后每次逐渐延长透析时间,直至达到设定的透析时间(每周2 次透析者每次为 5.0～5.5 h,每周 3 次者每次为 4.0～4.5 h;每周总治疗时间不低于 10 h)。

4.确定血流速度

首次透析血流速度宜适当减慢,可设定为 150～200 mL/min。以后根据患者的情况逐渐调高血流速度。

5.选择合适膜面积透析器

首次透析应选择相对小面积透析器,以减少透析失衡综合征发生。

6.透析液流速

透析液流速可设定为 500 mL/min。通常不需调整,如首次透析中发生严重透析失衡,可调低透析液流速。

7.透析液成分

对透析液成分常不做特别要求,可参照透析室常规应用。但如果患者严重低钙,则可适当选择高浓度钙的透析液。

8.透析液温度

透析液温度常设定为 36.5 ℃左右。

9.确定透析超滤总量和速度

根据患者的容量状态及心肺功能、残肾功能等情况设定透析超滤量和超滤速度。建议每次透析超滤总量不超过体重的 5%。存在严重水肿、急性肺水肿等情况时,超滤速度和总量可适当提高。在 1～3 个月逐步使患者透析后体重达到理想的干体重。

10.透析频率

诱导透析期内为避免透析失衡综合征,建议适当调高患者每周的透析频率。根据患者的透析前残肾功能,可采取开始透析的第 1 周透析 3～5 次,以后根据治疗反应及残肾功能、机体容量状态等,逐步过渡到每周 2～3 次透析。

**(二)维持透析期**

对维持透析患者每次透析前均应评估症状和体征,观察有无出血,测量体重,评估血管通路,并定期进行血生化检查及透析充分性评估,以调整透析处方。

1.确立抗凝方案

根据患者的评估结果确立抗凝方案。

2.超滤量及超滤速度设定

（1）干体重的设定:干体重是指透析后患者体内过多的液体全部或绝大部分被清除时的体重。由于患者营养状态等的变化会影响体重,故建议每 2 周评估一次干体重。

（2）每次透析前根据患者既往透析过程中血压和透析前血压情况、机体容量状况以及透析前实际体重,计算需要超滤量。建议每次透析超滤总量不超过体重的 5%。存在严重水肿、急性肺水肿等情况时,超滤速度和总量可适当提高。

（3）根据透析总超滤量及预计治疗时间,设定超滤速度。同时在治疗中应密切监测血压变化,避免透析中低血压等并发症发生。

3.透析治疗时间

依据透析治疗频率,设定透析治疗时间。建议每周 2 次透析者的透析治疗时间为每次 5.0～5.5 h,每周 3 次者的透析治疗时间为每次 4.0～4.5 h,每周透析时间为 10 h 以上。

4.透析治疗频率

一般建议每周 3 次透析;对于残肾功能较好[残肾功能 2 mL/(min·1.73 m²)以上]、每天尿量 200 mL 以上且透析间期体重增长不超过 3％、心功残肾功能较好者,可给予每周 2 次透析,但不作为常规透析方案。

5.血流速度

每次透析时,先给予 150 mL/min 的血流速度治疗 15 min 左右,如无不适反应,调高血流速度至 200～400 mL/min。要求每次透析时血流速度最低 200 mL/min。但存在严重心律失常患者,可酌情减慢血流速度,并密切监测患者治疗中心律的变化。

6.透析液设定

（1）每次透析时要对透析液流速、透析液溶质浓度及温度进行设定。

（2）透析液流速:一般设定为 500 mL/min。如采用高通量透析,可适当提高透析液流速至 800 mL/min。

（3）透析液溶质浓度。①钠浓度:常为 135～140 mmol/L,应根据血压情况选择。有顽固高血压时可选用低钠透析液,但应注意肌肉抽搐、透析失衡综合征及透析中低血压或高血压的发生危险;反复透析中发生低血压,可选用钠浓度较高的透析液,或采用透析液钠浓度由高到低的序贯钠浓度透析,但易并发口渴、透析间期体重增长过多、顽固性高血压等。②钾浓度:为 0～4 mmol/L,常设定为 2 mmol/L。对慢性透析患者,根据患者的血钾水平、存在心律失常等合并症或并发症、输血治疗、透析模式（如每天透析者可适当选择钾浓度较高的透析液）情况,选择钾浓度合适的透析液。钾浓度透过低的析液可引起血钾水平下降过快,并导致心律失常甚至心搏骤停。③钙浓度:常用透析液钙浓度为 1.25～1.75 mmol/L。透析液钙浓度过高易引起高钙血症,并导致机体发生严重异位钙化等并发症,因此当前应用最多的是钙浓度为 1.25 mmol/L 的透析液。当存在高钙血症、难以控制的继发性甲旁亢时,选用低钙透析液,但建议联合应用活性维生素 D 和磷结合剂治疗;血 iPTH 水平过低时也应选用钙浓度相对低的透析液;当透析中反复出现低钙抽搐、血钙较低、血管反应性差导致反复透析低血压时,可短期选用高钙透析液,但此时应密切监测血钙、血磷、血 iPTH 水平,并定期评估组织、器官的钙化情况,防止出现严重骨盐代谢异常。

（4）透析液温度:为 35.5 ℃～36.5 ℃,常设定为 36.5 ℃。透析中常不对透析液温度进行调整。但如反复发作透析低血压且与血管反应性有关,可适当调低透析液温度。对于高热患者,也可适当调低透析液温度,以达到降低体温的作用。

## 六、血液透析操作

血液透析操作流程见图 13-3。

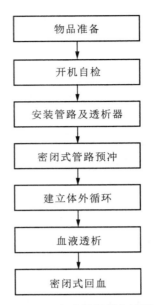

图 13-3  血液透析操作流程

操作步骤如以下几个方面。

**(一)物品准备**

血液透析器、血液透析管路、穿刺针、无菌治疗巾、生理盐水、碘伏和棉签等消毒物品、止血带、一次性手套、透析液等。

护士治疗前应核对 A、B 浓缩透析液的浓度、有效期,检查 A、B 透析液的连接情况。

**(二)开机自检**

(1)检查透析机电源线连接是否正常。

(2)打开机器电源总开关。

(3)按照要求进行机器自检。

**(三)血液透析器和管路的安装**

(1)检查血液透析器及透析管路有无破损,外包装是否完好。

(2)查看有效日期、型号。

(3)按照无菌原则进行操作。

(4)安装管路顺序按照体外循环的血流方向依次安装。

**(四)密闭式预冲**

(1)启动透析机血泵,设定 80~100 mL/min,用生理盐水先排净透析管路和透析器血室(膜内)气体。生理盐水流向为动脉端→透析器→静脉端,不得逆向预冲。

(2)将泵速调至 200~300 mL/min,连接透析液接头与透析器旁路,排净透析器透析液室(膜外)气体。

(3)生理盐水预冲量的设定应严格按照透析器说明书中的要求;若需要进行闭式循环或肝素生理盐水预冲,应在生理盐水预冲量达到要求后再进行。

(4)推荐使预冲生理盐水直接流入废液收集袋中,并且将废液收集袋放于机器液体架上,不得低于操作者腰部;不建议使预冲生理盐水直接流入开放式废液桶中。

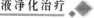

（5）冲洗完毕,根据医嘱设置治疗参数。

**（五）建立体外循环(上机)**

1.操作流程

操作流程如图13-4所示。

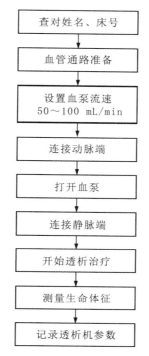

```
┌─────────────────┐
│  查对姓名、床号   │
└─────────────────┘
         ↓
┌─────────────────┐
│   血管通路准备    │
└─────────────────┘
         ↓
┌─────────────────┐
│   设置血泵流速    │
│  50～100 mL/min  │
└─────────────────┘
         ↓
┌─────────────────┐
│    连接动脉端     │
└─────────────────┘
         ↓
┌─────────────────┐
│     打开血泵      │
└─────────────────┘
         ↓
┌─────────────────┐
│    连接静脉端     │
└─────────────────┘
         ↓
┌─────────────────┐
│   开始透析治疗    │
└─────────────────┘
         ↓
┌─────────────────┐
│   测量生命体征    │
└─────────────────┘
         ↓
┌─────────────────┐
│   记录透析机参数   │
└─────────────────┘
```

**图13-4　建立体外循环操作流程**

2.血管通路准备

（1）动静脉内瘘穿刺。①检查血管通路:有无红肿、渗血、硬结,并摸清血管走向和搏动。②选择穿刺点后,用碘伏给穿刺部位消毒。③根据血管的粗细和血流量要求等选择穿刺针。④采用阶梯式、纽扣式等方法,以合适的角度穿刺血管。先穿刺静脉、再穿刺动脉,以动脉端穿刺点距动静脉内瘘口 3 cm 以上、动静脉穿刺点的距离 10 cm 以上为宜,固定穿刺针。根据医嘱推注首剂量肝素(以低分子肝素为抗凝剂,应根据医嘱上机前静脉一次性注射)。

（2）中心静脉留置导管连接:①准备碘伏消毒棉签和医用垃圾袋。②打开静脉导管外层敷料。③嘱患者将头偏向对侧,将无菌治疗巾垫于静脉导管下。④取下静脉导管内层敷料,将导管放于无菌治疗巾上。⑤分别给导管和导管夹子消毒,将它们放于无菌治疗巾内。⑥先检查导管夹子,确保其处于夹闭状态,再取下导管的肝素帽。⑦分别给导管接头消毒。⑧用注射器回抽导管内封管肝素,推注在纱布上检查是否有凝血块,回抽量为动脉管、静脉管各 2 mL 左右。如果导管回抽血流不畅,认真查找原因,严禁使用注射器用力向导管腔推注。⑨根据医嘱从导管静脉端推注首剂量肝素(使用低分子肝素作为抗凝剂,应根据医嘱上机前静脉一次性注射),连接体外循环。⑩将医疗污物放于医疗垃圾桶中。

3.血液透析中的监测

（1）体外循环建立后,立即测量血压、脉搏,询问患者的感觉,详细记录在血液透析记录单上。

（2）自我查对。①按照体外循环管路的走向，依次查对体外循环管路系统各连接处和管路开口处，未使用的管路开口应处于加帽密封和夹闭管夹的双保险状态。②根据医嘱查对机器治疗参数。

（3）双人查对：自我查对后，与另一名护士同时再次查对上述内容，并在治疗记录单上签字。

（4）血液透析治疗过程中，每小时1次仔细询问患者的感觉，测量血压、脉搏，观察穿刺部位有无渗血、穿刺针有无脱出移位，并准确记录。

（5）如果患者的血压、脉搏等生命体征出现明显变化，应随时监测，必要时给予心电监护。

### （六）回血下机

1.基本方法

（1）给用于回血的生理盐水瓶塞和瓶口消毒。

（2）插入无菌大针头，放置在机器顶部。

（3）调整血液流量至 $50\sim100$ mL/min。

（4）关闭血泵。

（5）夹闭动脉穿刺针夹子，拔出动脉针，按压穿刺部位。

（6）拧下穿刺针，将动脉管路与生理盐水上的无菌大针头连接。

（7）打开血泵，用生理盐水全程回血。回血过程中，可使用双手揉搓透析器，但不得用手挤压静脉端管路；当生理盐水回输至静脉壶、安全夹自动关闭后，停止回血；不宜将管路从安全夹中强制取出，将管路液体完全回输至患者体内（否则易发生凝血块入血或空气栓塞）。

（8）夹闭静脉管路夹子和静脉穿刺针处夹子，拔出静脉针，压迫穿刺部位 $2\sim3$ min。

（9）用弹力绷带或胶布加压包扎动脉、静脉穿刺部位 $10\sim20$ min 后，检查动脉、静脉穿刺针部位无出血或渗血后松开包扎带。

（10）整理用物。

（11）测量生命体征，在治疗单上记录，签名。

（12）治疗结束，嘱患者平卧 $10\sim20$ min，生命体征平稳，穿刺部位无出血，听诊内瘘杂音良好。

（13）向患者交代注意事项，送患者离开血液净化中心。

2.推荐密闭式回血下机

（1）调整血液流量至 $50\sim100$ mL/min。

（2）打开动脉端预冲侧管，用生理盐水将残留在动脉侧管内的血液回输到动脉壶。

（3）关闭血泵，靠重力将动脉侧管近心侧的血液回输入患者体内。

（4）夹闭动脉管路夹子和动脉穿刺针处夹子。

（5）打开血泵，用生理盐水全程回血。回血过程中，可使用双手揉搓滤器，但不得用手挤压静脉端管路。当生理盐水回输至静脉壶、安全夹自动关闭后，停止回血。不宜将管路从安全夹中强制取出，将管路液体完全回输至患者体内（否则易发生凝血块入血或空气栓塞）。

（6）夹闭静脉管路夹子和静脉穿刺针处夹子。

（7）先拔出动脉内瘘针，再拔出静脉内瘘针，压迫穿刺部位 $2\sim3$ min。用弹力绷带或胶布加压包扎动脉、静脉穿刺部位 $10\sim20$ min 后，检查动脉、静脉穿刺针部位无出血或渗血后松开包扎带。

（8）整理用物。

（9）测量生命体征，在治疗单上记录，签名。

（10）治疗结束,嘱患者平卧 10～20 min,生命体征平稳,穿刺点无出血。

（11）听诊内瘘杂音良好。

（12）向患者交代注意事项,送患者离开血液净化中心。

## 七、透析患者的管理及监测

加强维持性血液透析患者的管理及监测是保证透析效果、提高患者的生活质量、改善患者预后的重要手段,包括建立系统而完整的病历档案和进行透析间期患者的教育管理,定期监测、评估各种并发症和合并症情况,并做出相应处理。

### （一）建立系统完整的病历档案

应建立透析病史,记录患者的原发病、并发症和合并症情况,并对每次透析中出现的不良反应、用平时的药物及其他器械等治疗情况、患者的实验室和影像学检查结果进行记录。这有利于医护人员全面了解患者的病情,调整治疗方案,最终提高患者的生活质量和长期生存率。

### （二）透析间期的患者管理

（1）加强教育,纠正不良生活习惯,包括戒烟、戒酒、生活规律等。

（2）饮食控制:包括控制水和钠盐的摄入,使透析间期体重增长不超过 5% 或每天体重增长不超过 1 kg;控制饮食中磷的摄入,少食高磷食物;控制饮食中钾的摄入,以避免发生高钾血症。保证患者每天蛋白质摄入量达到 1.0～1.2 g/kg,并保证足够的糖类摄入,以避免出现营养不良。

（3）指导患者记录每天尿量及每天体重情况,并保证大便通畅;教育患者有条件时每天测量血压情况并记录。

（4）指导患者维护和监测血管通路。对采用动静脉内瘘者每天应对内瘘进行检查,包括触诊检查有无震颤,也可听诊检查有无杂音;对中心静脉置管患者每天应注意置管部位出血、局部分泌物和局部出现不适表现等,一旦发现异常应及时处理。

### （三）并发症和合并症定期评估与处理

常规监测指标及其检测频率如下（表 13-4）。

表 13-4　血液透析患者常规监测指标及评估频率

| 指标 | 推荐频率 |
| --- | --- |
| 血常规,肝、肾功能,血电解质(包括血钾、血钙、血磷、$HCO_3^-$ 或 $CO_2CP$ 等) | 每月 1 次 |
| 血糖、血脂等代谢指标 | 每 1～3 个月(有条件者)1 次 |
| 评估血清铁含量 | 3 个月 1 次 |
| iPTH 水平 | 3 个月 1 次 |
| 营养及炎症状态评估 | 3 个月 1 次 |
| Kt/V 和 URR 评估 | 3 个月 1 次 |
| 传染病学指标(包括乙型肝炎、丙型肝炎、艾滋病病毒和梅毒血清学指标) | 开始透析 6 个月内,应每 1～3 个月 1 次;维持透析超过 6 个月,应 6 个月 1 次 |
| 心血管结构和功能 内瘘血管检查评估 | 6～12 个月 1 次 |

1.血常规、肾功能、血电解质(包括血钾、血钙、血磷、$HCO_3^-$ 或 $CO_2CP$ 等)等指标

建议每月检测 1 次。一旦发现异常,应及时调整透析处方和药物治疗。对于血糖和血脂等代谢指标,建议有条件者每 1～3 个月检测 1 次。

2.铁指标

建议每 3 个月检查 1 次。一旦发现血清铁蛋白水平低于 200 ng/mL 或转铁蛋白饱和度低于 20%,需补铁治疗;如血红蛋白(Hb)水平低于 110 g/L,则应调整促红细胞生成素用量,以维持 Hb 于 110～120 g/L。

3.iPTH 监测

建议每 3 个月检查 1 次血 iPTH 水平。要求血清校正钙水平维持在正常低限,为 2.10～2.37 mmol/L(8.4～9.5 mg/dL);血磷水平维持在 1.13～1.78 mmol/L(3.5～5.5 mg/dL);血钙与血磷乘积维持在 55 mg/dL 及以下;血 iPTH 维持在 150～300 pg/mL。

4.整体营养评估及炎症状态评估

建议每 3 个月评估 1 次。包括血清营养学指标、血 hsCRP 水平、nPCR 及与营养相关的体格检查指标等。

5.Kt/V 和 URR 评估

建议每 3 个月评估 1 次。要求 spKt/V 至少 1.2,目标为 1.4;URR 至少 65%,目标为 70%。

6.传染病学指标

必须检查这类指标,包括肝炎病毒标记、艾滋病病毒和梅毒血清学指标。开始透析不满 6 个月的患者应每 1～3 个月检测 1 次。维持性透析 6 个月以上患者应每 6 个月检测 1 次。

7.心血管结构和功能测定

心血管结构和功能测定包括心电图、心脏超声波、外周血管彩色超声波等检查。建议每6～12 个月检查 1 次。

8.内瘘血管检查评估

每次内瘘穿刺前均应检查内瘘皮肤、血管震颤、有无肿块等改变。并定期进行内瘘血管流量、血管壁彩色超声等检查。

## 八、血液透析并发症及处理

### (一)透析中低血压

透析中低血压是指透析中收缩压下降超过 2.7 kPa(20 mmHg)或平均动脉压降低 1.3 kPa(10 mmHg)以上,并有低血压症状。其处理程序如下。

1.紧急处理

对有症状的透析中低血压应立即采取措施处理。

(1)采取头低位。

(2)停止超滤。

(3)补充 100 mL 生理盐水,或 20% 的甘露醇,或清蛋白溶液等。

(4)上述处理后,如血压好转,则逐步恢复超滤,期间仍应密切监测血压变化;如血压无好转,应再次予以补充生理盐水等扩容治疗,减慢血流速度,并立即寻找原因,对可纠正诱因进行干预。如上述处理后血压仍快速降低,则需应用升压药物治疗,并停止血透,必要时可以转换治疗模式,如单纯超滤、血液滤过或腹膜透析。其中最常采用的技术是单纯超滤与透析治疗结合的序贯治

疗。如临床治疗中开始先进行单纯超滤,然后再透析,称为序贯超滤透析;如先行透析,然后再行单纯超滤,称为序贯透析超滤。

2.积极寻找透析中低血压的原因

为紧急处理及以后的预防提供依据。常见原因有以下几种。

(1)容量相关性因素:包括超滤速度过快[>0.35 mL/(kg·min)]、设定的干体重过低、透析机超滤故障或透析液钠浓度偏低等。

(2)血管收缩功能障碍:包括透析液温度较高、透析前应用降压药物、透析中进食、中重度贫血、自主神经功能障碍(如糖尿病神经病变)及采用醋酸盐透析。

(3)心脏因素:如心脏舒张功能障碍、心律失常(如房颤)、心脏缺血、心脏压塞、心肌梗死。

(4)其他少见原因:如出血、溶血、空气栓塞、透析器反应、脓毒血症。

3.预防

(1)建议应用带超滤控制系统的血透机。

(2)对于容量相关因素导致的透析低血压患者,应限制透析间期钠盐和水的摄入量,控制透析间期体重增长不超过 5%;重新评估干体重;适当延长每次透析时间(如每次透析延长30 min)。

(3)与血管功能障碍有关的透析低血压患者,应调整降压药物的剂量和给药时间,如改为透析后用药;避免透析中进食;采用低温透析或梯度钠浓度透析液进行透析;避免应用醋酸盐透析,采用碳酸氢盐透析液进行透析。

(4)如为心脏因素导致的,应积极治疗原发病及寻找可能的诱因。

(5)有条件时可应用容量监测装置对患者进行透析中血容量监测,避免超滤速度过快。

(6)如透析中低血压反复出现,而上述方法无效,可考虑改变透析方式,如采用单纯超滤、序贯透析和血液滤过,或改为腹膜透析。

**(二)肌肉痉挛**

肌肉痉挛多出现在每次透析的中后期。一旦出现肌肉痉挛,应先寻找诱因,然后根据原因采取处理措施,并在以后的透析中采取措施,预防再次发作。

1.寻找诱因

寻找诱因是处理的关键。透析中低血压、低血容量、超滤速度过快及应用低钠透析液治疗等导致肌肉血流灌注降低是引起透析中肌肉痉挛最常见的原因;血电解质紊乱和酸碱失衡也可引起肌肉痉挛,如低镁血症、低钙血症、低钾血症。

2.治疗

根据诱发原因酌情采取措施,可快速输注 100 mL 生理盐水(可酌情重复)、高渗葡萄糖溶液或甘露醇溶液,对痉挛肌肉进行外力挤压按摩也有一定疗效。

3.预防

针对可能的诱发因素,采取措施。

(1)防止透析低血压发生及透析间期体重增长过多,每次透析间期体重增长不超过干体重的 5%。

(2)适当提高透析液的钠浓度,采用高钠透析或序贯钠浓度透析。但应注意患者的血压及透析间期体重增长。

(3)积极纠正低镁血症、低钙血症和低钾血症等电解质紊乱。

(4)鼓励患者加强肌肉锻炼。

**(三)恶心和呕吐**

1.积极寻找原因

常见原因有透析低血压、透析失衡综合征、透析器反应、糖尿病导致的胃轻瘫、透析液受污染或电解质成分异常(如高钠、高钙)等。

2.处理

(1)对低血压导致者采取紧急处理措施。

(2)在针对病因处理基础上采取对症处理,如应用止吐药。

(3)加强对患者(尤其是神志欠清者)的观察及护理,避免发生误吸事件。

3.预防

针对诱因采取相应预防措施是避免出现恶心、呕吐的关键,如采取措施避免透析中低血压发生。

**(四)头痛**

1.积极寻找原因

常见原因有透析失衡综合征、严重高血压和脑血管意外等。对于长期饮用咖啡者,由于透析中血中咖啡浓度降低,也可出现头痛表现。

2.治疗

(1)明确病因,针对病因进行干预。

(2)如无脑血管意外等颅内器质性病变,可应用对乙酰氨基酚等止痛、对症治疗。

3.预防

针对诱因采取适当措施是预防的关键,包括应用低钠透析,避免透析中高血压发生,规律透析等。

**(五)胸痛和背痛**

1.积极寻找原因

常见原因是心绞痛(心肌缺血),其他原因有透析中溶血、低血压、空气栓塞、透析失衡综合征、心包炎、胸膜炎等。

2.治疗

在明确病因的基础上采取相应治疗。

3.预防

应针对胸背疼痛的原因采取相应预防措施。

**(六)皮肤瘙痒**

皮肤瘙痒是透析患者常见的不适症状,有时严重影响患者的生活质量。透析治疗会促发或加重症状。

1.寻找可能原因

尿毒症患者皮肤瘙痒的发病机制尚不完全清楚,与尿毒症本身、透析治疗及钙和磷代谢紊乱等有关。透析过程中发生皮肤瘙痒,需要考虑与透析器反应等变态反应有关。一些药物或肝病也可诱发皮肤瘙痒。

2.治疗

可采取适当的对症处理措施,包括应用抗组胺药物、外用含镇痛药的皮肤润滑油等。

3.预防

针对可能的原因采取相应的预防手段,包括控制患者的血清钙、磷和 iPTH 于适当水平,避免应用一些可能会引起瘙痒的药物,使用生物相容性好的透析器和管路,避免应用对皮肤刺激大的清洁剂,应用一些保湿护肤品以保持皮肤湿度,尽量选用全棉衣服等。

### (七)失衡综合征

失衡综合征是指发生于透析中或透析后早期,以脑电图异常及全身和神经系统症状为特征的一组病症。轻者可表现为头痛、恶心、呕吐及躁动,重者出现抽搐、意识障碍甚至昏迷。

1.病因

发病机制是血液透析快速清除溶质,导致患者血液溶质浓度快速下降,血浆渗透压下降,血液和脑组织液渗透压差增大,水向脑组织转移,从而引起颅内压增高、颅内 pH 改变。失衡综合征可以发生在任何一次透析过程中,但多见于首次透析、透前血肌酐水平和血尿素水平很高、快速清除毒素(如高效透析)等情况。

2.治疗

(1)轻者仅需减慢血流速度,以减少溶质清除,减轻血浆渗透压和 pH 过度变化。对伴肌肉痉挛者可同时输注高张盐水或高渗葡萄糖,并给予对症处理。如经上述处理仍无缓解,则提前终止透析。

(2)对重者(出现抽搐、意识障碍和昏迷)建议立即终止透析,并做出鉴别诊断,排除脑血管意外,同时输注甘露醇。之后根据治疗反应做出相应处理。透析失衡综合征引起的昏迷一般于24 h内好转。

3.预防

针对高危人群采取预防措施,是避免发生透析失衡综合征的关键。

(1)首次透析患者:避免短时间内快速清除大量溶质。首次透析将血清尿素氮水平下降控制在 30%～40%。建议采用低效透析方法,包括减慢血流速度、缩短每次透析时间(把每次透析时间控制在 2～3 h)、应用面积小的透析器等。

(2)维持性透析患者:采用钠浓度曲线透析液序贯透析可降低失衡综合征的发生率。另外,规律和充分透析、增加透析频率、缩短每次透析时间等对预防有益。

### (八)透析器反应

透析器反应既往又名"首次使用综合征",但也见于透析器复用患者。临床分为两类:A 型透析器反应(变态透析器反应型)和 B 型透析器反应(表 13-5)。其防治程序分别如下。

表 13-5　透析器反应

| 项目 | A 型透析器反应 | B 型透析器反应 |
| --- | --- | --- |
| 发生率 | 较低,<5 次/10 000 透析例次 | 3～5 次/100 透析例次 |
| 发生时间 | 多于透析开始后 5 min 内,部分迟至 30 min | 透析开始 30～60 min |
| 症状 | 程度较重,表现为皮肤瘙痒、荨麻疹、咳嗽、喷嚏、流清涕、腹痛、腹泻、呼吸困难、休克甚至死亡 | 轻微,表现胸痛和背痛 |
| 原因 | 使用环氧乙烷、透析膜材料,复用透析器,透析液受污染,肝素过敏,患者为高敏人群及应用血管紧张素转换酶抑制剂等 | 原因不清,可能与补体激活有关 |

| 项目 | A 型透析器反应 | B 型透析器反应 |
| --- | --- | --- |
| 处理 | 立即终止透析;夹闭血路管,丢弃管路和透析器中血液;对严重者给予抗组胺药、激素或肾上腺素药物治疗;需要时给予心肺支持治疗 | 排除其他引起胸痛的原因,给予对症及支持治疗,吸氧,如情况好转则继续透析 |
| 预后 | 与原因有关,重者死亡 | 常于 30～60 min 缓解 |
| 预防 | 避免应用环氧乙烷给透析器和管路消毒,透析前充分冲洗透析器和管路,停用血管紧张素转换酶抑制剂,换用其他类型透析器,采用无肝素透析等 | 换用合成膜透析器(生物相容性好的透析器),复用透析器可能有一定预防作用 |

1.A 型透析器反应

主要发病机制为快速的变态反应,常于透析开始后 5 min 内发生,少数迟至透析开始后 30 min。发病率不到 5 次/10 000 透析例次。依据反应的轻重可表现为皮肤瘙痒、荨麻疹、咳嗽、喷嚏、流清涕、腹痛、腹泻,甚至呼吸困难、休克、死亡等。一旦考虑为 A 型透析器反应,应立即采取处理措施,并寻找原因,采取预防措施,避免其再次发生。

(1)紧急处理:①立即停止透析,夹闭血路管,丢弃管路和透析器中血液。②给予抗组胺药、激素或肾上腺素药物治疗。③如出现呼吸循环障碍,立即给予心脏呼吸支持治疗。

(2)明确病因:主要是患者对与血液接触的体外循环管路、透析膜等物质发生变态反应所致。可能的致病因素包括透析膜材料、管路和透析器的消毒剂(如环氧乙烷)、透析器复用的消毒液、透析液受污染、肝素过敏等。另外,有过敏病史及高嗜酸细胞血症、应用血管紧张素转换酶抑制剂(ACEI),也易出现 A 型反应。

(3)预防措施:依据可能的诱因,采取相应措施。①透析前充分冲洗透析器和管路。②选用蒸汽或 γ 射线消毒透析器和管路。③进行透析器复用。④对于高危人群可于透前应用抗组胺药物,并停用 ACEI。

2.B 型透析器反应

其常于透析开始后 20～60 min 出现,发病率为 3～5 次/100 透析例次。其发作程度常较轻,多表现为胸痛和背痛。其诊疗过程如下。

(1)明确病因:透析中出现胸痛和背痛,首先应排除心脏等器质性疾病,如心绞痛、心包炎。如排除后考虑为 B 型透析器反应,则应寻找可能的诱因。B 型透析器反应多被认为是补体激活所致,与应用新的透析器及生物相容性差的透析器有关。

(2)处理:B 型透析器反应多较轻,给予鼻导管吸氧及对症处理即可,常不需要终止透析。

(3)预防:复用透析器及选择生物相容性好的透析器可预防部分 B 型透析器反应。

**(九)心律失常**

多数无症状。其诊疗程序如下。

(1)明确心律失常的类型。

(2)找到并纠正诱发因素,常见的诱发因素有血电解质紊乱(如高钾血症或低钾血症、低钙血症)、酸碱失衡(如酸中毒)、心脏器质性疾病等。

(3)合理应用抗心律失常药物及电复律,对于有症状的或一些特殊类型的心律失常(如频发室性心律失常),需要应用抗心律失常药物,但应用时需考虑肾衰竭导致的药物蓄积。建议在有经验的心脏科医师指导下应用。

（4）严重者需安装起搏器，对于重度心动过缓及潜在致命性心律失常者可安装起搏器。

**（十）溶血**

溶血表现为胸痛、胸部压迫感、呼吸急促、腹痛、发热、畏寒等。一旦发生，应立即寻找原因，并采取措施。

1.明确病因

（1）血路管相关因素：狭窄或梗阻等引起对红细胞的机械性损伤。

（2）透析液相关因素：如透析液中钠浓度过低，透析液温度过高，透析液受消毒剂、氯胺、漂白粉、铜、锌、甲醛、氟化物、过氧化氢、硝酸盐等污染。

（3）透析中错误输血。

2.处理

一旦发现溶血，应立即予以处理。

（1）重者应终止透析，夹闭血路管，丢弃管路中血液。

（2）及时纠正贫血，必要时可输新鲜全血，将 Hb 水平提高至许可范围。

（3）严密监测血钾水平，避免发生高钾血症。

3.预防

（1）透析中严密监测血路管压力，一旦压力出现异常，应仔细寻找原因，并及时处理。

（2）避免采用钠浓度过低的透析及高温透析。

（3）严格监测透析用水和透析液，严格消毒操作，避免透析液污染。

**（十一）空气栓塞**

一旦发现空气栓塞，应紧急处理，立即抢救。其处理程序如下。

1.紧急抢救

（1）立即夹闭静脉血路管，停止血泵。

（2）采取左侧卧位，头和胸部低、脚高位。

（3）心肺支持，包括让患者吸纯氧，采用面罩或气管插管。

（4）如空气量较多，有条件时可给予右心房或右心室穿刺抽气。

2.明确病因

空气栓塞与任何可能导致空气进入管腔部位的连接松开、脱落有关，与刺针脱落、管路接口松开或脱落等有关，部分与管路或透析器破损开裂等有关。

3.预防

空气栓塞一旦发生，死亡率极高。严格遵守血透操作规章，如动脉穿刺避免发生空气栓塞。

（1）上机前严格检查管路和透析器有无破损。

（2）做好内瘘针或深静脉插管的固定，透析管路之间、管路与透析器之间的连接。

（3）透析过程中密切观察内瘘针或插管、透析管路连接等有无松动或脱落。

（4）透析结束时不用空气回血。

（5）注意透析机空气报警装置的维护。

**（十二）发热**

透析相关发热可出现在透析中，在透析开始后 1～2 h 出现；也可出现在透析结束后。一旦血液透析患者出现发热，应首先分析与血液透析有无关系。如由血液透析引起，则应分析原因，并采取相应的防治措施。

1.原因

(1)发热多由致热原进入血液引起,如透析管路和透析器等复用不规范、透析液受污染。

(2)透析时无菌操作不严格,可造成病原体进入血液或原有感染因透析而扩散,而引起发热。

(3)其他少见原因(如急性溶血、高温透析)也可引起发热。

2.处理

(1)对于出现高热患者,首先对症处理,包括物理降温、口服退热药等,并适当调低透析液的温度。

(2)考虑细菌感染时做血培养,并给予抗生素治疗。通常由致热源引起者 24 h 内好转,如无好转应考虑是感染引起的,应继续寻找病原体证据和抗生素治疗。

(3)对非感染引起者,可以应用小剂量糖皮质激素治疗。

3.预防

(1)在透析操作、透析管路和透析器复用中应严格规范操作,避免操作不规范引起致热原污染。

(2)有条件可使用一次性透析器和透析管路。

(3)透析前应充分冲洗透析管路和透析器。

(4)加强对透析用水及透析液的监测,避免使用受污染的透析液进行透析。

### (十三)透析器破膜

1.紧急处理

(1)一旦发现透析器破膜,应立即夹闭透析管路的动脉端和静脉端,丢弃体外循环中血液。

(2)更换新的透析器和透析管路,再进行透析。

(3)严密监测患者的生命体征、症状,一旦出现发热、溶血等表现,应采取相应处理措施。

2.寻找原因

(1)透析器的质量有问题。

(2)透析器的储存方法不当,如冬天将其储存在温度过低的环境中。

(3)透析中凝血或大量超滤等而导致跨膜压过高。

(4)对于复用透析器,如复用处理和储存不当、复用次数过多也易发生破膜。

3.预防

(1)透析前应仔细检查透析器。

(2)透析中严密监测跨膜压,避免出现过高跨膜压。

(3)对透析机漏血报警等装置应定期检测,避免发生故障。

(4)复用透析器时应严格进行破膜试验。

### (十四)体外循环凝血

1.原因

寻找体外循环发生凝血的原因是预防以后再次发生及调整抗凝剂用量的重要依据。凝血发生常与不用抗凝剂或抗凝剂用量不足等有关。另外,下列因素易促发凝血。

(1)血流速度过慢。

(2)外周血的 Hb 水平过高。

(3)超滤率过高。

（4）透析中输血、血制品或脂肪乳剂。

（5）透析通路再循环过大。

（6）使用了管路中补液壶（引起血液暴露于空气、壶内产生血液泡沫或血液发生湍流）。

2.处理

（1）轻度凝血：常可通过追加抗凝剂的用量，调高血流速度来解决。在治疗中仍应严密检测患者体外循环凝血的变化情况，一旦凝血程度加重，应立即回血，更换透析器和管路。

（2）重度凝血：常需立即回血。如凝血重而不能回血，则建议直接丢弃体外循环管路和透析器，不主张强行回血，以免凝血块进入体内发生栓塞。

3.预防

（1）透析治疗前全面评估患者的凝血状态、合理选择和应用抗凝剂是预防的关键。

（2）加强透析中凝血状况的监测，并早期采取措施进行防治。监测内容包括压力参数改变（动脉压力和静脉压力快速升高、静脉压力快速降低）、管路和透析器血液的颜色变暗、透析器见小黑线、管路（动脉壶或静脉壶内）小凝血块出现等。

（3）避免透析中输注血液、血制品和脂肪乳等，特别是输注凝血因子。

（4）定期监测血管通路血流量，避免透析中再循环过大。

（5）避免透析时血流速度过低。如需调低血流速度，且时间较长，应加大抗凝剂的用量。

## 九、血液透析充分性的评估

对终末期肾病患者进行充分的血液透析治疗，是提高患者的生活质量、减少并发症、改善预后的重要保证。对血液透析进行充分性评估是改进透析方法、保证透析质量的重要方法。

### （一）血液透析充分性的评价指标及其标准

广义的透析充分性指患者通过透析治疗达到并维持较好的临床状态，评价指标包括血压和容量状态、营养、心功能、贫血、食欲、体力、电解质和酸碱平衡、生活质量等。狭义的透析充分性指标主要是指透析对小分子溶质的清除效率，常以尿素为代表，即尿素清除指数（Kt/V）和尿素下降率（URR）。Kt/V包括单室Kt/V（spKt/V）、平衡Kt/V（eKt/V）和每周标准Kt/V（std-Kt/V）。

1.评价指标

（1）临床综合指标：临床症状，如食欲、体力；体征，如水肿、血压；干体重的准确评价；血液生化指标，如血肌酐、尿素氮、电解质、酸碱指标；营养指标包括血清蛋白等；影像学检查，如心脏超声检查。

（2）尿素清除指标：URR、spKt/V、eKt/V和std-Kt/V。

2.充分性评估及其标准

达到如下要求即可认为患者得到了充分透析。

（1）患者的自我感觉良好。

（2）透析并发症较少，程度较轻。

（3）患者的血压和容量状态控制得较好。透析间期体重增长不超过干体重的5%，透析前血压低于18.7/12.0 kPa（140/90 mmHg），透析后血压低于17.3/10.7 kPa（130/80 mmHg）。

（4）血电解质和酸碱平衡指标基本维持在正常范围。

（5）营养状况良好。

（6）血液透析溶质清除较好。小分子溶质清除指标单次血透URR达到65%，spKt/V达到

1.2;目标值:URR 为 70%,spKt/V 为 1.4。

**(二)采取措施达到充分透析**

(1)加强患者教育,提高治疗依从性,以保证完成每次设定的透析时间及每周透析计划。

(2)控制患者透析间期的容量增长。要求透析间期控制钠盐和水分的摄入量,透析间期体重增长不超过干体重的 5%,一般每天体重增长不超过 1 kg。

(3)定期评估和调整干体重。

(4)加强饮食指导,定期进行营养状况的评估和干预。

(5)通过调整透析时间和透析频率、采用生物相容性和溶质清除性能好的透析器、调整透析参数等方式保证血液透析对毒素的有效、充分清除。

(6)通过改变透析模式(如进行透析滤过治疗)及应用高通量透析膜等方法,努力提高血液透析对中大分子毒素的清除能力。

(7)定期对心血管、贫血、钙和磷水平、骨代谢等尿毒症合并症或并发症进行评估,并及时调整治疗方案。

**(三)Kt/V 测定及评估**

Kt/V 是评价小分子溶质清除量的重要指标。主要是根据尿素动力学模型,通过测定透析前、后血尿素水平并计算得来。目前常用的是 spKt/V、eKt/V 和 std-Kt/V,其中 spKt/V 因计算相对简单而应用较广。

1.spKt/V 的计算

spKt/V=In[透析后血尿素水平/透析前血尿素水平−0.008×治疗时间]+[4−3.5×透析后血尿素水平/透析前血尿素水平]×(透析后体重−透析前体重)/透析后体重

治疗时间单位:小时(h)。

2.eKt/V 的计算

这是基于 spKt/V 计算得来的。根据血管通路不同,计算公式也不同。

(1)动静脉内瘘者:eKt/V=spKt/V(0.6×spKt/V)+0.03。

(2)中心静脉置管者:eKt/V=spKt/V−(0.47×spKt/V)+0.02。

3.Kt/V 的评价标准

当残肾尿素清除率(Kru)<2 mL/(min·1.73 m²)时,每周 3 次透析患者达到最低要求 spKt/V 1.2(或 eKt/V 1.0,不包括 Kru),相当于 stdKt/V 2.0;如每次透析时间短于 5 h,URR 达到 65%。目标值是 spKt/V 1.4(或 eKt/V 1.2,不包括 Kru),URR 70%。当 Kru 为 2 mL/(min·1.73 m²)时,spKt/V 的最低要求可略有降低(表 13-6),目标值应该比最低要求高 15%。

表 13-6　不同残肾功能和透析频率条件下 spKt/V 的最低要求

| 透析次数(次/周) | Kru<2 mL/(min·1.73 m²) | Kru=2 mL/(min·1.73 m²) |
| --- | --- | --- |
| 2 | 不推荐 | 2.0 * |
| 3 | 1.2 | 0.9 |
| 4 | 0.8 | 0.6 |
| 6 | 0.5 | 0.4 |

* 一般不推荐每周 2 次透析,除非 Kru>3 mL/(min·1.73 m²)。

（1）Kru 为 2 mL/(min·1.73 m²)相当于 GFR 为 4.0 mL/(min·1.73 m²)，这时，spKt/V 的最低要求如下。①每周 3 次透析：spKt/V 需达到 1.2。②每周 4 次透析：spKt/V 需达到 0.8。

（2）Kru ≥ 2 mL/(min·1.73 m²) 时，spKt/V 的 最 低 要 求 如 下。① 当 Kru 为 3 mL/(min·1.73 m²)时，可考虑每周 2 次透析，spKt/V 需达到 2.0。②每周 3 次透析，spKt/V 需达到 0.9。③每周4次透析，spKt/V 需达到 0.6。

为保证透析充分，要求无残肾功能、每周 3 次透析患者每次透析时间不能低于 3 h，每周透析时间需 10 h 以上。

4.血标本的留取

采取准确的抽血方法是保证精确评价患者 Kt/V 的前提。根据患者血管通路及抽血时间等的不同，操作规程如下。

（1）透析前抽血。①动静脉内瘘者：于透析开始前从静脉端内瘘穿刺针处直接抽血。②深静脉置管者：于透析前先抽取 10 mL 血液并丢弃后，再抽血样送检。避免血液标本被肝素封管溶液等稀释。

（2）透析后抽血：为排除透析及透析后尿素水平反弹等因素影响血尿素水平，要求在透析将结束时，采取如下抽血方法。①方法 1：首先设定超滤速度为 0，然后减慢血流速度至 50 mL/min，维持 10 s，停止血泵，于 20 s 内从动脉端抽取血标本。或首先设定超滤速度为 0，然后减慢血流速度至 100 mL/min，15～30 s 从动脉端抽取血标本。②方法 2：首先设定超滤速度为 0，然后将透析液设置为旁路，使血流仍保持正常速度 3～5 min，从血路管的任何部位抽取血标本。

5.Kt/V 监测

对于透析稳定患者，建议至少每 3 个月评估 1 次；对于不稳定患者，建议每月评估 1 次。

6.Kt/V 不达标的原因及处理方法

（1）原因分析：①治疗时间没有达到透析处方要求。例如，透析中出现并发症而提前停止或中间暂停透析，患者晚到或因穿刺困难而影响治疗时间，透析机报警等原因而使实际透析时间短于处方透析时间，提前终止透析。②分析绝对血流速度是否达到透析处方要求：因血管通路或透析并发症，透析中减慢了血流速度；血流速度相对降低，如血管通路因素导致血流速度难以达到透析处方要求，此时虽然设定的血流速度较高，但很大部分为再循环血流，为无效血流。③血标本采集不规范可影响 Kt/V 的估算：检查透析前血标本采集是否规范，如是否在开始前采血，对从中心静脉导管抽取的血标本送检前是否把封管液全部抽出并弃去；检查透析后抽血是否规范，如是否停止了超滤，血流速度是否调低或停止血泵，是否把透析液设置为旁路，调低血流后是否等一定的稳定时间再抽血；抽血部位是否正确。④应对透析器进行分析及检测：透析器内是否有凝血；透析器是否合适；是否高估了透析器性能，如透析器说明书上的清除率数据高于实际清除性能。⑤血液检测：如怀疑血液检测有问题，应该再次抽血，重新检测，或送其他单位检测；抽取了血样，应尽快送检，否则会影响检测结果。⑥其他：透析液流速设置错误；错误关闭了透析液管路；患者机体内尿素分布异常，如心功能异常患者外周组织中尿素蓄积量增大。

（2）透析方案调整流程：①保证每次透析时间，必要时需要适当延长透析时间。②保证透析中血流速度达到处方要求。③严格规范采血，以准确评估 Kt/V。④定期评估血管通路，检测血流量及再循环情况。至少 3 个月检测 1 次。⑤合理选用透析器。⑥治疗中严密监测，包括管路和透析器凝血、各种压力监测结果、各种透析参数设置是否正确等。

（毛雨河）

# 第三节 血 液 滤 过

## 一、血液滤过的发展史与现状

血液滤过(hemofiltmtion,HF)最早是在单纯超滤(ultrafiltration,UF)技术的基础上发展起来的。Brull 和 Geiger 首次用火棉胶膜对动物进行了超滤试验,并观察到超滤液中电解质、葡萄糖、非蛋白氮的浓度与血浆中的浓度是相同的。1955 年,Alwall 对水肿患者使用单纯超滤方法进行了成功的治疗。现代 HF 治疗方法的研究始于 1967 年,1972 年首次应用于临床,1976 年9 月,在德国疗养胜地 Bmunkge 召开的第一次 HF 讨论会上,一组德国专家介绍了这种疗法的优点,如能改善贫血、神经病变、脂质代谢及控制血压。今天,全自动的血液滤过机已能精确地控制出入量的平衡,使 HF 成为一项安全、成熟的常规治疗模式,大量的临床报道证实了 HF 在清除中分子毒素和维持血流动力学稳定性方面的优越性能。随着对中分子毒素引起透析并发症的进一步认识,学者寻找更符合生理的治疗方式、开发新的滤过膜、增加治疗中的对流。

## 二、血液滤过原理

### (一)血液滤过的基本概念

血液滤过是通过对流清除尿毒素,所以它较血液透析(hemodialysis,HD)更接近人体的生理过程。其工作原理是模拟肾小球的滤过和肾小管的重吸收作用。在血液滤过时,血浆、水和溶质的转运与人体的肾小球滤过相似,当血液引入滤过器循环时,在滤过器膜内形成正压,而膜外又被施加一定的负压,由此形成了跨膜压,使水分依赖跨膜压而被超滤。当水通过膜大量移动时,会拖拉水中的溶质同时移动,这种伴有水流动的溶质转运("溶质性拖曳"现象)称为对流,凡小于滤过膜截留分子量(通常为 4 万～6 万)的溶质均可随水分的超滤以对流的方式被清除,血液滤过同时模拟肾小管的重吸收过程将新鲜的含正常电解质成分和浓度的置换液输入体内,以纠正患者的水、电解质、酸碱失衡。

### (二)影响血液滤过效果的因素

血液滤过清除溶质的有效性取决于水和溶质的转运速率,而转运速率又取决于血流量、滤过器面积、滤过膜筛选系数、超滤系数和每次治疗时的置换液总量,与患者的血细胞比容、血清蛋白浓度也有关。血液滤过清除溶质的原理与血液透析不同,血液透析时小分子物质(如肌酐、尿素氮)的清除依靠扩散,通过半透膜扩散的量取决于物质的浓度梯度及物质转运面积系数(mass transfer area coefficient,MTAC)。因此,血液透析比血液滤过有更高的小分子物质清除率,而血液滤过对中分子物质的清除率高于血液透析。血液透析滤过(hemodiafiltration,HDF)是将透析与滤过合二为一,弥补了两者之不足,实现了一次治疗中既通过弥散高效清除小分子物质,又通过对流高效清除中分子物质,治疗的效果更加理想。这是近年来临床上对维持性血液透析患者推荐的高效、短时的血液净化治疗模式。

### (三)血液滤过装置

1.血液滤过器

血液滤过器的膜性能是决定 HF、HDF 治疗效果的关键部分,血液滤过膜应有大孔径、高通量,具有很高的超滤系数和通透性。现在临床使用的材质多为高分子合成膜,呈不对称结构,有支持层和滤过层,前者保持膜的机械稳定性,后者保证其良好的通透性,既有利于对流,又能进行弥散。然而用于 HF 或 HDF 的血液滤过器的超滤系数(KUF)必须达到不低于 50 mL/(h·mmHg)的标准,并具有以下特点:①生物相容性好,无毒性;②理化性质稳定;③截留分子量通常小于 $60 \times 10^3$,能截留血清蛋白;④具有清除并吸附中分子毒素的能力;⑤能截留内毒素。

目前常用于 HF 和 HDF 的滤过膜见表 13-7。

表 13-7　常见血液滤过膜

| 分类 | 材料 | 产品名 |
| --- | --- | --- |
| 聚丙烯腈 | polyacrylonitrile(PAN) | Rhone-Pulence,asahi |
| 聚酰胺 | polyamide(PA) | Gambro |
| 聚甲基丙烯酸甲酯 | polymethylmethacylate(PMMA) | Toray |
| 聚砜 | polysulfone(PS) | Amicon |
| 聚碳酸酯 | polycarbonate(PC) | Gambro |

**2.血液滤过机**

血液滤过机除了与血液透析机具有相同的动脉压、静脉压、跨膜压、空气监测等监护装置外,还增设了置换液泵和液体平衡加温装置。新型的血液滤过机均可根据需要选择血液滤过或血液透析滤过的治疗模式。这两种治疗模式运作时的最大区别在于前者不用透析液,后者则需应用透析液。两者在治疗时都要超滤大量液体并同时补充相应量的置换液,故对液体平衡要求特别高。在治疗时液体置换过量或不足,均可快速导致危及患者生命的容量性循环衰竭,所以确保滤出液与置换液进出平衡是安全治疗的重要环节。

血液滤过机的液体平衡系统有两种类型:一种是重量平衡,另一种是容量平衡。重量平衡法一般使用电子称重系统(置换液为挂袋式),保证输入置换液的重量等于滤出液的重量(另外设定超滤量)。容量平衡法采用平衡腔原理。平衡腔是控制液体进出平衡的系统,它是一个容积固定的空腔,由一张隔膜将室内的置换液和滤出液分隔在两个互不交通的腔室内,当隔膜移向置换液的一侧时,置换液腔室的容积被压缩,迫使一定量的置换液进入患者体内;与此同时,滤出液腔室的容积等量增加,迫使等量的滤出液从滤过器进入该侧的腔室以保持隔膜两边的容量平衡,同时从患者体内超滤出的液体流经测量室以累加超滤量,如此往复运动,在平衡中达到预设的超滤目标。现在大多数血液滤过、血液透析滤过的机器以容量平衡取代了重量平衡。以重量平衡法控制液体平衡,通常用于连续性肾脏替代治疗(CCRT)的床旁机。

**3.置换液**

血液滤过和血液透析滤过时,由于大量血浆中的溶质和水被滤出,所以必须补充相当量的与正常细胞外液相似的置换液,常用配方见表 13-8。血液滤过中通常的超滤量为 70～200 mL/min,置换液补充量为每次 16～50 mL。输入速度极快,因而对溶液的质量要求很高,必须保证其无菌,无致热原,浓度可以变化,无有机物,且价格低廉。置换液的质量是提高血液滤过疗效、减少并发症、改善患者长期预后的重要因素。在早年,血液滤过或血液透析滤过均使用商业生产的袋装灌注液,价格昂贵,操作烦琐,体积大,最大的不足是缓冲液为乳酸盐或醋酸盐溶液,无碳酸氢盐置换液,患者对其耐受差。为提高置换液的质量,减少操作中的污染,现在临床上应用较为普遍的在线式血液滤过机,已实现了可即时生成大量洁净、无致热原、低成本且更符合生理的碳酸氢盐置换液,这种装置亦便于透析液及置换液处方的个体化。

表 13-8　血液滤过置换液常用配方

| 电解质(mmol/L) | | | | | | 渗透压 |
| --- | --- | --- | --- | --- | --- | --- |
| Na$^+$ | K$^+$ | Cl$^-$ | Ca$^{2+}$ | Mg$^{2+}$ | NaHCO$_3$ | (mmol/L) |
| 135～135 | 2.0～3.0 | 103～110 | 1.25～1.75 | 0.5～0.75 | 30～34 | 286～300 |

在线生成置换液是超纯水与成品浓缩液(A 液)和 B 粉(筒装)通过比例泵系统配制成的液体。然后其流经机器内置的有双聚合膜、聚砜膜或聚酰胺膜的超净滤器(也称细菌滤过器),一部分作为透析液进入血液滤过器,完成透析弥散功能,另一部分分流至机器内置的第二个超净滤器,使置换液在输入体内之前,经过双重滤过,滤除内毒素。各类液体标准等级见表 13-9,透析用水化学污染物可接受水平见表 13-10。机器内置的超净滤器可耐受每天消毒,以保证在线生成的置换液不被微生物污染,达到最大安全程度。机器内置超净滤器的使用寿限见产品说明书,如超限使用,可能会导致置换液不纯引起的感染。

表 13-9　各类液体灭菌等级

| 分类 | 浓缩液 | 反渗水 | 超纯级 | 灭菌级 | 置换液 |
| --- | --- | --- | --- | --- | --- |
| 细菌(cfu/mL) | ＜1 000 | ＜100 | ＜1 | 0 | 0 |
| 内霉素(EU/mL) | ＜1 | ＜0.05 | ＜0.03 | ＜0.03 | ＜0.03 |

注:以上为 AAMI 血液透析系统的美国国家标准。

表 13-10　透析用水化学污染物最高允许浓度

| 项目 | 污染物及其浓度(mg/L) | | | | | | | |
| --- | --- | --- | --- | --- | --- | --- | --- | --- |
| | 铝 | 氯胺 | 游离氯 | 铜 | 氟化物 | 硝酸盐 | 硫酸盐 | 锌 |
| 欧洲药典 | 0.01 | 0 | 0 | 0 | 0.2 | 2.0 | 50.0 | 0.1 |
| 中国标准 | 0.01 | 0.1 | 0.5 | 0.1 | 0.2 | 2.0 | 100.0 | 0.1 |

## 三、血液滤过和血液透析滤过的方法

### (一)血管通路

血液滤过、血液透析滤过的血管通路与血液透析相同,可以应用动静脉内瘘或中心静脉留置导管,但血流量要求较血液透析高,一般需 250～350 mL/min 的血流量才能达到理想的治疗效果。

### (二)置换液补充

可在血液滤过器前或滤过器后输入置换液,方法不同,对可清除物质的清除率及置换液的需求量不一样。

1.前稀释置换法

于滤过器前的动脉端输入置换液,其优点是血液在进入滤器前已被稀释,故血流阻力小,不易在滤过膜上形成蛋白覆盖层,可减少抗凝剂用量,但溶质清除率低于后稀释,要达到与后稀释相等的清除率需消耗更多的置换液。无抗凝剂或小剂量肝素抗凝治疗时,建议选择前稀释置换法。

**2.后稀释置换法**

于滤过器后静脉端输入置换液。临床上最常用的是后稀释,其优点是清除率高,可减少置换液的用量,节省治疗费用。有文献报道,后稀释 HDF 应用较高的置换量,对中分子毒素的清除率远胜于高流量透析,当置换液输入 $100\ mL/min$ 时,$\beta_2$ 微球蛋白的清除率可以是高流量透析的 2 倍,对骨钙素(分子量 5 800)和肌红蛋白(分子量 17 200)等中大分子也能充分清除,对磷的清除亦优于传统的血液透析,而尿素的清除率则与高流量透析大致相当。后稀释的缺点是滤过器内水分大量被超滤后致血液浓缩,易在滤过器膜上形成覆盖物,因此后稀释时,总超滤与血流比应低于 $30\%$,肝素用量也较前稀释多。为提高每次治疗的清除效果,常规治疗患者通常可选择后稀释置换法。若为无抗凝剂或小剂量肝素治疗或有高凝倾向,不宜选择此法。

**3.混合稀释置换法**

这是一种较完善的稀释方法。为了最大限度地发挥 HF、HDF 前稀释或后稀释的治疗优点,避免两者之缺点,欧洲一些血液净化中心提倡将置换液分别在前、后稀释的位置同步输入,这样既具有前稀释抗凝剂用量少的优点,又具有后稀释清除率高的优点,不失为一种优化稀释治疗方法。

**(三)置换液补充计算方法**

血液滤过和血液透析滤过清除溶质的效果还取决于置换液量。临床上应用后稀释血液滤过一次,置换液量一般在 $20\sim30\ L$。为达到尿素清除指数$>1.2$ 的标准,超滤量应为体重的 $58\%$;也有研究发现,置换液量为体重的 $45\%\sim50\%$ 是比较合适的。

也可根据尿素动力学计算,由于患者的蛋白质摄入量不同,产生的尿素氮数量亦不同,其计算公式如下:

每周交换量(L)=每天蛋白质摄入量(g)×0.12×7/0.7(g/L)

式中,0.12 为每克蛋白质代谢所产生的尿素氮的质量(g),7 为每周天数,0.7 为滤过液中平均尿素氮浓度。分 $2\sim3$ 次在血液滤过治疗时给予计算出的每周置换液量。

按此公式计算时未计残余肾功能,若患者有一定的残余肾功能,则所需置换液量可相应减少,按 $1\ mL$ 置换液等于 $1\ mL$ 肾小球滤过液的尿素清除率计算,假如患者残余肾功能为 $5\ mL/min$,则一天清除率为 $7.2\ L$,故可减少 $7.2\ L$ 的置换液。

对前稀释血液滤过量的估计尚无统一的方法。一般建议每次治疗的置换量不低于 $50\ L$,或者每次前稀释总滤液量与干体重的比值为 $1.3:1$ 以上,此时能得到良好的清除效果,所以应用"前稀释总滤液量/干体重"这个指标可以更加方便地制订充分的治疗剂量。

## 四、血液滤过和血液透析滤过的临床应用

血液滤过(HF)和血液透析滤过(HDF)与血液透析(HD)相比,至少有两方面的优点,即血流动力学稳定、能清除中大分子物质。

**(一)血流动力学稳定**

患者的心血管系统对 HF 的耐受性优于 HD。HF 的脱水是等渗性脱水,水与溶质同时排出,体内渗透压变化小。HF 时血细胞比容等变化较小,不像 HD 时体内渗透压变化大、对血压的影响也大。另外,HF 能选择性地保留 $Na^+$,HF 大量脱水时,血浆蛋白浓度相对提高,按照多南平衡选择性地保留 $Na^+$,使 $Na^+$ 在细胞外液中维持较高水平,细胞外液的高张状态使组织和细胞内水分移至细胞外,以保持渗透压的恒定,即使在全身水分明显减少的情况下,也能保持细

胞外液的容量,从而使血压稳定。HF 治疗后血浆去甲肾上腺素水平明显升高,交感神经兴奋性增加,而 HD 治疗后即使发生低血压,血浆去甲肾上腺素水平也无变化。在 HD 中约 5% 的患者容易发生难治性高血压,即所谓肾素依赖型高血压,而用 HF 治疗可降低其发生率。

### (二)清除大中分子物质

HF 能有效地清除 HD 所不能清除的大中分子毒素,如甲状旁腺素、炎症介质、细胞因子、$\beta_2$ 微球蛋白。有研究显示,在两组血液透析患者分别接受 HDF 和低流量 HD 治疗 3 个月以后,HDF 组治疗前微球蛋白的水平要比低通透量 HD 组有明显的下降,并在超过两年的研究期间,这种差异始终保持着。无论是前稀释还是后稀释 HDF,当置换液量 < 60 mL/min 时,$\beta_2$ 微球蛋白水平的下降率要比采用同样的膜对 HD 的清除率高(HDF 为 72.2%,HD 为 49.7%)。

大量的临床资料及研究证明,HF、HDF 可改善心血管的稳定性,改善神经系统症状,增进食欲,减少与透析相关的淀粉样变,清除甲状旁腺素,缓解继发性甲状旁腺功能亢进症,改善促红细胞生成素生成,纠正贫血。因此,HF 或 HDF 除了适用于急性、慢性肾衰竭患者外,更适用于有下列情况的慢性维持性血液透析患者。

(1)高血压患者:无论是对容量依赖型还是肾素依赖型高血压,血液滤过都能较好地控制。对于前者,HF 较 HD 能清除更多的液体而不发生循环衰竭。对非容量依赖型高血压或对降压药物有抵抗的高血压,应用 HF 治疗更有利于血压的控制。

(2)低血压患者:血液透析中发生低血压的原因很多,老年患者对血液透析的耐受性差,心肌病变、自主神经功能紊乱、糖尿病等患者易发生低血压,HF 治疗能改善低血压症状。

(3)适用于有明显的中分子毒素积聚而致神经病变、视力模糊、听力下降、皮肤瘙痒者。

(4)与透析相关的体腔内积液或腹水发生率为 5%～37%,可能原因是:①水钠潴留;②腹壁毛细血管通透性增加;③细菌、结核分枝杆菌或真菌感染;④低蛋白血症、心包炎、充血性心力衰竭等。HD 很难使积液、腹水吸收或消失,HF 则有助吸收。

(5)适用于肝性脑病患者。

(6)适用于药物中毒患者。

(7)高磷血症患者:HDF 对磷的清除远比 HD 有效,能比较好地控制高磷血症。

(8)多脏器功能障碍患者,特别是伴有急性呼吸窘迫综合征(ARDS)、低氧血症者等。

## 五、血液滤过和血液透析滤过的并发症

血液透析中所有可能出现的并发症,稍有疏漏都有可能在血液滤过中发生。

### (一)常见技术并发症

(1)低血流量。

(2)治疗中 TMP 快速升高。

(3)置换液的成分错误。

(4)液体平衡误差。

(5)置换液被污染导致热原反应。

(6)凝血。

(7)破膜漏血。

### (二)丢失综合征

HF 或 HDF 在超滤大量水分、清除中分子毒素的同时,也将一些分子量小但是有益的成分

清除,如每次滤过可丢失约 6 g 氨基酸(分子量仅为 140)、约 10 g 蛋白质,患者应在饮食中补足。现在也有厂家通过对透析器膜孔进行技术改良,使透析器的膜孔分布更高、更均等,这种新型的透析器不仅提高了膜对中分子物质的清除效果,还能最大限度地减少蛋白质丢失,改善了治疗效果和预后。另有报道,在 HDF 中维生素 C 可下降 45%±14%,其中 25%～40% 是被对流所清除的;在 HDF 过程中抗氧化剂的丢失与大量高度氧化的标记物同时出现,这是一个潜在的问题。

**(三)其他**

HF 对小分子物质清除不理想,应交替用 HF 与 HD 治疗。

(刘振明)

# 第四节　血液灌流

血液灌流(hemoperfusion,HP)技术是指将患者的血液引到体外,经过灌流器,通过吸附的方法来清除人体内源性和外源性的毒性物质,达到净化血液的一种治疗方法。

目前常用灌流器的吸附材料为活性炭和树脂(合成高分子材料)。以活性炭为吸附剂的灌流器的特点是吸附速度快、吸附容量高、吸附选择性低,但活性炭与血液接触会引起血液有形成分的破坏,同时炭的微颗粒脱落,有引起微血管栓塞的危险。随着科学技术的进步,活性炭灌流器得以改良,用半透膜材料将活性炭进行包裹,防止炭微颗粒脱落。以树脂为吸附剂的灌流器对有机物具有较大的吸附能力,选择性高,性能稳定,已应用于多学科和多种疾病的治疗,具有特异性及先进性。

联合应用灌流技术与其他血液净化方法,血液灌流与连续性肾脏替代疗法(CRRT)、血液透析或血液透析滤过联合可形成不同的杂合式血液净化方法。

## 一、适应证

### (一)急性药物或毒物中毒

当药物或毒物中毒时,利用血液透析也能清除毒物,但仅适用水溶性、不与蛋白质或血浆其他成分结合的物质,且对分子量较大的毒物无效。对大部分毒物或药物,血液灌流效果比血液透析的效果好。

(1)巴比妥类:包括苯巴比妥、异戊巴比妥、司可巴比妥、甲基巴比妥、硫喷妥钠。

(2)非巴比妥催眠镇静药类:包括地西泮、甲丙氨酯、格鲁米特、硝西泮、氯氮、水合氯醛、异丙嗪、奥沙西泮。

(3)抗精神失常药:包括奋乃静、氯丙嗪、氯普噻吨、阿米替林、硫利达嗪、三氟拉嗪、丙米嗪。

(4)解热镇静药:包括阿司匹林、对乙酰氨基酚、非那西丁、秋水仙碱。

(5)心血管药:包括地高辛、洋地黄毒苷、奎尼丁、普鲁卡因胺。

(6)除草剂、杀虫剂:包括氯丹、敌草快、百草枯、有机磷类、有机氯类、氟乙酰胺。

(7)食物中毒:如青鱼胆中毒、毒蕈中毒。

(8)其他:包括士的宁、茶碱、奎宁、苯妥英钠、三氯乙烯。

### (二)尿毒症

血液灌流可以清除很多与尿毒症有关的物质,如肌酐、尿酸,且中分子物质的清除率比血液透析好,但不能清除水分和电解质,因此不能单独用来治疗尿毒症。对尿毒症伴有难治性高血压、顽固性瘙痒等疗效显著。

### (三)肝衰竭

对肝衰竭患者血中的芳香族氨基酸、硫醇有机酸酚类和中分子代谢药物有显著的吸附作用,对重症肝炎伴有肝性脑病、高胆红素血症有较好治疗效果。

### (四)严重感染

这种情况包括脓毒症或系统性炎症综合征。

### (五)其他疾病

其他疾病包括银屑病或其他自身免疫疾病、肿瘤、甲状腺危象等。

## 二、操作方法

### (一)操作前准备

1.灌流器准备

选择合适的灌流器(灌流器型号具有不同功能),使用前阅读说明书,检查包装及有效期。

2.建立血管通路

对紧急灌流治疗的患者常规选用临时性血管通路,首选深静脉置管(股静脉或颈内静脉)。若维持性血液透析患者需血液灌流联合治疗,则应用其血液透析时的血管通路。

3.机器准备

根据原治疗中心的设备,可选用 CRRT 机器、血液透析机或血液灌流机。

4.治疗物品的准备

准备配套的循环管路、生理盐水、肝素、5%的葡萄糖注射液、抗凝剂、穿刺针等。

5.抢救物品和药物的准备

准备心电监护设备、抢救车、除颤仪等。

### (二)操作程序

注意仔细阅读产品说明书,不同的产品有不同的预冲要求。

1.预冲

(1)预冲方法一:将灌流器静脉端向上垂直固定在支架上,血路管分别连接灌流器的动脉端和静脉端,用肝素生理盐水(500 mL 生理盐水含 2 500 U 肝素)从血路管动脉端、灌流器、静脉端依次排出,流速为 200~300 mL/min,预冲肝素生理盐水总量为 2 000~5 000 mL(根据说明书要求)。预冲时轻拍和转动灌流器,排出气泡,排出微小炭粒,保证灌流器充分湿化、肝素化、无气泡。

(2)预冲方法二:将灌流器静脉端向上垂直固定在支架上,血路管分别连接灌流器的动脉端和静脉端,先用 500 mL 5%的葡萄糖充满血路管和灌流器(使其糖化),再用肝素生理盐水(500 mL生理盐水含 2 500 U 肝素)预冲,流速为 200~300 mL/min,预冲肝素生理盐水总量为2 000~5 000 mL(根据说明书要求)。预冲时轻拍和转动灌流器,排出气泡,排出微小炭粒,保证灌流器充分湿化、肝素化、无气泡。糖化的目的:使灌流器吸附糖的能力饱和,防止治疗时灌流器吸附人体血液中葡萄糖而导致低血糖。

(3)预冲方法三:将灌流器静脉端向上垂直固定在支架上,血路管分别连接灌流器的动脉端和静脉端,用肝素生理盐水(500 mL 生理盐水含 2 500 U 肝素)从血路管动脉端、灌流器、静脉端预冲,流速为 200～300 mL/min,预冲肝素生理盐水总量为 2 000 mL;再用 500 mL 生理盐水＋12 500 U肝素的溶液冲洗 300 mL。如果联合应用血液灌流和血液透析,接上透析器(透析器已用生理盐水预冲),将灌流器置于透析器前,再进行 20 min 闭路循环(根据说明书)。预冲时轻拍和转动灌流器,排出气泡,排出微小炭粒,保证灌流器充分湿化、肝素化、无气泡。

(4)预冲方法四:打开灌流器上端的帽盖,用无菌针筒,消除针头,抽取 100～200 mg(12 500～25 000 U)肝素,加入灌流器内。加入肝素时缓慢注入,回抽相应量的空气,盖上帽,上下颠倒 10 次,使肝素液与树脂充分融合,置于治疗盘中 30 min 以上。如果联合应用血液灌流和血液透析,先将血路管和透析器预冲好,再将灌流器置于透析器前。用 3 000 mL 生理盐水、200 mL/min 的血泵流速进行冲洗后,连接患者。

2.抗凝

由于树脂和活性炭具有吸附作用,接受灌流治疗的患者病情也有不同,故应根据患者的血红蛋白、凝血状况等合理应用抗凝剂。在护理操作中,除了准确根据医嘱给予抗凝剂外,同时要注意必须在引血治疗前 3～5 min 静脉注射首剂抗凝剂,使其充分体内肝素化。

3.治疗前护理评估

(1)判断患者的神志状况,监测生命体征。

(2)对烦躁、昏迷、神志不清等患者应加强安全护理,防止其坠床,必要时进行约束。

(3)做好抢救的各种准备工作。

(4)评估患者有无出血情况;对糖尿病患者还应评估进食情况,防止低血糖发生。

4.建立体外循环

从动脉端引血,血流量为 50～100 mL/min,灌流器静脉端向上,动脉端朝下。如患者的血压、心率平稳,可将血流量逐渐增加到 150～200 mL/min。

5.治疗时间

灌流器中吸附材料的吸附能力与饱和度决定了每次灌流的时间。一般吸附剂对溶质的吸附在 2～3 h 达到饱和。因此,临床需要每间隔 2 h 更换 1 次灌流器,但一次治疗不超过 6 h。对于部分脂溶性的药物或毒物,在一次治疗后很可能会有脂肪组织中的相关物质释放入血的情况,可根据不同物质的特性间隔一定的时间后再次灌流治疗。

6.治疗结束

灌流结束,根据灌流器的成分,选择空气或生理盐水回血(根据临床经验和生产厂家建议,近年来对炭罐选择空气回血、对树脂罐选择生理盐水回血为宜),血泵速度为 100 mL/min,严密监测,严防空气进入血液。如果联合应用血液灌流和血液透析,2 h 后卸除灌流器,继续透析治疗。

(刘振明)

# 第五节 血浆置换

血浆置换是指通过有效的分离、置换方法迅速地选择性从循环血液中消除病理血浆或血浆中的病理成分(如自身抗体、免疫复合物、副蛋白、高黏度物质、与蛋白质结合的毒物),同时将细胞成分和等量的血浆替代品回输患者体内,从而治疗使用一般方法治疗无效的多种疾病的血液净化疗法。

自开展血浆置换疗法以来,常规应用两种分离技术,即离心式血浆分离和膜式血浆分离。随着血液净化技术的不断发展,离心式血浆分离已逐步被膜式血浆分离所替代。临床上膜式血浆分离又分为非选择性血浆置换与选择性血浆置换。

## 一、临床应用

### (一)适应证

目前血浆置换的诊疗范畴已扩展至神经系统疾病、结缔组织病、血液病、肾病、代谢性疾病、肝脏疾病、急性中毒等 200 多种疾病,其主要适应证如下。

1.作为首选方法的疾病或综合征

这类疾病或综合征包括冷球蛋白血症、抗肾小球基底膜病、吉兰-巴雷综合征、高黏滞综合征、栓塞性血小板减少性紫癜、纯合子家族性高胆固醇血症、重症肌无力、药物过量(如洋地黄中毒)、与蛋白质结合的物质中毒、新生儿溶血、自身免疫性血友病甲。

2.作为辅助疗法的疾病或综合征

这类疾病或综合征包括急进性肾小球肾炎、抗中性粒细胞胞浆抗体阳性的系统性血管炎、累及肾脏的多发性骨髓瘤、系统性红斑狼疮(尤其是狼疮性脑病)。

### (二)治疗技术及要求

1.血浆置换的频度

一般置换间隔时间为 1～2 d,连续 3～5 次。

2.血浆置换的容量

为了进行合适的血浆置换,需要对正常人的血浆容量进行估算,可按以下公式计算:

$$PV=(1-HCT)(B+C\times W)$$

式中,PV 为血浆容量;HCT 为血细胞比容;W 为干体重;B:男性为 1 530,女性为 864;C:男性为 41,女性为 47.2。

例如,一个 60 kg 的男性患者,HCT 为 0.40,则 $PV=(1-0.40)(1\ 530+41\times 60)$。若血细胞比容正常(0.45),则血浆容积大致为 40 mL/kg。

3.置换液的种类

置换液包括晶体液和胶体液。血浆置换时应用的晶体液为林格液(富含各种电解质),补充量为丢失血浆量的 1/3～1/2,500～1 000 mL。胶体液包括血浆代用品和血浆制品。血浆代用品包括右旋糖酐-70、右旋糖酐-40、羟乙基淀粉(706 羟甲淀粉),补充量为丢失血浆量的 1/3～1/2;血浆制品有 5% 的清蛋白和新鲜冰冻血浆。一般含有血浆或血清蛋白成分的液体占补充液 40%～50%。原则上补充置换液时采用"先晶后胶"的顺序,即先补充电解质溶液或血浆代用品,再补充蛋白质溶液,目的是使补充的蛋白质尽可能少丢失。

4.置换液补充方式

血浆置换时必须选择后稀释法。

5.置换液补充原则

等量置换,即丢弃多少血浆,补充多少血浆;保持血浆胶体渗透压正常;维持水、电解质平衡;

如应用的胶体液为 4％～5％ 的清蛋白溶液,必须补充凝血因子;为防止补体和免疫球蛋白的丢失,可补充免疫球蛋白;应用血浆时应注意减少病毒感染的机会;置换液必须无毒性、无组织蓄积。

6.抗凝剂

可使用肝素或枸橼酸钠作为抗凝剂。肝素的用量为常规血液透析的 1.5～2.0 倍。对于无出血倾向的患者,一般首剂量为 40～60 U/kg,维持量为 1 000 U/h,但必须根据患者的个体差异来调整。对枸橼酸钠一般采用 ACD-A 配方,即含 22 g/L 枸橼酸钠和 0.73 g/L 枸橼酸,其用量为血流速度(mL/min)的 1/25～1/15。为防止低血钙,可补充葡萄糖酸钙。

## 二、常见血浆置换术

### (一)非选择性血浆置换

1.原理

用血浆分离器一次性分离血细胞与血浆,将分离出来的血浆成分全部消除,再置换与消除量相等的新鲜血浆或清蛋白溶液。

2.适应证

适应证为重症肝炎、严重的肝功能不全、血栓性血小板减少性紫癜、多发性骨髓瘤、手术后肝功能不全、急性炎症性多神经炎、多发性硬化症等。

3.护理评估

(1)对患者的体重、生命体征、神志、原发病、治疗依从性进行评估,并做好相应干预措施。准确的体重有助于确定患者血浆置换的总量;对患者依从性的评估,有利于提升患者对治疗的信心和配合程度;评估可能的并发症以确定干预措施。

(2)对设备、器材、药物等进行评估,做好充分准备;对血浆、清蛋白等做好存放和保管。

(3)确认相关的生化检查(凝血指标)、操作过程、治疗参数。

(4)对血管通路及血液流量进行评估,确认静脉回路畅通,以免静脉压增高而引起血浆分离器破膜或再循环。

4.操作准备

(1)物品准备:配套血路管、血浆分离器、2 000 mL 生理盐水、血浆分离机器、心电监护仪等。

(2)药品及置换液准备。

置换液:原则上根据患者的基础疾病制订置换液成分,如对肝功能损害严重、低蛋白血症患者应适当提高患者胶体渗透压,提高清蛋白成分;对血栓性血小板减少性紫癜患者除了常规血浆置换外,可适当补充新鲜血小板;对严重肝功能损害患者在血浆置换以后可适当补充凝血因子、纤维蛋白原等。

置换液(以患者置换血浆 3 000 mL 为例)主要有两种配方:①清蛋白 60 g、右旋糖酐-40 1 000 mL、706 羟甲淀粉 500 mL、平衡液 1 000 mL、5％ 或 10％ 的葡萄糖 500 mL(注:将清蛋白根据医嘱稀释于 500 mL 5％ 或 10％ 的葡萄糖溶液)。②新鲜血浆 1 000 mL、706 羟甲淀粉 500 mL、右旋糖酐-40 500 mL、平衡液 500 mL、5％ 或 10％ 的葡萄糖 500 mL。对以上配方可根据患者病情或需要做适当调整。

抗凝剂:由于血浆置换患者大多为高危患者,故在抗凝剂的选择上首选低分子肝素。

葡萄糖酸钙:非选择性血浆置换时,在输入大量新鲜血浆的同时,枸橼酸钠也被输入体内,枸橼酸钠可以与体内钙离子结合,造成低血钙,患者出现抽搐,故可适当补充葡萄糖酸钙。

激素:由于血浆置换时输入了大剂量的异体蛋白,患者在接受治疗过程中可能出现变态反应。

(3)建立血管通路:采用深静脉留置导管或内瘘,动脉血流量应达到 150 mL/min。静脉回路必须畅通,采用双腔留置导管时注意防止再循环。

5.操作过程及护理

血浆置换是一种特殊的血液净化方法,操作治疗时应有一个独立的空间,并有专职护士对患者进行管理和监护。术前向患者和家属做好心理护理和治疗风险意识培训,取得患者的积极配合。

(1)打开总电源,打开血浆分离机电源,开机并自检。

(2)连接血路管、血浆分离器,建立通路循环。

(3)阅读说明书,按血浆分离器说明书上的预冲方法,进行管路及血浆分离器的预冲。预冲的血流量一般为 100~150 mL/min,预冲液体量为 1 500~2 000 mL。向 500 mL 生理盐水加入 2 500 U(20 mg)肝素,使血浆分离器和管路肝素化。

(4)设定各项治疗参数:每分钟血流量、每小时血浆分离量、置换总量、肝素量、治疗时间等。

(5)建立血管通路,静脉端注入抗凝剂(等待 3~5 min,充分体内肝素化),建立血循环,引血时血流量应低于 100 mL/min。运转 5~10 min 患者无反应,加大血流量至 100~150 mL/min;启动弃浆泵及输液泵。要求保持进出液量平衡,可将弃浆泵及输液泵流量调节至 25~40 mL/min。

(6)观察血浆分离器及弃浆颜色,判断有无破膜现象发生。一旦出现破膜,立即更换血浆分离器。

(7)治疗过程中严密监测生命体征;随时观察跨膜压、静脉压、动脉压变化,防止破膜;观察变态反应及低钙反应;观察电解质及容量平衡。

(8)及时记录数据;及时处理各类并发症。

(9)下机前评估:患者的生命体征、标本采集、抗凝剂、治疗目标值。

(10)书写记录,转运患者,交班;整理物品;处理好医疗废弃物。

**(二)选择性血浆置换**

1.原理

选择性血浆置换也称为双重血浆置换。由血浆分离器分离血细胞和血浆,再将分离出的血浆引入血浆成分分离器(原则上按照分子量的大小选择血浆成分分离器,如胆红素分离器、血脂分离器),能通过血浆成分分离器的小分子物质与清蛋白随血细胞回输入体内,大分子物质被滞留而弃去。根据弃去血浆量补充相应的清蛋白溶液,清蛋白的相对分子质量为 69 000,当致病物质分子量为清蛋白分子量 10 倍以上时,可采用选择性血浆置换。

2.适应证

适应证为多发性骨髓瘤、原发性巨球蛋白血症、家族性难治性高脂血症、难治性类风湿关节炎、系统性红斑狼疮、血栓性血小板减少性紫癜、重症肌无力、多发性硬化症、多发性神经炎及移植前后的抗体消除等。

3.护理评估

护理评估与非选择性血浆置换相同。

4.操作准备

(1)物品准备:配套血路管、血浆分离机、血浆分离器、血浆成分分离器、心电监护仪等。

(2)药品和置换液准备:生理盐水 4 000 mL、清蛋白溶液 30 g(备用,根据丢弃量补充所需清蛋白)、激素等。

(3)血管通路:与非选择性血浆置换相同。

(4)抗凝剂应用:与非选择性血浆置换相同。

5.操作过程与护理

(1)打开总电源,打开血浆分离机电源,开机并自检。

(2)连接血路管、血浆分离器及血浆成分分离器,建立通路循环。

(3)按照说明书要求预冲血浆分离器、成分分离器及管路。预冲流量为 100～150 mL/min,预冲液量为 2 500～3 000 mL。最后在 1 000 mL 生理盐水中加入 2 500 U(40 mg)肝素,使血浆分离器、血浆成分分离器和血路管肝素化。

(4)设定各项治疗参数:血流量(mL/min)、血浆分离量(mL/h)、成分分离器流量(mL/h)、血浆置换总量、肝素量、治疗时间等。

(5)建立血管通路,注入抗凝剂,建立血循环,引血时建议血流量<100 mL/min。运转 5～10 min 患者无不适反应,治疗血流量增至 120～150 mL/min,启动血浆泵、弃浆泵及返浆泵。

(6)操作中严密监测动脉压、静脉压、跨膜压的变化,以防压力增大,引起破膜。

(7)观察血浆分离器、成分分离器及弃浆颜色,判断有无破膜发生。一旦发生破膜,及时更换。

(8)选择性血浆分离,根据患者体重和病情决定血浆置换总量,根据分子大小决定弃浆量,一次选择性血浆置换会丢弃含有大分子蛋白的血浆 100～500 mL。

(9)治疗过程中严密监测血压、体温、脉搏、呼吸频率,随时观察跨膜压、静脉压、动脉压变化,防止破膜,观察电解质及容量平衡。

(10)及时记录数据,及时处理各类并发症。

(11)达到治疗目标值,下机。

(12)完成护理记录,向患者所在病房交班,合理转运危重患者,整理物品,处理医疗废弃物。

## 三、并发症

血浆置换的并发症与常规血液净化的并发症、血管通路的相关并发症、抗凝的并发症相同。与血浆置换特别相关的并发症如下。

### (一)变态反应

新鲜冰冻血浆含有凝血因子、补体和清蛋白,但由于其成分复杂,常可诱发变态反应。据文献报道,变态反应发生率为 0～12%。补充血液制品前,静脉给予 5～10 mg 地塞米松或 20 mL 10%的葡萄糖酸钙并选择合适的置换液是预防和减少过敏的关键。

治疗过程中要严密观察,出现皮肤瘙痒、皮疹、寒战、高热时不可随意搔抓皮肤,应及时给予激素、抗组胺药或钙剂,可摩擦皮肤以缓解瘙痒。治疗前认真执行"三查七对",核对血型,血浆输入速度不宜过快。

### (二)低血压

引起低血压的主要原因:置换液补充过缓,有效血容量减少;应用血制品引起变态反应;补充晶体溶液时,血浆胶体渗透压下降。血浆置换中应注意血浆等量置换,即血浆出量应与置换液输入量保持相等。当患者的血压下降时可先输入胶体溶液,血压稳定时再输入晶体溶液。要维持水、电解质的平衡,保持血浆胶体渗透压稳定。当患者出现低血压时可延长血浆置换时间,血流量应控制在 $50\sim80$ mL/min,血浆流速相应减低,血浆出量与输入的血浆和液体量保持平衡。

### (三)低血钙

新鲜血浆含有枸橼酸钠,过多、过快输入新鲜血浆容易导致低血钙,患者会出现口麻、腿麻及小腿肌肉痉挛等低血钙症状,严重时发生心律失常。治疗前应常规静脉注射 10 mL 10%的葡萄糖酸钙,注意控制枸橼酸钠的输入速度,出现低钙反应时及时补充钙剂。

### (四)出血

严密观察皮肤及黏膜、消化道等有无出血点,进行医疗护理操作时,动作轻柔、娴熟,熟练掌握静脉穿刺技巧,避免反复穿刺而加重出血。一旦发生出血,立即通知医师采取措施,必要时用鱼精蛋白中和肝素,用无菌纱布加压包扎穿刺点,并观察血小板的变化。

### (五)感染

当置换液含有致热原、血管通路发生感染、操作不严谨时,患者会出现感染、发热等。血浆置换是一种特殊的血液净化疗法,必须严格无菌操作,应把患者置于单间进行治疗,要求治疗室清洁,操作前紫外线照射 30 min,家属及无关人员不得进入治疗场所。操作人员必须认真洗手,戴口罩、帽子,配置置换液时需认真核对、检查、消毒,同时做到现配现用。

### (六)破膜

血浆分离的滤器因为制作工艺而受到血流量及跨膜压的限制,如置换时血流量过大或置换量增大,往往会导致破膜。故应注意血流量在 $100\sim150$ mL/min,每小时分离血浆<1 000 mL,跨膜压控制于 6.7 kPa(50 mmHg)。预冲分离器时注意不要用血管钳敲打,防止破膜。

## 四、选择性血浆分离和非选择性血浆分离的比较

### (一)非选择性血浆分离

1.优点

可补充凝血因子(使用新鲜冰冻血浆时),排出含有致病物质的全部血浆成分。

2.缺点

因使用他人的血浆,有感染的可能性;因混入微小凝聚物,有产生相应不良反应的可能。必须选用新鲜血浆或清蛋白溶液。

### (二)选择性血浆分离

1.优点

对患者血浆容量的改变较小、特异性高,故所用置换量少,约为常规血浆置换量的1/4,有时甚至可完全不用。这既节省了开支,又减少了感染并发症的发生机会。选择性血浆分离法不但可选择使用不同孔径的血浆成分分离器,而且可根据血浆中致病介质的分子量,选择不同的膜滤过器治疗不同的疾病,可应用 $0.02\sim0.04$ $\mu$m 孔径的滤膜治疗冷球蛋白血症、家族性高胆固醇血症等。

2.缺点

因利用分子量大小进行分离(根据膜孔的不同分离),故可能会除去一些有用的蛋白质。

(刘振明)

# 第六节　免　疫　吸　附

蛋白A免疫吸附是一种最近几年发展起来的新型血液净化方式,是由亲和层析技术发展而来的,是生物亲和分离在血液净化领域的应用。蛋白A免疫吸附技术可以治疗传统方法难以奏效的疾病,已经在多个国家进行了大量临床试验,其有效性和安全性已经得到了证实。

## 一、原理

蛋白A免疫吸附是利用基因重组蛋白AFc区段的生物亲和吸附反应原理,将生物活性物质基因重组蛋白A用共价耦合的方式固定在特定的载体上(一般为琼脂凝胶),制成吸附柱,当血浆流经吸附柱时,选择性或特异性地有效吸附和消除血液中的过量抗体(主要是IgG)和免疫复合物,清除患者血液中的致病因子,从而达到净化血液、缓解病情的目的。

## 二、工作过程

蛋白A免疫吸附技术利用膜式血浆分离器将血液分离后,血液从回路侧回入体内;血浆则从端盖的一头通过吸附柱进行处理。吸附柱中的蛋白A与血浆中致病性抗体(特别是IgG类抗体)及其免疫复合物结合,当吸附柱上的抗体饱和时,将吸附柱的pH降至2.3~2.5,蛋白A与所结合抗体解离,抗体被洗脱清除,当pH恢复至7.0时,蛋白A又恢复吸附能力,这样可不断循环吸附特异性致病性抗体,将通过吸附的血浆回输人体,从而达到治疗疾病的目的。

## 三、临床应用

蛋白A免疫吸附疗法临床应用广泛,且疗效确切,主要用于治疗自身免疫系统疾病和神经系统疾病,消除体内某些特定的物质。其适应证如下。

**(一)自身免疫疾病**

(1)系统性红斑狼疮(SLE)是最常见的结缔组织病,用吸附柱能大量清除抗DNA抗体、抗磷脂抗体等。

(2)患者有类风湿关节炎(RA)或重度风湿性关节炎。

**(二)器官移植**

(1)移植前:做高群体反应抗体(panel reactive antibody,PRA)和交叉配型试验(CDC);移植失败后再次移植。

(2)移植后:急性体液免疫性排斥,强化IA联合抗排斥药物,可使排斥反应逆转。

**(三)血液系统疾病**

(1)患者有血栓性血小板减少性紫癜(TTP)、特发性血小板减少性紫癜(ITP)。

(2)患者有伴有免疫复合物的过敏性紫癜。

**(四)肾病**

(1)患者有抗GBM抗体综合征。

(2)患者有新月体肾炎。

**(五)皮肤病**

(1)患者有天疱疮、类天疱疮。

(2)患者有皮肌炎。

(3)患者有结节性多动脉炎。

**(六)其他**

(1)患者有扩张性心肌病。

(2)患者有透析相关性 $\beta_2$ 微球蛋白淀粉样变。

(3)伴有抗精子抗体的不孕症。

## 四、操作及流程

**(一)物品准备**

(1)准备配套机器及循环管路、血浆分离器、吸附柱、废液袋、pH 计或精密 pH 试纸等。检查各种物品的外包装及有效期。

(2)药物准备:包括抗凝剂、洗脱液、平衡液、保存液、生理盐水、葡萄糖酸钙、地塞米松等。

(3)监护抢救物品:包括氧气设备、心电监护、血压表、定时器等。

**(二)患者准备及评估**

(1)向患者解释免疫吸附的方法和意义,指导患者调整心理状态,消除紧张、焦虑情绪,从而对治疗充满信心,积极配合医务人员做好治疗的准备。

(2)术前做好相关检查:血型、凝血全套、免疫全套、抗体、血电解质、肾功能、肝功能等。

(3)吸附治疗当日测量体温、脉搏、呼吸、血压及体重,必要时可连接心电监护系统和供氧设备。

(4)建立血管通路:免疫吸附前应评估患者的血管通路。由于免疫吸附治疗时血液流量要求在 $80\sim120$ mL/min,故主要选择四肢大静脉穿刺,以便血液抽吸和回输畅通。患者的血管条件不佳时,治疗前应建立临时性血管通路,如在股静脉、锁骨下静脉或中心静脉留置导管,以保证 $2\sim4$ 周的免疫吸附治疗。

(5)签署知情同意书。

**(三)操作方法**

蛋白 A 免疫吸附治疗分单柱免疫吸附和双柱免疫吸附治疗。

1.单柱免疫吸附治疗法

由于蛋白 A 免疫吸附包括了血浆分离及血浆吸附两个过程,故在治疗前必须先做好血浆分离部分的连接与预冲。

(1)连接与预冲:①连接循环管路和血浆分离器,用 1 000 mL 生理盐水从动脉端进行预冲。②排出蛋白 A 免疫吸附柱内的保存液(具有防腐消毒作用),并连接相应管路。将 2 000 mL 生理盐水从吸附柱的入口处注入,进行预冲。③用 1 000 mL 生理盐水加上 2 500 U 肝素,分别将血浆分离部分的循环管路及免疫吸附部分的循环管路进行再预冲。④根据机器提示,将血浆分离、免疫吸附两部分进行有效连接。如将连续肾脏替代疗法所用的机器用于免疫吸附时,必须将所有的连接部分、监护部分进行检查和测试后再应用,以确保患者安全。

(2)患者的连接:①建立血管通路。②注入抗凝剂。③连接血浆置换部分。④设置血液流量和置换血浆流量,全血以 90～120 mL/min 的速度流经血浆分离器分浆;血液有形成分通过血浆分离器回输入体内。⑤分离后的血浆由蛋白 A 免疫吸附柱进行吸附,血浆流量为 25～35 mL/min;吸附 10～12 min 后(血浆流量 250～420 mL),停止血浆分离,用 50 mL 生理盐水将血浆回输体内。⑥夹闭血浆泵,将吸附后的血浆通路转至废液通道,然后打开洗脱泵,用甘氨酸洗脱液洗脱吸附柱黏附的蛋白质和抗体,用 pH 计或精密 pH 试纸于废液出口处进行测试,当 pH≤2.3 时,洗脱过程完成。⑦夹闭洗脱泵,打开平衡泵,用平衡液对吸附柱进行平衡,用 pH 计或精密 pH 试纸于废液出口处进行测试,当 pH≥7 时,平衡过程完成,吸附柱再生。⑧用 50～100 mL 生理盐水置换出平衡液。⑨夹闭再生泵,将废液通道转至血浆通路,打开血浆泵,开始下一循环治疗。⑩常规治疗量是患者血浆容量的 2～3 倍。

(3)回血:常规治疗量完成后,应进行回血。①留取血液标本。②连接生理盐水,将蛋白 A 免疫吸附柱内的血浆回输患者。③卸下免疫吸附柱,做消毒贮存处理。④按常规将血浆分离器内的血液回输患者体内。

(4)吸附柱的消毒和保存:每次吸附治疗结束时,将血浆回输给患者,然后对吸附柱进行洗脱、平衡,再应用贮存液(含 0.1% 叠氮化钠的磷酸盐缓冲液,pH 为 7.4)冲洗、注满吸附柱,将管路两端进行密闭连接,置于无菌袋内,于 1 ℃～10 ℃下冷藏保存(注明患者的姓名、床号、使用次数、消毒日期、消毒液名称、操作者的姓名)。为防止污染,在整个准备、治疗和后处理操作中,应注意保持无菌。

2.双柱免疫吸附治疗法

顾名思义,双柱蛋白 A 免疫吸附治疗是在血浆置换后有两个蛋白 A 免疫吸附柱。当第一个蛋白 A 免疫吸附柱进行血浆吸附时(包括吸附、回输、洗脱、平衡、再生),第二个吸附柱冲洗完毕,两个柱的工作状态开始自动转换。当第一个吸附柱吸附抗体饱和后(约 10 min),第二个柱开始吸附血浆而第一个柱进行再生。方法:由酸液泵和缓冲液泵自动混合两种液体(酸和缓冲剂,预先配制好),形成一种有 pH 梯度(2.2～7.0)的液体,进入该柱,蛋白 A 吸附柱上的抗体遇酸后脱落,随即被缓冲液冲走,进入吸附废液袋内并弃去;当吸附柱内 pH 恢复到 7.0 时,第二个柱又饱和,两个柱的工作状态又转换(每 10 min 转换一次)。被吸附过的血浆(不含抗体血浆或再生血浆)进入血浆袋内,并通过泵回输患者体内。整个治疗过程均由电脑控制,达到事先设定的血浆循环总量和要排出的 IgG 总量。

(刘振明)

# 第七节　特殊患者的血液透析

## 一、儿童患者的血液透析

### (一)概述

相对于成人患者的血液透析而言,儿童患者的血液透析发展得比较晚。儿童处于生长发育阶段,其肾脏生理和血管通路的特殊性给血液透析带来一定的难度,血液透析对儿童的营养、代谢及心理也产生很大影响,所以透析过程中的护理工作显得尤为重要。

### (二)儿童血液净化的生理特点

儿童体内的电解质和成人相近,所以透析液、置换液的配方与成人相似。儿童的血容量约占体重的8%(新生儿,100 mL/kg;体重<20 kg者,80 mL/kg;体重>20 kg者,70 mL/kg)。体外循环最大量≤8 mL/kg,所以应选择血室容量小的透析管路和低顺应性的透析器。透析器表面积一般不能超过儿童的体表面积,一般根据其体重选择合适的透析器(表13-11)。对儿童的血液透析血流量按3~8 mL/(kg·min)计算,透析器和血液管道总容量若超过患儿循环血量的15%,容易出现低血压。对血流动力学不稳定及5岁以下患儿,应首选腹膜透析治疗。

表13-11　儿童的体重与透析器膜面积的配比

| 体重(kg) | 透析器膜面积(m³) |
| --- | --- |
| <20 | 0.1~0.4 |
| 20~30 | 0.4~0.6 |
| 30~40 | 0.6~1.0 |
| >40 | >1.0 |

### (三)儿童血液透析技术

1.适应证

(1)紧急透析指征:①少尿或无尿2 d以上。②出现尿毒症症状,尤其是神经精神症状。③严重水钠潴留或有充血性心力衰竭、肺水肿和脑水肿。④血BUN水平>35.7 mmol/L(100 mg/dL)或BUN水平的增加速度每天>9 mmol/L(25.2 mg/dL),血肌酐水平>620 μmol/L(7 mg/dL)。⑤有难以纠正的酸中毒。⑥高钾血症:血钾水平>6.5 mmol/L。⑦急性中毒:根据不同的毒物和药物采用不同的血液净化方法。⑧代谢紊乱:如高钙血症、高尿酸血症、代谢性碱中毒、乳酸性酸中毒、高渗性昏迷。

(2)慢性肾衰竭小儿透析指征:K/DOQI指南中关于儿童CRF开始透析的指征如下。

肾小球滤过率(GFR)<15 mL/(min·1.73 m²),可以应用Schwartz公式或收集尿液计算GFR。

患儿肌酐清除率(Ccr)虽未降至15 mL/(min·1.73 m²),但出现以下并发症,应开始透析(透析开始前确定药物和饮食治疗对患儿无效):①顽固的细胞外液超负荷;②高钾血症;③代谢性酸中毒;④高磷血症;⑤高钙或低钙血症;⑥贫血;⑦神经系统异常;⑧不能解释的日常生活障碍或生活质量下降;⑨胸膜炎或心包炎;⑩消化系统症状(恶心、呕吐、腹泻、胃十二指肠炎);⑪体重下降或营养不良;⑫高血压。

2.禁忌证

血液透析无绝对禁忌证,但对于血容量不稳定和低血压的患儿,建议应用腹膜透析。据南美洲和加拿大统计,约65%的儿童应用腹膜透析。欧洲建议5岁以下儿童应用腹膜透析。美国K/DOQI指南建议10 kg以下小儿应用腹膜透析。

以下情况下应该慎用血液透析。

(1)有严重低血压或休克。

(2)有严重出血或出血倾向。

（3）严重心肺功能不全。

（4）严重感染，如有败血症或血源性传染病。

（5）患儿精神异常，不能合作，家属不同意透析。

3.儿童的血管通路

对于儿童患者来说，血管通路的建立是血液净化的难点之一。小儿的血管细小，术中合作不好，术后难以护理。建立有效的血管通路是血液透析成功的关键。

儿童血液透析的血管通路分为临时性血管通路、长期（半永久性）血管通路及永久性血管通路。

（1）临时性血管通路：主要适用于紧急透析或需要紧急透析但动静脉内瘘未成熟的儿童。①直接穿刺法：要求血管条件好，对动脉血管纤细的儿童不常选用。②中心静脉置管：常用，可选择颈内静脉、股静脉和锁骨下静脉。

（2）长期（半永久性）血管通路：适用于需要长期进行血液透析治疗的患儿。主要采用隧道式涤纶套导管，一般首选颈内静脉和锁骨下静脉。通过一个皮下隧道将导管置入中心静脉内，并将涤纶套固定于皮下，形成一个物理屏障，阻止细菌侵入，可以保留使用2年左右。

临时性和半永久性导管汇总见表13-12。

表13-12　临时性（不带套囊）和半永久性（带套囊）导管汇总

| 导管 | 直径 | 长度 | 适用人群 |
|---|---|---|---|
| 临时性 | 7Fr | 10、15、20、30 cm | 新生儿、婴儿 |
| | 9Fr | 10、12、15、20 cm | 幼儿 |
| | 9Fr | 12、15、20 cm | 幼儿 |
| | 11.5Fr | 12、15、20 cm | 学龄期儿童、成人 |
| | 8Fr | 9 cm | 新生儿、婴儿 |
| | 10Fr | 12 cm | 学龄期儿童 |
| | 11.5Fr | 13.5、16、19.5 cm | 青少年、成人 |
| | 11.5Fr | 24 cm | 青少年、成人 |
| 半永久性 | 8Fr | 18、24 cm | 婴儿、幼儿 |
| | 12.5Fr | 28 cm | 青少年、成人 |
| | 4.5 mm（扁椭圆形） | 28 cm | 婴儿、幼儿 |
| | 5.5 mm（扁椭圆形） | 36、40 cm | 学龄期儿童、成人 |
| | 11.5Fr | 12、15、23 cm | 学龄期儿童、成人 |

（3）永久性血管通路：即动静脉造瘘，选择相对较年长、对疼痛耐受力高的患儿。最好在血液透析前2～6个月做好内瘘，一般2个月可以成熟。每次穿刺前可局部应用麻醉药，以降低患儿的疼痛感。置管的技术要求及护理要点与成人的相同。

4.血管通路的护理

动静脉内瘘的护理与成人的相同。中心静脉导管是儿童的生命线，做好导管护理尤为重要。

（1）在中心静脉导管出口处换药。①准备皮肤消毒液、无菌棉签、无菌敷料。②打开中心静脉置管处敷料，观察周围皮肤的情况。③用无菌棉签蘸取皮肤消毒液，以导管出口处为中心，环形擦拭数次（擦拭范围大于敷料），用棉签擦干皮肤消毒液或待干。④使用消毒液或生理盐水（根据说明书提示）擦拭导管，贴上无菌敷料。如置管处皮肤红肿，可将百多邦薄薄地涂于出口处。

⑤保持敷料干燥、整洁,敷料污染时立即换药。

(2)中心静脉导管上、下机护理:参照相关资料护理。

**5.儿童血液透析的设备要求**

透析器和透析管路:儿童血液透析并发症的发生与透析器的面积、顺应性及管路内血液的容积有着密切的关系。儿童的血容量约为 80 mL/kg,透析器及透析管路内的血容量不应超过患儿循环血量的 10%。如透析器面积过大,透析管路内的总容量过大,容易产生循环血量不足导致的低血压;超滤受到限制、透析不充分时,患儿可发生高血压、肺水肿;高效透析器容易使患儿发生失衡综合征。因此,应使用小预冲量、低顺应性、高清除率、高超滤系数的透析器。透析器的面积应根据患儿的体重来选择,体重<20 kg 者,可使用 0.2~0.4 m² 的透析器;体重为 20~30 kg 者,可使用 0.4~0.8 m² 的透析器;体重为 30~40 kg 者,可使用 0.8~1.0 m² 的透析器;体重 >40 kg 者,可选用成人透析器。小儿血液管路容量为 13~77 mL。儿童常用的透析器见表13-13。

表 13-13 儿童用透析器(供参考)

| 型号 | 面积 | 血容量 |
| --- | --- | --- |
| UT500 | 0.5 m² | 约 35 mL |
| UT700 | 0.7 m² | 约 45 mL |
| UT1100 | 1.1 m² | 约 65 mL |
| F4HPS | 0.8 m² | 约 51 mL |
| F5HPS | 1.0 m² | 约 63 mL |
| FX5 | 1.0 m² | 约 53 mL |
| 14L | 1.4 m² | 约 81 mL |

**6.儿童血液透析技术要求**

(1)透析液流量:一般为 500 mL/min,临床上婴幼儿的透析液流量为 250~300 mL/min。目前市场上的血液透析机的透析液流量一般调整范围为 300~700 mL/min,默认最低值为 300 mL/min。婴幼儿需要更低的透析液流量时,需要工程师进行机器内部数值的调整。

(2)超滤量:每小时不超过体重的 2%,总超滤量一般不超过体重的 5%,对急性肾损伤者超滤量不超过 0.2 mL/(kg·min),婴幼儿的超滤量少于体重的 3%。

(3)透析时间:长期维持透析每次 3~4 h。患儿的第一次透析时间一般为 1.5~2 h,不能超过 3 h,以后逐渐过渡至 3~4 h。

(4)透析次数:对于残余肾功能较好的患儿,刚开始透析,一周 2 次。随着残余肾功能的丧失,需要进行每周 3 次的透析。

(5)血流量:国内一般将血流量控制在 3~8 mL/(kg·min)。其中,维持性透析患儿的血流量为 6~8 mL/(kg·min);对初始透析患儿,为防止透析失衡综合征发生,血流量可以略低,一般为 3~5 mL/(kg·min)。

(6)抗凝剂的应用:①使用常规肝素抗凝,剂量为成人的一半。常用量:首剂量为 25~50 U/kg,维持量为 10~25 U/(kg·h),透析结束前 30 min 停用。②对于有出血倾向、高血压的患儿可使用低分子肝素抗凝。用法:透析前在患儿静脉端一次给予低分子肝素 30~50 U/kg,该药具有较强的抗凝效果,透析期间不需要追加。③对有出血倾向者,减少肝素用量或使用无肝素透析。血液透析过程中可每隔 15～30 min 用生理盐水冲管 1 次,观察透析器及管路是否有凝血征象。④注意对肝素化后出血倾向的观察,如牙龈出血、皮肤黏膜出血、大便出血、血尿,特别注意防止磕碰和擦伤。

　　7.儿童血液透析并发症

　　(1)急性并发症:与成人的急性并发症基本相同,以低血压、失衡综合征较为常见。

　　低血压:患儿在血液透析过程中,发生低血压较普遍,呈多发性,偶尔为持续性,发生率为 10%～50%。主要原因:患儿的体表面积小,血液短时间内进入透析器和透析管路;无尿患儿及依从性差的青少年患者透析间期摄入过多液体、食物,加之超滤过多、过快,导致外周循环血量骤减,引起低血压;儿童的血压较成人的低,并且从正常值到低血压的范围更窄。儿童的血压急剧下降没有明显的先兆,而且对低血压临床表现不敏感,加之患儿的表达能力弱,所以在血液透析治疗过程要严密观察血压、心率、神志的变化。

　　低血压护理:①限制小儿体外循环血量,使其低于 8 mL/kg,根据患儿的体重采用小面积透析器及儿童专用管路。对小婴儿、有低血压倾向、重度贫血或有出血倾向的患儿,可以改用新鲜全血作为预冲液。②控制超滤量和超滤速度:超滤脱水量不超过体重 5%,控制血流量为 3～5 mL/(kg·min),正确评价患儿的干体重,严重水负荷状态时,在有血容量监测的情况下,除水量可达体重的 10%。③透析中进行在线血容量监测。④采用钠曲线或序贯透析。⑤适当进行低温透析。⑥合理使用降压药和镇静剂。一旦发生低血压,立即给予患儿去枕平卧位,给氧,减少或降低超滤率至最小超滤率,减慢血流量,立即回输生理盐水、高渗葡萄糖溶液、清蛋白或血浆等,纠正低血压。持续低血压的患者可以根据医嘱使用升压药,如处理无效,应立即停止透析。对于反复低血压患儿,建议行腹膜透析治疗。

　　失衡综合征:儿童的失衡综合征较成人的更常见,所以设定最初几次的治疗血流量和透析时间、透析器的膜面积都是非常重要的。首次透析时间一般为 1.5～2 h,初始治疗选用低顺应性的透析器。为防止透析过程中渗透压下降,可在血液透析治疗时选择 20% 的甘露醇(0.5～1 g/kg)静脉给药。

　　(2)远期的并发症:包括高血压、贫血、肾性骨营养不良、生长发育迟缓和精神心理障碍等。

　　高血压:对于慢性肾衰竭的儿童,高血压增加了心血管疾病的发生率。血液透析患儿出现高血压是透析中液体消除不充分和对钠、液体限制不佳的结果。因此,应做好对患儿父母的教育,嘱其在家密切监测患儿的血压,合理控制患儿的饮食以及合理使用抗高血压药物。

　　贫血:行血液透析的儿童较成人更容易发生贫血,根据患儿的贫血情况合理使用促红细胞生成素。儿童血液透析回路中的血液丢失是铁缺乏的原因之一,所以长期口服补充铁剂是很有必要的。

　　肾性骨营养不良:患儿的肾性骨营养不良大部分能够通过调整血清钙、磷、碳酸氢盐水平及改善甲状旁腺素、碱性磷酸酶水平来预防和治疗。使用活性维生素 D,通过饮食或口服磷结合剂控制高磷血症。

　　生长发育迟缓:营养不良是慢性肾衰竭患儿生长迟缓的主要原因,包括性成熟延迟、精神情绪障碍。引起这些问题的主要原因为营养摄入不足、酸碱平衡失调、电解质紊乱及生长激素、胰岛素拮抗状态等。应用重组人生长激素,改善生长发育迟缓,直至肾脏移植。

　　精神心理障碍:血液透析患儿由于疾病因素,长期需要依赖机器生存,不能正常玩耍、学习和生活;同时每次治疗时穿刺的痛苦及透析过程中的不适使患儿对血液透析的恐惧加深,易出现精神抑郁、情绪低落等，以致在治疗中出现抵触行为。合理的安抚和触摸、给患儿讲故事、与家属联合宣教、提高医务人员的透析技术可提高治疗的依从性，缓解患儿的恐惧、紧张心理。鼓励患儿参加适量的体育锻炼，以增加进食量、改善睡眠，提高生活质量。

## 二、糖尿病患者的血液透析

### (一)概述

随着人们生活水平的提高，以糖尿病为原发病的终末期肾衰竭的发病率逐年上升。糖尿病肾病是糖尿病的重要并发症之一，在欧美国家糖尿病肾病终末期占肾衰竭终末期的 40%～50%，居首位。糖尿病肾病发展到尿毒症时大多伴有视网膜病变、神经病变、胃肠道疾病、周围血管病变、冠状动脉粥样硬化性心脏病以及持续性的糖代谢紊乱，以致患者在接受透析治疗中极易出现心血管并发症，给动静脉内瘘的制作、穿刺及保养都带来一定的难度。因此，提高糖尿病肾病患者的透析质量、减少透析并发症、提高生存率是严峻考验。

糖尿病肾病患者的病情发展迅速，四肢血管的粥样硬化使建立血液透析动静脉内瘘较困难或内瘘术后栓塞的发生率高，为了保护动静脉内瘘，促进其成熟，建议对非糖尿病肾病患者更早地建立动静脉血管通路。在糖尿病肾衰竭患者的 Ccr<20 mL/min 时，就可以建立动静脉内瘘。为了减少窃血综合征，一般首选端-侧吻合，端-端吻合次之。国外使用 Gore-Tex 人造血管做内瘘的报道较多，糖尿病肾衰竭患者行人造血管搭桥术后 1 年继续使用率达 81% 以上。对需要紧急血液透析者可以建立临时深静脉置管。

### (二)透析指征

糖尿病是因胰岛素分泌绝对或相对缺乏，引起糖、蛋白质、脂肪以及水、电解质代谢紊乱的一种以高血糖为主要表现的疾病，可分为胰岛素依赖型和非胰岛素依赖型。糖尿病肾病是全身性疾病的一部分，当其进入晚期肾衰竭阶段时，往往伴有其他系统的严重并发症。患者由于尿液中蛋白质丢失以及因糖尿病导致的蛋白质合成障碍，存在低蛋白血症，血肌酐水平与疾病的严重程度往往不符。此类患者由于蛋白质缺乏及肾功能减退，促红细胞生成素生成减少，其贫血、水钠潴留及全身中毒等症状均较非糖尿病肾病患者明显。当血肌酐水平>325/μmol/L，其进展异常迅速，因此不少学者认为糖尿病肾衰竭者较非糖尿病肾衰竭者应更早地接受透析治疗。

透析指征：①当存在严重代谢性酸中毒、水钠潴留、胃肠道反应、心力衰竭、高钾血症时，应于血肌酐水平为 440 μmol/L 左右时开始透析；若一般情况尚可，无严重并发症，应于血肌酐水平为 528 μmol/L 时接受治疗。②发生糖尿病肾病时由于蛋白质合成障碍，肌肉体积总量下降，血肌酐水平往往不能反映疾病的严重程度，当 Ccr<15 mL/min 或 Ccr<20 mL/min 时接受治疗可改善预后。

### (三)并发症及处理要点

糖尿病血液透析患者的护理与非糖尿病血液透析患者大致相同。由于原发病不同，在透析过程中或透析间期的并发症略有不同。

从事血液透析的护士应了解每一位患者的原发病，针对患者的不同特点采用积极、有效的护理措施，对患者接受治疗过程中的并发症能做到早发现、早预防、正确诊断、早处理。

1.低血压

临床观察表明，与非糖尿病肾衰竭患者相比，糖尿病肾衰竭患者在血液透析中的急性、慢性并发症和病死率均增加，透析过程中低血压的发生率增加了 20%，同时恶心、呕吐的发生率也多出了300％。低血压还可以伴随心绞痛和心肌梗死而突然发生,或作为隐匿性心肌梗死的表现。

(1)原因:首先,心肌收缩力下降是导致透析中经常性低血压的主要因素,与左心室顺应性和充盈下降为特征的舒张功能有关,该功能与缺血性心肌病和糖尿病心肌病相关。其次,糖尿病肾衰竭患者发生自主神经病变,导致血压调节功能减退,从而引发症状性低血压,其发生率可达20％～50％。另外,患者在透析过程中,血糖水平下降、血浆渗透压降低可导致低血压;饮食控制不好,体重增长过多,导致单位时间内超滤过多,可致低血压;使用无糖透析液透析,刺激糖原异生和分解,造成负氮平衡,高血压患者透析前服用降压药等也是引起低血压的原因。

(2)处理要点:①合理选择个性化的治疗模式,包括采用碳酸氢盐透析液,使用钠曲线模式,控制超滤速度,采用序贯透析,合理使用促红细胞生成素,使患者的血细胞比容维持在30％或以上,适当降低透析液的温度。②定时巡视,密切观察患者有无神志恍惚、脉搏细速、皮肤湿冷、出冷汗、面色苍白。如有异常,紧急情况下应立即停止超滤,减慢血流量,迅速输入生理盐水,同时通知医师。③密切观察患者的血压、脉搏,脉压＜4.0 kPa(30 mmHg)说明循环血量不足;注意患者脉搏力度与节律的变化,如有心律不齐、脉率加快且无力等低血压的先兆,应及时处理。④对于糖尿病患者在透析过程中出现的低血压,应区分是何种原因,可以通过患者体重增长的情况、超滤量的设定情况及低血压的出现时间来判断,通过血糖仪测量可确诊是否为低血糖。一般情况下,低血糖引起的低血压出现在透析开始后的1～2 h,输入生理盐水不易缓解,静脉推注高渗糖水可立即缓解;体重增长过多、单位时间内水分超滤过多导致循环血量不足引起的低血压,一般发生于透析结束前1 h左右,通过补充生理盐水、减少超滤量可迅速缓解。⑤合理服用降压药,鼓励患者在透析过程中进行腿部收缩练习以改善静脉回流。⑥加强与患者的沟通,及时了解患者有无不适,教育患者有任何不适应都应告知护士。

2.高血钾

(1)原因:透析间期,糖尿病肾病患者因胰岛素缺乏和抵抗、醛固酮不足以及高血糖时细胞内、外液体转移,更易发生高血钾。

(2)处理要点:①加强对患者的健康宣教,特别是新患者的宣教工作,告知患者饮食及胰岛素治疗的重要性,要求患者严格做好饮食控制,每天根据血糖浓度调整胰岛素的剂量,按时完成胰岛素治疗,定期查糖化血红蛋白,了解胰岛素治疗的效果。②告知患者如出现口角、四肢发麻,应警惕高血钾,立即来医院进行紧急治疗。

3.高血压

(1)原因:患者由于全身血管病变,其高血压的发生率较非糖尿病患者高,而且此类患者的高血压多为容量依赖型高血压。据统计,糖尿病血液透析患者中约50％需要抗高血压药物治疗,而非糖尿病血透患者只有27.7％需要抗高血压药物。

(2)处理要点:①严格控制透析间期体重的增长。糖尿病患者在透析间期有体重增长过多的趋势已得到普遍认同,糖尿病患者比非糖尿病患者在透析间期体重增加30％～50％。②正确评估患者的干体重。③加强透析管理,使患者做到透析充分。④对服用降压药的患者,应告诉患者透析当日避免服用降压药。⑤对服用血管紧张素转换酶抑制剂或血管紧张素受体拮抗剂的患者,应警惕高血钾的发生。⑥降压治疗的同时,应防止降压幅度过大导致的低血压。

4.感染与营养不良

(1)原因:患糖尿病性胃瘫的患者进食差,血糖控制不良,导致糖原异生、肌肉分解、蛋白质合成障碍以及透析液和尿液中蛋白质丢失,使患者更易发生营养不良,伤口愈合延迟,易发生感染。

长期高血糖引起周围血管硬化,此类患者的血管条件较非糖尿病患者差,而且穿刺后血管的修复也较为缓慢,易引起穿刺失败、血肿、动静脉内瘘闭塞和感染。

(2)处理要点:①严格执行无菌操作。②血液透析当日要求患者将穿刺部位洗净,穿刺时应进行严格消毒,防止感染。③糖尿病患者的伤口愈合较慢,血管条件较差,为防止动静脉内瘘伤口裂开而大出血,可适当延长拆线时间。④要求患者做好个人卫生,勤洗澡、勤更衣,饭前、饭后漱口,防止皮肤及口腔感染。⑤季节变换时应注意冷暖,防止上呼吸道感染,避免到拥挤的公共场所。⑥加强营养摄入,少尿、无尿的患者应控制水分、钠盐及钾的摄入。

5.视网膜病变

糖尿病视网膜病变的发病率达 5% 以上,严重者可导致失明,活动极为不便。应给予患者生活上细致的照顾,如帮患者喂饭,透析结束后护送患者出病房。同时加强与患者的沟通,发现患者有各种心理问题时,给予开导,帮助患者树立战胜疾病的信心,以良好的状态接受治疗。以往有学者认为血液透析会加速糖尿病患者视网膜病变,现在的观点是血液透析和腹膜透析的糖尿病患者视网膜病变的进展情况无差异。曾经有人认为血液透析开始后,应用肝素可导致失明,目前已被否定。高血压和血糖控制得好,失明会明显减少。

6.外周血管病

(1)原因:糖尿病患者中出现糖尿病足溃疡者约占 4%,血糖控制得不佳、外周血管神经病变是糖尿病患者截肢的主要危险因素。

(2)预防性处理:注意保持足部清洁、干燥;经常检查脚趾、趾甲、足底和脚趾间的折痕处;穿舒适、宽松的鞋、袜;如长期卧床,应使用保护足跟的袜套;使用热水袋应注意水温,避免烫伤;冬季注意足部保暖,修剪趾甲时应注意避免受伤、感染;如受伤,应及时救治。

除了做好上述并发症的护理外,还应指导患者加强饮食控制和严格进行胰岛素治疗,告知患者饮食及胰岛素治疗对于预防和减少并发症的重要作用。①糖尿病透析患者大多伴有高三酰甘油血症,故应限制单糖及饱和脂肪酸的摄入,同时要增加纤维素的摄入,纤维素可降低患者餐后 2 h 的血糖浓度及不饱和脂肪酸的浓度。早餐、午餐、晚餐热量的分配依次为 1/5、2/5、2/5 或 1/3、1/3、1/3。提倡食用粗制米、面和适量杂粮,忌食葡萄糖、蔗糖、蜜糖及其制品,忌食动物脂肪,少食胆固醇含量高的食物(动物内脏、海鲜等),鼓励伴有糖尿病性胃轻瘫的患者少食多餐。②胰岛素治疗中,应指导患者使用血糖测定仪测定指端末梢血葡萄糖水平,通常每天至少 1 次,一般2~3 次。根据测得的结果调整胰岛素的剂量。定期测量糖化血红蛋白,了解胰岛素治疗的效果。指导患者注射胰岛素的正确方法,包括注射时间、部位、注意点及药物的不良反应。饮食、胰岛素的治疗及护理贯穿于糖尿病血液透析患者治疗的始终,极为重要,是提高患者生活质量、透析质量和降低透析并发症的发生率的关键。

## 三、老年患者的血液透析

据报道,老年血液透析患者占总血液透析患者的 50%~60%。老年患者往往都伴有心血管等系统的疾病,故透析中容易出现低血压、高血压、脑血管意外、感染、心律失常、营养不良、恶性肿瘤、肾性骨病、猝死等并发症。

### (一)老年患者的生理特点

1.营养不良

主要原因:代谢功能障碍,摄入量减少,吸收降低;牙齿缺损,胃肠功能低下,消化、吸收缓慢;

血液透析后,对透析不耐受,导致透析不充分;伴有糖尿病、胃肠道等慢性病;透析中蛋白质丢失;药物引起一些不良反应,患者厌食,蛋白质的摄入量不足等。

2.机体的免疫功能下降

患者长期营养不良造成机体的免疫功能下降,呼吸系统、泌尿系统的感染率上升,恶性肿瘤的发生率增加。如有上呼吸道感染诱发肺炎、高热、败血症等,会使营养不良的状况变得更为严重。如此恶性循环,使患者死亡的危险性大为增加。

3.慢性病并发症增加

糖尿病、骨质疏松、呼吸系统疾病、胃肠道疾病、心血管疾病是老年患者的常见病。由于血液透析时血流动力学改变,患者的急性透析并发症增多,如低血压、高血压、心律失常、心绞痛、脑血管意外。

4.性格缺陷

对于维持性血液透析老年患者而言,透析治疗是一种终身的替代治疗。老年患者受到疾病折磨,交流、沟通减少,动脉硬化等,导致性格缺陷,常常表现为依从性降低,如不按时血液透析、不遵从医务人员医嘱、不控制水分、蛋白质的摄入量不足。

5.行动不便,思维迟钝

血液透析过程是一个医患互动的过程,患者在血液透析过程中出现不适症状时,应立即告知医护人员。但由于老年患者思维迟钝、反应木讷,往往出现症状时,已经病情严重。行动不便、思维迟钝使患者的自我护理能力下降,影响了治疗,增加了护理风险。

在透析前6～8周应给慢性肾衰竭老年透析患者做内瘘术,使动静脉内瘘有充分的成熟时间。如需紧急透析而动静脉内瘘尚未建立,可以通过建立临时血管通路进行透析,如经皮静脉插管或直接进行血管穿刺。对于血管条件较差者,可以考虑用带涤纶套深静脉置管。对于老年患者建立血管通路的原则是尽早建立动静脉内瘘,给予充分的内瘘成熟时间;避免低血压和低血容量所致的动静脉内瘘闭塞;根据实验室指标及医嘱合理给予抗血小板凝聚的药物,以预防血栓形成。

**(二)老年患者血液透析的特点**

1.透析机及透析器

老年患者因疾病的特殊性,在透析中极易发生低血压、肌肉痉挛等不适,应尽量安排超滤稳定、有调钠功能的机型;对伴有心功能不全、持续性低血压者,应减少大面积、高通量透析器的使用。

2.血流量

对不伴有慢性病的老年患者,建议血流量根据其年龄、体重,控制在200～250 mL/min;对伴有心血管系统疾病、肺心病、持续性低血压者,血流量应控制在150～180 mL/min。流量过快可加重患者的心脏负担,引起心律失常和心动过速等。

3.透析液浓度

根据患者在透析中存在的不同问题,调节钠浓度。对于高血压患者,可适当调低钠浓度,一般控制在138～142 mmol/L;对于低血压、在透析中易出现肌肉痉挛的患者可适当调高钠浓度,一般控制在142～148 mmol/L。

4.透析液温度

透析液温度一般控制在36 ℃～37 ℃。对于持续性低血压患者,应将透析液温度调到

35.5 ℃～36.5 ℃。低温透析可以使患者的外周血管收缩,避免加重低血压。对发热患者也可适当降低透析液温度。对于血压正常或较高但在透析中易引起肌肉痉挛的患者,可将透析液温度适当调高,控制在 37 ℃～37.5 ℃,以减少透析中肌肉痉挛的发生率。

5.超滤量

老年患者的心血管系统不稳定,短时间大量脱水会影响血管内容量的再充盈,而冠状动脉灌注不足易诱发心绞痛、低血压等。因此,应该根据患者体重的增长情况设定超滤量。当患者透析间期体重的增长超过了干体重的 4%,则应根据患者以往的透析资料,决定超滤量,一般超滤率控制在 500 mL 以内,再根据患者透析中的情况和透析结束前 1 h 的血压,适当地增/减超滤量。对于个别水肿严重或伴有腹水或胸腔积液的患者,可以通过序贯透析来降低透析对患者心血管系统造成的影响,并有助于水分排出。

6.每周透析次数和时间

因年纪较大,患者一般不耐受长达 6 h 的透析,可安排每周透析 3 次,每次 4 h。

**(三)并发症及处理**

老年血液透析患者的急性并发症及远期并发症与常规透析患者的并发症基本相同,但由于有年龄及疾病的特殊性,更易发生心血管系统疾病、透析失衡综合征、感染、营养不良、脑血管意外、肾性骨病及肿瘤等。

1.透析失衡综合征

其多见于首次进行血液透析的患者,是在透析过程中或透析后 24 h 内发生的以神经系统症状为主的一系列综合征,如头痛、失眠、恶心、呕吐和血压升高。初次血液透析的患者应缩短血液透析时间,加强诱导透析,逐步过渡到常规透析剂量;血流量不宜过快,一般控制在 150～180 mL/min;若患者在透析中出现上述症状,在无糖尿病的情况下,可以静脉推注高渗糖水。

2.心血管系统并发症

心血管系统并发症是 60 岁以上的老年血液透析患者的常见并发症,也是常见的致死原因之一。老年患者多患有缺血性心脏病、高血压和心脏传导系统病变等,导致心脏储备功能减弱;血液透析中体外循环破坏了血流动力学的稳定性,增加了心脏的负担;因透析发生的低血压、体液及电解质急剧变化、动静脉内瘘形成也是形成老年血液透析患者心血管系统并发症的诱因。

(1)低血压:老年患者机体的耐受力下降,又大多伴有心血管系统慢性病,在透析过程中极易发生低血压,应根据产生的原因认真分析,采取相应的防治措施。

患者如在透析一开始就出现血压下降,可能与伴有心血管系统疾病或体外循环建立、血流量过大、患者不能耐受有关。通过减慢血流量、减缓超滤、增加预冲液量或使用新鲜血液预冲管道等方法减轻患者的不适,使患者顺利完成血液透析。

如在透析过程中或在透析结束前突然出现血压下降、打哈欠、恶心、呕吐、出冷汗、胸闷或伴有下肢肌肉痉挛,可能与患者透析间期体重增长过多,以致在透析时超滤量过多、速度过快有关,或由透析中进食过多所引起,应立即减慢血流量,减慢或停止超滤水分,补充生理盐水,待症状缓解后继续透析,但要注意控制补液量,避免补液过多造成透析结束时体内仍有过多水分,诱发急性左心衰竭。对于在透析中经常出现低血压、肌肉痉挛的患者,可以通过适当调高透析液钠浓度,使患者能顺利地完成透析治疗。做好饮食宣教工作,让患者知道因饮食控制不佳而导致在透析过程中出现各种并发症的危险性,使患者自觉遵守饮食常规,同时鼓励患者避免在透析过程中过多进食。

（2）心绞痛：由于体外循环建立，患者可出现暂时的冠状动脉供血不足，在透析过程中突然出现胸骨后疼痛、胸闷，心电图检查可见 ST 段压低、T 波平坦或倒置，应立即减慢血流量及超滤或停止超滤、吸氧，并通知医师。根据医嘱给予硝酸甘油舌下含服，情况好转后继续透析，如症状不缓解，应停止透析治疗。

（3）心律失常：在透析过程中，患者感觉心慌、胸闷，出现心动过速、心律不齐，严重者可以出现室性或房性心律失常。立即减慢血流量及超滤或停止超滤，针对病因给予抗心律失常的药物、给氧，严重者应停止透析。

（4）高血压：患者饮食控制欠佳，摄入过多水、钠；患者过于紧张；有肾素依赖型高血压；透析液浓度过高；超滤不足；有失衡综合征；降压药被透出或存在药物因素（如促红素的使用）等。

加强宣教工作，使患者了解饮食限制的重要性，严格控制水、钠的摄入；每次透析都能完成透析处方；鼓励患者在透析间期按时服药，使原有的高血压能得到有效控制；改变透析方式，如进行血液滤过治疗；检查透析液的浓度是否过高；对在透析中有严重高血压的患者可以使用药物加以控制。

（5）心力衰竭：患者突发呼吸困难，不能平卧，心率加快，血压升高，在排除高血钾的情况下，可以先给患者实行单纯超滤后再改为血液透析，这样可以减轻心脏负担。让患者取半坐卧位，吸氧，必要时用 50% 的乙醇湿化吸氧。可以通过积极控制贫血、平时注意充分超滤、定期检查胸片以了解心胸比例，警惕体重减轻引起的水分超滤不足等，预防心力衰竭。

3.感染

老年患者由于疾病及年龄因素，免疫力低下，加上营养不良，易发生感染性疾病，特别是呼吸系统、泌尿系统感染及结核。老年血液透析患者感染的发生率仅次于心血管并发症。因此，应鼓励患者平时注意合理、均衡的饮食，进行适度的锻炼，注意在季节变换时及时增/减衣服，避免去人多的地方，防止上呼吸道感染。一旦发生感染应立即就医，按时服药，使感染能够得到有效控制。在透析过程中，应注意严格遵守无菌技术操作原则，防止医源性感染。

4.营养不良

长期血液透析的老年患者大多合并其他慢性疾病，由于消化吸收能力减弱，对蛋白质的吸收和利用能力降低，更易发生营养不良。很多患者独居，不愿给儿女带来负担，所以缺乏照顾，加上疾病因素，使其精力有限，不能做到饮食多元化；或因缺乏营养知识，蛋白质、能量摄入减少，以致发生营养不良。

5.脑血管意外

老年患者由于高血压、高血脂，脑动脉硬化的发生率较高，反复使用肝素后，在动脉硬化的基础上，更易发生脑出血。患者往往表现为持续头痛、无法解释的痴呆、神志改变，严重者出现偏瘫甚至死亡。脑动脉硬化、降压幅度过大可能诱发脑循环障碍，脑血栓形成，引起脑梗死。

因此，应鼓励高血压患者在透析间期严格做好自身防护，定期测量血压，按时、按量服药，严格控制水分的摄入量，注意劳逸结合，避免过度疲劳。对严重高血压患者，应避免短时间内降压幅度过大。对已出现脑血管意外的患者，避免搬动，在透析中严格控制血流量及超滤量，严密观察生命体征。因病情需要进行无肝素透析的患者应注意血流量、静脉压、跨膜压的变化，防止体外凝血。

6.肿瘤

老年血液透析患者因免疫功能低下，恶性肿瘤的发生率是正常人的 3～5 倍，且预后差。对于患有恶性肿瘤的患者,做好心理护理极为重要。在透析过程中更要给予无微不至的关怀,密切观察病情,尽量减少急性并发症的发生。

透析过程中一旦出现不适,会导致患者紧张不安,医护人员若能准确、快速、沉稳地做出处理,缓解患者的不适,既能减轻患者的痛苦,又能增加患者的信任感,提高患者在治疗过程中的依从性,改善患者的透析质量和生活质量。

随着血液透析技术的不断成熟,年龄不再是血液透析前要考虑的首要因素,但如何提高老年患者的透析质量及生活质量仍然是需要继续探讨的问题。

## 四、妊娠合并血液透析

行维持血液透析的终末期肾衰竭(ESRD)患者因各种内环境紊乱和毒素等因素的影响存在多种并发症,降低了妊娠成功率。通常不建议 ESRD 患者和透析患者妊娠。目前随着透析技术的发展和人类重组促红细胞生成素(EPO)的应用,这些患者的妊娠成功率得到了明显改善。

### (一)妊娠患者的生理特点

1.高血压

高血压是严重的妊娠并发症,发生于 80% 的妊娠期透析患者,血压控制不良将对孕妇造成极大危害。与非妊娠的透析患者一样,治疗妊娠期透析患者高血压的首要步骤是保证足够的透析超滤,避免水钠潴留。但要记住,如果是先兆子痫造成的高血压,低血容量将加重器官的低灌注。

2.贫血

ESRD 患者妊娠后几乎都发生贫血或贫血加重。妊娠期血浆容量可增加 3~4 L,在妊娠前3 个月正常妇女的红细胞数量就会增加,可不发生贫血,而在妊娠期 ESRD 妇女的红细胞数却不能相应增加,所以出现贫血或贫血加重。妊娠透析患者血红蛋白水平常降至 60 g/L,血细胞比容降低明显,对母亲及胎儿均有害,故应积极纠正贫血。

3.营养不良

长期频繁透析使营养物质大量丢失,加上孕妇对营养物质的需求量增加,极易造成营养不良。应注意改善患者对蛋白质、氨基酸、可溶性维生素及电解质的补充和摄取。

4.感染

感染是维持性透析患者常见并发症之一,透析患者在妊娠期面临感染的危险。据文献报道,有 40% 的患者出现尿路感染,部分患者合并腹膜炎,导致胎儿早产或死亡。

### (二)妊娠患者血液透析的特点

1.透析时间

对于妊娠的女性患者,延长透析时间或强化透析可减少早产和提高出生体重,提高胎儿的存活率。一旦妊娠诊断确定,每周透析时间要延长到 20 h 以上,透析前 BUN 应低于 17.85 mmol/L(50 mg/dL)。研究发现,每周透析时间超过 20 h,胎儿存活率较高;透析时间与胎儿的出生体重呈正相关。

2.透析频率

据报道,增加透析频率对妊娠患者及胎儿均有很大好处:①每周透析次数增加至 4~6 次,可更好地控制液体和血压,透析间期体重增加减少、单次透析超滤量减少、每次透析超滤<1.5 kg可避免低血压和胎儿窘迫。②降低因胎盘缺血而自然流产的风险。③母体血压的变化小也减轻

了胎盘血液灌注的变化。④增加透析频率可放宽对液体和饮食摄入的控制,以适应孕妇的生理需要。⑤增加透析次数可避免羊水过多而导致的早产。

3.透析液

个体化的透析液是妊娠期患者透析中的重点:①调整透析液的钾浓度。由于透析频率增加,妊娠期食欲减退、恶心、呕吐等,防止发生低血钾成为关键。应将钾浓度调整为 3～4 mmol/L。②由于妊娠期生理上存在呼吸性碱中毒,正常母体碳酸氢盐的浓度为 18～20 mmol/L,透析患者的肾脏缺乏代偿能力,每周透析 4～6 次又可能导致代谢性碱中毒,所以应将透析液的碳酸氢盐浓度调整至 25 mmol/L。③妊娠过程中胎儿要从母体获取钙,透析液的钙浓度为 1.5 mmol/L 比较合适。

4.透析器

由于每周透析 4～6 次,不需要过多超滤,通常使用低通量、小面积、生物相容性较好的透析器。但在应用透析器及管路前必须规范预冲,防止出现变态反应。

5.抗凝剂

由于妊娠患者的透析频率增加或每天透析,应适当减少抗凝剂的用量,但妊娠患者常处于高凝状态,抗凝剂用量不足又可增加体外循环凝血的风险,目前尚无明确的指南建议抗凝剂的用量。有文献报道,用无肝素或小剂量肝素透析或低分子肝素抗凝可防止出血和早产。

**(三)并发症的护理**

做透析的妊娠患者的急性并发症与常规透析患者的并发症基本相同,但前者更易发生失衡综合征、低血压、高血压、钙磷失衡。

1.失衡综合征

注意有无头痛、恶心、呕吐、烦躁、血压升高等,严重者会出现抽搐、嗜睡、昏迷,甚至死亡。要做好预防措施,如减少透析时间、增加透析次数、使用小面积透析器、减慢血流量。如发生失衡,需尽快处理或提前结束透析,以确保孕妇和胎儿安全。

2.低血压

干体重难以估计,在透析中超滤过多极易引起低血压。患者可出冷汗、心慌、恶心、呕吐、脸色苍白、脉搏细速,严重者可出现晕厥、意识障碍。应立即停止超滤,补充生理盐水至不适症状缓解。如症状不能缓解,应结束透析治疗。

3.高血压

高血压既是血液透析的并发症,也是妊娠的并发症。患有妊娠高血压综合征的患者更要注意控制血压。患者应在安静、光线较暗的透析室进行治疗,有条件的可给予独立的透析室。透析中要注意患者的主诉,如出现头痛、胸闷等症状,要高度警惕子痫发生,也可根据医嘱静脉使用硫酸镁。

4.钙磷失衡

ESRD 患者存在不同程度的肾性骨病。血液透析也难以纠正钙磷紊乱,患者常出现低钙、高磷。胎盘可以将 25-OH-D$_3$ 转化为 1,25-(OH)$_2$-D$_3$,应每 3 个月检查 25-OH-D$_3$ 水平 1 次,25-OH-D$_3$ 不足者要补充。妊娠过程中胎儿要从母体获取 30 g 钙,孕妇平均每天需摄取 1 500～2 000 mg 钙。母体高钙可导致胎儿低钙和高磷,影响胎儿骨骼的发育,需要每周检测钙、磷水平。

### 五、传染病患者的血液透析

随着血液净化技术在医疗中的广泛应用,某些传染性疾病患者(如乙型肝炎、丙型肝炎、梅毒、艾滋病患者)需要进行血液透析治疗。这类患者既是传染源,也是医院感染的易感者,在医院感染预防与控制方面存在着特殊性。

血液透析患者常见的传染性病原包括以下几种。①细菌:革兰染色阳性球菌、革兰染色阴性杆菌、结核分枝杆菌。②病毒:乙型肝炎病毒(HBV)、丙型肝炎病毒(HCV)、人类免疫缺陷病毒(HIV)。③其他:梅毒螺旋体(TP)。

#### (一)传染性疾病在血液透析患者中的流行过程及特点

1.传染源

传染源为患者、隐性感染者、病原携带者和受感染的动物。

2.传播途径

(1)乙型肝炎的主要传播途径有母婴传播、医源性传播(输血和血制品、污染的医疗器械)、破损皮肤和黏膜传播及性接触传播。我国是乙型肝炎高发区,未感染过乙型肝炎及未接种过乙型肝炎疫苗者均易感,特别是 HBsAg 阳性者的家属、反复输血及血制品者(如血友病患者)、血液透析者、有多个性伴侣者、静脉药瘾者、接触血液的医务工作者等。HBeAg 阳性者或 HBV-DNA阳性者的传染性较强。

(2)丙型肝炎的主要传播途径有血源性传播、医源性传播(输血和血制品、污染的医疗器械)、破损皮肤和黏膜传播;也可见母婴传播和接触传播,但不是主要传播途径。人类对 HCV 普遍易感。在血液透析环境中血液污染的潜在危险较高,短期存活的 HCV 可能更易引起感染。HCV感染持续状态会成为巨大的传染源。

(3)肺结核主要经飞沫传播。患者咳嗽、打喷嚏时,结核菌可经飞沫直接感染与患者距离近者;若患者随地吐痰,痰液干燥后结核菌随尘埃飞扬,可远距离播散。人群普遍易感,感染者的免疫力低下时易发病。我国的结核病疫情严重,表现为高感染率、高患病率、高病死率及高耐药率。

(4)梅毒的主要传播途径有性接触传播、母婴传播、生活密切接触传播、医源性传播(输血和血制品)和通过器物间接传播,患者为唯一的感染源。成年男女普遍易感,全国发病率呈增长趋势。梅毒螺旋体在人体外不易生存,对热和干燥敏感;耐寒力强,在 0 ℃冰箱中可存活 48 h。

(5)HIV 主要传播途径有性接触传播、母婴传播、血液传播,人群普遍易感。成人高危人群包括静脉注射吸毒者、同性恋者、性滥交或卖淫嫖娼者、血友病患者或经常输血和血制品者、器官移植者、非法采供血者、意外暴露者。患者主要为 40 岁以下的青壮年。在室温下,液体环境中的HIV 可以存活 15 天,被 HIV 污染的物品至少在 3 天内有传染性。含有 HIV 的离体血液可以造成感染。HIV 对热敏感,56 ℃、30 min 能灭活;一般消毒剂均能使 HIV 灭活。

(6)大肠埃希菌通过粪口途径传播,很多病例与吃了未煮熟或污染的牛肉和猪肉、游泳、喝了被污染的水、吃了被污染的蔬菜有关。大肠埃希菌能产生毒力很强的志贺毒素,进入血液,引起毒血症,病变在肾时可导致溶血性尿毒症(HUS)。家禽和家畜为主要感染源,7~9 月份为流行高峰,世界性分布。

(7)耐甲氧西林金黄色葡萄球菌(MRSA)感染多发生于免疫缺陷者、大面积烧伤者、大手术后患者、长期住院患者及老年患者。MRSA 极易导致感染的流行和暴发,治疗困难,病死率高。MRSA 主要通过医护人员的手,在患者、医护人员间播散。另外,衣物、敷料等物品可携带

MRSA,促进 MRSA 在医院内流行。患者一旦感染或携带 MRSA,MRSA 可存在于患者身上达数月之久。

血源传播性疾病在医院内传播途径有输血、透析器复用、血液透析机污染、血管通路污染等。

3.易感因素

患者自身的免疫缺陷状态、透析的持续时间、血液透析中心收治了传染性疾病患者、对感染患者未行有效隔离等都是影响患者易感性的重要因素。

**(二)传染性疾病患者血液透析时的处置**

1.经血液及体液传播传染性疾病的血液透析患者的处置

(1)处理原则:透析室所有工作人员应严格执行"防止通过血液及体液传播病原体感染的全面防控措施"的基本原则,包括:①每次治疗后,给器械、仪器及环境表面清洁及消毒。②避免在患者之间使用共同物品。③勤洗手及使用抛弃式手套。④使用护目镜、面罩、口罩及衣罩。⑤建议乙型肝炎病毒阳性患者在独立的区域、及时用独立机器进行透析。⑥建议丙型肝炎患者在独立的区域进行透析。⑦隔离:对病毒性肝炎患者在标准预防的基础上,还应采用隔离和预防措施。

(2)感染的控制:①建立健全医院感染防控措施、消毒隔离制度、医疗废物处置制度。②进行医院感染相关知识、管理制度和有关法律知识的培训。③建立合理的血液净化流程,各级人员熟练掌握专业知识及有关消毒、隔离、防止感染的知识,提高保护自己、保护患者、减少环境污染的意识。④环境布局要合理,对医护人员严格按划分区域进行管理;设置隔离透析治疗专区或专间,如不能分设乙型肝炎、丙型肝炎、梅毒等不同传染病患者隔离透析专区或专间,则指引梅毒患者、HIV 携带者或艾滋病患者到指定的传染病医院或开设专区的医院进行透析治疗。⑤加强室内通风换气、空气消毒,建立完整的空气处理系统,治疗期间持续净化空气。每月清洗室内空调,每月 1 次空气培养。⑥工作人员管理:培训医务人员,落实和执行各项消毒隔离技术,做好标准预防,定期检查和指导;如不慎被污染锐器刺伤,要立即处理伤口,同时向医院感染管理科上报,按照原卫生部《医务人员执业暴露防护工作指导原则(试行)》的要求进行登记、评估、监测并指导用药。⑦根据消毒隔离规范,做好医疗用品、医疗垃圾的处理和环境、物品的消毒。⑧做好患者及陪同者的管理。血液透析室是一个特殊治疗场所,应尽量减少人员进出,严格家属陪护制度,防止交叉感染。⑨做好透析用水、透析液的监测和管理。

(3)透析前护理:评估患者的病情和心理问题,进行耐心、细致的解释和沟通,减少患者的焦虑和恐惧。介绍疾病相关知识和隔离措施、预后等,增强患者康复的信心。注意保护患者的隐私,取得患者的信任。提供有效的健康教育和隔离措施,帮助患者配合医护人员进行治疗。

(4)透析中护理:对于具有传染性的患者,需在专门区域或地区进行治疗;除了常规治疗外,需由专门医务人员进行疗护,同时需严格遵守消毒隔离规范,防止交叉感染。治疗中仍应进行心理干预,特别是当患者身处特别治疗区或感觉孤独、自卑时,护士应及时与患者沟通、交流,并加强观察。

(5)透析后护理:①指导患者在家里采取相应的隔离措施,不共用剃须刀、指甲钳、牙刷等用品;应把被患者的血液污染的床单和衣物浸泡在漂白剂里 30 min 后再洗;培养良好的卫生习惯,勤洗手、勤擦身;使用分餐的餐具后将其煮沸或浸泡消毒。②休息和活动:急性期应增加休息,病情稳定时可适当锻炼,以不疲劳为度。③饮食宜高热量、富含维生素,注意饮食卫生和营养均衡搭配,禁烟、酒。长期服用抗病毒药物的患者应注意减少脂肪的摄入量。④按要求服药,遵守服药剂量和时间,忌滥用药物。注意观察药物的不良反应,定期化验。⑤正确对待疾病,保持心情平和,避免焦虑、愤怒等不良情绪。⑥注意观察牙龈出血、皮肤瘀斑、鼻腔出血、便血、呕血等情况。如有伤口,需妥善包扎处理,不要让自己的血液、体液污染物品。

**2.患结核病的血液透析患者的处置**

血液透析患者如果出现不明原因的发热、不能解释的高血钙、体重减轻、恶心、肝大、淋巴肿大及不明原因的肺部浸润、胸腔积水、腹水等症状,须积极评估结核病的可能性。据报道,透析患者的结核病表现差异大,有一半以上的患者是肺外结核,早期诊断困难。

(1)处理原则:当血液透析患者确定或怀疑有结核病时,可以采取相对隔离措施,早期明确诊断。肺外结核一般不会传染,除非患者合并有肺结核。肺外结核如有开口的结节,其结核菌浓度很高,所以在标准预防的基础上,采用对飞沫、空气传播的隔离措施,并建议患者住在有特别设计的通气系统的病房。

(2)感染的控制:告诉患者结核病的传播途径以及他们被隔离的原因,教育患者即使是在隔离房间内打喷嚏或咳嗽时也要用纸巾盖住口、鼻,然后将纸放入密闭容器内及时焚烧,以防止飞沫散入空气中。严禁随地吐痰,床旁可放置有盖痰杯,每天消毒处理。保持病室通风、空气新鲜、清洁、安静,每天 2 次紫外线消毒,对地面湿式清扫。

(3)护理:①应把疑似开放性结核的血液透析患者安置在相对独立的隔离房间内治疗。如果不能做到,可给结核患者戴外科口罩,并将患者置于下风处。工作人员进入该治疗区都需要戴 N95以上的口罩。②小心处理呼吸道分泌物,避免传染给其他人员。在患者的痰杯内加入等量浓度为 500 mg/L 的含氯消毒剂,浸泡 1 h 后弃去。接触痰液后须用流动水彻底清洗双手。③根据患者不同的心理特点做好心理护理;指导患者养成良好的卫生习惯;强调用药规律、全程、合理;嘱患者适当锻炼,增加抵抗力;保证营养供给。

**3.耐甲氧西林金黄色葡萄球菌(MRSA)感染合并血液透析患者的处置**

建议 MRSA 感染合并血液透析的患者在传染病医院接受治疗,如条件不允许,可以采用单独隔离,专门护理。

(1)采用接触、飞沫传播的隔离与预防措施。护理患者时戴帽子、口罩、手套等,有皮肤破损者需戴双层手套;整理及更换床单、被褥时穿隔离衣;对患者使用的物品及呕吐物、分泌物等予以消毒。

(2)进行留置导管及静脉输液等操作时,必须严格执行无菌操作及手消毒制度。

(3)病室内湿式清扫,更换被褥时勿抖动,避免尘埃飞扬,以减少感染的机会。

(4)医护人员带菌时应积极治疗,避免直接接触患者,以防引起院内感染。

(5)健康教育:向患者讲解疾病的传播途径及预防方法,嘱其注意保持皮肤清洁、完好,有皮肤破损时及时消毒、包扎,出现皮肤或全身感染症状时应及时就医。

**4.肠出血性腹泻伴溶血性尿毒症(HUS)的血液透析患者的处置**

肠出血性腹泻伴 HUS 常见致病菌为大肠埃希菌 O157:H7,见于儿童,起病急骤,伴有腹泻前驱症状,肾脏损害重于脑部病变,需及早进行透析支持治疗。护理措施如下。

(1)隔离:在标准预防的基础上,采用接触传播的隔离与预防措施。医务人员应加强手消毒,对患者接触的物品、餐具、病室物品表面以及呕吐物、排泄物予以消毒。

(2)因该类患者多为儿童,故血液透析时应加强护理和病情观察:①注意透析中腹痛的性质、部位和程度;观察大便的次数、性状、颜色和量,并及时记录;保持水与电解质平衡。②注意观察神志变化,观察尿液的颜色和量,记录出入量。③注意观察患者的面色、眼睑结膜、口腔黏膜、甲床的变化,观察皮肤、黏膜有无瘀点、瘀斑和出血点。④监测生命体征。⑤腹泻、腹痛、呕吐时,进行对症护理。⑥健康教育:向患者宣教疾病的病因、传播途径、消毒隔离知识。

(刘振明)

# 第八节　血管通路技术

## 一、自体和移植血管动静脉内瘘的建立技术

建立和维持功能良好的血管通路是通过体外循环进行维持性血液透析的先决条件。血管通路可分为永久性血管通路、临时性血管通路和介于两者之间的半永久性血管通路(又称为长期导管)。

永久性血管通路指自体动静脉内瘘(arteriovenous fistula,AVF)或移植血管动静脉内瘘(arteriovenous graft,AVG),主要用于长期维持性血液透析治疗;临时性血管通路指各种无袖套型中心静脉留置导管,主要用于急诊或短期血液透析等治疗;半永久性血管通路指袖套型中心静脉留置导管,能快速建立后用于较长时期的维持性血液透析等治疗。

### (一)建立自体和移植血管动静脉内瘘的术前评估

终末期肾病患者如拟接受维持性血液透析治疗,需首先对患者的整体病情尤其是心功能、局部血管条件、当地医疗习惯及费用等各种因素进行综合评估,事先制定血管通路计划,包括血管通路类型、建立血管通路时机等,尽可能避免临时性插管。

1.适应证和手术时机选择

(1)动静脉内瘘手术时机:建议在预期开始接受维持性血液透析治疗前6个月建立自体AVF,AVG则应在透析前3～6周建立。因此,当慢性肾脏病患者表皮生长因子受体≤15 mL/(min·1.73 m²)时,应该建立动静脉内瘘。糖尿病和严重心血管并发症患者,透析时机可适当提早,在表皮生长因子受体≤20 mL/(min·1.73 m²)时可考虑建立动静脉内瘘。

(2)动静脉内瘘建立时机的考量因素:自体或移植血管动静脉内瘘建立时机主要取决于预测的术后内瘘成熟所需时间及影响内瘘成熟的各种因素。①内瘘成熟时间:根据预期血透开始时间提前6个月进行自体AVF手术,可以提供相对足够的时间以保证内瘘成熟。即使术后内瘘成熟不良,还留有时间再次手术,尽量避免中心静脉穿刺置管。内瘘成熟时间与内瘘类型、患者血管条件等有关。

AVF成熟时间:自体AVF成熟后方可使用,成熟过程至少需要1个月,最好在自体AVF术后3～4个月才开始穿刺使用。

AVG成熟时间:一般情况下,AVG术后肢体肿胀的消退和人造血管与周围组织牢固黏附所需时间约为3周。因此,拟行血液透析治疗的终末期肾病患者需提前3～6周建立AVG,某些新型材料人造血管则可在术后短期内立即使用,例如与聚四氟乙烯移植血管相比,聚氨酯移植血管可早期穿刺。②血管条件:患者局部血管尤其是动脉和静脉内径、血管壁病变情况、解剖特点等是影响内瘘成熟的重要因素。对于自体血管条件不良的慢性肾脏病患者,自体AVF或AVG

手术时机甚至需要更加提前。老年人、糖尿病、系统性红斑狼疮、血管炎及合并其他脏器功能不全的患者，自体 AVF 或手术时机也需酌情提前。

（3）慢性肾脏病患者肾脏替代疗法开始的时机：慢性肾脏病患者表皮生长因子受体 $\leqslant 15$ mL/(min·1.73 m²)时应密切随访，期间如果出现可通过透析治疗改善的临床表现，如明显尿毒症症状、容量过负荷、难治性高钾血症及难治性代谢性酸中毒等或表皮生长因子受体 $\leqslant 10$ mL/(min·1.73 m²)时，应及时开始肾脏替代治疗。

（4）维持性血液透析血管通路方案的选择：维持性血液透析患者血管通路的选择主要取决于患者整体病情、局部血管条件及手术医师习惯等因素（图 13-5）。

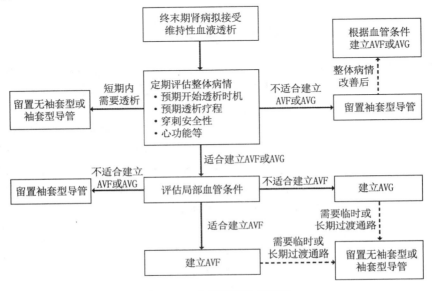

图 13-5　血管通路选择流程

首先，评估患者整体病情是否适合建立动静脉内瘘，包括原发病、并发症、心功能、预期寿命及能否配合内瘘穿刺等；其次，评估血管条件，建议首选 AVF。

由于局部血管原因（如上肢血管过于纤细、反复制作 AVF 使上肢动静脉血管耗竭及周围血管疾病使上肢血管严重损毁等）无法行 AVF 手术的患者，部分可行 AVG 手术，但拟手术部位近心端整个动静脉行径需无严重病变，血流通畅。

因各种原因无法行 AVF、AVG 手术患者，可留置袖套型中心静脉导管，建立半永久性血管通路。

在整个维持性血液透析治疗期间，根据病情变化，调整血管通路方案。

2.动静脉内瘘手术禁忌证

（1）AVF 绝对禁忌证。

心力衰竭未有效控制：自体 AVF 适用于多数慢性肾脏病患者，但成熟内瘘血流量$\geqslant 500 \sim 600$ mL/min，届时心脏负担将至少增加 $10\%$，心力衰竭未有效控制的患者 AVF 建立后易诱发急性充血性心力衰竭，故不宜行 AVF 手术。此外，术前还应积极纠正严重高血压、贫血及容量过负荷等并发症，以减轻心脏前后负荷，降低术后心力衰竭发生风险。

严重血管条件不良：中心静脉或近心端大静脉存在严重狭窄、明显血栓，或因邻近病变严重影响近心端静脉回流者,不可建立 AVF。

(2)AVF 相对禁忌证。

心血管状态不稳定伴明显低血压:明显低血压患者 AVF 术后瘘管内血流缓慢,易形成血栓,暂时不宜建立 AVF。

严重凝血功能障碍:凝血功能异常者 AVF 术后易出现局部血肿,严重时压迫内瘘血管,引起堵塞。此外,正在服用止血药物或合并高凝状态者,术后内瘘血栓形成发生率高。

血管条件不良:自身血管条件是制约 AVF 手术效果最主要因素,下列情况时应仔细权衡手术效果:①动静脉内径纤细;②动脉管壁存在严重钙化、斑块形成等病变;③静脉管壁严重增厚、僵硬等病变。

预期患者存活时间短于 6 个月:AVF 最好在术后 3～4 个月再开始使用,故预计存活时间较短的患者,需权衡利弊后决定是否行 AVF 手术。中心静脉导管留置后可立即使用,袖套型导管留置时间可长达数月至数年,对预期维持性血液透析时间仅为数个月的患者可能更为妥当。

手术部位皮肤严重感染或病变尚未控制:局部皮肤存在严重感染者,易污染手术切口,内瘘成熟后也不宜穿刺,故手术部位局部感染急性期或存在其他严重病变时,暂不宜行 AVF 手术。

前臂 Allen 试验阳性:前臂 Allen 试验阳性者,禁止同侧行端端吻合建立前臂动静脉内瘘。

Allen 试验可用于判断桡动脉、尺动脉及两者吻合形成的掌浅弓、掌深弓通畅情况。

方法:嘱患者用力握拳,检查者双手拇指同时按压患者腕部桡动脉及尺动脉以阻断血流通过,嘱患者迅速张开手掌,此时患者手掌苍白,单独解除对尺动脉压迫后,观察手掌血供恢复速度,以判断尺动脉及其分支、尺动脉与桡动脉之间动脉弓的血流通畅情况;重复上述步骤,改为解除对桡动脉压迫,判断桡动脉及其分支、桡动脉与尺动脉之间动脉弓的血流通畅情况。

结果判断:如果手掌 5 s 内血供基本恢复,表明尺动脉血流通畅且与桡动脉之间的动脉弓吻合情况良好,即 Allen 试验阴性;相反,若超过 5 s 后手掌颜色仍持续苍白,表明尺动脉或其远端分支管腔明显狭窄、阻塞或发育不良,即 Allen 试验阳性。阳性患者同侧肢体建立 AVF 需特别谨慎,禁忌动脉-静脉行端端吻合。

同侧锁骨下静脉安装临时心脏起搏器:心脏起搏器埋置手术史并非 AVF 手术绝对禁忌证,但心脏起搏器埋置术后同侧锁骨下静脉狭窄发生风险增加,临时性心脏起搏器则还可能存在电极脱落风险,故应权衡利弊,决定是否行 AVF 手术。

(3)AVG 手术禁忌证与适应证

AVG 禁忌证、适应证与 AVF 相似,因远心段静脉条件不良或耗竭,无法行 AVF 手术的患者,仍可行 AVG 手术。

吻合口近端大静脉或中心静脉如果存在严重狭窄、明显血栓或因邻近病变受到严重压迫时,影响静脉回心血流,则不宜行 AVG 手术。

3.术前总体病情的评估

AVF 或 AVG 术前必须评估整体病情,再决定血管通路建立方案。术前应积极纠正可能影响 AVF 或 AVG 手术效果的各种并发症。短期内不宜手术者,视具体情况先留置袖套型导管(拟行 AVG 手术,则可先留置无袖套导管),待病情平稳后再行 AVF 或 AVG 手术。

(1)全身情况和营养状况。

AVF 或 AVG 术前还必须充分询问病史,详细体格检查,对心肺功能、并发症、并发症、预期维持性血液透析开始时间、预期透析病程等进行综合评估,并积极纠正严重感染、营养不良、容量不足或水肿等合并症。

显著脱水、营养不良、低血压状态下,AVF 或 AVG 术后早期闭塞风险高,应尽量在病情改善后再行手术。

上肢明显水肿时,前臂 AVF 或 AVG 制作困难,可先行透析治疗,待水肿改善后再行 AVF 或 AVG。

(2)心功能。

终末期肾病患者多伴有水钠潴留,心脏前负荷增加,而 AVF 或 AVG 本身可导致回心血量增加,加重充血性心力衰竭,故 AVF 或 AVG 术前心功能评估极为重要。

美国纽约心脏协会心功能分级≥Ⅱ级的患者,可能无法耐受 AVF 或 AVG 术后回心血量增加,禁忌行 AVF 或 AVG 手术。建议先中心静脉留置导管后进行血液透析治疗,待心功能改善后再酌情行 AVF 或 AVG 手术,或直接改为维持性腹膜透析治疗。

美国纽约心脏病学会心功能分级Ⅰ级的患者,如果合并有明显水钠潴留、严重高血压、严重贫血,左心室射血分数低于正常值下限时,术前须积极纠正高血压、贫血、水钠潴留,以减轻心脏前后负荷,配合适当药物疗法改善心肌收缩力,待左心室射血分数恢复至正常值范围,确认心功能可以耐受 AVF 或 AVG 术后回心血流量增加,再行 AVF 或 AVG 手术。

(3)感染:严重全身感染患者,需感染控制后再行手术。

(4)可能影响局部血管的并发症:糖尿病、自身免疫性疾病等可引起显著动脉硬化,并导致末梢循环障碍,须充分评估 AVF 或 AVG 术后并发盗血综合征风险,严重末梢循环障碍者,避免行 AVF 或 AVG 手术。

4.术前局部血管的评估

自身血管条件是制约 AVF 或 AVG 手术效果最主要的因素,故 AVF 或 AVG 术前必须通过询问病史、体格检查(视诊、触诊)和影像学检查(超声等)仔细了解拟行手术的动脉、静脉情况,选择适宜的手术血管和部位。

(1)病史:局部血管如存在损伤或狭窄,可导致 AVF 或 AVG 术后静脉回流障碍,术前须仔细了解。有下列相关病史者,需进一步酌情行超声、CTA、MRA 及血管造影等相关影像学检查,评估上肢及前胸部动脉及静脉系统通畅情况:①既往有锁骨下静脉留置导管史。②心脏起搏器植入史。③上肢、胸部、颈部手术或外伤史。

(2)体格检查。

上肢的整体视诊、触诊:观察上肢有无肿胀、局部皮肤有无感染及其他严重病变、肘关节活动度等。①肩部及前臂水肿提示上肢静脉阻塞可能,须进一步详细检查;②关节活动明显受限时,可能对内瘘穿刺带来不便,需权衡 AVF 或 AVG 手术利弊。

动脉检查:①触诊肱动脉、桡动脉、尺动脉,感受搏动强弱程度,动脉搏动强度可因患者体位、运动情况等改变,因此检查时宜取静息卧位;②Allen 试验判断桡动脉、尺动脉及两者吻合形成的掌浅弓、掌深弓通畅情况。

静脉检查:包括初步视诊、触诊,静脉充盈扩张后再次视诊、触诊,以及静脉检查注意事项。

初步视诊、触诊:首先对前臂和上臂部位的头静脉及其主要浅表分支、贵要静脉及其主要浅表分支、肘正中静脉等进行初步视诊、触诊。

静脉充盈扩张后再次视诊、触诊:使用止血带(也可用血压计袖带绑扎后充气升压至13.0 kPa(100 mmHg)左右,注意压力无须太大,避免阻断动脉血流)绑扎上臂的上 1/3 处,目的是阻断静脉回心血流,嘱患者反复做握紧、张开手指动作 1～2 min(目的是将肌肉中血液转移至循环中,并阻止回心血流,使静脉尽可能充盈扩张)后再次视诊、触诊,评估静脉管壁内径、弹性、近端有无堵塞等。

静脉检查注意事项:①静脉纤细者,反复握拳运动的时间至少 2 min,才能保证静脉充盈充分;②前臂浅表静脉近心端有时存在局部管径明显变细,甚至中断(狭窄、闭塞等)可能,故确认静脉整个行径的连续性极为重要;③肥胖者上肢静脉大多位于皮下较深部位,难以满意触诊,需进一步行影像学检查首选超声显像检查,必要时也可行 CTA、MRA 甚至血管造影检查,以了解局部静脉的管壁内径及其通畅情况。

(3)影像学检查:血管壁严重钙化者,即使桡动脉血流量充足,也可能难以触及搏动,故超声检查极为必要。①超声显像检查范围:根据需要,酌情检查腋动脉、肱动脉、桡动脉、尺动脉、腋静脉、头静脉、贵要静脉、肘正中静脉、桡侧浅静脉、尺侧浅静脉等血管的完整行径,以选择适宜的通路血管。②超声显像检查内容:包括血管内径、血液流速、管壁增厚程度、有无钙化等病变,有无血栓形成、狭窄等异常。动脉管壁严重钙化者并非 AVF 或 AVG 手术绝对禁忌证,但需根据超声检查结果,制定个体化手术方案。

### (二)自体和移植血管动静脉内瘘的手术操作技术规范

拟接受维持性血液透析治疗的终末期肾病患者,通过综合评估后,可择期实施自体或移植血管动静脉内瘘手术。

1.AVF 或 AVG 手术血管及手术部位的选择

(1)AVF 或 AVG 手术部位的选择原则。

先上肢,后下肢:AVF 手术部位的选择应从上肢开始,上肢血管无法再利用时,才考虑选用下肢血管。

先远端,后近端:吻合口部位首选远心端,则可提供较多的手术部位和更长的透析穿刺点,并可降低肢体远端缺血危险。

先非惯用侧,后惯用侧:首选非惯用侧上肢行 AVF 手术,方便患者参与日常活动如进餐、写字、洗漱及工作等。

先桡侧,后尺侧:腕部桡动脉与其邻近头静脉是制作 AVF 的第一选择,称为标准内瘘,其优点是动静脉距离近、位置表浅、口径接近、手术操作视野显露方便、容易吻合,且术后内瘘血管适宜穿刺的部位较长,也便于手术失败或 AVF 堵塞后重建。

先自体血管,后移植血管:与自体 AVF 相比,移植物 AVF 长期通畅率低、穿刺后压迫止血时间长、感染率高、手术难度高,故 AVF 手术首选自体血管,当自体血管无法利用时,才考虑做移植物 AVF。

先简单术式,后复杂术式:当上肢、下肢常规血管通路手术部位均无法建立 AVF 时,可考虑选择特殊部位进行人造血管搭桥术,如锁骨下、腋下和颈部血管在前胸壁部位吻合。但因这些手术的难度大,故很少采用。

手术部位便于以后内瘘血管穿刺。

AVG 手术部位的选择原则与 AVF 相似:利用移植血管建立血管通路时,手术部位选择原则与 AVF 相似,也应选择便于穿刺的部位,先远端后近端,先上肢后下肢,先简单后复杂。

(2)AVF 手术部位的选择顺序。

第一选择部位:AVF 血管首选前臂腕部桡动脉-头静脉内瘘(最常用)。

第二选择部位：腕部尺动脉-贵要静脉内瘘、前臂静脉转位内瘘（主要是贵要静脉-桡动脉）、肘部内瘘（头静脉、贵要静脉或肘正中静脉-肱动脉或其分支的桡动脉或尺动脉）、鼻咽窝内瘘等。

第三选择部位：上臂正中静脉-肱动脉、贵要静脉-肱动脉、头静脉-肱动脉等。

最后选择部位：下肢内瘘，例如大隐静脉-足背动脉、大隐静脉-胫前或胫后动脉、大隐静脉-股动脉、大隐静脉-腘动脉等。

（3）AVG手术部位的选择顺序。

AVG最常用部位是上肢，尤其是前臂掌侧，其次是上臂和大腿，其他特殊部位则较少采用。

前臂可采用直桥型（首选）或襻型血管搭桥吻合，也可在上臂中段行襻型血管搭桥吻合，见图13-6和图13-7。

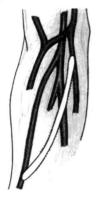

图13-6　直线型前臂移植血管内瘘

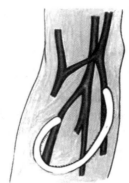

图13-7　襻型前臂移植血管内瘘

大腿部位则可将股浅动脉近端与大隐静脉近端或股静脉（襻型）、腹壁浅静脉（襻型），股浅动脉与大隐静脉近端或股静脉（直桥型）行血管搭桥吻合。

其他部位如腋动脉与对侧或同侧腋静脉、颈内静脉、大隐静脉、股静脉或髂静脉行血管搭桥吻合。

（4）AVF或AVF血管的选择标准。

AVF术后，内瘘血管（静脉）应当在结构和功能上成熟后方可使用，自身血管条件是决定内瘘成熟时间和成熟程度的主要决定因素。为使AVF术后内瘘成熟满意，需要在术前对手术血管和部位进行筛选。

理想的成熟的AVF应具有的特征：①瘘管血流量＞600 mL/min；②动脉化静脉内径≥6 mm；③瘘管皮下深度≤6 mm；④可供穿刺的动脉化静脉长度≥10 cm，便于双针穿刺。

自体AVF动脉选择标准：①动脉内径≥2 mm；②双上肢动脉压差≤2.0 kPa(15 mmHg)；③掌动脉弓血流通畅；④动脉管壁无严重钙化、斑块形成、血栓形成、管壁增厚等病变。

动静脉内径对内瘘成熟的影响极为重要，一般认为术前动脉内径≥2 mm、静脉内径≥2.5 mm时内瘘成熟概率较大。也有研究认为AVF手术桡动脉内径需≥1.5～2.0 mm，＜1.5 mm则内瘘不易成熟，但动脉内径仅是影响AVF成熟的因素之一，其他因素还包括动脉管壁厚度、血流量、血压等。但超声测定动脉血流量准确性差，目前尚无法作为AVF术前评估的常规指标。③自体AVF静脉选择标准：①静脉内径≥2.5 mm；②近心段静脉、上肢和同侧中心静脉等整个血管行径血流通畅，没有狭窄或堵塞等病变。

静脉内径的测量应包括血管充盈前后变化。以往研究推荐静脉充盈后内径需≥2.5 mm，也有研究发现动静脉内径 3 mm 者,内瘘成熟率较高。为了最终获得满足透析要求的 AVF,不仅要考虑吻合口部位静脉内径大小,近心端静脉管径及其连续性也极为重要。

注意事项:超声测定静脉内径前需用止血带或血压计袖带充气加绑扎上臂,使静脉尽可能充盈扩张,以减少超声探头压迫静脉导致的测量误差。④AVG 血管选择标准:AVG 手术对动静脉内径及血流通畅程度的要求高于 AVF。

动脉内径≥3 mm:虽然缺乏循证医学证据,但多数学者认为拟行 AVG 的动脉必须有足够内径(≥3 mm),以保证血流量至少在 300 mL/min,可通过术前体格检查、超声、血管造影和术中观察等方法确定。注意事项:如果选择桡动脉或尺动脉作为 AVG 搭桥动脉,术前必须通过 Allen 试验或彩色超声检查了解手掌动脉弓完整性和对侧血管对手部的供血能力。

静脉内径≥4 mm:AVG 静脉流出道内径≥4 mm 时,有助于减轻术后静脉回流阻力。注意事项:术前还应确认近心端静脉是否通畅,检查方法包括术前体格检查、超声检查、静脉造影,术中 Fogarty 导管检查等。既往有锁骨下静脉穿刺史者,尤其须排除静脉有无狭窄等异常。

2.AVF 手术操作规范

(1)AVF 或 AVG 血管吻合方式的选择。

建议 AVF 首选头静脉-桡动脉端侧吻合。其他可以选择的术式包括端端吻合及侧侧吻合(图 13-8)。

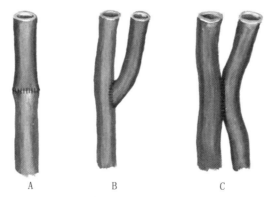

**图 13-8　头静脉与桡动脉的不同吻合方式**

A.端端吻合；B.端侧吻合；C.侧侧吻合

端侧吻合:利用头静脉端与桡动脉侧作端侧吻合是前臂 AVF 标准术式,目前最常用。端侧吻合的优点:①桡动脉连续性不被破坏,降低将来需要建立尺侧 AVF 引起的手部缺血风险。②血流量较充足,瘘管内可同时接收来自桡动脉、尺动脉的血流。③可提供足够长度的透析穿刺部位。④有效避免术后手部静脉压升高。⑤按照静脉内径大小所作的动脉切口便于吻合。端侧吻合的缺点:由于头静脉远端已结扎,如近心段出现闭塞,内瘘即失去功能。

端端吻合:头静脉与桡动脉行端端吻合,术中需要结扎桡动脉,术后手部血供完全依靠尺动脉。端端吻合的优点:①术后不易发生盗血综合征。②术后不影响手部静脉压。③术后不易出现静脉曲张和手术肿胀等并发症。④动静脉相距较近,血管吻合方便。⑤血流量较充足。⑥可提供足够的透析穿刺部位等。端端吻合的缺点:桡动脉连续性遭到破坏。注意事项:术后手部血供完全依靠尺动脉,所以术前必须确认尺动脉与手掌动脉弓血流正常后方可采用。手掌动脉弓通畅情况的检查方法为 Allen 试验,必要时可进一步做超声或动脉造影检查。Allen 试验阳性者,禁止同侧行端端吻合建立前臂动静脉内瘘。

侧侧吻合:侧侧吻合目前临床上已较少采用。如果头静脉、桡动脉非常接近,不易将头静脉与桡动脉连接成圆滑襻型,或静脉较纤细者,可将桡动脉与头静脉行侧侧吻合。侧侧吻合的优点:①血流量丰富,瘘管内可同时接收来自桡动脉、尺动脉的血流。②吻合口大小可任意调节。③头静脉远端未结扎,故在远端也可形成可供透析穿刺用的扩张静脉,但较脆弱,穿刺后易出血。侧侧吻合的缺点:①由于头静脉远端与动脉相通,术后常可引起手部静脉压升高而致静脉曲张、肿胀、淤血,出现冻疮样改变。②吻合后桡动脉与尺动脉血流均流入低压的静脉系统,故术后盗血综合征和吻合口部位动脉瘤发生率均较前两种术式高。③术后心排血量增加也更为明显。④部分血液流向远心段静脉使近心段血流不充分。⑤吻合口部位动脉瘤形成也较常见。

改良的侧侧吻合:对于静脉纤细患者,为避免吻合口静脉斜面过长引起的成角畸形,可酌情采用改良型的个体化侧侧吻合(图13-9)。

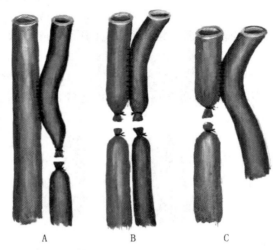

图 13-9　侧侧吻合改成功能上的端侧吻合或端端吻合

A.侧侧吻合后再结扎头静脉远端,使其成为实际上的头静脉端对桡动脉侧的端侧吻合;B.结扎桡动脉和头静脉远端成为功能上的端端吻合;C.结扎桡动脉远端成为桡动脉对头静脉侧的端侧吻合

(2)AVF 血管缝合方式:根据血管条件选择合适的 AVF 血管缝合方式。内径较细的血管或小儿血管以单纯间断缝合为宜,口径较粗者(吻合口直径≥3 mm)可采用单纯连续缝合,AVF端侧吻合时常采用单纯连续缝合,端端吻合时常采用单纯间断缝合。此处主要介绍单纯连续缝合。单纯连续缝合的优点:①吻合速度快;②吻合口漏血少。单纯连续缝合的缺点:①很难做到吻合口的外翻对合;②内径<2 mm 的小血管连续缝合容易产生吻合口狭窄;③小儿血管作连续缝合后,吻合口不能随发育变粗,而形成环状狭窄。

(3)AVF 吻合口邻近静脉分支的处理:术中结扎吻合口邻近部位的粗大静脉分支,有助于促进内瘘成熟。

瘘管内血流量是内瘘成熟的主要影响因素之一,AVF 近心端静脉分支可分流部分血流,可能影响内瘘成熟。内径大于头静脉主干内径 70%、邻近吻合口部位的粗大分支静脉是 AVF 成熟不良的独立危险因素,结扎粗大分支静脉可能有助于提高再次通畅率。

此外,近心段静脉如存在狭窄,应同时予以扩张,以促进内瘘成熟。

(4)特殊人群 AVF 的手术要求:对老年人、糖尿病、肥胖、小儿等特殊人群,应采取个体化AVF 手术方案。

老年人和糖尿病患者血管通路的建立:老年人和糖尿病患者外周血管大多存在不同程度病变,建立血管通路时须注意:①更早开始对上肢血管进行保护。②在 AVF 术前全面评估心脏功能及局部血管,包括心脏超声、Allen 试验及血管超声检查等。③术中发现动脉管壁钙化僵硬时,应作梭形切口以保证血流量。④缝合血管时动脉管壁进针方向由内膜向外膜,这样即使血管壁有斑块也不至于因为由外向里进针而使斑块脱落或离床,造成吻合口活瓣现象,继发形成血栓,影响血液流动。⑤动脉管壁内膜严重夹层分离时,如无法保证缝合时带上内膜,缝合前可酌情将分离的内膜修剪去除。

肥胖患者的皮下静脉浅置:肥胖患者的静脉走行于皮下深处,即便成功制成 AVF,后期也可能穿刺困难。故术前超声检查提示桡侧浅静脉皮下深度>5 mm,预计将来可能会穿刺困难时,可将静脉表浅化后再进行血管吻合,也可先行血管吻合,等待静脉动脉化后再进行单纯静脉浅置。血管纤细者可直接行 AVG。

儿童患者血管通路的建立:儿童自我管理能力弱,血管纤细,生长发育可对血管通路产生影响,手术时应注意:①AVF 手术可酌情选用局部麻醉、臂丛麻醉或全身麻醉方式。②必要时使用放大镜系统操作。③血管缝合必须采用单纯间断缝合,保证吻合口随着生长发育而逐渐扩大。

3.操作流程

(1)建立 AVF 的操作流程:AVF 手术操作流程按照手术部位、手术血管及术式的不同而有所区别,以临床最常见的桡动脉-头静脉端侧吻合为例加以说明。

术前手术标记:术前采用手术标记笔或甲紫棉签标记动脉、静脉走行及手术部位,常规备皮,修剪指甲。

体位:患者取仰卧位,术侧上肢外旋外展,平放于手术操作台。

消毒:常规消毒、铺无菌手术巾。

麻醉:1%利多卡因局部浸润麻醉,也可采用臂丛麻醉(该方法有交感神经阻滞作用,故可降低血管痉挛发生的概率)。

手术切口:在桡动脉和头静脉之间,根据血管走行作横行、弧形或"S"形皮肤切口,长度3~4 cm,切口尽可能充分暴露动静脉,便于分离血管。不做纵形切口的优点是手术瘢痕不在血管走行方向,可为以后预留更多血管穿刺部位。但若动脉、静脉距离太远,则可分别在动脉、静脉侧作纵向切口,再通过皮下隧道将游离后的静脉牵引至靠近动脉处作端侧吻合。

暴露血管:利用血管钳和组织剪逐层分离皮下组织,寻找并游离头静脉,用 4-0 丝线结扎所有小血管分支,以保证动脉化后的静脉有足够血流量。游离时静脉穿一根专用皮筋作控制血管用。术者用示指触及桡动脉搏动,游离皮下组织,血管钳分离腕掌侧韧带,血管钳引导下小心剪开动脉鞘,用血管钳前端小心挑出动脉,穿一根专用皮筋作控制血管用,小心分离与之伴行的静脉,游离桡动脉 1.5~2.0 cm 并结扎分支,见图 13-10。

注意事项:①分支血管靠近动脉或头静脉主干的残端留取不宜过短,以免结扎时引起动脉或头静脉狭窄;②静脉游离的长度因术式而异,一般为 2~3 cm,端侧吻合手术需向更远侧游离头静脉,以便与桡动脉吻合成圆滑的襻形;③操作应细致、轻柔,不宜过多使用钝性剥离;④注意避免损伤桡神经浅支,以防术后大鱼际部位感觉减退;⑤血管可用皮筋、粗丝线或血管夹控制,尽量不用镊子。

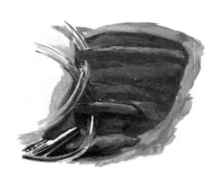

**图 13-10　游离桡动脉和头静脉**

静脉断端的处理：利用皮筋提起头静脉，血管钳钳夹远心端后，剪断静脉，丝线结扎远心端静脉。采用生理盐水 500 mL 加入普通肝素 50 mg 作为肝素盐水冲洗液，冲洗近心端静脉管腔，20 mL 注射器连接无创针头（可用 18 号或 20 号无翼套管针外芯），向头静脉管腔内用力推注肝素盐水 20 mL，冲洗管腔内残留血液并扩张静脉管腔，再用蝴蝶夹阻断静脉，如行端侧吻合，则将头静脉近心断端斜形修剪成"眼镜蛇头"形备用，注意保持管腔湿润，见图 13-11。

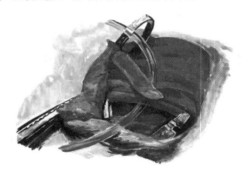

**图 13-11　头静脉近心端修剪成"眼镜蛇头"形**

血管吻合：动静脉血管吻合方法依据所采用的术式不同而有所区别。

端侧吻合内容如下。

动脉壁切口：将桡动脉控制皮筋提起，用松紧合适的血管夹（血管夹过紧易损伤血管壁，钙化或斑块形成的动脉管壁更易受损）夹住两端动脉管壁，小心用显微血管镊子夹住外膜提起血管，用手术刀尖（11 号尖刀）刺破桡动脉，显微剪刀沿该破口剪开桡动脉 6～8 mm 的纵向切口，肝素生理盐水冲洗血管腔。

第一定点（吻合口近心端）缝合：确认血管没有扭曲后，用 7-0 无创伤双针血管缝合线缝针从近心段头静脉断端钝角处（近心端）穿出（从静脉内侧壁进针外侧壁穿出），再将另一端缝针穿过桡动脉切口近心端（同样从内侧壁进针外侧壁穿出，见图 13-12A），然后打 2 个结固定近心端。留取缝合线残端 3～4 cm 后剪断其中一根缝合线（甲线）备用，将另一根缝合线（乙线）穿过动脉与静脉形成的夹角后开始缝合。血管缝合线采用 7-0 聚丙烯缝线或 CV-7 聚四氟乙烯缝线，见图 13-12B。

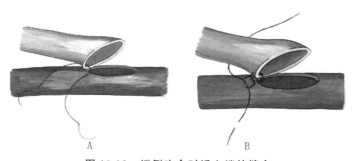

**图 13-12 端侧吻合时近心端的缝合**
A.缝针分别从静脉、动脉的内侧壁进针外侧壁穿出;B.打结
固定后,将其中一根缝线穿过动脉与静脉形成的夹角

前 3 针缝合方式为先用显微血管镊子提起靠近打结固定处的头静脉外膜,由外膜向内膜进针穿过静脉管壁后先提起缝针,再小心提起靠近打结固定处的动脉外膜,由内膜向外膜进针穿过动脉管壁,完成前 3 针的缝合(图 13-13A)。

第二定点(吻合口远心端)缝合:用刚才剪断的带缝针甲线,遵循静脉管壁由外膜向内膜进针、动脉管壁由内膜向外膜进针的原则,将近心段头静脉锐角处(远心端)与桡动脉切口远心端缝合,打两个结固定(图 13-13B)。

吻合口后壁缝合:助手提拉靠近打结处的乙线,充分暴露桡动脉侧切口侧壁,术者用乙线做连续外翻缝合,注意缝针从静脉外膜穿入,内膜穿出,再从动脉内膜穿入,外膜穿出。缝合至吻合口远心端后,与甲线先前打结后的残端打结固定,至少打 6 个结(图 13-13C)。

吻合口前壁缝合:用甲线的另一端带线缝针继续向近心端方向缝合动静脉,为提高缝合质量,缝前 3 针时,也是采用静脉、动脉分两次进针的方法,即用显微血管镊子提起靠近打结固定处的头静脉外膜,由外膜向内膜进针穿过静脉管壁后先提起缝针,再小心提起靠近打结固定处的动脉外膜,由内膜向外膜进针穿过动脉管壁,前 3 针缝合完成后再行连续外翻缝合,缝至近心端后与乙线原来的残端打结固定,至少打 6 个结(图 13-13D)。

缝合后处理:缝合完毕后,摆正血管吻合口位置,先松开静脉夹,再松开远端动脉夹,最后松开近端动脉夹。观察血管吻合口有无漏血,触诊吻合口附近静脉震颤强弱程度,如有少量漏血,用生理盐水湿纱布块轻轻压迫后即可止血,如有喷血或漏血较多,找准漏血点,用单针缝合补针。松开所有血管夹后,靠近吻合口静脉段应该能够扪及较为明显的血管震颤,见图 13-14。

注意事项:①若静脉管腔较细,为避免吻合口狭窄,可采用间断缝合法;②缝合过程中应间断用肝素生理盐水冲洗血管腔;③缝合最后一针前,再次用肝素盐水冲洗血管腔,血管腔充盈后缝合最后一针,然后打结固定;④镊子、普通针头等锐性器械不可插入血管腔内,以免损伤内膜;⑤术中不可用镊子夹持血管内膜、中膜、血管壁全层及其切开缘,只能用镊子尖轻提血管外膜;⑥尽量使用夹闭力度较小的血管夹,不漏血即可;⑦进针时缝针与血管壁垂直,以减少对血管壁损伤;⑧术中避免手术视野及血管干燥,血管壁干燥可引起内膜损伤;⑨肘部高位 AVF 或 AVG 术后,内瘘血流量增加更为明显,盗血综合征发生风险更高,因此,需要严格控制吻合口径(约 5 mm),不宜过大,并尽可能选用远端部位动脉进行吻合;⑩静脉与动脉吻合部位应做成"眼镜蛇头"状,角度大小适宜,见图 13-15。

端端吻合内容如下。

剪断动脉：血管夹夹闭动脉近心端，远心端结扎后切断动脉，若动脉管径较细，可剪一斜面。肝素生理盐水冲洗管腔，采用 7-0 无损伤缝合线先作两定点吻合。

两定点缝合：在吻合口两端（相距 180°）各穿入一根两端都有缝针的无损伤缝线，不打结作为牵引线，可使吻合口对合准确，便于操作。牵引线从两个血管内膜（即里-外，里-外）进针，使内膜面对合准确，以后各针可采用静脉外膜-静脉内膜-动脉内膜-动脉外膜的进针顺序。与所有血管吻合术一样，必须将两个血管内膜对合在一起，保证血管内膜面光滑。

连续缝合法：首先缝合前壁，从吻合口近心侧一点开始，将牵引线打结，用其中一根线连续缝合，助手拉紧缝线，张力适中，同时用镊子在外膜轻压两个血管壁，使内膜外翻对合。最后一针与对侧牵引线中的一根打结。然后将吻合口两侧血管夹翻转 180°，使前壁翻到后面，后壁翻到前面，以同样方式缝合后壁，仍从吻合口近心端开始，两条牵引线各剩下一根，在对侧打结。

间断缝合法：以总计缝合 12 针为例，缝合顺序为 9 点钟→3 点钟→12 点钟→10 点钟→11 点钟→1 点钟→2 点钟→6 点钟→7 点钟→8 点钟→4 点钟→5 点钟。

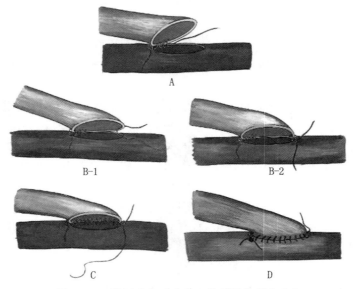

**图 13-13 端侧吻合时吻合口前后壁的缝合方向**

A.吻合口近心端前 3 针缝合；B-1/B-2.吻合口远心端固定；C.吻合口后壁缝合；D.吻合口前壁缝合

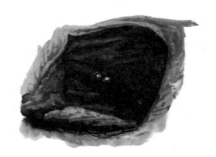

**图 13-14 端侧吻合的自体动静脉内瘘**

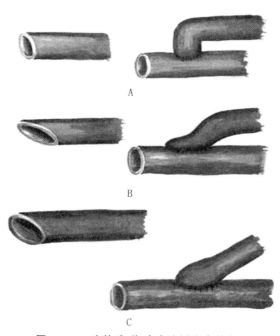

**图 13-15　头静脉-桡动脉端侧吻合的角度**

A.切角太大,后壁产生皱褶;B.切角太小,前壁产生内陷;C.轻度 S 形切口,吻合后呈"眼镜蛇头"形

注意事项:①针距和边距视血管口径与厚度而定,以不漏血为准,通常为 0.5～1.0 mm,过密加重血管内膜损伤,降低通畅率,最好针距相等,吻合一次完成,补针可能引起狭窄;②吻合时避免血管张力过大,以免引起吻合口漏血、血管壁撕裂、坏死、管腔收缩和血栓形成等;③血管夹闭时间不宜过长,以免血管壁受到缺血损伤;④吻合血管要求对位准确,防止扭曲和错位;⑤吻合最后一针打结前,再用肝素盐水冲洗管腔,以免残留血块,并在血管腔内注满肝素盐水,防止开放血管夹时产生空气栓塞;⑥管径纤细的血管则采用间断缝合法;⑦开放血管夹的顺序为先开放静脉端,后开放动脉端,以免吻合口突然压力升高;⑧用手触摸到吻合口血管震颤,说明内瘘通畅;⑨如吻合口有少量渗血可用生理盐水纱布轻压数分钟止血。如压迫数次仍不能止血,或有喷射性出血,则需要补针;⑩吻合口两端可用牵引线轻轻牵拉,尽量不用镊子。

吻合口检查:吻合结束,放开血管夹后,吻合口及其静脉段应可扪及震颤和搏动,并可闻及血管杂音。如果只有搏动,而无震颤和血管杂音,提示吻合口静脉端可能存在痉挛或血栓形成。针对血管痉挛可采取温热生理盐水湿敷、血管周围注射 1% 利多卡因、间歇压迫近端血管等措施缓解痉挛。针对血栓形成,必要时需重新打开吻合口,Fogarty 取栓导管取栓。端侧吻合者,吻合口远端应能扪及动脉搏动。

缝合皮肤:确认吻合口及手术视野内无渗血后,褥式缝合皮肤。注意缝合皮肤不宜过紧,以免压迫瘘口影响瘘管血流量。根据患者出血风险及术后全身抗凝方案决定是否在伤口内留置引流条,见图 13-16。

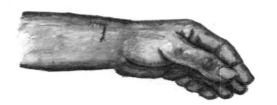

**图 13-16　自体动静脉内瘘的皮肤缝合**

(2)建立 AVG 的操作流程。

1)移植血管处理包括自体血管的获取和处理、人造血管处理。

自体血管的获取和处理:患者取仰卧位,下肢外展,常规备皮后用甲紫或标记笔标记大隐静脉走行,常规消毒、铺巾。1％利多卡因局部麻醉后,在卵圆窝部做一小切口,游离大隐静脉。根据需用血管长短,于大隐静脉走行方向做纵向切口或若干小切口,将大隐静脉进一步游离,结扎并切断其小分支,完全游离所需大隐静脉后,结扎并切断大隐静脉近心端和远心端,取出大隐静脉,用 40 mg/dL 肝素盐水反复冲洗,标记大隐静脉近心端及远心端,然后放入生理盐水中备用。仔细止血后,逐层缝合皮下组织及皮肤。

人造血管处理:人造血管从包装袋中取出即可直接使用,可不用肝素盐水灌洗,以减少血流灌通后的血清渗出。

2)移植步骤包括麻醉选择、切口设计、血管游离、皮下隧道、血管腔冲洗、吻合血管、血流开放、伤口缝合。

麻醉选择:根据手术部位可选用臂丛阻滞麻醉、局部浸润麻醉、腰麻(下肢手术)和全麻等。前臂和上臂移植血管内瘘也可采用局部浸润麻醉。

切口设计:根据血管移植术式和拟做吻合的动静脉位置选择皮肤切口,通常可作一个或多个切口,切口形状和长度则应根据静脉的走行、皮下隧道位置及形状来选择。跨肘窝部位的移植血管搭桥内瘘必须考虑肘部弯曲时对血管的影响。

血管游离:钝性分离皮下组织,分别暴露和游离拟吻合的动静脉,游离长度为 2～3 cm。

皮下隧道:用皮下隧道器做襻型(U 形)或直桥型(J 形)皮下隧道,深浅适中,过深不易穿刺,过浅可发生局部感染和局部皮肤坏死,移植血管穿过隧道时应避免扭曲、成角和受压。

血管腔冲洗:将游离完成的动静脉分别用血管夹阻断其血流,行端侧吻合者在血管壁上做一纵向切口,长度与移植血管直径相当,端端吻合者(仅限位于桡动脉远心端)拟吻合血管远端结扎切断,以 40 mg/dL 肝素盐水反复冲洗动静脉管腔。

吻合血管:修剪移植血管两端,采用 6-0 无损伤缝合线与自体动静脉连续或间断吻合,注意先吻合静脉端后吻合动脉端。吻合结束前用肝素盐水冲洗并充盈管腔。

血流开放:一般先开放动脉端血管夹,待移植血管内空气经由静脉端吻合口针眼排出后再开放静脉血管夹,若有局部渗血,轻压止血。有活动性喷血应补针。若针眼或局部组织渗血难以压迫止血时,可使用医用生物蛋白胶止血。用手触摸吻合口,可触及血管震颤。

伤口缝合:缝合皮肤,轻压包扎。根据患者出血风险及术后全身抗凝方案决定是否在伤口内留置引流条。

## 二、中心静脉留置导管的建立技术

通过中心静脉留置导管可以快速建立血管通路,用于紧急或临时性肾脏替代治疗。透析用中心静脉导管主要分为单腔、双腔两种,目前以双腔导管最为常用。按照袖套的有无,双腔导管又可分为带袖套(长期或半永久性)导管和无袖套(临时)导管。中心静脉导管的留置部位主要有颈内静脉、股静脉和锁骨下静脉,以前两者临床最为常用。在中心静脉导管留置前,应常规仔细评估患者的整体病情及局部血管情况。

### (一)中心静脉导管留置前的评估

1.中心静脉留置导管的适应证

由于 AVF、AVG 等长期血管通路从建立到能够使用,至少需要 3~6 周时间,无法满足紧急肾脏替代治疗的需求。因此,除非原先已有成熟 AVF 或 AVG,多数急诊肾脏替代治疗患者均需通过中心静脉留置导管建立临时血管通路。

(1)无袖套中心静脉导管的适应证:因各种原因需要紧急或短期接受肾脏替代治疗。①因严重急性肾损伤需接受肾脏替代疗法;②急性药物或毒物中毒需要紧急血液净化治疗;③慢性肾脏病患者由于各种可逆性病因导致肾功能减退急性加重等;④腹膜透析或肾移植者因病情变化需要临时透析;⑤其他疾病需临时接受血液净化治疗。

作为动静脉内瘘或袖套型导管临时替代的过渡措施:①当患者内瘘成熟前需要透析;②因内瘘栓塞或感染需临时通路过渡;③袖套型导管因感染、血栓形成等原因拔管后需临时通路过渡。

(2)袖套型中心静脉导管的适应证:袖套型双腔中心静脉导管留置时间可长达数月至数年,且静脉-静脉的血流方向有效避免了对心排血量影响,以及无须每次透析时穿刺的特点,故适用于因各种原因无法建立 AVF 或 AVG 或无法安全顺利穿刺的维持性血液透析患者:①因各种原因引起四肢血管耗竭而无法制作 AVF 或 AVG;②严重心力衰竭无法耐受 AVF 或 AVG;③因严重四肢挛缩不便于穿刺;④无法耐受穿刺疼痛(包括儿童);⑤患者伴有无意识地身体活动,避免穿刺时发生危险和透析中拔针事故;⑥作为较长时间的临时通路过渡:患者因血管条件不良预计内瘘成熟所需时间较长,腹膜透析患者因严重腹膜炎需血液透析治疗过渡;⑦预计维持性血液透析疗程有限的晚期肿瘤或高龄患者。

2.中心静脉留置导管的禁忌证

中心静脉留置导管的感染和血栓形成发生率高,导管留置术后患者死亡风险增加,故应尽量避免使用,仅应用于无法利用 AVF、AVG 进行透析治疗患者。下列情况不宜行中心静脉导管留置术:①腔静脉系统广泛血栓形成:留置中心静脉导管可诱发血栓脱落风险;②穿刺部位局部感染;③凝血功能障碍;④患者不配合置管手术。

3.中心静脉留置导管的术前评估

中心静脉留置导管前应充分评估患者的整体病情及局部血管情况,以保证手术效果。

(1)病史:中心静脉导管留置术前,应仔细了解患者既往病史。有下列病史者,应酌情行超声显像、CTA、MRA 及血管造影等影像学检查:①胸部或肢体手术史;②外伤史;③中心静脉穿刺及导管留置史或手术史:既往明确有中心静脉穿刺及导管留置史或手术史者,应尽量避免选择同侧血管再次留置导管,或在进一步详细影像学检查的基础上,权衡利弊决定置管方案;④反复注射或输血史;⑤全身性血管疾病等;⑥心脏起搏器埋入术史:心脏起搏器埋入术后患者,也应尽量避免同侧颈内静脉。

其他可能影响血管通路建立方案的病史,包括评估患者配合程度、预期的导管使用时间等,预计导管使用时间大于3个月者,应直接留置袖套型导管。

(2)体格检查:详细体格检查有助于了解局部血管情况,评估患者心血管功能、呼吸功能、容量状态等。严重容量不足、呼吸异常或穿刺不配合者,须警惕置管过程中发生空气栓塞。

(3)影像学检查:通过询问病史和体格检查,怀疑相关血管存在病变可能时,应进一步酌情行超声等影像学检查,了解颈内静脉、股静脉、锁骨下静脉、上腔静脉等相关血管有无异常。

**(二)置管操作技术规范**

1.中心静脉导管留置部位的选择

中心静脉导管(无袖套和袖套型导管)留置部位首选颈内静脉,尤以右侧穿刺更为安全、可靠,但有明显充血性心力衰竭、呼吸困难、颈部较大肿块者不宜行经皮颈内静脉置管术。其他可供选择部位包括股静脉和左侧颈内静脉。锁骨下静脉穿刺置管后狭窄发生率高,且一旦误穿锁骨下动脉后压迫止血困难,故锁骨下静脉仅作为上述部位均不可用时的最后选择。其他较少选用的入路包括经由右颈外静脉、左颈外静脉进入上腔静脉。此外,还可经由腰部进入下腔静脉或跨过肝脏经由肝静脉到达右心房。中心静脉导管常用留置部位的比较见表13-14。

表 13-14　中心静脉导管常用留置部位的比较

| 项目 | 股静脉 | 锁骨下静脉 | 颈内静脉 |
|---|---|---|---|
| 留置时间 | 通常不超过72 h | 可留置3～4周 | 可留置3～4周,袖套型导管可留置数月,甚至数年 |
| 日常活动受限程度 | 步行困难 | 不影响下肢活动 | 不影响下肢活动,但颈部活动受限,使用弯头导管可以改善 |
| 适用透析地点 | 需住院透析 | 可门诊透析 | 可门诊透析 |
| 置管操作难度 | 易 | 难 | 中等或难 |
| 穿刺并发症 | 并发症少且轻,通常非致命性 | 可能发生致命性并发症,如血气胸等 | 并发症少且较轻 |
| 患者体位要求 | 强迫半卧位时也可穿刺 | 无法平卧时穿刺困难 | 无法平卧时穿刺比较困难 |
| 导管血流量 | 血流量尚满意,但常受大腿位置影响 | 血流量高于股静脉置管 | 血流量高于股静脉置管 |
| 静脉血栓形成和/或狭窄发生率 | 静脉血栓形成发生率高 | 静脉血栓和狭窄发生率高 | 静脉狭窄发生率低,血栓发生率与锁骨下静脉相当 |
| 留置导管菌血症发生率 | 高 | 低 | 低 |

(1)颈内静脉置管的优点:①血流量充足、恒定、不易受体位影响;②较锁骨下静脉穿刺简单;③导管较股静脉置管容易固定;④感染并发症较股静脉置管低。

(2)股静脉置管的缺点:①导管固定困难;②患者活动受限;③血流量不稳定;④出血、感染等发生率高。

(3)股静脉置管适应证:①卧床及全身情况较差者;②锁骨下静脉、上腔静脉血栓形成;③颈内、锁骨下静脉置管有困难者;④心力衰竭不能完全平卧的患者;⑤无需长期留置导管或插管后需紧急透析的患者。

　　股静脉置管操作较容易,但术后并发症较多,所以比较适合于新开展经皮中心静脉置管技术的单位或术者,以及只需临时进行短期(一般2周以内)血液净化治疗的患者。

　　2.中心静脉导管的留置深度

　　中心静脉导管留置深度依导管材料、留置血管而定,根据预计留置深度选用适当长度的导管,术后导管尖端所处位置最好有影像学定位。颈内静脉留置袖套型导管后,应常规胸部X光透视检查,明确导管尖端所处位置。

　　(1)为保证充足的血流量,右侧颈内静脉留置无袖套导管的尖端应位于上腔静脉内。

　　(2)右侧颈内静脉留置袖套型导管的尖端应位于右心房内(一般位于上腔静脉与右心房交界处下方1 cm处),见图13-17。

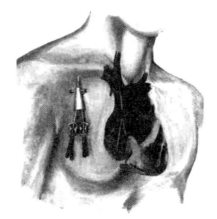

**图13-17　右侧颈内静脉袖套型导管尖端的位置**

　　(3)股静脉留置导管尖端的理想位置是位于下腔静脉内,故股静脉留置导管长度至少应>19 cm。

　　3.中心静脉留置导管的操作规范

　　(1)对于有条件的单位,建议中心静脉导管留置术前常规行血管超声检查,必要时在超声定位引导下进行中心静脉穿刺。

　　部分患者颈内静脉与颈动脉、股静脉与股动脉的走行及其相对位置可能存在不同程度变异,头部和肢体转动的角度也会影响血管位置,严重水肿则显著增加股静脉穿刺难度,超声定位引导可显著提高中心静脉置管成功率。故建议有条件的单位逐步推广使用。

　　(2)袖套型导管留置手术应在以手术室为标准的清洁环境中进行,有条件时在X线透视下采用Seldinger法穿刺置管。

　　为降低术后感染发生率,中心静脉留置导管应在手术室或者达到手术室标准的清洁环境下操作。X线透视下操作,有助于随时调整导管走向及导管尖端位置。

　　(3)术后立即在适当部位行X线片,了解导管整个行径及尖端所处位置,明确有无导管异位、扭曲等并发症。

　　导管尖端位置是决定导管功能的重要因素,根据导管插入部位、导管有效长度、导管材料及设计的不同,导管尖端位置不仅存在差异,还因颈部和上肢的活动出现移动,所以置管术后应立即在适当部位进行X线片或透视,确认导管尖端位置,有无扭曲、打折,有无血胸、气胸、导管异位等手术相关并发症。

**4.中心静脉导管的留置时间**

（1）股静脉无袖套导管留置时间以不超过 5 d 为宜：股静脉留置无袖套导管一般多用于短期血液净化治疗的卧床患者，由于易受腹股沟及会阴部位污染，再加置管后患者活动受限、容易出血等原因，留置时间多为 48～72 h，但在精心护理下，适当延长留置时间。

（2）颈内静脉无袖套导管常可留置 2～4 周：无袖套导管留置时间超过 1 周后感染风险显著增加。在精心护理下，可适当延长留置时间至 2～4 周。但需设定导管留置期限，按期拔除或转换为袖套型导管，避免逾期留置。

（3）颈内静脉袖套型导管的留置时间可达数月至数年：袖套可以隔绝细菌上行迁移的途径，有助于预防感染，故颈内静脉袖套型导管的留置时间可以长达数月至数年。

**（三）中心静脉留置导管的操作流程**

1.无袖套导管的留置流程（以右侧颈内静脉为例）

无袖套导管留置位置首选右侧颈内静脉，但如果预计患者仅短时间内接受一次或数次血液净化治疗（如急性中毒患者急诊血液灌流治疗），则首选股静脉置管。

（1）颈内静脉的解剖：颈内静脉起自乙状窦，通过颈静脉孔出颅，位于颈动脉鞘内，沿胸锁乳突肌深面下行，在胸锁关节外上方 1 cm 处与锁骨下静脉汇合成头臂静脉。颈内静脉与锁骨下静脉汇合处向上成角，称静脉角，此角位于胸锁乳突肌锁骨头起始端深面。胸导管和右淋巴导管分别注入左右静脉角，见图 13-18。

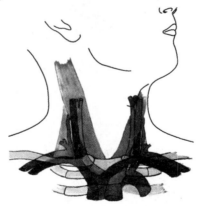

**图 13-18　颈内静脉解剖示意图**

双侧颈内静脉比较：右颈内静脉、右头臂静脉与上腔静脉几乎成一直线，左颈内静脉至上腔静脉的走行呈"乙"字形弯曲，再加左侧胸膜顶高于右侧、左侧伴有胸导管等原因，故右侧颈内静脉穿刺置管较左侧更为安全，可作为首选，见图 13-19。

颈动脉鞘：颈总动脉、颈内动脉、颈内静脉、迷走神经被共同的筋膜鞘包裹，称颈动脉鞘，鞘的大部分被胸锁乳突肌掩盖。颈内动脉位于鞘的上段，颈总动脉（平甲状软骨上缘分为颈内动脉和颈外动脉）位于鞘的下段，颈内静脉和迷走神经贯穿鞘的全长。四者在鞘内关系：鞘的上段，颈内静脉居后外侧，颈内动脉居前内侧，迷走神经位于两者后内方；鞘的下段，颈内静脉居前外侧，颈总动脉居后内侧，迷走神经位于两者后外方。

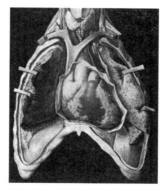

**图 13-19 双侧颈内静脉的比较**

体表投影：从乳突向下至同侧锁骨胸骨端的连线表示颈内静脉走行。胸锁乳突肌下端胸骨头和锁骨头与锁骨上缘组成一个三角，称胸锁乳突肌三角，颈内静脉正好位于此三角的中心位置。颈总动脉、颈内动脉体表投影是下颌角和乳突尖端连线中点与胸锁关节的连线。在颈动脉三角处，颈外动脉接近于皮下，可扪及搏动。

右颈内静脉置管深度的体表测量方法为从穿刺点至同侧胸锁关节，再至同侧胸骨旁第二肋间的长度。

（2）穿刺路径：根据穿刺点与胸锁乳突肌相互位置的不同，分前路、中路、后路三个方向进针，见图 13-20。

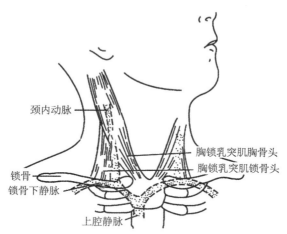

**图 13-20 右侧颈内静脉穿刺进针的路径**

前路穿刺进针：患者取头低脚高位仰卧，头略转向对侧，术者左手中指、示指在气管中线旁开约 3 cm，在胸锁乳突肌前缘中点相当于喉结/甲状软骨上缘水平触及颈总动脉后，向内推开颈总动脉，在颈总动脉外侧进针，穿刺针与皮肤（冠状面）呈 30°～45°角，针尖指向同侧乳头或锁骨中内 1/3 交界处进针，常在胸锁乳突肌中段后面进入静脉，见图 13-21。

此外，也可在颈动脉三角区触及颈总动脉搏动，在搏动外侧旁开 0.5～1 cm，相当于喉结或甲状软骨上缘水平作为进针点，穿刺针指向胸锁乳突肌下端所形成的三角（进针方向与颈内静脉走向一致），穿刺针与皮肤呈 30°～45°角。此路径位置高，颈内静脉深，合并气胸机会少，但须注意避免误入颈总动脉。

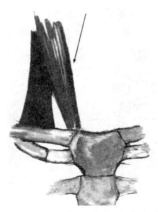

**图 13-21　右侧颈内静脉穿刺的前路进针途径**

中路穿刺进针：在胸锁乳突肌三角顶端处距离锁骨上缘 2～3 横指处作为进针点，穿刺针与皮肤呈 30°角，与中线平行直接指向尾端。若未探及静脉，针尖向外偏斜 5°～10°指向胸锁乳突肌锁骨头内侧后缘，常能成功，见图 13-22。

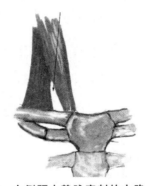

**图 13-22　右侧颈内静脉穿刺的中路进针途径**

胸锁乳突肌标志不清楚者（肥胖、小儿、全身麻醉后），可利用锁骨内侧端上缘的骨性切迹作为骨性标志，颈内静脉正好经此而下行与锁骨下静脉汇合。

穿刺时左手大拇指按压确认此切迹，在其上方 1～1.5 cm 处进针，穿刺针与中线平行，与皮肤呈 30°～45°角，指向同侧乳头，一般进针 2～3 cm 即可进入静脉。若未探及静脉，针尖略偏向外侧即可进入静脉。此路径颈内静脉较浅，穿刺成功率高，见图 13-23。

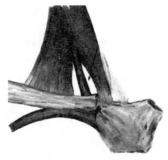

**图 13-23　以锁骨内侧端上缘骨性切迹为骨性标志的进针点**

后路穿刺进针:穿刺时肩部垫高,头尽量转向对侧,以胸锁乳突肌外侧缘中下 1/3 交点或锁骨上 2～3 横指处作为进针点,在此部位颈内静脉位于胸锁乳突肌下面略偏外侧,针梗一般保持水平位,在胸锁乳突肌深部指向胸骨柄上窝方向进针。针尖不宜过分向内侧深入,以免伤及颈总动脉,见图 13-24。

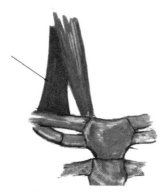

**图 13-24 右侧颈内静脉穿刺的后路进针途径**

(3)操作方法。

术前准备:术前清洁手术区域,术者确认拟穿刺部位,估测置管深度。仔细评估患者中心静脉负压大小:口干明显、全身皮肤干燥、弹性差、颈内静脉充盈不足者,提示容量明显不足或衰竭,可能存在明显的中心静脉负压。准备 2 mL 注射器、10 mL 注射器、1%利多卡因、浓度为 20～40 mg/dL 肝素生理盐水、消毒剪刀、11 号尖头手术刀片、持针器、镊子、无菌纱布、无菌治疗巾、透析用导管套件等手术器械物品。

手术地点:一般在手术室进行,建议在超声引导下穿刺。

患者体位及术中监护:以右侧颈内静脉插管为例,患者仰卧,去枕,在两侧肩胛骨之间垫高,双肩落下,头后仰 15°～30°略偏向左,充分暴露右侧颈部三角区(胸锁乳突肌胸骨头、锁骨头及锁骨上缘组成的三角区)。如有手术床,则采用头低脚高位(约 15°,即 Trendelenburg 体位),目的是使颈内静脉达到最大充盈,以方便穿刺,并防止术中发生空气栓塞。必要时术中监测心电图、手指血氧饱和度及血压,见图 13-25。

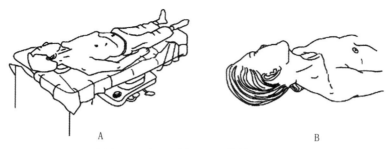

**图 13-25 Trendelenburg 体位及局部图**

A.Trendelenburg 体位;B.Trendelenburg 体位局部图

注意事项:容量明显不足或衰竭患者,必须仔细调整头部和脚部的位置高低,务必使颈内静脉充盈明显,以降低术中空气栓塞风险。穿刺时患者头部向对侧偏转的角度不宜超过 30°。头部偏转后颈内动、静脉重叠率增加,且增加值与偏转程度呈正相关。当头部偏转超过 40°后,胸锁乳突肌绷紧拉直将其后、下方的颈内静脉压瘪,导致进针过程中难于抽到回血,误导穿刺者继续进针。

无菌措施:术者戴帽子、口罩,穿刺区局部常规消毒,消毒范围包括穿刺点周围 15 cm 的区域。戴无菌手套,铺无菌巾单。

麻醉及细针试探:0.5%～1%利多卡因局麻后,先以细针或以此麻醉注射器试穿。以中路为例,以胸锁乳突肌三角顶端处距离锁骨上缘 2～3 横指处为进针点,穿刺针与皮肤呈 30°角,针尖指向患者足部或同侧乳头方向,注意进针过程中保持注射器内轻度负压,如成功探及静脉,确认进针方向、角度及深度后拔出试穿针。

穿刺针穿刺:改用穿刺针沿细针试探时的相同路径穿刺推进,保持注射器适当负压及针尖斜面始终向上,当有突破感后,回抽血流通畅,推注压力不大,血液颜色暗红,可基本判定穿刺针进入静脉管腔中。注意事项:①为在穿刺过程中时刻把握针尖斜面方向,穿刺前应保持习惯将穿刺针尖斜面与注射器标注刻度的方向固定一致。②细针试探或粗针穿刺时,建议注射器内不宜留存过多利多卡因溶液或肝素盐水,如此探及静脉回抽血液时不会明显稀释,有助于看清血液色泽,更准确判断是静脉血或动脉血。但术中需注意检查穿刺针管内有无血栓堵塞。③进针深度一般 1.5～3 cm,肥胖者 2～4 cm。④不建议退针时探测血管,尤其是当患者穿刺置管后需要立即接受透析治疗,应避免先向深部刺入,然后边退针边抽吸至有血液抽吸出的穿刺手法,以降低全身肝素化后的出血风险。估计静脉充盈不佳穿刺困难的患者,应首选调整患者体位,降低头部高度以增加静脉充盈程度。

送入导丝:确认穿刺针已进入静脉管腔后,左手固定穿刺针,右手取下注射器,同时左手拇指堵住穿刺针尾部开口,以防空气进入及出血过多。将导引钢丝经由穿刺针导丝口送入颈内静脉,至上腔静脉后,拔出穿刺针,将导丝留在血管内。注意事项:导丝推送深度一般控制在 15～20 cm,导丝推进期间如遇阻力,不可强力推送。多次推送失败,则应将导丝退出后重新送入。导丝退出如有阻力时,应将导丝连同穿刺针一起小心推出,以防单纯抽拉导丝时穿刺针锋利的斜面切断导丝,见图 13-26。

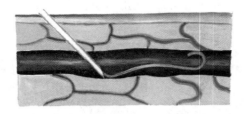

图 13-26　穿刺针锋利斜面切断导丝

皮肤开口及扩张血管:在导丝引导下,以旋转手法插入扩张导管扩张皮肤、皮下组织及颈内静脉后,退出扩张导管,适当力度按压伤口,注意按压颈内静脉的穿刺口部位。注意事项:沿导丝将扩张导管送入皮下扩皮时,如皮肤或皮下组织较致密,可用 11 号尖刀片小心切开皮肤约 2 mm。也可先用较细的扩张导管扩张,然后用较粗的扩张导管扩张。

插入无袖套透析用导管:以旋转手法沿导丝插入无袖套透析用导管至预定深度,导管进入后即拔出导丝,关闭静脉夹,分别用 10 mL 注射器连接导管动脉和静脉末端,确认回抽血流通畅后,用力推注生理盐水 10 mL 至导管腔内,夹闭导管动脉和静脉导管腔末端。注意事项:①插入颈内静脉前,需事先将无袖套透析用导管的动静脉管腔内预冲肝素生理盐水,并夹闭动脉导管腔。②硬质导管尖端一般位于上腔静脉内,距离右心房交界处约 1 cm;硅胶等软质导管尖端可位于右心房内,但须避免房性心律失常。上腔静脉与右心房连接处相当于胸骨切迹与剑突之间连线的上 1/3 处,上腔静脉长度与患者身高呈正相关,变化在 3～10 cm。置管长度一般情况下男性为 13～15 cm,女性为 12～14 cm,小儿为 5～8 cm,左侧颈内静脉置管长度不超过 19 cm。

缝合固定:用三角针 4-0 丝线将导管妥善缝合固定于局部皮肤,消毒敷料覆盖伤口。

封管:如置管后不立即透析,则需使用肝素生理盐水封管。先在动静脉端分别推注生理盐水 10 mL 以冲净管腔内残血,再用 2 mL 注射器,按照导管尾部标识的腔内体积分别再加 0.5 mL,在动脉端和静脉端升压注入浓度为 10 mg/mL 的肝素生理盐水溶液,拧紧肝素帽,胶布妥善固定导管。

确认导管尖端位置:建议置管后行胸部 X 线片,了解导管位置。

2.袖套型导管的留置流程

袖套型导管的留置流程以右侧颈内静脉插管为例。

(1)手术地点:一般在手术室进行,建议在超声引导下穿刺,或在介入手术室操作,X 线下调整导管位置。

(2)患者体位及术中监护:患者仰卧,去枕,在两侧肩胛骨之间垫高,双肩落下,头后仰 15°～30°略偏向左,充分暴露右侧颈部三角区(由胸锁乳突肌胸骨头和锁骨头、锁骨上缘组成的三角区)。如有手术床,则采用头低脚高体位(Trendelenburg 体位),目的是使颈内静脉达到最大充盈。有条件时监测术中心电图、手指血氧饱和度及血压。

(3)无菌措施:术者戴帽子、口罩,穿刺区局部常规消毒,如选择右侧颈内静脉穿刺,则消毒范围包括上至下颌、下口唇线,下至剑突水平和右侧上臂上 1/3,右侧至腋中线,左侧至左锁骨中线。戴无菌手套,铺无菌巾单。

(4)麻醉和细针试探:采用 0.5%～1% 利多卡因局麻后,先以细针或以此麻醉注射针试穿。穿刺路径首选后路,在胸锁乳突肌外侧缘中下 1/3 交点或锁骨上 2 横指处作为进针点。针梗一般保持水平位,在胸锁乳突肌的深部指向胸骨柄上窝方向进针,针尖不宜过分向背侧及内侧深入,以免伤及颈总动脉。注意进针过程中保持注射器内轻度负压,如成功进入静脉,确认进针方向、角度及深度后拔出试穿针。

注意事项:前路穿刺虽然更为安全,但留置的导管易在皮下形成锐角折弯,影响血流,故建议留置袖套型导管时,首选右颈内静脉后路穿刺,其次为中路穿刺,最后选择前路穿刺。

(5)穿刺针穿刺:改用穿刺针沿细针试探路径针尖斜面向上穿刺推进,保持注射器适当负压,当有突破感后,回抽血流通畅,推注压力不大,血液颜色暗红,可基本判定穿刺针进入静脉管腔中。

注意事项:①穿刺针穿刺时应保持针尖斜面向上进针。②不建议先穿透血管然后边退针时边探测血管,尤其是患者穿刺置管后需要立即接受透析治疗,则应避免先向深部刺入,然后边退针边抽吸至有血液抽吸出的穿刺手法,以降低全身肝素化后的出血风险。③估计静脉充盈不佳穿刺困难的患者,应首选调整患者体位,降低头部高度以增加静脉充盈程度。④穿刺进针时注意左手手指不可过度按压,以防压瘪静脉管壁,影响血液回抽,静脉充盈欠佳时影响更为明显。⑤由于穿刺粗针针尖锋利程度不及细针,故穿刺粗针进针深度常比细针试探时深 2～5 mm。

(6)送入导丝:确认穿刺针已进入静脉管腔后,左手固定穿刺针,右手取下注射器,同时左手拇指堵住穿刺针尾部开口,以防空气进入及出血过多。将导引钢丝经由穿刺针送入颈内静脉,至上腔静脉后,拔出穿刺针。导丝推进期间如遇阻力,不可强力推送。多次推送失败,则应将导丝退出后重新送入。

(7)标记导管位置:确认胸骨柄及胸骨右侧第三肋间位置,将导管尖端定位于右侧胸骨旁第三肋间下缘,然后沿右侧胸锁关节、穿刺点至右侧锁骨上或下体表适当位置标记好袖套型导管的皮肤出口位置,注意使导管袖套距离皮肤出口4~5 cm处。

(8)制作皮下隧道:0.5%~1%利多卡因局麻后,分别于标记的袖套型导管出口处和穿刺点皮肤处切开1 cm左右小口,沿切口略微分离皮下组织,将皮下隧道针前1/2弯曲成弧形,由出口处切口穿入,经皮下至穿刺点切口出来,以制作皮下隧道。

(9)导管穿过皮下隧道:将导管静脉段末端与隧道针尾部连接,小心牵拉隧道针,同时牵引导管穿过皮下隧道。调整导管在隧道内位置使其静脉端尖端位于第三肋间,袖套则位于距离皮肤出口处约2 cm处。分别用盛有生理盐水的注射器连接导管动脉端尾部、静脉端尾部,推注生理盐水确认导管动静脉管腔均通畅后夹闭导管。

(10)置入撕裂鞘:沿导丝推送扩张导管扩张皮肤及皮下组织后,再沿导丝将带芯撕脱式外鞘推送进入颈内静脉。

注意事项:①在推送扩张导管和带芯撕脱式外鞘期间,应不时反复小幅度来回轻轻抽动导丝,以防位于扩张导管和带芯撕脱式外鞘前端的导丝因打折而失去导引作用;②扩张导管和带芯撕脱式外鞘推进期间如遇阻力,不可强力推送,多次推送失败,则应将扩张导管和带芯撕脱式外鞘退出后检查导丝是否打折,再重新送入。

(11)拔出撕裂鞘:再次观察颈内静脉充盈程度(颈内静脉充盈不足将增加空气栓塞风险),必要时进一步降低患者头部和/或抬高脚部,以保持颈内静脉明显充盈。拔出导丝及撕脱式外鞘内芯,同时立即以指腹堵住撕脱鞘口以避免血液流出或空气进入血管。

注意事项:对于血容量严重不足、呼吸急促、呼吸不配合患者、抽泣患儿等,头部位置须更低,以防空气栓塞。配合度差的患儿,应术前给予静脉麻醉,但事先需做充分准备,包括吸氧、气囊辅助通气装置、气管插管等,以防麻醉后呼吸抑制。

在将导丝及撕脱式外鞘内芯完全拔出前,必须稍作停顿,观察外鞘内血液压力,必要时再次调整头部及脚部高度,以适度喷血为最佳。外鞘喷血太快易引起术中出血过多,可适当升高头部位置。但外鞘喷血不明显,甚至在患者吸气时血液回流,则在拔除内芯置入导管期间,极易发生空气栓塞,故必须进一步适当降低头部或升高患者脚部位置,以增加中心静脉压力,杜绝发生空气栓塞。

(12)置入导管:沿撕脱鞘腔置入导管,用手指按压顶住导管后,向两侧边抽出边撕开撕脱鞘,直至撕脱鞘全部抽出,袖套型导管全部进入皮下。注意避免因导管成角打折影响血流。

(13)检查导管血流通畅度:用10 mL注射器分别抽吸导管的动脉端及静脉端,确认导管动脉管腔及静脉管腔均血流通畅,然后向动、静脉管腔中分别快速推注生理盐水10 mL,将管腔内血流冲洗干净。

(14)确认导管尖端位置:X线下检查袖套型导管尖端位置,正常应位于右心房内。

(15)肝素封管:可采用未经稀释的肝素原液封管,封管体积为标识的导管腔内体积再加0.05 mL,封管后夹闭导管,拧上肝素帽。

注意事项:①为提高封管肝素液体积的精确度,建议使用2 mL注射器封管;②封管液也可使用 1∶1 对半稀释的肝素生理盐水溶液。

（16）缝合伤口：缝合切口，并将袖套型导管缝合固定于皮肤上，无菌敷料包扎。

3.无袖套导管的留置流程（股静脉）

（1）股静脉解剖：股静脉全程与股动脉伴行，在股三角区位于股动脉内后侧，越向远端股静脉就越向股动脉后侧走行。在腹股沟中点处易触及股动脉搏动，可作为股静脉穿刺或插管标记，见图 13-27。

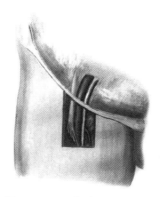

图 13-27　股静脉解剖示意图

（2）穿刺点：取腹股沟韧带下方 2～3 cm，股动脉内侧 0.5 cm 处为穿刺点。

（3）操作步骤。

术前准备：术前清洁手术区域，腹股沟穿刺处常规备皮。术者确认拟穿刺部位，估测置管深度。准备 2 mL 注射器、10 mL 注射器、1％利多卡因、浓度为 20～40 mg/dL 肝素生理盐水、消毒剪刀、11 号尖头手术刀片、持针器、镊子、无菌纱布、无菌治疗巾、透析用导管套件等手术器械物品。

手术地点：建议在手术室或穿刺专用的消毒房间进行，有条件时可在超声引导下穿刺。

患者体位及术中监护：患者取仰卧位，臀部略垫高，大腿略外旋外展，膝关节稍屈曲，见图 13-28。特殊患者如心力衰竭时，不能平卧可采用半坐位。完全坐位或前倾位则不宜行股静脉置管。

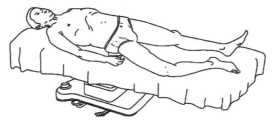

图 13-28　股静脉穿刺体位示意图

无菌措施：术者戴帽子、口罩，穿刺区局部常规消毒，消毒范围包括穿刺点周围 15 cm 的区域。戴无菌手套，铺无菌巾单。

麻醉及细针试探：在腹股沟韧带下方 2～3 cm 处扪及股动脉搏动，取其内侧 0.5 cm 处为穿刺点。0.5％～1％利多卡因局部浸润麻醉后，先以细针或以此麻醉注射器试穿，穿刺针与皮肤呈 30°～45°角，针尖指向与股动脉平行的大腿根部方向，注意进针过程中保持注射器内轻度负压，如成功探及静脉,确认进针方向、角度及深度后拔出试穿针。

穿刺针穿刺:改用穿刺针沿细针试探时的相同路径穿刺推进,保持注射器适当负压,当有突破感后,回抽血流通畅,推注压力不大,血液颜色暗红,可基本判定穿刺针进入静脉管腔中。

送入导丝:确认穿刺针已进入静脉管腔后,左手固定穿刺针,右手取下注射器,同时左手拇指堵住穿刺针尾部开口,以防止出血过多。将导引钢丝"J"型端经由穿刺针尾部送入股静脉后,拔出穿刺针,将导丝留在血管内。

注意事项:导丝推送深度应略长于留置导管插入后的长度为 25～30 cm。导丝进入顺利无任何阻力表示在股静脉内。如果导丝推进期间遇到阻力,不可强力推送。多次推送失败,则应将导丝退出后重新送入。

皮肤开口及扩张血管:在导丝引导下,以旋转手法插入扩张导管扩张皮肤、皮下组织及股静脉后,退出扩张导管,适度按压伤口以减少出血,注意按压股静脉的穿刺口部位,而非单纯按压皮肤穿刺口。

注意事项:沿导丝将扩张导管送入皮下扩皮时,如皮肤或皮下组织较致密,可以 11 号尖刀片小心切开皮肤约 2 mm。也可先用较细的扩张导管扩张,然后用较粗的扩张导管扩张。

插入无袖套透析用导管:以旋转手法沿导丝插入无袖套透析用导管至预定深度,导管进入后即拔出导丝,夹闭静脉导管腔,分别用 10 mL 注射器连接导管动脉和静脉末端,确认回抽血流通畅后,用力推注生理盐水 10 mL 至导管腔内,夹闭导管动脉和静脉导管腔。注意事项:①导管插入股静脉前,需事先在导管动静脉腔内预冲肝素生理盐水,并夹闭动脉导管腔。②股静脉留置导管长度应＞19 cm,导管过短则其前端仅位于髂静脉内,导致血流量低、再循环率高。为获得足够血流量(＞300 mL/min),股静脉导管尖端的理想留置位置是在下腔静脉内,在成年人置管长度甚至需要 25～30 cm。

缝合固定:用三角针及 4-0 丝线将导管妥善缝合固定于局部皮肤,消毒敷料覆盖伤口。

封管:如置管后不立即透析,则需使用肝素生理盐水封管。先在动静脉端分别推注生理盐水 10 mL 以冲净管腔内残血,再用 2 mL 注射器,按照导管尾部标识的腔内体积分别再加0.5 mL,在动脉端和静脉端升压注入浓度为 10 mg/mL 的肝素生理盐水溶液,拧紧肝素帽,胶布妥善固定导管。

### 三、自体和移植血管动静脉内瘘的围术期处理

自体和移植血管动静脉内瘘手术后应密切观察伤口和内瘘血管通畅情况,及时发现和处理术后血栓形成、伤口渗血等各种术后并发症。

#### (一)术后抗凝药物的使用

AVF、AVG 术后全身抗凝疗法虽可预防血栓形成,但同时增加全身及局部出血风险,局部血肿还可压迫血管,甚至引起内瘘闭塞。因此,AVF、AVG 术后应根据患者凝血功能、出血风险、局部血管病变及术中吻合情况,决定是否给予个体化全身抗凝疗法,如口服双嘧达莫、肠溶阿司匹林片或氯吡格雷等,对于高凝状态患者也可应用低分子量肝素,每 12～24 h 皮下注射 1 250～2 500 U。

下述情况可酌情考虑给予抗凝药物:①高凝状态;②动脉或静脉管壁严重病变,易形成血栓;③反复血栓形成史;④血压较低;⑤吻合口血管杂音微弱,可除外手术吻合技术问题所致者。

**（二）术后渗血的处理**

术后伤口如有轻度渗血，可轻压局部止血，压迫时注意保持血管震颤的存在。如果渗血较多或因局部血肿压迫导致血管杂音减弱，需及时打开伤口彻底止血，必要时留置引流条。AVF、AVG 术后全身肝素化可增加术后出血及局部血肿形成风险，应结合个体病情，权衡利弊，决定术后抗凝方案及透析时间。

**（三）术后血栓形成的处理**

正常情况下，AVF、AVG 术后内瘘血管触诊可扪及明显震颤，局部听诊可闻及响亮的血管杂音。如果术后震颤及血管杂音微弱，尤其是由强变弱时，应警惕内瘘血管内血栓形成可能。因此，AVF、AVG 术后应每天随访内瘘血管杂音，如怀疑早期血栓形成，应进一步行超声显像检查，以明确诊断，及时处理。

1.血栓形成的术中预防措施

高凝状态、高危血栓形成、AVG 手术患者，可在吻合血管前静脉推注普通肝素 10～20 mg。

2.术后即刻血栓形成的处理

部分 AVF 患者在手术结束时尚可扪及震颤，但送回病房后发现内瘘震颤和血管杂音明显减弱，甚至消失，提示血栓刚刚形成，可立即予以局部按摩，即用听诊器边缘在敷料表面顺着血流方向由动脉经 AVF 吻合口到头静脉近端反复轻轻刮动，促使局部刚形成的柔软血栓被血流冲刷掉，同时立即皮下注射低分子肝素 2 500 U，以预防再次形成血栓。

3.术后血栓形成的常规处理

非术后即刻形成的早期血栓，如果预计血栓形成的时间较短（数小时内），触诊血栓较为柔软，必要时可给予尿激酶溶栓治疗或 Fogarty 导管取栓。如无禁忌证，尿激酶 25 万 U 用生理盐水 20 mL 配制后，在血栓动脉端每分钟 4 000 U 缓慢动脉推注，必要时 1 h 后可重复给药 1 次。

**（四）围术期抗生素的预防性使用**

AVF 手术是清洁切口（Ⅰ类切口），正常情况下应愈合优良，无不良反应（甲级愈合）。故除非原有瘘管感染或有明显局部感染征象，术后一般无需预防性使用抗生素。

AVF 术后感染较为少见，多为葡萄球菌感染，一旦感染应选用敏感抗生素。

AVG 术后感染发生率高于 AVF，故术前 0.5～1 h 可常规静脉输注第一代头孢菌素（如头孢唑林 0.5～1 g）预防感染。在耐甲氧西林葡萄球菌感染发生率较高的单位，可选用万古霉素 0.5～1 g，术前 1 h 静脉输注。

AVG 术后早期感染少见，临床怀疑感染时首选广谱抗生素，包括 β-内酰胺酶类抗生素或万古霉素，多数情况下需手术治疗。

**（五）肢体肿胀的处理**

1.术后术侧肢体肿胀

部分 AVF 患者术后可出现术侧肢体，尤其是远端手部位置肿胀，持续时间 2～3 周。术后适当抬高内瘘手术侧肢体，有助于减轻肢体水肿。较长时间或严重肢体肿胀则需要结扎靠近吻合口的粗大静脉分支，甚至结扎内瘘，更换部位重新制作内瘘。

2.血清肿

AVG 患者术后，血清自人造血管局部漏出，形成局限性肿胀，称为血清肿。襻式（U 形）移植术后发生率可高达 90% 以上，表现为移植血管周围弥漫性肿胀，无菌性血清样液体积聚在人造血管周围。血清肿多在术后 1～3 d 开始出现，持续 3～6 周可自行消退。

(1)血清肿的处理:①一般无需特殊处理,在术后尽量抬高术侧肢体;②肿胀消退较慢者,可采用红外线灯照射,每天2~3次,每次20~30 min;③超声引导下穿刺抽液有助于诊断和治疗,但增加继发感染风险。

(2)血清肿的预防:①建立隧道时尽量选用与人造血管口径一致的隧道器;②术中避免肝素生理盐水升压冲洗人造血管;③首先吻合静脉端;④术后早期1周内透析者应尽量采用无肝素或低分子量肝素透析。

### (六)盗血综合征的处理

AVF、AVG术后如出现手指末端缺血表现,病变严重者甚至发生坏死,则应及时进行外科处理。治疗方式与盗血综合征发生原因有关,动脉吻合口近心端狭窄者应给予血管成形术,但进展性全身动脉钙化患者除外。高流量引起盗血综合征者需减少瘘管血流量,传统的侧侧吻合口远心段静脉结扎效果并不理想,减小吻合口直径或在远端重新吻合对减少血流量可能更为有效。

### (七)充血性心力衰竭的处理

通过吻合口(瘘口)血流量在200~500 mL/min时,极少引起心功能不全。AVF、AVG术前基础心功能较差,或者吻合口位于上臂时因回心血流量较大,易诱发充血性心力衰竭。积极控制血压、控制容量过负荷、输注少浆血以快速纠正严重贫血等措施,有助于减轻心脏负荷,缓解心功能不全,必要时可通过再次手术缩小吻合口,以减少回心血流量,缓解心力衰竭症状。反复发作心力衰竭者必须闭合内瘘,改用长期留置导管或腹透治疗。术前全面准确地评估患者心脏负荷和心功能极为重要。

### (八)术后换药

AVF术后伤口如无明显渗血,则无需换药,术后10 d拆线。如果术后渗血明显,则需及时换药。AVG术后每3 d换药1次,术后14 d拆线。引流条留置时间一般为24~48 h,注意包扎敷料时不要升压,以避免压迫内瘘血管。

### (九)内瘘保护措施

1.避免内瘘受压

患者术后尤其是睡觉时务必注意身体姿势,避免内瘘侧肢体受压。衣服袖口要宽松,以免压迫内瘘,尤其是冬季穿衣较多时。绒线衣的内瘘侧袖管下段可用拉链,以便于内瘘穿刺。

2.避免不必要的内瘘穿刺

术后避免在内瘘侧肢体输液、输血及抽血化验。

3.术后内瘘保护

AVF患者术侧肢体禁止测量血压,术后2周内术侧上肢禁止缠止血带。

4.术后锻炼

术后24 h术侧手部可适当做握拳,并做腕关节运动,以促进血液循环,防止血栓形成。

### (十)AVF、AVG术后穿刺时间

自体AVF术后一般2~3个月可开始穿刺使用,人造血管术后一般3~6周血清性水肿消退后可开始穿刺使用,自体移植血管成熟时间6~8周,建议术后2~3个月使用。

## 四、中心静脉留置导管的围术期处理

中心静脉留置导管手术过程中应细致操作,注意避免误穿动脉、血肿、气胸、血胸、空气栓塞、导丝异位、心律失常等各类并发症发生,术后应立即行X线片或透视,确认导管尖端位置。密切

观察伤口情况,及时发现和处理伤口渗血等各种术后并发症。

**(一)穿刺并发症的处理及预防**

1.出血和血肿

出血和血肿是中心静脉留置导管手术的常见并发症。

(1)原因:导致穿刺后出血和血肿形成的原因包括患者凝血机制异常、严重血小板减少及使用抗凝药物等;与穿刺有关的原因包括误穿动脉、刺破血管后壁、穿刺动作较大损伤血管壁、多次穿刺造成静脉壁有多个针眼等;少见的原因包括缝合血管时损伤血管壁等。

(2)处理。

股静脉或颈内静脉穿刺时,一旦发现抽出的血液颜色鲜红,且压力较高,则应怀疑动脉血,应立即拔出穿刺针,即刻局部压迫 15～20 min,确认出血已经止住,血肿不再增大后,才能继续穿刺。

误穿导致股动脉损伤或破裂,特别是损伤深达腹股沟韧带时出血往往十分严重,应紧急外科手术止血。

误穿锁骨下动脉后很难压迫止血,并可致血胸,需要紧急外科探查止血。

误穿颈动脉后,禁忌在对侧继续穿刺。因为如果对侧动脉也因误穿而形成血肿,双侧血肿易压迫气管。

收缩压超过 24.0 kPa(180 mmHg)者,误穿颈动脉甚至可引起纵隔血肿,压迫气管,导致呼吸困难,必要时需行气管内插管以保持气道通畅。

巨大血肿可压迫颈动脉或颈内动脉,造成脑缺氧,需及时识别,积极施救。

(3)误穿动脉及血肿的预防要点。

强调先用细针试探,确认细针探及静脉后,再改用穿刺针沿原路进针,切忌直接用粗穿刺针不断变换进针路径探查寻找静脉;如果穿刺针未能探及静脉,应及时退出,改用细针再次试探。

颈内静脉前路穿刺时,必须确认进针点及穿刺方向位于颈动脉搏动的外侧,从而避免误穿动脉。

股静脉穿刺时,穿刺点应位于腹股韧带下方至少 2 cm,肥胖和有严重水肿的患者,静脉与皮肤的距离更远,应适当下移穿刺点。如果穿刺点距离腹股沟韧带太近,易引起腹膜后血肿,且留置导管易受到腹股沟韧带挤压而扭曲变形,进而影响血流量。

当患者存在凝血机制异常时,尤其应避免行锁骨下静脉穿刺。

穿刺过程中注意患者体位、头部转动角度等因素对颈内静脉充盈度及其与动脉、胸锁乳突肌之间相对位置关系的影响,进而调整进针方向。

术者需熟练掌握多种穿刺路径,由于血管走行存在一定变异(图 13-29)。对特定患者,有时固定某一路径穿刺可能难以成功,甚至可能误穿动脉,但如果改用其他路径可能获得成功。

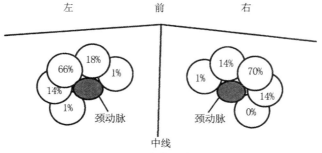

**图 13-29　颈内静脉走行的变异**

条件许可时,提倡术前常规超声显像检查,以明确血管走行,建议有条件者在超声引导下进行中心静脉穿刺置管。

穿刺时避免穿刺针刺破静脉后壁。此外,导管回血不畅,还须除外导管尖端异位于血管外可能,因侧孔作用仍回抽有血,见图 13-30。

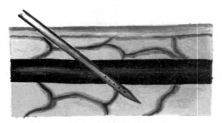

图 13-30 导管尖端异位于血管外

避免导丝异位至静脉管腔外。穿刺针过浅或过深时,针尖斜面仅部分位于静脉腔内,虽回抽有血,但导丝有可能向静脉管腔外走行。所以如果导丝推进有阻力时,不可强行继续插入,而应该退出导丝后,小心调整穿刺针进针深度,直至回血顺畅后再重新推送导丝,见图 13-31。

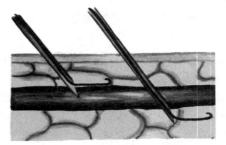

图 13-31 回抽有血但可能导丝异位的两种情形

避免扩张导管刺破静脉管壁。在以旋转手法推送扩张导管过程中,必须不时小幅来回推拉扩张导管尾部的导丝,以防止位于扩张导管尖端的导丝因打折而失去导引作用。一旦扩张导管尖端部位导丝打折,继续强力推进扩张导管,将刺破静脉管壁,进而引起血肿、纵隔血肿、血胸、血气胸等严重不良后果,见图 13-32。

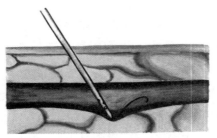

图 13-32 打折后失去导引作用的导丝

2.血胸

穿刺过程中若将静脉甚或锁骨下动脉壁撕裂或穿透,同时又将胸膜刺破,血液经破口流入胸腔,则形成血胸。胸腔存在负压,使血液大量流入,此时导管可仍留在中心静脉内。

(1)处理:①随访胸片。②拔除导管。③出现肺受压症状者胸腔穿刺引流。

（2）预防：①避免穿刺点过低。②避免穿刺针刺破静脉后壁。③避免导丝或扩张导管异位。④避免扩张导管插入太深。

3.气胸

约10%的成人肺尖低于第一肋骨，如果经锁骨下路径穿刺锁骨下静脉，误穿引发气胸风险较大。颈内静脉穿刺引发气胸较锁骨下静脉穿刺少见，但尚不能完全避免。如穿刺仅损伤肺尖，发生局限性气胸，可无临床症状，微小刺破口也可自行闭合。若刺破肺尖后患者接受机械通气，则有可能引起张力性气胸。

（1）预防：避免穿刺点过低；避免扩张导管插入太深。

（2）处理：①当穿刺不顺利、穿刺后患者出现呼吸困难、同侧呼吸音减低时，应做常规X线胸片，如有疑问及早行胸腔测压。②颈内静脉、锁骨下静脉穿刺时应密切观察患者，一旦发生气胸，可按一般气胸处理，立即闭式引流减压。

4.空气栓塞

严重低血容量患者的中心静脉压可呈负值，空气容易经由穿刺针或导管进入静脉，造成空气栓塞。空气经由穿刺针或导管进入静脉大多发生在取下注射器准备插入导丝的极短时间内。若大气压与静脉的压差为0.05 kPa（5 cmH₂O），空气通过14 G针孔的流量可达每秒100 mL。静脉内快速误入10 mL空气就可能致命。

卧位时，进入静脉的空气首先进入右心房和右心室，在心室内形成泡沫，影响泵血功能，空气由左心室进入肺动脉后可引起肺动脉高压及急性右心衰竭，气泡尚可通过肺毛细血管进入左心及大循环，引起冠状动脉、脑动脉空气栓塞。

（1）临床表现：空气栓塞的临床表现按栓塞部位不同而有差异。①一般表现为突然发作的胸闷、呼吸困难、剧烈咳嗽。②严重者有发绀、心律失常、心绞痛、血压下降、中枢性抽搐、昏迷，甚至呼吸心跳骤停。③体检可发现脉搏微弱、发绀、低血压及心律失常。④气泡停留在心脏内时心尖部可闻及水轮样杂音。

（2）预防：①穿刺时患者卧于可调节前后倾斜角度的手术床上，取头低脚高位。②穿刺前及穿刺过程中仔细评估患者中心静脉负压大小，口干明显、全身皮肤干燥、弹性差、颈内静脉充盈不足者，提示容量明显不足或衰竭，可能存在明显的中心静脉负压，需要进一步增加头低脚高程度。此外，从细针或穿刺针上取下注射器后，也可根据细针或穿刺针尾部有无出血及出血速度推测中心静脉负压程度。③穿刺过程中动作衔接应迅速。④从刺入静脉的穿刺针上取下注射器后应立即用手指堵住穿刺针尾部，以防中心静脉负压较大时空气快速进入。⑤放置带袖套导管过程中，从撕裂式外鞘内完全拔出扩张导管前，应仔细判断中心静脉内负压程度，并调节手术床前后倾斜度，以防空气栓塞。⑥放置无袖套导管过程中，拔出导丝等操作步骤完成后应立即夹闭导管，以防空气进入。⑦若头低脚高位有困难、患者不能配合、小儿哭闹抽泣时，操作应特别小心。

（3）处理：①患者取左侧头低脚高卧位，使空气聚集于右心房。症状严重者可取肩着地，髋、腿放于床上，并经皮行右心房或右心室穿刺抽气。②心搏骤停者心肺复苏的同时，尽可能抽出右心房及右心室内空气，以免加重动脉栓塞。③呼吸循环支持，高浓度吸氧，发绀者给予面罩吸入纯氧。④中枢性抽搐患者给予安定10～20 mg缓慢静脉注射。⑤脑水肿或昏迷患者可给予地塞米松及脱水剂治疗，肝素及右旋糖酐-4改善微循环。⑥重症空气栓塞患者可进行高压氧舱治疗。

**5.心律失常**

导丝插入过深或导管过长进入心房、心室,可直接刺激心内膜,诱发出现心律失常。临床表现与导管所处部位有关,当导管在心房时,可引起窦性心动过速、房性期前收缩和房颤,多为一过性。当导管进入心室时,可引起室性心律失常,存在严重心脏疾病患者则可出现致命性室性心律失常。

预防措施:①有条件者,提倡在颈内静脉或锁骨下静脉穿刺置管过程中,常规心电监护。②避免将导丝插入右心房内。导丝推送深度应控制在略长于留置导管插入后的长度,一般为15~20 cm。推送导丝过程中应密切观察心电图变化,如有明显异常,则及时调整导丝深度。③严重心脏疾病患者,尽量避免颈内静脉或锁骨下静脉穿刺置管,必须留置导管者术中需严格控制导丝推送深度,密切监测心电图。

**6.血肿压迫窒息**

穿刺过程中如果损伤颈内静脉后压迫不当,或者误刺动脉后继续操作造成大出血,可引起皮下血肿进行性或急骤增大,短时间内压迫气管,造成呼吸困难,甚至窒息死亡。

(1)处理:①对持续性增大的血肿应及时切开减压,并压迫或缝合出血点。②如患者已出现严重窒息症状,应及时气管插管,必要时气管切开。

(2)预防:①除急诊透析外,应提前一天留置中心静脉导管,尽量避免在透析当天行中心静脉置管,确实需要穿刺当天透析者,应尽量采用无肝素或小剂量肝素透析。②如果穿刺不顺利,出现颈部皮下血肿,禁忌在对侧继续穿刺。

**7.导丝异位**

穿刺期间发生导丝异位时,患者可出现不适表现。如异位于心脏时,可出现胸闷、心慌、心律失常等异常表现;导丝穿破血管壁异位于纵隔或胸腔内时,可出现剧烈胸痛;异位于颈内静脉颅内部分时,患者可有耳根部疼痛。因此,穿刺置管过程中应随时警惕各种异常症状的出现。穿刺时应注意穿刺针斜面对导丝走向的影响,见图13-33。

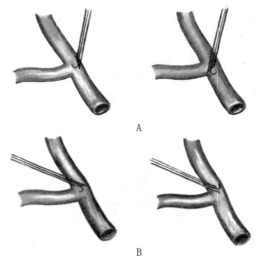

**图13-33　穿刺针斜面对导丝走向的影响**
A.前路穿刺颈内静脉时穿刺针斜面向外引发的导引钢丝异位;
B.后路穿刺颈内静脉时穿刺针斜面向上引发的导引钢丝异位

8.急性左心衰竭

穿刺期间保持患者头低脚高位,其目的是促使中心静脉充盈,便于穿刺,同时防止空气栓塞。但严重心功能不全患者如取头低脚高位,心脏前负荷显著增加,可诱发急性左心衰竭。因此,对于心功能不全患者,可根据其颈内静脉充盈程度,个体化调整头部高度。

**(二)穿刺置管术后的观察**

观察内容包括:①中心静脉留置导管术后,应立即行 X 线片或透视,确认导管尖端位置,导管有无扭曲、打折,有无血胸、气胸及导管异位等相关并发症。②置管当天尽量避免血液透析治疗。③术后患者取 45°半卧位,保持 8 h。④常规冰袋局部压迫冷敷。⑤密切随访血压、心律。⑥观察局部有无渗血,有无胸闷、气促等不适。

**(三)中心静脉留置导管的拔除**

拔出中心静脉导管后偶可出现一些难以解释的心肺或神经系统并发症,称为拔管意外综合征。此类并发症虽然少见,死亡率却较高,故应引起足够重视。如条件允许,鼓励在拔管前超声显像检查导管周围有无血栓形成。

中心静脉导管拔除的操作规范与程序:①患者取仰卧位。②避免在全身肝素化或严重血容量不足时拔管。③导管拔除时嘱患者屏气。④拔管后用三个手指以适当力度按压在皮肤切口及估测的静脉管壁穿刺点。⑤按压力度不宜过大以防过度刺激颈动脉窦。⑥伤口按压时间至少30 min,凝血功能异常或使用抗凝药物治疗的患者,适当延长按压时间。⑦按压结束后局部外涂抗生素软膏。⑧切口密闭 12 h。⑨股静脉拔管后患者需静卧至少 1 h 后方可走动。

**(毛雨河)**

# 第十四章　肾脏疾病的中医治疗

## 第一节　慢性肾小球肾炎的中医治疗

### 一、中医病因病机概述

慢性肾小球肾炎根据临床表现,中医学常归为水肿、溺血、尿浊、腰痛、虚劳等范畴,是因多种因素而发。病本在肾,其因先天禀赋失调,肾肺二气过亢,内生湿热风毒,或外感六淫,经口鼻、肌肤而入。又可因劳倦、情志不调等因素而诱发或加重肾病,发病隐匿,迁延,缓慢,病程长,寒热、虚实错杂多变是本病的特点,如失治误治常可转至虚劳、关格病。

#### (一)病因

(1)先天禀赋失调,肾肺之气过亢,或禀赋不足,内生风、湿毒邪。

(2)六淫外侵,或水湿浸渍,疮毒内归。

(3)劳倦过度,情志失常,惊恐和思虑过度,肝肾气滞。

(4)饮食失节,或不洁食物,暴饮暴食,嗜酒过度,过食辛辣厚味,伤胃败脾。

(5)应用易引发过敏,或肾毒药物。

(6)居住阴潮或长期冒雨涉水,湿邪浸入机体,直中脏腑。

#### (二)病机

**1.病位**

病本在肾,后期常及其他脏腑组织。

**2.病性**

多数患者发病缓慢,隐匿,病程常数年至十数年不等,气亢邪实,或虚实夹杂,常伴血瘀络滞,迁延不愈,可转为虚劳、关格之证。

**3.病机转化**

此病病因、病机多复杂,主要为先天禀赋失调,肾脾之气亢盛或先天禀赋不足而内生湿、风毒邪而致。当误治失治、迁延不愈时可致肾脾虚损,时有夹热夹寒,血瘀阻络。蛋白尿中医认为精微下泄,其机有二:一是由于肾肺气过亢,内生湿毒风邪,气邪相搏相结,蕴结于肾体而致肾络损伤,气化不利,升清降浊失常而精微下泄,而致蛋白尿。二是脾胃双虚而致。因先天禀赋不足,久病耗气伤血,脾胃之气之所以能化生,全赖肾之阳气而鼓舞,元气以固密为贵,脾能升清,脾虚而不能升清散精,以致谷气下流,精微下泄。肾主封藏,肾虚则封藏失司,肾气失固,精微下泄,致蛋白尿。

血尿病机为,由于久病脾气虚损,气不摄血,血则妄行;再则热邪损脉耗血,迫血妄行;和/或血凝瘀阻脉络,血行不畅,溢于脉外,以上三种因素均可致尿赤、血尿。

高血压的发生有 3 种情况:一是肝肾阴虚,风阳上亢,热扰清窍所致;二是脾肾虚损,水湿浊邪上泛,凝滞清窍;三是肝胆热盛,热邪上扰脑窍,则头晕目眩。慢性肾小球肾炎,如经久不愈,常转至虚劳、关格。

## 二、中医辨证诊断要点

### (一)辨证要点

慢性肾小球肾炎可发生于各年龄段,但以中青年多见,发病隐匿,病情复杂,病程迁延,经久不愈,并常反复发作。其病位主要在肾,同时常波及多个脏腑组织,此证临床主要表现为尿血、尿浊、水肿、腰痛、头晕目眩、乏力,或全身困重等。

### (二)辨证分型

1.肾肺气亢,湿热阻滞证

(1)主证:尿赤,尿浊,水肿,腰困,精神亢奋,声音洪亮。

(2)副证:口干苦,欲饮,苔黄厚,燥,舌红,口舌生疮。

(3)宾证:时有脘腹易饥不适,便秘不爽,脉滑数。

(4)辨证解析:此证多见本病早、初期中青年,为正亢邪实的双实证。因先天禀赋失调,肾脾元气过亢,内生风、湿邪毒,气邪相搏相结聚积,沉浸肾体而致肾络阻滞,气化不利,气行不畅,开阖失司,关多开少而致水湿内停而水肿;湿毒化热,湿热损伤肾络,迫血妄行而尿赤;精微下泄而尿浊;湿热瘀阻肾府,气机不畅而腰困痛;先天气亢,精气未耗,则精神亢奋,声音洪亮;热盛伤津,舌质失于濡养润滋,则舌红、口干苦;热湿上淫则苔黄厚、黏腻;热耗胃津,则消谷善饥不适,大便秘结不爽,口舌生疮,脉滑数,皆为热盛耗津所为。

2.气阴双虚,水湿泛滥证

(1)主证:尿赤浊,水肿,午后低热,或五心烦热,少气乏力,面色无华。

(2)副证:口干咽燥,舌质红,少苔或无苔,脉细弱或数。

(3)宾证:腰困,失眠,时有夜汗或头晕目眩,或易感冒。

(4)辨证解析:患者久病耗气,伤损阴血,气虚则无以充实全身而少气乏力,气阴双虚则不能充养肾府则腰困,气虚则不能抗御外邪常易感冒;血虚则无以荣华其面,故见面色无华,㿠白或萎黄;阴虚不足,不能制阳,故生内热,而见阴虚火旺之证;因其热来之阴分,故见午后潮热,或手足心烦热,浮阳上扰清窍,则头晕目眩,失眠;肾之经络循喉夹舌而行。肾阴不足,肾之经脉失濡,故见口干咽燥;营血不足,舌脉失养,则舌红无苔,口舌生疮;气阴两虚,则肾失封藏,固摄失职而精微下泄,则见尿浊,血尿;肾气阴不足,开阖失常,水湿内停,输送不利,而肌肤水肿。本证多夹瘀血,瘀阻脉络,血行脉外,也可加重尿血,脉细弱或数皆为气阴两虚之象。

3.脾肾阳虚,水湿泛滥证

(1)主证:尿短少,赤浊,水肿,面色㿠白或萎黄,畏寒肢冷,神疲乏力。

(2)副证:腰困重隐痛,四肢酸困沉重,纳呆便溏,脘腹痞满。

(3)宾证:舌体胖嫩有齿痕,苔白腻,脉沉迟细弱,男子阳痿早泄,女子月经不调等。

413

(4)辨证解析:人体的水液代谢要靠肾阳的蒸腾气化、脾阳的输布运化来完成,常因失治误治、久病不愈而致。脾肾阳气耗伤过度,脾肾阳气虚弱,则水湿不运,气化失常,从而导致水湿内停,泛滥周身故水肿;命门火衰,脾阳不振,不能温煦全身四肢,故见畏寒肢冷,腰膝酸软乏力,面色㿠白无华或萎黄。肾主骨,腰为肾之府,脾为后天之本,脾主肌肉四肢,脾虚则气血生化无源,肾脾阳虚则化源不足,腰失所养,四肢不充,故见神疲倦怠;脾主运化,脾阳不足,运化无力,故见纳食呆滞,大便溏薄;肾阳不足,精失固摄,精微下泄,故见阳痿早泄,女子月经不调,尿浊。舌体胖嫩有齿痕,苔白腻,脉细弱无力或迟沉,皆为肾脾阳虚、水湿浊毒内停之象。

4.肝肾阴虚,湿热壅盛,瘀血阻滞证

(1)主证:尿赤,尿浊,小便不利短少,五心烦热,或全身潮热,目睛干涩,或视物模糊,头晕耳鸣,烦躁易怒,舌质紫暗或有瘀斑点。

(2)副证:舌红少苔,或舌苔黄腻,咽喉肿痛,皮肤疮疡。

(3)宾证:肌肤甲错,肢体麻木,脉弦数,或细数,早泄遗精,或月经不调。

(4)辨证解析:因久病迁延不愈,或反复发作,致肝肾耗伤阴精而不足。肝开窍于目,肾开窍于耳,耳目失养,肝阳上亢,浮阳上扰清窍,故见目睛干涩,视物模糊,头晕耳鸣;阴虚不足,躯体失濡,则肌肤甲错,肢体麻木;阴津不能上承,故见口渴咽干,口舌生疮,舌红少苔,咽喉干燥疼痛;阴虚则虚火内生,故见五心烦热,或潮热;肝肾阴虚则内热丛生,热灼脉络,则致血瘀;血不循经,则舌体瘀斑,瘀点或紫暗;血随尿出而尿血;固涩失利则精微下泄而尿浊;虚火内扰,精关不固,则遗精、早泄、梦遗,或月经不调,如夹湿热则见小便不利灼热,舌苔黄厚黏腻。脉弦细数,乃为阴虚、虚火内扰、血脉不利之象。

## 三、中医中药论治法则

### (一)论治要点

论治慢性肾炎,需在病因病机辨证诊断的基础上方可取得满意疗效。该病病位主要在肾,常及其他脏腑,临床证型多复杂多变。诊治时则需整体调治,个性化对待;早发现早治疗,疗程要长,持之以恒,以防急于求成;防止迁延不愈而发展为虚劳、关格。根据本病发病特点,早中期以抑制肾肺气亢为主,益肾固本为辅,并与清热利湿防治湿毒内生;晚期以益肾固本,扶持正气为主。活血化瘀,疏通肾络,驱除水湿毒邪,贯穿全疗程。证变法更,灵活运用,标本兼治的综合调治。

1.肾肺气亢,湿热阻滞证

(1)治法:调禀赋,抑气亢,清湿热,通肾络。

(2)方药与方解:抑气清热解毒散,益气利湿通络散化裁。

(3)疗程与转归:因慢性肾炎的多样性和病程缠绵,时轻时重,易反复发作的特点,每月为1个疗程需治疗12~24个月,即使完全缓解或痊愈也应继续巩固治疗1年以上,经中西医结合整体调治,可显著提高有效好转率。

2.气阴两虚,水血瘀阻证

(1)治法:益气养阴,利湿通络,活血化瘀。

(2)方药与方解:滋阴益肾利水消肿汤,益气利水消肿汤化裁。

(3)疗程与转归:本证型的治疗,2周为1个疗程,一般为4~8个疗程,气阴两虚证候消失,水肿消除,血尿、蛋白尿减少,根据证候变化可改用其他方药,滋阴药多滋腻易致便溏、纳呆,应用时可少量加入理气温燥之品。

3.肾脾阳虚,水浊泛滥证

(1)治法:补阳化气,温补脾肾,泻浊利湿。

(2)方药与方解:温阳利水消肿汤,补阳还五汤,真武汤化裁。

(3)疗程与转归:此证型 4 周为 1 个疗程,一般需 6～12 个疗程后可有明显缓解,阳虚证候消除,据证候变化改用其他治疗方案。

4.肝肾阴虚,湿热血瘀证

(1)治法:滋补肝肾,清热除湿,活血化瘀。

(2)方药与方解:滋阴益肾利湿消肿汤,益气潜阳汤,桃红四物汤化裁。

(3)疗程与转归:4 周为 1 个疗程,一般需用 2～4 个疗程。肝肾阴虚证候,湿热消失,据证变而改用它法治疗。

**(二)外治法**

1.足部手法治疗

(1)反射穴区:腹腔神经丛,肾上腺,肾,输尿管,膀胱,大脑,肺,肝,脾,小肠,上下身淋巴,子宫,前列腺,胸部淋巴等反射区穴。

(2)应用手法:点法,按法,刮法,推法,叩法等手法。

(3)操作治疗:操作者用双手拇指指腹同时或交替,由后向前旋推腹腔神经丛反射区,用拇指指尖点按或单示指叩肾上腺反射区、肾脏反射区等区穴,定点按压并由前向后推按 3～5 次。两足同时按照上述操作步骤进行,每天 1 次,10～14 d 为 1 个疗程,无须辨证,此治疗法适用于各种证型。

2.足部针刺疗法

(1)经穴针刺法。取穴:足三里、阴陵泉、飞扬、三阴交、复溜、太溪、京骨等穴位。操作皮肤常规消毒,根据需要选用 1～3 寸毫针,持针快速刺入,得气后留针 20～30 min,每隔 2～3 min 行针 1 次,根据辨证虚实,选择补泻手法,每 2 天 1 次。严重者可每天 1 次或每天 2 次,10～15 次为 1 个疗程。

(2)足针疗法。取区穴:肾、膀胱、肺、腰痛点等。操作常规消毒毫针直刺 0.5 寸,得气后留针 20～30 min(双足可同时进行),据辨证虚实可选用补泻手法,每天 1 次,10～15 次 1 个疗程。

3.艾灸疗法

(1)取穴:肾上腺、肾、输尿管、膀胱等穴区。足三里、阴陵泉、三阴交、复溜、涌泉、肾俞、脾俞、关元、气海等穴。

(2)操作:点燃艾条,采用悬灸法,每穴 2～3 min,每天 1 次,严重者可每天 2 次,10～15 次 1 个疗程,穴位适应者可应用隔姜柱灸法。灸法多适用于虚证、寒证。

4.刮痧疗法

(1)选穴区:足部取穴区:肾上腺、肾、输尿管、膀胱、涌泉等穴区。另可选足三里、三阴交、复溜、太溪、腹部背部、双肘窝、腘窝等区位。

(2)操作:选择专用刮痧板(水牛角),局部涂抹介质,按证候选上述穴区,反复刮试,直至皮肤及皮下出痧为佳,隔 3 d 1 次,10～15 次为 1 个疗程。此法适宜实证者。

5.足浴疗法

根据中医辨证(寒热虚实)组方配伍,水煎取汁,倒入电热恒温足浴盆中,加水至可淹没小腿下 2/3 处,水温调至 38 ℃～40 ℃为宜,足浴 30～40 min 后,加用自我按摩足部,每天 1 次或 2 次,10～15 次为 1 个疗程。

6.离子导入治疗

部位腰背部双肾区范围。

## 四、调护与转归

慢性肾小球肾炎饮食、情志、生活工作、劳动调护至关重要,在某种程度上较药物等治疗还为关键,为此医护者、患者及其家人都应引起重视,调护事项如下。

### (一)饮食调护

慢性肾炎患者,钠盐、水分、蛋白质、脂肪及其他微量元素的摄入量应视病情而定,食物的摄入应多样化。

对轻症患者无明显水肿、高血压和肾功能不全者,可不必限制,可以按正常人食谱进食,对于有明显水肿、高血压及肾功能不全者,则分别视其具体情况而有所限制。

对水肿和/或高血压者应限制食盐的摄入,每天入量以 3～5 g 为宜。重度水肿者控制在 1～2 g,待水肿消退,盐量逐渐增加。在正常情况下,静脉液体入量不宜超过 1 000 mL。

如慢性肾炎有大量尿蛋白及低蛋白血症时,如果肾功能正常应适当提高精蛋白的入量,但不宜过多,以 1.0 g/(kg·d)为宜,如出现氮质血症时,应限制蛋白质的摄入量,每天限制在 40 g 左右。如过分限制钠盐,患者易引起电解质紊乱,并易降低肾血流量,加重肾功能减退。

另外,应忌生冷硬食物,辛辣之品,禁烟酒,烟酒可刺激肾素分泌,使肾血管收缩,肾血管流量不足,致使肾功恶化。

### (二)严禁应用肾毒性药物

西药有磺胺类,氨基苷类,非类固醇消炎药等,此类药物能在短期内甚至用量过大时,一次应用即可使肾功能恶化。中草药有关木通,汉防己,马兜铃,朱砂等,此类中药不能长期服。另外,长期服用阿普唑仑可使血肌酐、尿素氮升高,临床需严密注意。

### (三)防治毒邪内侵

防治上呼吸道感染,对于有慢性炎症病灶者要彻底清除治疗,如慢性扁桃体炎尽量切除,对于鼻窦炎、牙周炎、牙髓炎者,肌肤疮疡疖肿溃烂等病灶要彻底治疗,以免反复发作,并且要根据气候变化随时增减衣被,保持室内空气新鲜,湿温恒定。

### (四)防治高血压

对血压不高的患者,如尿中常出现红细胞,肾功能损害,脉弦或细弦,头晕患者,可选用益肾养肝,活血通络祛风中药方剂或中成药,如天麻钩藤饮、杞菊地黄丸、保肾康、丹参片等保肾治疗,常可使肾功能部分恢复。对血压高的患者应积极控制高血压,血压控制在 18.0/11.3 kPa (135/85 mmHg)以下为佳,根据辨证应用天麻钩藤饮化裁即可,此方剂应用后,虽说疗效慢,但较持久,不易反弹。肾性高血压往往冬季较重,夏季轻,应注意调整药量。

### (五)动静结合,以静为主

在病情发展活动阶段,一是要注意休息静养为主,可在居室内外轻度活动,活动后不觉疲劳,血压不升高,水肿不加重,尿蛋白不增加为度。在病情稳定后,可适当增加活动量,从事轻体力工作,不可过度劳累,生活起居要规律,保持足够的睡眠和休息。

**（六）调情志**

正确对待疾病，避免过怒急躁，忧思悲伤，保持心情舒畅。

**（七）防演变**

当诊断为慢性肾炎时要积极调治，防治演变为虚劳、关格。

**（八）预后与转归**

慢性小球肾炎病因病机复杂多变，病程长，发病隐匿，虚实错杂，各年龄段均可发生，一般从首次发现尿异常，到发展至慢性肾衰竭可历时十年或数十年不等的时间，常因病理损害的性质及有否并发症等不同，而预后有明显的差异。因误治和治疗不当，合并感染，血流量不足，使用肾毒性药物，伴有高血压、大量蛋白尿或情志不调，重体力劳作等因素可加速肾衰竭。反之，如果医患双方紧密配合应用中西医结合等手段综合整体调治，避免和控制上述并发症的发生，部分可痊愈，大多数可完全缓解。

### 五、疗效评价标准

根据国家药品监督管理局编《中药新药临床研究指导原则》。

**（一）临床控制**

尿常规：尿蛋白转阴或 24 h 尿蛋白定量正常，沉渣红细胞正常，肾功能正常。

**（二）显效**

尿常规检查连续尿蛋白减少 2＋，或 24 h 尿蛋白定量减少≥40％，红细胞减少≥3 个/HP，或尿沉渣红细胞减少≥40％，肾功能正常或基本正常（与正常值相差不超过 15％）。

**（三）有效**

尿蛋白持续减少 1＋，或 24 h 蛋白定量减少≤40％，红细胞数减少＜3 个/HP，或尿沉渣细胞计数减少＜40％，肾功能正常或有改善。

**（四）无效**

临床表现与上述实验室检查无改善，或加重者。

（赵环环）

# 第二节　慢性肾衰竭的中医治疗

### 一、中医病因病机概述

慢性肾衰竭中医文献并无记载。根据临床证候表现，如少尿、无尿、水肿、恶心、呕吐、头目眩晕、乏力、面色灰暗或萎黄等，病情演变渐重，经治不易恢复，预后不佳，而危及生命。中医常归属于癃闭、关格、肾风、溺毒、肾痨等病证。

癃闭证是指小腹胀满，或隐痛、胀痛，小便滴点不尽，排尿困难一种病证。《景岳全书·癃闭》述："小水不通是为癃闭，此最危最急证也。水道不通，则上侵脾胃而为胀，外侵肌肉而为肿，泛及中焦则为呕，再及上焦则为喘，数天不通则奔迫难堪，必致危殆"。此证，多因各种因素而致的膀胱气化不利，尿道阻塞，尿液不能下泄，尿浊滞凝膀胱，上犯肾体，损伤肾络又致肾的气化不利，浊毒内蕴机体及脏腑经络组织,最终导致气血虚损,阴阳失调的证候。此病病本在尿路膀胱,延至伤肾,以及其他脏腑组织,形成癃闭、关格同存。如经久不愈则势必酿至慢性关格。

关格证是指病本在肾,临床证见少尿无尿,纳呆,恶心呕吐,口有臭味的一种中医病名称。正如《伤寒论·平脉法》述"关则不得小便,格则吐逆"。《证治汇补》说:"既关且格,必小便不通,旦夕之间,陡增呕恶,此因浊邪壅塞三焦,正气不得升降,所以关应下而小便闭,格应上而呕吐,阴阳闭绝,一天即死,最为危候"。

关格之病因、病机为多种因素而发病,常呈渐进而加重的病情。如肾体本病或由外淫、药毒等邪气内侵,或他脏有病传至肾体,或因气血耗伤过度肾失荣养,或膀胱气化不利,或外伤、癥瘕、积聚、结石阻塞尿路等,或因失治误治延迁不愈,而使水浊毒邪内聚而致关格证。

溺毒证是因多种原因引起的一种体内浊毒,不能从小便中排出的病证。溺毒入血,随血上犯脑窍之候,证见头晕头胀,目眩,头痛,视物蒙眬模糊,耳鸣耳聋;纳呆,恶心,呕吐,呼吸时带有臭味;尿少,尿闭或清长。多因肾体久病不愈,气化不利,升降失常,开阖失度,浊毒不能外泄从尿中排出。留滞于体内,窜侵中上焦,闭塞脑窍,凝阻中焦脾胃,气机升降不畅而致。

肾风证是指浊毒内滞,三焦气化不利,肝失疏泄,神志不清,肝风内动的一种病证。常因肾本久病不愈,气化失常,浊毒不能下泄体外,凝阻肝经,或湿浊化热,热邪上窜扰动神明,而致神昏惊厥,不省人事,语无伦次,循衣摸床,或间有抽搐,肢体麻木,恶呕,便秘,尿少,尿闭等证候表现。

肾痨是虚痨病的一种。肾痨病本在肾,较上几种尿毒证候表现较轻,以肾精不足,正气虚损为主的体虚,邪气也较弱的病证。多呈现肾脏病的初中期,其证见:纳呆,不思饮食,便溏,动则气短,身倦乏力,腰酸腿困,小便清长,五心烦热,或畏寒肢冷,面色萎黄,肾、脾胃、心等衰弱表现。其病机为肾本久病不愈,精微丢失的外泄过多,不能濡养脏腑、经络组织而临床表现的诸综合征。

以上病证的发生因素,皆因原发生和继发性肾脏疾病而致晚期的综合表现,病本在肾,常及多脏腑组织,多凶险难愈,预后不佳。

**(一)病因**

慢性肾衰竭是由多种因素引起的以肾为主体的晚期表现综合证候。

1.先天禀赋失调

精气不足或精气过亢,内生浊、湿毒邪或瘀血而致肾体本病迁延不愈进展证候。

2.外感淫邪等

外感六淫,药毒,虫兽蛰咬伤,毒邪内蕴,损伤肾体,失治误治,肾气衰败。

3.外伤

跌打损伤,阴血耗伤过度,肾失荣养而致肾络气化不利而未愈而致肾气衰竭。

4.尿路不畅

石淋或积聚等阻塞尿路,失治误治,经久不愈。

5.过度劳倦

精气耗竭过度,久之损伤肾体,气血亏虚,渐至肾痨。

6.情志不舒

而引起肝气郁滞,疏泄失调,或肝阴不足,阳风内动,久致气血衰败。

7.饮食不洁

过食辛甘厚味,嗜烟酒,久之化生浊毒,凝阻经络脉道,而至肾疾不愈。

8.他脏有疾传及肾体

以上诸因素均可急骤发病,也可渐缓,以伤及肾体、膀胱使致气化不利,浊毒不能排泄体外,较为复杂的虚实夹杂证候,久之常可损及诸脏腑经络等组织。肾气衰败,浊毒内蕴,正不抵邪,常并发其他诸病证候,危及患者生命。

**(二)病机**

1.病位

病本在肾,随之可侵犯多脏腑、经络组织。

2.病性

本病隐袭渐进,发展缓慢,以本虚标实,正虚邪实为主的夹杂证。

3.病机转化

本病病因病机复杂多样。但终归为久病而致肾、膀胱精气虚损,气化不能,开阖失常,升降失调而导致水湿、浊毒内停。继而伤及诸脏经络,耗伤气血、阴阳之精气,浊毒壅盛、正气虚损并存的虚实夹杂证。不易回逆,常危及生命。

## 二、中医辨证诊断要点

**(一)辨证要点**

关格、溺毒等病证,表现进展缓慢。以本虚标实为辨证要点。本虚主要为久病未愈,耗伤精气;肾精不足,气血、阴阳皆虚,精微不能濡养机体;气化失常为主。标实证以寒浊、湿热、痰浊、瘀血内蕴凝阻肾络,继而犯伤多个脏腑经络组织,影响气化功能。反之,又可加重肾气的损伤,使机体整体正气衰败;由于正气亏损,不能抵御外邪内侵,常致淫邪乘虚而入,进而雪上加霜,危殆生命。

**(二)辨证分型**

1.脾肾气血两虚,浊血互结内蕴证

(1)主证:尿少或尿清长,夜尿增多,面色无华,倦怠乏力,气短懒言,腰膝酸困。

(2)副证:轻度水肿,纳呆,口淡无味,口黏,口渴不欲饮,大便溏薄或色黑,或便干燥不解。

(3)宾证:舌体胖嫩有齿痕,或有瘀斑,苔白厚,黏腻,脉沉、细、涩(多表现氮质血症期)。

(4)辨证解析:肾为先天之本,脾为后天之本,两脏互依互用。当肾体病变时,常可相互影响,而致脾肾气血双虚。脾气虚损则失健运,水谷精微不能濡养机体,则面色无华,㿠白。脾气虚不能化生水谷精微,不能化生水谷精微而气血来源不足,形体失养,故见倦怠乏力,腰膝酸困,少气懒言,不欲动。气虚则血行不畅,血脉瘀阻,则见口舌瘀斑。脾气虚而失健运,则胃纳失常,故纳呆不思饮食。水浊内停留滞体内,溢于肌肤,则见水肿、舌体胖嫩、苔白厚黏腻等。腰为肾之腑,脾主肌肉四肢,脾肾气血双虚,不能充养机体,则见腰膝酸痛。肾气虚损,失其蒸腾气化之功,水不化气,故见尿清长,或夜尿增多。脉沉、细、涩为脾肾两虚之象。

2.脾肾阳虚,浊血互结内阻证

(1)主证:尿少或尿清长,夜尿增多,水肿,面色晦暗,或紫暗无华,畏寒肢冷,倦怠乏力,腰膝酸困重。

(2)副证:脘腹痞满,呕恶,不思饮食,大便秘结或溏薄。

(3)宾证:舌质紫暗或有瘀斑,胖嫩有齿痕,苔白厚黏腻,口有臭味,脉沉、迟弱。

(4)辨证解析:肾藏精生精,为元阴元阳之本处,是机体各脏腑器官、经络组织气化运行、荣濡温煦之本源所在,是一身阳气之根本。当肾病久治不愈,阳气耗伤过度,可致气化不利,升阳失常,肾失固摄,开阖失度,故见少尿或尿清长,夜尿增多。阳气虚损,气血运行不畅,或不能上荣面部,血行瘀滞,则见面色晦暗或发紫,㿠白而无华,舌体有瘀斑,畏寒肢冷为阳气不能温煦而致。肾气化失常,浊毒不能从小便排泄于外,浊毒内蕴上浸则可呼吸口鼻臭味。肾阳虚损,脾脏生阳乏源而致脾阳虚,而脾失健,升降失常,则水谷不化,则见纳呆食少,脘腹胀满,大便溏薄或干燥不下。舌质胖嫩,有齿痕,苔白黏腻,脉沉弱,皆为脾肾阳虚,水浊内停之象。此证多见于肾衰竭或尿毒症期。

3.肝肾阴虚,痰浊、热毒、血瘀内阻,肝风内动证

(1)主证:少尿、色黄赤,面色萎黄或㿠白,头晕头痛,手足麻木或抽搐,五心烦热或潮热。

(2)副证:腰膝酸困乏力,口苦咽干,渴喜冷饮,目睛干涩,大便秘结,肌肤甲错瘙痒难忍。

(3)宾证:舌质红淡,无苔或少苔,脉细数。

(4)辨证解析:肝肾同源,久病肾阴耗损过度,必引发肝脏阴虚,阴精虚亏不能上荣,故见面色萎黄或㿠白。肾阴不足,髓海失充而空虚,肾阴不足,则水不涵木,则肝阳上亢,头晕目眩,头痛。肝主筋,肝失疏泄而风动,时发抽搐,转筋震颤。肝肾阴虚,水火不济,虚热内生,则见五心烦热或潮热。目为肝之窍,肝阴不足,不能上荣于目,故见目睛干涩。阴津虚损,肠失濡润,则大便秘结,腰脊酸软乏力。肾阴不足,虚热丛生,耗损津液,故见少尿赤黄,舌质淡红,形瘦无苔少苔,口干舌燥,脉细弱数。

4.脾肾阳虚,水气上凌心肺证

(1)主证:少尿或无尿,胸胁滞闷隐痛,脘腹胀闷,心悸、气短,咳喘急促,畏寒肢冷,不得平卧。

(2)副证:水肿或胸饮,倦怠乏力,恶心呕吐,不思饮食,头晕眼花,便秘或便溏。

(3)宾证:舌质暗淡,舌体胖嫩,苔滑腻,脉沉细弱或结代。

(4)辨证解析:本证多因肾体久病不愈,三焦气化不利,疏通水道失常,水浊留滞体内,水湿上凌心肺,而致布散宣发不利,则致心肺气滞血瘀,或致胸饮,故胸胁满闷疼痛,心悸气短,短促,或喘咳,动则加甚,不得平卧。因肾本久病,肾气衰败,不能排泄浊毒,水浊溢于中焦脾胃,因中焦为受纳水谷,运化水湿,精微升降之枢,气血生化之源,可泌其糟粕,蒸发津液,升其精微。当脾胃气机失常,虚弱,则见脘腹胀闷,纳呆或恶心呕吐,腰脊酸软水肿,便溏或便秘。下焦肝、肾、小肠、大肠,久病则气机不利,不能分清泌浊,开阖失常,疏泄滞行,水浊不得下泄,则少尿。水肿加重,或便溏,便秘不爽。阳气虚损,不能温煦机体,故见畏寒、肢冷。舌质淡,苔白腻,倦怠乏力,则为脾肾阳虚,水浊内停之象。

# 三、中医中药论治法则

## (一)论治要点

本病因多种因素而发,终至肾精亏虚,气化不利,水浊瘀血阻滞肾络,常犯及机体多个脏腑器官、经络等组织。本病以肾气衰败,阴阳、气血失调交杂,虚损为主;以痰血互结、水浊内停的本虚邪实夹杂病机贯穿始终。故论治要点应固本泻实,标本同治,以固益肾气,宣发心肺,健运脾胃,通腑泄浊,活血化瘀,破积消癥,清热解毒,内治与外治相结合、整体调摄。

1.脾肾气血两虚,浊血互结内蕴证

(1)治法:益肾健脾,补益气血,活血化瘀,下泄水浊。

(2方药与方解:益肾补血散,理气健脾利水消肿汤化裁,加服肾衰竭胶囊。

(3)疗程与转归:2周为1个疗程,一般4～6个疗程。证变,随证立法选方。

2.肾脾阳虚,浊血互结内阻证

(1)治法:温补脾肾,活血化瘀,通泻浊毒。

(2方药与方解:温阳利水消肿汤,少腹逐瘀汤化裁,加服肾衰竭胶囊。

(3)疗程与转归:4周为1个疗程,2～4个疗程。证变,随证立法选方。

3.肝肾阴虚,痰、浊、热毒、血瘀阻塞,肝风内动证

(1)治法:滋补肝肾,豁痰泻浊,清热解毒,活血化瘀,平肝息风。

(2方药与方解:滋阴益肾利水消肿汤,天麻钩藤饮,少腹逐瘀汤化裁。

(3)疗程与转归:2周为1个疗程,2～4个疗程。证变,随证立法选方,加服肾衰竭胶囊。

4.脾肾阳虚,水气上凌心肺证

(1)治法:温补脾肾心,逐饮化浊,活血化瘀。

(2)方药与方解:温阳利水消肿汤,葶苈大枣泻肺汤,逐饮汤化裁,另服肾衰竭散。

(3)疗程与转归:2周为1个疗程,2～4个疗程。证变,随证立法选方。

**(二)外治法**

1.中药灌肠治疗

组方:生大黄50 g、煅牡蛎50 g、蒲公英50 g、藿香30 g、乌附子50 g、刘寄奴30 g、积雪草50 g、赤芍50 g、生白术30 g、三棱30 g、莪术30 g。

用法:将上方凉水浸泡2 h,煎煮2 h,过滤共800 mL备用,每次200 mL,每天1次,保留灌肠,药温保持在38 ℃,用药前清洁灌肠(用生理盐水或5%肥皂水),用时臀部抬高5～10 cm,仰卧位或左侧位,局部消毒,排净大便后,将上药200 mL徐徐滴入,不宜过快,尽量保留时间要长些,在午餐前或晚睡前施用。3周为1个疗程,间隔休息1～2天可继续治疗。对慢性肾功能不全患者,不论发展至哪期均可长期应用,无禁忌证,疗效尚佳。

2.足浴疗法

足浴方药:乌附子50 g、桂枝50 g、川芎50 g、地龙50 g、防风30 g、荆芥30 g、党参50 g、土白术50 g、鹿衔草50 g。

用法:将上方凉水浸泡2 h,煎煮2 h,过滤置入电控足浴盆中,加水至可淹没双小腿下2/3为好,水温调至38 ℃～42 ℃,每天浸泡40～60 min,直至身热汗出为止,每天1次,每剂药液不需更换,可连用3 d,10～15次为1个疗程,直至畏寒肢冷消失。在条件允许下也可沐浴。此方适宜脾肾气亏阳虚,肾气衰败,浊毒内滞,瘀血阻络,或外感风寒者。

3.针刺疗法

化浊降逆止呕取穴:中脘,足三里,内关,关元等经穴。扶正补益取穴:中脘,气海,膻中,足三里,三阴交,肾俞,三焦俞,脾俞经穴。平肝息风降压取穴:中脘,百会,正营,玉枕,肩井等经穴。益肾补血取穴:中脘,肾俞,心俞,三焦俞经穴。肾、脾、肺、膀胱等足区穴。益肾利尿泻浊取穴:关元,中极,阴廉,肾俞,三焦经穴。肾、膀胱、肺、脾足区穴。

操作:根据临床辨证,选配以上穴区,局部常规消毒,选毫针直刺,得气后留针20～30 min,3～5 min行针1次。据虚实表现取补泻手法,每天1次,病情严重者可每天2次,7～15 d为1个疗程。

4.艾灸疗法

(1)取穴:根据证候表现,取关元、胃脘、阴陵泉、三阴交、肾俞、脾俞等穴。

(2)操作:腹背腰部可取隔姜艾炷灸法,其余穴位可取艾条悬灸法,每穴 3～5 min,10～15 次为 1 个疗程。本疗法适宜寒虚证者。

5.刮痧疗法

(1)取穴区:肾上腺,肾,输尿管,膀胱等区穴。前胸、后背腰等肾、脾区,双肘窝。

(2)操作:选专用刮痧板,局部涂润滑剂,按上穴区反复刮拭,先轻后重,直至皮肤发红,皮下出痧发热为止,间隔 3～6 d 1 次,3～5 次为 1 个疗程。

6.足部手法治疗

(1)足部反射区穴:腹腔神经丛,肾上腺,肾,输尿管,膀胱,大脑,脑垂体,脾,肝等区穴。

(2)应用手法:点,按,刮,推,扣等手法。

(3)操作:选上区穴,先上后下,由内到外,选用上手法,每区穴治疗 3～5 min,双足同时治疗,每天1 次,10～15 次为 1 个疗程。

## 四、调护与转归

### (一)饮食调护

以清淡素食为主,忌辛辣、温燥之品及膏粱厚味,忌烟酒。

### (二)调情志

保持心平气和,防过怒急躁及忧思悲恐。

### (三)起居适宜

居室内保持空气流通,随气候变化保持温湿度,随时增减衣被。

### (四)防外淫侵入

保持口腔、皮肤等清洁卫生,防外感。

### (五)劳逸适度

起居作息要规律,以静为主。根据体质情况,适当活动,动后以不疲倦为度。

### (六)转归

关格、癃闭、肾痨是隐匿渐进的疾病,当失治误治,经久不愈时,肾脏气化功能渐进衰竭,最终进入尿毒症期。慢性肾功能不全患者,进展的速度与原发病关系密切,并且又受到多种诱发因素的极大影响。如出现肾功能不全早期,或急剧加重时,积极控制原发病和对症综合治疗,保护残余肾单位,有助于控制延缓肾功能恶化;当无法控制时应及早进行替代疗法。血液透析、腹膜透析、肾移植可大大提高患者的生活质量和延长寿命。

## 五、疗效评价标准

根据《中药新药临床研究指导原则》

### (一)显效

(1)临床症状积分减少≥60％。

(2)内生肌酐清除率增加≥20％。

(3)血肌酐降低≥20％。

以上(1)项必备,(2)、(3)项具有一项即可判定。

### (二)有效

(1)临床症状积分减少≥30％。

(2)内生肌酐清除率增加≥10％。

(3)血肌酐降低≥10％。

(4)治疗前后以血肌酐的对数或倒数,用直线回归方程分析,其斜率有明显意义者。

以上(1)项必备,其他具有一项即可判定。

**(三)稳定**

(1)临床症状有所改善,积分减少＜30％。

(2)内生肌酐清除率无降低,或增加＜10％。

(3)血肌酐增加,或降低＜10％。

以上(1)项具备,(2)、(3)项各具备一项,即可判定。

**(四)无效**

(1)临床症状无改善,或加重。

(2)内生肌酐清除率降低。

(3)血肌酐增加。

以上(1)项必备,(2)、(3)项具备一项,即可判定。

(赵环环)

# 第三节　肾病综合征的中医治疗

## 一、中医病因病机概述

肾病综合征临床表现特点为重度水肿,尿浑浊,时有尿呈红色。中医学认为本病是多种病因综合作用的结果。本病主要在肾,通常也可见由其他脏腑组织患病转至于肾体,即原发性和继发性两类。

其病理机制:病发初中期,肾肺"气亢",内生痰湿毒邪,浸及肾脾而致损伤,阴阳失调,气血不和,并有水湿泛滥,溢于肌肤或胸、腹腔内,夹杂瘀血等。此病发生过程中还因劳伤过度,房室不节,外感淫邪,七情失调等因素诱发和/或反复发作,或使病情加重,多呈正虚邪实证候。

**(一)病因**

(1)先天禀赋失调,肾元亢盛而致内生邪毒。

(2)外感六淫邪气,水湿内浸,或疮毒内侵。

(3)七情失常,劳倦过度,过度思虑和暴怒。

(4)饮食失节,暴饮暴食,饮酒过度,过食辛辣甘温。

(5)应用对脏腑可致毒性药物或过敏药物。

**(二)病机**

1.病位

原发病位主在肾脾二脏,继发性病位主在其他脏腑组织,继而转归为肾脾。

2.病性

起病缓急不一,有些病例发病凶险,发病初中期多为肾气过亢,内生湿痰毒邪为主的正邪双实证表现;病久或继发性多为正虚邪实为主;部分患者常因外感、过劳、情志失调等因素使其反复发作。

3.病机转化

本病临床证候以水肿为主,为此中医将此病诊断为"水肿"病。其发病原因是多方面的,其病因病机较为复杂,多数患者病势并不凶险。临床证候表现及病机也是多样的,基本病机有3类。

(1)在原发性肾病综合征的初中期,多为肺肾之气亢盛,肝脾之气虚弱,水湿浊毒内蕴的血瘀阻络,肺肾之气亢盛,肝脾之气虚损,浊毒内停的既正亢又正虚,而邪实的复杂综合表现。

(2)继发性肾病综合征,如狼疮性、过敏性紫癜等引发的肾病综合征在发病初中期,也呈现为正亢、正虚、邪毒盛的表现。

(3)如糖尿病、肾淀粉样变、药物等引发的肾病综合征,发病初期即是正虚邪实病机表现。在各种肾病综合征经过治疗或未经治疗,病情迁延不愈,或反复发作,直至到后期均表现为正虚邪实。正虚为阴阳或气血虚损,重点表现在肾、脾脏腑;邪实表现为浊毒内停,血瘀阻络等错杂证候。

所谓正亢病因病机是因患者先天禀赋失调,七情失常而致肾肺的精气过亢,内生湿浊之邪毒;或由外感六淫,饮食不洁,正邪相搏而结聚下注肾体,蕴结于肾络而伤络败血;肾气开阖失职,精微下泄甚多,或气滞血瘀,脉道不畅而血行脉外而尿血。开阖不利致水湿内停,溢于肌肤而水肿。

正虚是指肝脾虚损,由于肾肺气亢,内生水湿浊邪而上犯肝脾而致水不涵木,子承母体,水浸脾土而致肝脾双虚。浮阳上升而头晕目眩。脾虚而不能输运水湿而致全身壅肿或腹胸腔积液饮。上犯心肺而致肺气宣肃失常,肺脾气虚失常而少尿,尿浊。溢于肌肤则水肿,溢于腹则为水臌,溢于胸则为饮。加之三焦决渎失职而呈邪实证候。如经调治缓解或失治、误治病发后期,多表现为以正虚为主,邪实次之的虚实夹杂证。其因多由误治、失治或药物所致伤气耗阴的阴阳失调,气血耗损,脏腑衰败,水浊蕴滞,血脉瘀阻等证候表现。

## 二、中医辨证诊断要点

### (一)辨证要点

肾病综合征患者多数发病隐匿缓慢,凶险者较少,易反复发作,发病可见各年龄段,但以青少年多见,临床症见水肿、尿少浑浊。甚则可有胸饮、水臌表现,尿血少见,病因病机复杂多变。病本在肾,常犯及脾、肺、肝、三焦等脏腑,也可由他脏、组织患病而循经下浸肾体而发病。病发初中期常以肾肺之气过亢,肝脾虚损,水湿内停,血瘀阻络,邪毒过盛,气亢、正虚、邪实的错杂证候,这在其他疾病中是少见的。后期多为衰败的正虚及浊毒凝滞邪实的证候。常有水湿毒邪化热化寒,肾络血瘀阻滞的表现常贯穿发病的全过程。

### (二)辨证分型

1.肾肺气亢,风水泛滥证

(1)主证:发病缓或急,尿少,浑浊,或尿赤,面目水肿,双下肢水肿,畏风寒或发热。

(2)副证:咽痛,咳嗽,流涕,或肌肤有疮疡疖肿,斑点痒疹,纳呆便溏,声音高昂,精神尚可。

(3)宾证:腰酸腿困,头目眩晕,舌质淡,胖嫩,苔薄白或微黄,脉浮疾、滑、涩。

(4)辨证解析:此证候可发生在各年龄段,但以青少儿为多见。多因素体强壮,先天禀赋失调,以肾肺之气亢盛为主,内生风、湿毒邪,凝滞于肾而损伤肾络,败血而血瘀。加之外淫侵袭,或过劳,七情失常,饮食不节而诱发,其病机为亢盛之精气与内生湿毒或外入淫毒相搏相结,上犯肺体而致肺气宣肃不利而致咽痛,咳嗽,流涕。水湿不能宣发肃降,故见面目水肿,舌体胖嫩,苔白腻。卫外不宣而畏风、畏寒或发热,脉浮疾,均为风水所致。风水之邪下传肾府致肾气凝滞而腰困。风阳上扰清窍则头目眩晕;浊毒瘀阻肾络,脉道瘀阻而致肾气化失常,升降、开阖、固摄失司,则精微下泄尿浑浊,尿少,或有尿血;水湿犯浸脾胃,脾运化输布水湿失常而纳呆,不思饮食;水湿溢于肌肤,则发为水肿。

2.肾气过亢,脾气虚损,水湿泛滥证

(1)主证:小便短少,尿浊,全身壅肿,胸饮,水臌,脘腹胀满,气短。

(2)副证:腰酸,肢体困重,大便溏薄或不爽,声音高昂,精神尚可,头晕。

(3)宾证:舌质淡,胖嫩,有牙痕,苔白腻或微黄,脉沉涩、数。

(4)辨证解析:此证型多见于原发性肾病综合征。其病机主要为先天禀赋失常,肾气过亢,内生湿浊之毒邪,气湿相搏蕴结于肾络,损及肾络致血脉败损,凝瘀脉络,致肾的气化失常,开阖失利,升降失常,小便短赤而少;精微下泄过重,体内脉内精微短缺,精微短少不能敛摄阴水,水湿溢于上焦胸腔则成饮;溢于中焦则为水臌;溢于肌肤发为水肿;水湿凌心犯肺则胸闷气短,舌体胖嫩;犯于肝脾则肝气不舒,脾被湿困,纳呆,肢体酸困,大便溏薄,苔白腻,脉沉涩数,均为水湿内阻而为;时有舌紫斑暗,为血脉瘀阻。

综上所述,即呈现肾肺气亢、肝脾正虚、湿浊毒邪实的错杂证。

3.瘀水互结,水湿泛滥证

(1)主证:小便短赤而少,浑浊,水肿,腰痛如刺,痛处不移。

(2)副证:面色黧黑或萎黄,口唇紫暗,以及肌肤有瘀斑瘀点。

(3)宾证:舌质暗红,或有瘀斑点,苔白薄腻,或皮肤甲错,脉弦细或沉涩。

(4)辨证解析:此证常见于肾病综合征久治不愈,水浊或寒湿、湿热毒邪蕴结于肾、肝、脾脏,但病位重在肾体,而致各脏腑气化不利,气滞不行,血行不畅而致血脉瘀阻,而瘀血加重气滞,气滞血瘀互为因果。在湿浊损及正气的情况下,终成气滞血瘀之证。因面部及肌肤失去荣养,故见面色黧黑或萎黄,口唇及肌肤有瘀斑瘀点,粗糙而肌肤甲错。腰为肾府,瘀血阻滞肾络,不通则痛,故见腰痛如针刺,固定不移。瘀血阻滞肾络,血不循经,溢于脉外,故见尿血,舌质暗红,或有瘀斑瘀点。湿浊瘀久化热则苔黄厚,则肾络凝阻,气机不畅,升降开阖失常,小便短赤而少,瘀血化水,可致水湿停聚体内发为水肿。苔白腻为水湿内停之象。久病必虚,则脉浮细弱;脉沉涩,则为血瘀气滞而致。

4.脾肾阳虚,水湿泛滥证

(1)主证:高度水肿,小便短少,浑浊,形寒肢冷,全身困重,乏力,精神欠佳。

(2)副证:或有胸饮,水臌,纳呆便溏,面色㿠白或胸闷气短。

(3)宾证:舌苔白腻滑,舌质淡。

(4)辨证解析:本证多见肾病综合征误治失治,或过度疲劳,损气伤阳。肾为先天之本,内寄元阴元阳为人体阴阳之根本。因肾气虚损,气化开阖固摄失常,阴精下泄过甚,阳气本源不足而致阳气虚损,阴精尚微,不能敛水。脾为后天之本,为气血生化之源,肾阳虚损不能上承温煦脾阳而致脾阳虚损,脾虚土不制水,二脏相互乘侮,肾脏开阖失常,脾失健运,输布失司而致水湿泛滥,小便短少。水湿内停则水肿,甚则水溢胸腹,加之脾的运化摄纳精微不足,不能敛水,又加重了水湿内停。脾肾阳虚,机体失去了温煦,故见形寒肢冷,面色㿠白;水滞机体,气机不畅,则酸困乏力,精神欠佳;脾失健运则纳呆,便溏,舌体胖嫩,苔白腻滑,脉沉弱,皆为脾肾阳虚、水湿泛滥之象。

5.肝肾阴虚,湿热蕴结证

(1)主证:面部及下肢轻度水肿,尿短赤浑浊,五心烦热,头晕耳鸣。

(2)副证:咽干口燥,舌红少苔,干燥少津,心烦少眠。

(3)宾证:腰膝酸软,大便秘结不畅,或舌红耳赤,脉沉细数或滑数。

(4)辨证解析:此证多因患者久病或水湿内阻,并用皮质激素伤阴化热,或久病耗伤阴精,故致肝肾阴虚,湿热蕴结之证候。湿热蕴结于肝肾下焦,久则伤气耗津而致肾气化不利,肝经气机郁滞不舒。气机不畅,故见小便短赤,浑浊,水湿停聚肌肤则水肿。腰为肾府,肝肾阴虚,腰膝失养,故见腰膝酸软;肝肾阴虚不能敛阳,浮阳上扰清窍,故见头晕目眩,面红耳赤,心烦不眠;阴虚津少不能上承,则口舌干燥,舌红少津,或咽痛;津耗气虚而大便秘结。脉沉细数或滑数等皆为肝肾阴虚、湿热蕴结之象。

## 三、中医中药论治法则

### (一)论治要点

因肾病综合征的病因病机错综复杂,临床表现变化多端,原发性和部分继发性肾病综合征病发初中期多以气亢、正虚、邪实并存。继发性肾病综合征,如糖尿病肾病和各类肾病综合征的晚期,多呈正虚邪实的虚实夹杂证表现,为此对肾病综合征的论治,应根据病变的特点进行辨证论治。一般应施于抑制肾肺过亢之气;健脾平肾填补精微;宣散清利水湿;清热解毒以祛邪;活血化瘀,疏通肾络贯穿始终的论治法则;并兼治应用西药引发的毒副作用等整体调护。

1.肾肺气亢,风水泛滥证

(1)治法:抑制肾肺亢盛之气,疏风解热,宣肺散湿。

(2)方药与方解:抑气解表散,抑气清热解毒散化裁。

(3)疗程与转归:此证治疗一般需1～2周,风祛、表解、热降,证变可根据证候表现改用它法论治。

2.肾肺气亢,脾气虚损,水湿泛滥证

(1)治法:抑制亢盛之肾气,健脾填精,利水消肿,祛除湿毒。

(2)方药与方解:抑气利湿通络散,益气利水消肿散化裁。

(3)疗程与转归:本证型肾病综合征临床多见,易反复发作,恢复缓慢者,每月为1个疗程,需8～12个疗程。

3.瘀水互结,水湿泛滥证

(1)治法:破结活血,祛瘀生新,疏通肾络,利水渗湿。

(2)方药与方解:抑气活血化瘀汤,五苓散化裁。

(3)疗程与转归:此证型少见,多因失治误治后,迁延不愈或肾功能不全患者,每月为1个疗程,需6～12个疗程。

4.肾脾阳虚,水湿泛滥证

(1)治法:温阳化气,益肾健脾,利湿消肿。

(2)方药与方解:温阳利水消肿汤,补中益气汤化裁。

(3)疗程与转归:治疗此证型2周为1个疗程,一般1～2周即可阳气升,畏寒肢冷,纳运恢复正常,可随证变法,不可久用,易耗伤津液。

5.肝肾阴虚,湿热蕴结证

(1)治法:滋补肝肾,清热利湿,疏通肾络。

(2)方药与方解:知柏地黄丸,抑气利湿通络散化裁。

(3)疗程与转归:2周为1个疗程,2～4周肝肾阴虚证可完全缓解,但需继用清热利湿,活血化瘀,疏通肾络治疗。如变为他证,随证立法组方治疗。

(二)其他疗法

1.中药足浴治疗

足疗法须辨证用方,有条件者可沐浴治疗。

2.直肠滴点治疗

如小儿或有呕恶不宜口服药的患者,将中药汤剂或中成药针剂直肠滴点,每天1～2次,每次100～200 mL,保留时间尽量要长。

3.针刺

根据辨证可循经选穴针刺治疗,如肾俞、脾俞、三阴交、足三里、气海等穴位。

4.刮痧

有风热、寒邪外感之证候时,可刮痧治疗,隔3 d 1次。有水肿和皮肤疮疡者,不宜应用此法治疗。

## 四、调护与转归

### (一)饮食调护

清淡饮食,忌辛辣、烟酒,水肿严重时,每天摄入钠3～5 g,减少油脂摄入,适量补充蛋白,控制水的入量,尿多肿消可增加入水量。

### (二)动静结合

以静为主,在室内适量活动,如病情逐步缓解,可逐渐增加活动,避免下肢血栓形成。

### (三)保持室内空气新鲜,湿度、温度恒定

根据气候变化,增减衣被,避免感冒等。

### (四)调情志

既病则安,防急躁、恼怒及过度思忧,保持心情舒畅。

### (五)预后与转归

肾病综合征预后与转归与病理类型关系密切,无持续性高血压,无持久的肾功能不全,尿蛋白为高度选择性,经皮质激素治疗敏感的微小病变型肾病一般预后良好。局灶性节段性肾小球硬化10年内进展至肾功能不全者约为10%。膜性肾病一般35%患者可完全缓解,30%患者尿蛋白可降至1.0 g/d以下,但肾功能正常者35%可进展为肾功能不全。膜增生性肾炎,多数在发病时,即有肾功能受损,其中约5%患者在10年左右可发展至肾衰竭。系膜毛细血管性肾小球肾炎,常预后不佳,约50%的患者10年后可进展为终末期肾衰竭,2%～20%的患者可自行缓解;并发高血压,肾功能损害,尿蛋白>3.5 g/d者,肾小管间质损害预后较差。

## 五、疗效评价标准

### (一)治愈标准

(1)水肿消失,尿常规及尿沉渣检验正常。

(2)血浆白蛋白及血脂恢复正常范围。

(3)肾功能(肾小球滤过率)正常。

(4)停用药物后一年内无复发。

**(二)好转标准**

**1.完全缓解**

血压正常,水肿消失,连续检验尿蛋白<0.3 g/24 h,肾功能正常,血浆白蛋白在正常范围。

**2.部分缓解**

血压平稳,水肿消失,连续检验尿蛋白0.3～2.0 g/24 h,肾功能正常,血浆白蛋白恢复在正常范围。

**3.无效**

水肿、血浆白蛋白,血脂改观不大,24 h尿蛋白定量2.5～3.5 g/24 h,肾功能不全无好转。

**(赵环环)**

# 第四节　糖尿病肾病的中医治疗

## 一、中医病因病机概述

中医认为糖尿病肾病的发生是由于消渴病,因失治误治,日久不愈而致肝、肾、脾气阴双虚,继而转为水肿、尿浊、虚劳、关格之证。本病以本虚为主,标实为次的虚实夹杂证候。最终导致脏腑、脉络俱损,阴阳气衰,气血失调,血脉瘀阻,肾气开阖不利,脾气运化失常,肝失疏泄,三焦阻滞,水湿浊毒泛溢,转为虚劳、关格等重证。

**(一)病因**

(1)先天禀赋不足:先天禀赋不足,肾元亏虚,或房室不节,过度伤肾而致肾气不足。

(2)饮食失宜:过食肥甘厚味,辛辣多燥之品,伤及肾脾。

(3)外感淫邪:起居不宜,卫外气虚,淫邪内侵。

(4)劳逸失调:动少静多,气机不畅,湿热排泄不利。

(5)失治误治:过用寒凉之品药物,或辛燥热性药,损伤脾胃之正气。

(6)嗜饮酒类、甘甜饮料和吸烟。

**(二)病机**

**1.病位**

病位在肾,常及心、肺、脾、肝、经络及脉络等组织。

**2.病性**

早中期本虚为主,以气阴两虚、肾肝阴虚为主;晚期则气血、阴阳皆虚,因虚而致实,浊毒内蕴,血脉瘀阻,虚实夹杂,渐而进展为水肿、关格、虚劳等病。

**3.病机转化**

中医认为糖尿病肾病是由"消渴证"转化而为。其临床表现为本虚标实的夹杂证。其病因及病机主要为先天禀赋失调,肾精虚损不足,肾精不能将脾胃摄入的精微,化气生津,使所余精微化

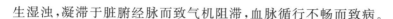

生湿浊,凝滞于脏腑经脉而致气机阻滞,血脉循行不畅而致病。

湿浊瘀阻于脾胃而化热,中焦炽热,消谷善饥,耗阴伤津而为消渴;肾精亏虚,阴虚内热丛生,阴津暗耗,致脏腑失于濡养,而致正气虚弱,阴阳失调。

消渴日久,伤阴耗气,阴损及阳而致阴阳皆虚,肾之封藏无权,故见尿清长而多;精微下泄,进而尿多尿浊;脾虚水湿运化失常,肾气开阖失度,水湿停于体内,则见水肿;病情继而进展,肾体劳衰,气血俱伤,脉络瘀阻,血行不畅,浊毒内停,脏腑经络失调,诸症蜂起,最终肾之衰败;三焦受阻,升降失常,浊毒泛溢,转为气机逆乱,发为关格。

## 二、中医辨证诊断要点

### (一)辨证要点

糖尿病肾病主因是消渴证转发而致,故在消渴证阶段应参考"消渴"证辨证诊断。继而肾病初期应结合尿常规、微量白蛋白的测试和中医辨证诊断。肾病的发生主要因为对消渴证失治误治所为。肾病初中期,多以气阴两虚为主,常及肝肾;病变后期则阴损及阳,则易伤及脾肾心肺,而脾肾阳虚多见,或阴阳两虚。气虚血瘀贯穿疾病始终,阴虚时可伴有阳亢。糖尿病肾病正虚邪实夹杂证,肾脾虚损多见,邪实以瘀血、湿毒、湿热、外感淫邪为主。

### (二)辨证分型

1.气阴两虚,燥热血瘀证

(1)主证:尿清长,尿浊,时有短赤,口渴咽燥,神疲乏力,经闭,五心烦热或潮热。

(2)副证:形体消瘦,烦渴多饮,善饥,时有腰困腹痛,大便秘结。

(3)宾证:舌质暗红,苔微黄燥,脉细无力。

(4)辨证解析:因消渴证失治误治,久病耗阴伤津,阴虚津亏不足,不能上承,故口渴欲饮;阴虚则脾胃火盛而善饥消食;气阴亏虚不能上荣周身,故见形体消瘦,神疲乏力,腰酸腿困;肾气亏虚,气化失常,固摄失司,不能主水,精微下泄则多尿清长,或尿浊;气阴两亏,津少气虚不能濡养推动,而且大便秘结,阴虚内热丛生,则五心烦热或潮热;气阴两虚,不能濡养脉络,或推动血行而致血瘀,舌质暗红,苔薄黄燥;冲任空虚则经闭,脉细无力。

2.肝肾阴虚,湿瘀阻络证

(1)主证:尿浊或短赤,头晕眼花,双目干涩,五心烦热或潮热,口干欲饮。

(2)副证:腰膝酸软,乏力,大便秘结。

(3)宾证:舌红少苔,或暗红,脉弦而细。

(4)辨证解析:因消渴证失治误治,或情志不舒,肝气郁结,久郁化火,化燥伤津,加之久病肾元亏虚,肾阴虚亏,肾络凝滞不畅,气化失司,封藏固摄无效,则尿浊或清长,或短少;肾亏津枯,阴不制阳而肝阳上亢,阳扰神明,则头晕目眩;阴虚津不上承,则双目干涩,口干咽燥;虚热内生,则五心烦热或潮热;气阴虚亏,不能荣养肾脾,则腰酸乏困无力;津亏气虚则燥,肠动减弱,而大便秘结不畅;血流迟滞而脉络血瘀,则见舌质紫暗或有瘀斑;脉弦细,阴虚阳亢而为。

3.脾肾气虚,浊瘀内滞证

(1)主证:尿浊,夜尿增多,清长,双下肢水肿,气短乏力,纳食腹胀,面色萎黄或暗淡。

(2)副证:腰膝困重乏力,四肢不温,消瘦,便溏。

(3)宾证:舌体胖嫩,舌质淡,或暗紫瘀点,苔白黏腻厚,脉沉细弱。

(4)辨证解析:消渴病久治未愈,延至肾脾气虚,精微缺失,水湿浊毒内蕴,多见于糖尿病肾病综合征表现者。久病脾气虚损,运化失常,肾气虚损而运化无权,开阖失司精微下,精微缺失而不敛津阴,继而脾肾更虚,水湿泛溢肌肤则水肿;气虚不能荣养机体则气短乏力,腰膝酸软,四肢不温,消瘦;脾气虚水湿不运而内停,气化不利,升降失常而纳少、腹胀、便溏;水湿内停则舌体胖嫩,苔白腻;久之,脾肾气虚,常致血行不畅瘀滞,故见面色暗淡发紫,舌质紫暗或有瘀点,脉沉细无力。

4.脾肾阳虚,浊血瘀阻证

(1)主证:尿少,尿浊,高度水肿,畏寒肢冷,呕恶纳呆。

(2)副证:少气懒言,动则气喘,神疲乏力,腰酸脚软,阳痿,面色萎黄,苔白。

(3)宾证:舌体胖嫩,舌质淡,有齿痕或紫暗,瘀点瘀斑。

(4)辨证解析:本证因迁延久治不愈,渐进发展,阳气虚耗渐进加重,则致阳阴气血皆虚,此阶段大多为肾衰竭期。由于湿浊瘀血内阻,气血循行不畅,加重肾阳不足,失其固藏,清浊不分,清气不升,湿浊不降肾阳虚损不能温煦而致脾阳虚损,纳运升降失常,水湿内停而小便短少,尿浊;水湿泛溢肌肤,则面目肢体水肿,浊毒上逆则呕恶纳呆;脾肾阳虚,夹有血瘀,故见面色萎黄,暗紫,或舌质瘀斑,畏寒肢冷;气虚心肺失养,则少气懒言,动则气喘;肾阳不足而损阴,不能充养肾府及四肢,故见腰酸腿软;肾阳不达,命门火衰,宗筋迟缓,则阳事不举;舌苔白腻,体胖嫩,脉沉细无力等皆为脾肾阳虚,浊毒内阻之象。

## 三、中医中药论治法则

### (一)论治要点

糖尿病属于中医"消渴病"的范畴,继发合并尿浊、水肿、虚劳、关格等病证。需把握其病因病机的演变规律。

病发初期要注意对消渴的辨证论治,尽力要控制至不要损及脏腑、经络、血脉和气机的运行为要略。因本病为本虚标实的错杂证,初中期以正气损虚为主,邪实为次,后期正虚重,邪实也甚,为此应以补益为主,泻实为辅,补泻兼施为法则。临床应根据辨证灵活立法,调和脏腑阴阳,补益气血。邪实多以湿浊内滞,血瘀脉络,时有热邪,当以清湿热,活血化瘀,攻泻浊毒,渗湿利水为主。调补时以滋阴生津,益气养阴,壮火温肾,填精壮腰,健脾理气为要,活血化瘀通络须贯穿全疗程。

1.气阴两虚,燥热血瘀证

(1)治法:益气养阴,祛虚热,化瘀血。

(2)方药与方解:知柏地黄丸,补中益气汤,滋阴益肾利水汤,桃红四物汤。

(3)疗程与转归:4周为1个疗程,一般4~6个疗程。证变据证改变论治方法。

2.肝肾阴虚,湿瘀阻络证

(1)治法:滋补肝肾,泄湿化瘀。

(2)方药与方解:杞菊地黄丸,天麻钩藤饮,血府逐瘀汤化裁。

(3)疗程与转归:4周为1个疗程,2~6个疗程。证候变化,可随证变通论治。

3.肾脾气虚,浊瘀阻络证

(1)治法:益肾健脾,化瘀泻浊。

(2)方药与方解:益气利湿消肿汤,六味地黄丸,桃红四物汤加减。

(3)疗程与转归:4周为1个疗程,应用4~6个疗程。证候变异,随证变通论治。

4.脾肾阳虚,浊血瘀阻证

(1)治法:温补脾肾,化浊祛瘀。

(2)方药与方解:金匮肾气丸,右归丸,少腹逐瘀汤,附子理中丸,香砂养胃散化裁。

(3)疗程与转归:4 周为 1 个疗程,服用 2～6 个疗程,证变随证立法组方。

(二)外治法

1.足部手法治疗

(1)反射区穴:脑垂体,肾上腺,肝脾肾胰、十二指肠、升结肠、膀胱、输尿管、内分泌、上身淋巴结、下身淋巴结等反射区穴。

(2)应用手法:点法、按法、刮法、推法等手法。

(3)操作治疗:各穴区可用各种手法治疗 3～5 次,双足同时治疗,每足 30～40 min,每天1 次,10～15 次为 1 个疗程。

2.针刺疗法

(1)取穴区:足三里、丰隆、三阴交、太溪、脾、胃、肾区。

(2)操作治疗:常规消毒,选毫针直刺各穴区,得气后留针 20～30 min,3～5 min 行针 1 次。根据辨证,应用补泻法操作治疗,每天 1 次,双足穴区同时治疗,10～15 次为 1 个疗程。

3.足部艾灸法

(1)取穴区:肺、脾、肾、胰、膀胱、上下身淋巴结、内分泌、足三里、三阴交、丰隆等穴区。

(2)操作:艾条点燃,采用悬灸法,每穴区 1～2 min,每天 1 次,病重者可施每天 2 次,10 d 为1 个疗程,阳虚者用此法。

4.足部刮痧疗法

(1)取穴区:肝、肾、胰、膀胱、上下身淋巴腺、胸椎等区;阴陵泉、三阴交、足三里等穴区。

(2)操作:使用专用刮痧板在各穴区刮拭,先轻后重,直至出痧为度,每 3 日 1 次,10 次为 1 个疗程。

5.足浴疗法

(1)脾肾气阴双虚证:何首乌、知母、牡丹皮、生地黄、积雪草、鹿衔草、川芎、生黄芪各 50 g。脾肾阳虚证:乌附子、巴戟天、肉桂、川芎、地龙、骨碎朴、生白术、潞党参、猪苓各 50 g。

(2)用法:将上方药用凉水浸泡 2 h 以上,煎煮 3 h,过滤加入电控足浴盆中,加水至淹没双小腿下 2/3 处,水温调至 38 ℃～42 ℃,浸浴 40～60 min,全身热感,微微出汗为好,每天 1 次,10 次为 1 个疗程,每剂连用 3 d,无须更换方药。

## 四、调护与转归

### (一)预防糖尿病发生

加强对高危人群生活方式指导,加强活动锻炼,早发现早治疗,防治转至为肾病及其他合并症。当发现有微量白蛋白尿时,更要及早治疗,使其恢复正常。

### (二)饮食调护

调配合理饮食结构是防治糖尿病和糖尿病肾病很重要的措施之一。

发现糖尿病时要根据患者体质和消耗,定量定时进食低糖低脂饮食,适当提高精蛋白,富含维生素蔬菜类饮食。

当糖尿病肾损害时,伴有高血压、水肿、尿蛋白时要限制水钠的摄入。每天钠摄入不超过

5 g,除低糖低脂饮食,适当补充精蛋白,严禁辛辣、温燥之品和烟酒。

### (三)动静结合,以静为主

当发现有肾损害时,应避免重体力劳作和剧烈运动,后期病情严重时以卧床休息为主,有利于改善肾血流量。

### (四)调情志

保持心情舒畅,良好心态,避免过度思虑和恼怒。

### (五)防治外淫侵入

因糖尿病肾病患者抵抗力差,易患感冒,咳嗽,皮肤疖肿溃疡,泌尿系统感染等。平时积极预防,一经发现,早控制早治疗。

### (六)慎用禁用伤肾药物

在治疗糖尿病时,无论中药西药,凡对肾脏有害的药物皆应禁用。

### (七)转归

糖尿病肾损害,是糖尿病误治失治日久而发生发展为肾脏病变。所以,对糖尿病早期有效控制治疗是最关键的一环。如糖尿病控制稳定,可不致肾脏损害或延缓肾损。一般认为,当糖尿病轻微损害后,如不及时治疗,大多肾病患者预后不良。当糖尿病肾病发展至Ⅳ期,临床显性蛋白尿将不可逆,也不可能终止发展。不治疗时,肾小球滤过率每月下降 1 mL/min,从而出现大量蛋白尿,到死于尿毒症平均间隔10 年,每天尿蛋白>3.0 g 者,多在 6 年内死亡。有部分发现有微量白蛋白尿轻症者,经治疗可完全缓解。

## 五、疗效评价标准

根据中医药管理局 1987 年制定的疾病临床研究指导原则制定,可分完全缓解、基本缓解、好转、无效四类。

### (一)完全缓解

水肿等症状、体征基本消失,尿蛋白持续阴性,或 24 h 尿蛋白<0.5 g,肾功能正常。

### (二)基本缓解

水肿等症状、体征基本消失,蛋白尿持续减少 50%,肾功能异常变化不大。

### (三)好转

水肿等症状、体征明显好转,24 h 尿蛋白减少 25%,肾功能无明显变化。

### (四)无效

临床表现及实验室指标均无改善或加重。

(赵环环)

# 参考文献

[1] 王少清,汪力.慢性肾脏病管理:理论与实践[M].成都:四川大学出版社,2022.

[2] 左力.肾脏病患者应知应会[M].北京:人民卫生出版社,2020.

[3] 赵海芳.现代肾脏病学基础与血液净化[M].天津:天津科学技术出版社,2020.

[4] 俞雨生,汉竹.护肾有方[M].南京:江苏凤凰科学技术出版社,2022.

[5] 夏术阶,王翔,徐东亮.肾肿瘤与肾囊肿[M].北京:中国医药科技出版社,2020.

[6] 徐元钊.肾脏疾病诊断与治疗[M].上海:上海科学技术文献出版社,2020.

[7] 徐玉生.现代内科疾病诊疗思维[M].北京:科学技术文献出版社,2020.

[8] 高爱芹.现代肾内科疾病治疗与血液净化[M].南昌:江西科学技术出版社,2022.

[9] 梅长林,陈惠萍,周新津.临床肾脏病理学[M].北京:人民卫生出版社,2022.

[10] 曹伟波.临床肾内科疾病诊治与血液净化[M].哈尔滨:黑龙江科学技术出版社,2022.

[11] 冯晓明.临床肾内科疾病诊疗精要[M].南昌:江西科学技术出版社,2020.

[12] 邢利.现代肾内科疾病诊治学[M].沈阳:沈阳出版社,2020.

[13] 刘伏友,孙林,刘虹,等.临床肾脏病学[M].北京:人民卫生出版社,2019.

[14] 王晨琛.现代肾内科学新进展[M].长春:吉林科学技术出版社,2020.

[15] 王毅.现代内科临床研究[M].长春:吉林科学技术出版社,2020.

[16] 刘华锋.慢性肾脏病防治实用手册[M].北京:人民卫生出版社,2020.

[17] 王珍.现代肾脏病学基础与临床实践[M].天津:天津科学技术出版社,2022.

[18] 孙兆峰.临床肾脏病诊疗与血液净化技术[M].长春:吉林科学技术出版社,2020.

[19] 王利秀.临床肾内科疾病诊疗新进展[M].沈阳:辽宁科学技术出版社,2022.

[20] 吴展华.现代临床内科疾病学[M].天津:天津科学技术出版社,2020.

[21] 张晓立,刘慧慧,宫霖.临床内科诊疗学[M].天津:天津科学技术出版社,2020.

[22] 王学东.专家解读常见肾病[M].合肥:安徽科学技术出版社,2020.

[23] 孙彬.临床内科疾病诊断治疗[M].长春:吉林大学出版社,2020.

[24] 杨挺.肾脏内科临床诊治与综合治疗[M].天津:天津科学技术出版社,2020.

[25] 刘章锁,王伟丛,刘章锁.肾脏病百问百答[M].郑州:郑州大学出版社,2022.

[26] 吴兴波.肾脏内科疾病诊疗与血液净化[M].天津:天津科学技术出版社,2020.

[27] 沈蕾,卢国元.你必须知道的慢性肾脏病知识[M].苏州:苏州大学出版社,2022.

[28] 陈飞.肾脏病诊断与治疗[M].昆明:云南科技出版社,2020.

［29］陈楠.肾脏病诊治精要［M］.上海：上海科学技术出版社,2022.

［30］苑秀莉.肾内科疾病临床诊断与治疗实践［M］.天津：天津科学技术出版社,2020.

［31］张崒崒.肾脏疾病临床诊疗进展与实践［M］.昆明：云南科技出版社,2020.

［32］陈强,卢国元.慢性肾脏病替代治疗的那些事［M］.苏州：苏州大学出版社,2022.

［33］林善锬.现代肾脏病临床前沿焦点［M］.上海：复旦大学出版社,2022.

［34］周伟伟,张丽,张莉莉,等.现代肾内科综合诊治与血液净化［M］.哈尔滨：黑龙江科学技术出版社,2022.

［35］翟海宁.肾内科疾病临床诊断与治疗方案［M］.天津：天津科学技术出版社,2022.

［36］邓兆燕,李秋林,甘剑光.原发性 IgA 肾病治疗研究进展［J］.医药前沿,2022,22(32):38-42.

［37］刘丹,殷强.吗替麦考酚酯联合泼尼松治疗狼疮性肾炎患者的临床疗效及安全性［J］.当代医学,2022,28(24):75-77.

［38］杨建兵,杨玉凤,刘迎九.血液透析、血液透析滤过与高通量血液透析治疗老年终末期肾病的效果对比［J］.当代医药论丛,2020,28(23):63-65.

［39］杨黎宏,杨晋辉.肝肾综合征门体循环失衡的机制与治疗［J］.临床肝胆病杂志,2022,37(22):2770-2773.

［40］张雷,孙铀.自身抗体在狼疮肾炎病理与诊断研究中的进展［J］.临床与病理杂志,2020,40(2):245-252.